JN334575

経穴の臨床実践

40穴の徹底活用術

呉澤森・孫迎＝［著］

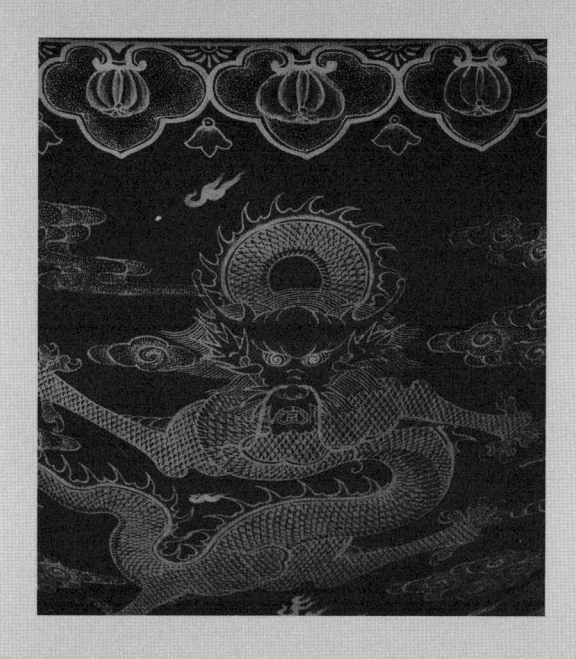

東洋学術出版社

まえがき
〜なぜ経穴を取り上げるのか〜

経穴を臨床に活かす

　私は北里大学東洋医学総合研究所の招きにより，1988年1月に来日した。来日後，医師，薬剤師，鍼灸師の関連団体が主催するある講演会に呼ばれ，シンポジウムに参加したことがある。

　そこに参加していたある鍼灸師は，「鍼灸師の多くは経穴名を知っているが，経穴の使い方をわかっていない」「経穴の効きめを把握していない」「複数のツボを一緒に使うと，どのような効果が出るのかまったくわからないので，局所の取穴しかできず，運動器系の局所の痛みや凝りの治療しかできない」と，困ったように言った。

　また，ある婦人科医は，「鍼灸治療に興味をもっているが，三陰交くらいしかわからないので，もっとたくさんのツボの作用や効きめを知りたい」と，切望するように言った。

　彼らはいったい，鍼灸の何を知りたがっているのだろうか。

　彼らは，単に経穴の名称だけでなく，経穴のもつ性質・作用・効きめといったことを知りたいと思っているのである。つまり，それは経穴の本質を知りたいということなのであろう。この経穴をいつ使うと効果が出やすいのか。この経穴にどのような施術をすれば（あるいは手技を加えれば）効果を高めることができるのか，といったことである。さらにいえば，あるツボとあるツボを組み合わせることによって，一穴一穴にはないどのような新たな効果が生み出されるのか，ということも含んだ経穴の全体像だろう。

　本書では，このような興味深いさまざまな疑問に答えていきたい。

鍼灸師の願い

　毎年，全国で大勢の鍼灸学校の卒業生が国家試験をパスし，鍼灸師の資格を取得する。資格を取得できたことは確かにうれしいのだけれども，じつは，彼らは多くの不安も抱えている。

　「鍼灸の免許は取ったが，鍼灸師としての技が足りない」「鍼灸治療の基礎は取穴と刺鍼の技だが，学校で習った知識と技が果たして通用するのだろうか」といった不安を抱くことが多いのである。

　それはそうだろう。一人前の優れた鍼灸師になるためには，身につけなくてはならない鍼灸師としての基本的な知識と技があるが，学校で習う内容だけでは不十分だか

まえがき

らである。特に，経穴の基本的な知識（名称や位置だけでなく，経穴の全体像）をしっかり熟知したうえで，臨床現場でそれをどのように活かすのか，ということが大事なのである。だからこそ，臨床実践を前にして不安に思っている鍼灸師が少なくないのである。

　一人前の優れた鍼灸師になるために，鍼灸治療の基礎から始め，経穴の知識をもう一度しっかりと勉強し直したい。そんな鍼灸師の要望に応えるために，本書を記すことにした。

著　者

目　次

まえがき　〜なぜ経穴を取り上げるのか〜 ……………………………………… i

第1部　経穴の基礎知識

1　経穴とは …………………………………………………………………… 3
　1．経穴と経絡は点と線の関係 ……………………………………………… 3
　2．経穴の二面性 ……………………………………………………………… 4
　3．経穴は診察にも治療にも応用できる …………………………………… 6

2　経穴の特徴 ………………………………………………………………… 9
　1．経穴の「個性」と「共通性」 …………………………………………… 9
　2．経穴の「速効」と「特効」 ……………………………………………… 10
　　①　水溝（人中）穴とぎっくり腰 ………………………………………… 10
　　②　大横・支溝穴と便秘 …………………………………………………… 12
　　③　内関穴としゃっくり …………………………………………………… 14
　　④　上仙・中極・合谷穴と無月経 ………………………………………… 16
　　⑤　定喘・天突穴と咳，喘息 ……………………………………………… 17
　3．経穴の組み合わせは多彩な治療効果を生む …………………………… 21
　4．異なる治療法によって経穴のもつ効果が高まる ……………………… 22
　　①　刺鍼法 …………………………………………………………………… 24
　　②　温灸法 …………………………………………………………………… 26
　　③　異なる治療法による効果の違い ……………………………………… 26
　5．相関穴の区別と活用 ……………………………………………………… 37
　　①　腎兪・志室・命門 ……………………………………………………… 38
　　②　気海と気海兪 …………………………………………………………… 39
　　③　陰交と三陰交 …………………………………………………………… 40
　　④　手三里と足三里 ………………………………………………………… 42
　　⑤　陰陵泉と陽陵泉 ………………………………………………………… 44
　　⑥　内関と外関 ……………………………………………………………… 45

目　次

　　　7 上脘・中脘・下脘 …………………………………… 47
　　　8 三気海（膻中・中脘・気海） ……………………… 48
　　　9 風府・風池・上天柱 ………………………………… 49
　　10 合谷と太衝 …………………………………………… 52
　　11 章門・期門・京門・梁門 …………………………… 56
　　12 神門・陰郄・通里 …………………………………… 63
　　13 曲池・曲沢・沢前 …………………………………… 69
　　14 頭臨泣と足臨泣 ……………………………………… 72
　　15 頭竅陰と足竅陰 ……………………………………… 75
　　16 神闕・天枢・大横 …………………………………… 77
　　17 水分・水道・水泉 …………………………………… 82
　　18 公孫と大包 …………………………………………… 89
　　19 陰谷・曲泉・陰陵泉 ………………………………… 94
　　20 膈兪と血海 …………………………………………… 102
　　21 大敦・隠白・至陰 …………………………………… 110
　　22 気戸・気舎・気衝・気穴 …………………………… 119

3　選穴と配穴 ……………………………………………… 133

　1．選　穴 …………………………………………………… 133
　　　1 局所選穴 ……………………………………………… 133
　　　2 遠位選穴 ……………………………………………… 133
　　　3 随症選穴 ……………………………………………… 134
　　　4 弁証選穴 ……………………………………………… 134
　　　5 弁病選穴 ……………………………………………… 153
　2．配　穴 …………………………………………………… 156
　　　1 前後配穴法 …………………………………………… 156
　　　2 上下配穴法 …………………………………………… 157
　　　3 表裏配穴法 …………………………………………… 159
　　　4 左右配穴法 …………………………………………… 161
　　　5 首尾配穴法 …………………………………………… 161
　　　6 原絡配穴法 …………………………………………… 165
　　　7 子母配穴法 …………………………………………… 168
　　　8 同名経配穴法 ………………………………………… 170
　　　9 原募配穴法 …………………………………………… 172
　　10 募合配穴法 …………………………………………… 174

第2部　常用40穴の使い方

1. 大椎穴（だいつい） …………… 179
2. 百会穴（ひゃくえ） …………… 184
3. 風池穴（ふうち） ……………… 192
4. 風府穴（ふうふ） ……………… 198
5. 肩井穴（けんせい） …………… 203
6. 定喘穴（ていぜん） …………… 206
7. 印堂穴（いんどう） …………… 210
8. 水溝穴（すいこう） …………… 213
9. 太陽穴（たいよう）（奇穴） … 220
10. 中脘穴（ちゅうかん） ………… 224
11. 水分穴（すいぶん） …………… 228
12. 神闕穴（しんけつ） …………… 232
13. 気海穴（きかい） ……………… 237
14. 陰交穴（いんこう） …………… 244
15. 関元穴（かんげん） …………… 249
16. 中極穴（ちゅうきょく） ……… 255
17. 気　穴（きけつ） ……………… 259
18. 曲池穴（きょくち） …………… 264
19. 支溝穴（しこう） ……………… 268
20. 郄門穴（げきもん） …………… 272
21. 内関穴（ないかん） …………… 277
22. 外関穴（がいかん） …………… 282
23. 合谷穴（ごうこく） …………… 286
24. 尺沢穴（しゃくたく） ………… 294
25. 列欠穴（れっけつ） …………… 298
26. 血海穴（けっかい） …………… 303
27. 足三里穴（あしさんり） ……… 308
28. 陽陵泉穴（ようりょうせん） … 314
29. 豊隆穴（ほうりゅう） ………… 318
30. 上巨虚穴（じょうこきょ） …… 323
31. 三陰交穴（さんいんこう） …… 327
32. 陰陵泉穴（いんりょうせん） … 332
33. 太渓穴（たいけい） …………… 336
34. 復溜穴（ふくりゅう） ………… 341
35. 承山穴（しょうざん） ………… 345
36. 懸鍾穴（けんしょう） ………… 349
37. 照海穴（しょうかい） ………… 353
38. 太衝穴（たいしょう） ………… 357
39. 崑崙穴（こんろん） …………… 362
40. 湧泉穴（ゆうせん） …………… 366

主な参考文献 …………………………… 371
索引 ……………………………………… 373
あとがき ………………………………… 383

第 1 部
経穴の基礎知識

1 経穴とは

1．経穴と経絡は点と線の関係

　人体には361の経穴があり，それらは手足の三陰三陽経絡と，任脈，督脈に分布している。経絡とは，体内の五臓六腑と連なり，四肢，体幹，頭顔面，五官（鼻・目・口唇・舌・耳の5つの器官），皮膚，毛髪，血脈，筋肉，骨格などとつながる大きなネットワークである。この通路のような経絡が存在しているからこそ，からだは1つの生命体になれる。そして経穴とは，経絡線上の1つのポイントのことであり，からだの生理活動や病理変化が現れる場所である。

　この経穴と経絡の関係は，私たちが日常生活のなかで利用する交通機関と非常によく似ている。鉄道の路線と駅で考えてみよう。日本全国に張りめぐらされている鉄道の路線は体内をめぐっている経絡に相当し，駅はからだのツボと同じようなものと考えることができる。

　駅は1本の路線だけに所属するとはかぎらず，ときには2本，3本と，数本の路線が1つの駅に引き込まれていることもある。そうした駅では，利便性が高まり，利用率にも違いが出てくることだろう。もっと具体的にいえば，JR山手線の新宿駅は中央本線，埼京線，京王線，小田急線，東京メトロ丸ノ内線，都営大江戸線など，11本の路線とつながっているが，同じ山手線でも目白駅なら，山手線1本としかつながっていない。どちらの駅の利便性が高いかは言うまでもないだろう。

　からだの経穴も同じように考えることができる。たとえば，三陰交穴は全身の経穴のなかでも非常に使用頻度の高い経穴である。なぜ使用頻度が高いのだろうか。それは三陰交穴が足の太陰脾経に属し，足の厥陰肝経と足の少陰腎経にも交会する経穴だからである。

　明代の汪機（おうき）は『鍼灸問対』において，「経絡を知らないということがあってはならない。孔穴（こうし）を識らないということがあってはならない。経絡のことを知らなければ，気血の往来を知ることはできないし，孔穴のことを知らなければ，邪気の所在を知

3

1．経穴とは

ことはできない。経絡と経穴を熟知して活用し，的中させれば，病を治すことができる」（経絡不可不知，孔穴不可不識。不知経絡，無以知気血往来，不知孔穴，無以知邪気所在。知而用，用而的，病乃可安）と言っている。

　この文章にある「知而用，用而的」という言葉が重要である。「知」とは，単に知っている，了解しているという意味ではなく，熟知している，精通しているという意味である。「用」とは，単に使用するという意味ではなく，上手に使う，活用するという意味である。「的」とは，目的や目標を指すだけでなく，病気を治す経穴という的のことであり，上手に活用すれば，たちどころに病気に効く（的中する）という意味を含んでいる。したがって，臨床治療においては，経穴と経絡の密接な関係性をしっかりと把握し，病気を早く治すことのできる経穴を選べるようになることが大切である。

　さまざまな資料を調べた結果，臨床において使用頻度が高く，効果の高い経穴の数はおよそ40である。本書では，その40穴を中心に，若干の奇穴も含めて，ツボのもつ作用，適応症，配穴法，鍼灸手技などについて紹介していきたい。

2．経穴の二面性

　一般に「二面性」とは，事物の正面と裏面，プラスとマイナスといった関係性を示す。中医学の基本概念は陰と陽の両面およびその変化であり，すべての事物は陰と陽の二面性をもつと認識されている。

　その認識にもとづき，中医学では，からだの胸腹部は陰で背面は陽，五臓は陰で六腑は陽，十二経絡の手足の陰経と陽経，任脈は陰経の代表で督脈は陽経の代表，というように人体をそれぞれ陰と陽の2つに区分している。

　経穴も例外ではなく，陰性のツボと陽性のツボに分けられる。一般に，手足の三陰経や任脈に属し，養陰・生津・生血和営などの作用をもつ経穴は陰性穴といえる。たとえば，陰虚証や津液不足の場合に，太渓・復溜・照海・太衝・陰交・三陰交・承漿穴などの経穴がよく取られる。一方で，手足の三陽経や督脈に属し，益気壮陽・行気固表などの作用をもつ経穴は陽性穴といえる。たとえば，陽虚証や気虚証，表衛不固の疾患に，大椎・至陽・命門・腰陽関・外関・足三里・合谷穴などの経穴がよく取られる。これらのことは，全身に分布している経穴にも二面性があることを意味している。

　また，1つのツボのなかにも二面性がみられることがある。たとえば，使用頻度の高い大椎穴であるが，大椎穴は壮陽・益気の作用だけでなく，清熱・瀉火の作用ももっている。つまり，陽虚証や気虚証だけでなく，実熱証も治療することができる経穴なのである。

　大椎穴がそうした二面性の作用をもつことは，臨床効果からみても明らかである。壮陽・益気の作用は虚弱なからだに対する正（プラス）のはたらきといえ，清熱・瀉火の作用は邪気が盛んなからだに対する負（マイナス）のはたらきといえる。壮陽・益気と，清熱・瀉火はまったく相反する作用であり，このことが大椎穴のもつ二面性

2．経穴の二面性

をよく反映しているといえるだろう。

では なぜ，1つのツボで正反対の病証に効かせることができるのだろうか。それについて，経穴経絡の理論と臨床施術の両方から話をしよう。

大椎穴は督脈に属する経穴で，手足の三陽経と交会し，全身の陽経を代表するツボである。経絡は気血を運びながら全身をめぐる通路であるが，陽経の場合，陽気は盛んで，強く鼓動するため，経絡の流れは強く有力に現れる。したがって，強い邪気，たとえば火熱毒邪がいったん陽経を犯すと，強く有力な陽気とぶつかり激しく闘うため，からだは実熱証になり，身熱，高熱，頭痛，口渇，赤ら顔，尿黄，便秘，舌紅，苔黄，脈洪数有力などが現れる。この場合，火熱毒邪を取り除くために，大椎穴に瀉法または瀉血すれば，清熱瀉火の治療効果が早く現れる。

一方，慢性疾患による体力の消耗や，病後・産後・大手術の後などで体力の回復が遅く，気虚で内寒を生じ，陽虚証になった場合，大椎穴に補法または温灸法をすれば，補気温陽の優れた効果を発揮する。このように大椎穴は補虚と瀉実の2つの面に対して効果をもっている。

臨床でよく使われる足三里穴と上巨虚穴も二面性をもつことがある。足三里穴は足の陽明胃経の合土穴である。経絡の気血の多少からみれば，陽明経は多気多血の経絡であり，大補元気・健脾生血の作用をもつ。上巨虚穴は理脾和胃・通腸化滞の作用をもち，それぞれ臨床でよく使われる経穴である。足の陽明胃経の足三里・上巨虚穴が消化器系の病に効くことは臨床実践からも明らかであるが，なかでも便秘と下痢という相反する2つの病症に対して効果をもつことは興味深い。

便秘と下痢の病理を簡単にいえば，どちらも胃腸の蠕動と関係しており，胃腸の蠕動が遅すぎたり，止まったりすると便秘が起こり，逆に胃腸の蠕動が異常に速いと下痢が起こる。

臨床において，便秘の場合には，足三里穴と上巨虚穴に直刺で1.5寸刺入し，大きな幅で捻転瀉法を行えば，通便の効果が現れる。下痢の場合には，足三里穴と上巨虚穴に胃経に沿って足背に向け，やや斜刺で0.8寸刺入し，小さな幅で持続して2分間捻転すれば，下痢を止める効果が現れる。あるいは灸頭鍼を加えると，さらに効果を高めることができる。

さまざまな実験データからも，足三里穴と上巨虚穴に刺鍼すると，胃腸の運動頻度や強さに変化が現れることがわかっている。中国で発行されている『針刺研究』という雑誌に，1983年に発表された「足三里，上巨虚穴の刺鍼による60例の急慢性胃腸炎の胃電図の変化」という論文には，研究の結果，足三里・上巨虚穴への刺鍼によって，胃電図上，電波頻度の急慢と振幅の大小に双方向性の調節作用（頻度が早い場合に徐々に遅くさせ，振幅が大きい場合に徐々に小さくさせる。反対の場合にも同じく変化がみられる）が示されたことが報告されている。

この実験は足三里穴と上巨虚穴が双方向性（二面性）の力をもち，胃腸の蠕動を調節し，便秘と下痢という相反する病気に効くことを証明したものである。

1．経穴とは

3．経穴は診察にも治療にも応用できる

『霊枢』背腧篇には，「ツボの位置を調べるには，指で押さえてみることである。痛みが緩解するところがツボである」と記されている。これは，人類が最初に行った診察であり治療であるともいえるだろう。つまり，体表のある場所を指圧することで，その痛みを解消することができるだけでなく，さらにその部位を圧痛点として，診察に結びつけることができるのである。古くから，経穴を観察し指圧することによって，病気を診察・推測することが行われてきたが，現在でも，臨床においては日常的にこうした経穴の望診と切診が行われている。

経穴の望診では，経穴部位の皮膚上に変化が生じているかどうかを観察する。たとえば，蒼白色，発赤，瘀点，瘀斑，落屑，丘疹などの変化がないかを確認する。切診では，経穴の部位に結節，寒熱，圧痛，索状，線状などがないかを確認する。

たとえば，急性胆嚢炎の場合，陽陵泉・胆嚢穴に発赤，熱感があり，患者は酸痛と圧痛を自覚する。月経痛なら，三陰交穴が蒼白となり硬くなりやすい。胃脘痛の場合には，胃兪・胃倉・中脘・梁門穴に圧痛があり，肝気犯胃による胃脘痛の場合には，胃兪・胃倉穴に菱形の結節が出やすくなる。慢性胃脘痛で瘀血が関与する場合には，胃兪・胃倉穴に索状の結節がみられる。脾胃気虚による胃脘痛の場合には，胃兪・中脘・梁門穴にしばしば円形の結節がみられることがある。

全身には361の経穴があるが，臨床で大いに役立つ経穴がいわゆる要穴と呼ばれるツボである。これには，背兪穴，募穴，八会穴，郄穴，絡穴，原穴を始め，臨床実践において発見された特定のツボ（たとえば，蘭尾穴や胆嚢穴など）がある。

以下に，五臓六腑の病気の場合に反応が出やすい経穴および要穴についてまとめてみた。

〈1〉肺病の場合には，肺兪・中府・太淵・列欠・孔最・膻中穴などに異常反応が出やすい。たとえば，肺気虚なら，肺兪・中府・膻中・太淵穴に，酸痛，喜按があり，特に肺兪・中府穴を押すと，柔らかく無力感がある。痰湿阻滞・肺気壅塞なら，肺兪・中府・孔最穴が硬くなり，圧痛が顕著で，索状の硬結が出やすくなる。風寒襲肺なら，肺兪・中府・列欠・尺沢穴に圧痛，冷感があり，灸をすると気持ちがよい。

〈2〉肝病の場合には，肝兪・期門・陽陵泉・太衝・蠡溝・中都穴などに異常反応が出やすい。たとえば，肝気鬱結なら，肝兪・期門・太衝・陽陵泉穴に，酸痛，圧痛，細く小さな索状がみられる。肝血瘀阻なら，陽陵泉・期門・太衝・中都穴に顕著な痛みと圧痛があり，局所に黒色の色素沈着による黒斑点が出る。肝胆湿熱なら，肝兪・陽陵泉・蠡溝・期門・太衝穴が黄色くなったり，発赤が起こったりすることがある。あるいは，局所に熱感がある。

〈3〉心病の場合には，心兪・巨闕・膻中・内関・郄門穴などに異常反応が出やすい。たとえば，心気不足なら，心兪・膻中・巨闕・郄門穴に重圧感があり，特に心兪と

膻中穴に喜按がある。心血瘀阻なら，心兪・膻中・郄門・大陵穴に顕著な痛みと圧痛があり，拒按で，心兪・郄門穴には索状結節がみられる。心神不安なら，心兪・巨闕・内関・通里穴に軽い圧痛があり，菱形の結節が出やすくなる。

〈4〉脾病の場合には，脾兪・章門・太白・大包・公孫・三陰交穴などに異常反応が出やすい。たとえば，脾気虚なら，脾兪・章門・太白穴に，圧痛，喜按があり，皮膚の弾力性が弱い。脾虚による水湿内停なら，脾兪・章門・大包・三陰交・陰陵泉穴に，重くだるい不快感があり，温灸すれば，その不快感を早く消すことができる。脾気下陥なら，脾兪・章門・足三里・百会・太白穴の局所の皮膚が，柔軟あるいは陥凹する。特に脾兪・足三里・百会穴に起こりやすい。

〈5〉腎病の場合には，腎兪・命門・志室・太渓・気穴・関元・京門穴などに異常反応が出やすい。たとえば，腎気虚なら，腎兪・太渓・京門・気穴に，酸痛，軽い圧痛，喜按がある。特に腎兪穴には喜按があり，ゆっくりと軽く揉按すれば，腰痛を改善するだけでなく，全身の疲れも取れる。腎陽虚なら，腎兪・命門・関元・京門・太渓・然谷穴に，冷感，酸痛，圧痛があり，特に腎兪・関元・然谷穴によく現れる。温灸すれば，局所の冷感を解除するだけでなく，全身を温める効果も現れる。腎陰虚なら，腎兪・志室・京門・太渓・復溜・湧泉穴に熱感を自覚し，酸痛がある。特に太渓・湧泉穴によくみられる。

〈6〉胃病の場合には，胃兪・胃倉・中脘・足三里・梁門・豊隆・梁丘穴などに異常反応が出やすい。たとえば，胃脘痛なら，胃兪・中脘・梁門穴を重点的に診察すると，圧痛，索状の結節が多くみられる。胃気虚弱なら，胃兪・中脘・足三里・豊隆穴に，酸痛，喜按があり，しばしば局所の皮膚が蒼白になったり，柔軟あるいは陥凹したりする。

〈7〉胆病の場合には，胆兪・日月・陽陵泉・外丘・胆嚢点穴などに異常反応が出やすい。たとえば，肝胆湿熱なら，肝兪・胆兪・日月・胆嚢点・陽陵泉穴に，重い脹感，顕著な圧痛があり，拒按である。ときに索状あるいは円形の硬結があり，特に陽陵泉・胆嚢点穴によくみられる。

〈8〉腸病の場合には，大腸兪・小腸兪・天枢・大横・合谷・関元穴などに異常反応が出やすい。たとえば，大腸湿熱なら，大腸兪・天枢・大横・合谷穴に，圧痛，硬結があり，拒按である。大腸燥熱津枯なら，大腸兪・大横・支溝穴に，圧痛，索状の結節が出やすくなる。

〈9〉膀胱病の場合には，膀胱兪・中極・水泉・水道・水分穴などに異常反応が出やすい。たとえば，膀胱湿熱なら，膀胱兪・中極・水分・水道穴に締めつけられるような圧迫痛があり，拒按である。特に中極・水道・水分穴によくみられる。

以上のツボの異常反応は弁証の際の根拠になる。また，これらのツボが治療において積極的に活用されていることは，治療家ならば共通した認識であろう。

経穴を，中医学の整体観や陰陽論の基本概念にもとづいて理解すれば，経穴とは，

1．経穴とは

からだの五臓六腑，気血，経絡の生理・病理を反映し，人間の生命力を外に向けて表現するところであることがわかるだろう。また，経穴ははっきりとした二面性をもちながら，診察と治療の両方に役立っている。そんな大切な経穴であるが，それぞれのツボがどのような特徴をもっているのかについて，このあとさらに詳しく見ていこう。

② 経穴の特徴

1. 経穴の「個性」と「共通性」

　一般に「個性」とは，ある事物の固有で特定の性質のことであり，「共通性」とは，ある事物が自らもつ個性以外の他の事物と共同で具えている性質，またはある事物の所属範囲のなかで共通する性質のこととされる。

　これを経穴に当てはめて考えるとどうだろう。ここでは，足の少陰腎経の太渓穴を例にあげて話をしよう。

　太渓穴は足の少陰腎経の原穴であり，兪土穴である。『難経』六十六難には，原穴の意味を明確に論述した次の一節がある。「臍下の腎間の動気とは，人の生命であり，十二経の根本である。それゆえに原気と呼ばれている。三焦とは，原気の別使である。その機能は，上，中，下の三焦の気を通行させ，五臓六腑にゆきわたらせることである。『原』とは，三焦の尊号であるので，三焦の気が留まるところを原穴と呼んでいる。五臓六腑に病があれば，その所属する経の原穴を取る」。

　原気は臍下の腎間の動気から発生し，三焦の散布によって，四肢の特定のところに注がれるのであるが，この注がれるところが原穴である。したがって，原穴は人間の原気が遊行出入する場所であり，非常に重要な経穴なのである。さらに『霊枢』九鍼十二原篇でも，「五蔵に病があると，十二経の原穴に反応が現れるので，原穴の性質をはっきりと知ったうえで，その反応を見ておけば，五蔵の病変を知ることができる」と指摘しているように，十二経の原穴は該当する経絡の重要な治療穴でもある。

　足の少陰腎経の太渓穴は，腎病の場合，腎気虚でも腎精不足でも腎陰虚でも適用する。これは太渓穴のもつ「共通性」である。一方，太渓穴のもつ「個性」とは，足跟痛に対する効果であり，特に腎虚による足跟痛には優れた効果を発揮する。なぜこれが太渓穴の「個性」となるのだろうか。これを単に「足跟痛の局所治療穴」という理解では十分とはいえない。

　その理由は，足の少陰腎経の流注から考えるとわかりやすい。足の少陰腎経は足の

2．経穴の特徴

小指の下方から始まり，斜行し，足底の湧泉穴を通り，足弓の内側縁に沿って，然谷，照海，水泉穴を通って，足内踝の後方より上行し，太渓穴と交会する。つまり，足の少陰腎経の流注は，かかとをめぐって走行しているのである。そのため，足跟痛，特にかかとの内側面の隠痛の場合，足に過重負荷（長時間立ったり片足で立ったりする）がかかったり，太渓穴を押したりすると，最初の一瞬，飛び上がるほどの痛みがあるが，時間をかけて押しているうちに気持ちがよくなり，喜按となるのである。これは腎虚による足跟痛である。その治療において，太渓穴は他のツボと較べることができないほど，欠くことのできない有効な経穴となる。これが太渓穴のもつ「個性」である。

このように，各ツボがもつ局所の治療効果は，経穴のもつ「個性」といえるが，もし経穴の「個性」だけを覚えて，それを使用するのであれば，そのような鍼灸治療は，結局は局所の痛みを取るためだけの治療になってしまうだろう。より複雑な，内科，眼科，婦人科のさまざまな病気や，慢性疾患，難病に対応することは難しいだろう。そのため，経穴の認識や運用は多面的かつ重層的に行っていかなければならないのである。

2．経穴の「速効」と「特効」

一般にもたれている鍼灸治療のイメージとは，「痛みを早く解消する治療」なのではないだろうか。そのため，腰痛，五十肩，坐骨神経痛などの疼痛を患った患者が鍼灸治療院にはよく訪れる。もちろん，鍼灸治療の鎮痛効果は顕著である。鍼麻酔は鍼灸治療の「速効」や「特効」を証明する有力な治療法の1つである。しかし，臨床の現場では，鍼灸のもつ「速効」や「特効」は鎮痛に対してだけでなく，他の病気に対してもみられる。

「速効」とは，施術をして短時間のうちに治療効果が現れることであり，「特効」とは，他の治療法よりもさらに早く，また安定的に優れた治療効果が現れることである。

鍼灸治療の場合，この「速効」や「特効」を決定づける要因はたくさんあるが，おもには経穴の選択と配穴，刺鍼法と補瀉手技，さらに鍼灸師の施術状態および患者の理解と協力といった諸々の要素をあげることができる。

次に，「速効」「特効」のあるツボを例としてあげ，なぜ経穴が「速効」「特効」するのか，その理由について説明してみたい。

1 水溝（人中）穴とぎっくり腰

症例	水溝穴でぎっくり腰を解消

【患　者】61歳，男性，無職。
【初診日】2011年11月30日
【主　訴】ぎっくり腰を発症し4日になる。

2．経穴の「速効」と「特効」

【現病歴】普段から腰が弱く，ときどき腰痛が起こる。4日前，高所の物を取ろうとした瞬間に腰痛が起こった。すぐに整形外科の診察を受け，ぎっくり腰と診断され，湿布と鎮痛剤をもらった。翌日も腰痛は変わらず，さらに腰がまったく動かせなくなった。その後，近所の整骨院と鍼灸院に通ったが，腰痛はひどくなり，友人の紹介で家族3人と同伴で来院した。

【望　診】苦痛顔貌。動くと顔面に脂汗が出る。

【問　診】昼も夜も激しい腰痛がある。鎮痛剤を飲むと3時間は緩和するが，その後は相変わらず腰痛がひどい。腰を動かせない。動かすと激痛が走り脂汗が出る。特に腰の前後屈ができない。

【脈　診】弦緊，尺部沈弦。

【舌　診】舌紅，苔少膩，少津。

【耳　診】腰・腰椎・皮質下・神門穴に顕著な圧痛がある。

【弁　証】経気阻滞（腰部）。

【治　則】疏経通気止痛。

【取　穴】水溝。

【手　技】鼻根に向け，やや斜刺で0.3寸刺入する。持続して捻鍼を1分間行い，25分置鍼する。その間に，持続捻鍼を3回行う。同時に腰部を運動するよう指示する。

【結　果】1回目の持続捻鍼後，患者は，「腰部の硬直感は柔らかくなったが，腰の運動ができない」と言ったが，待合室のなかをゆっくりと往復歩行することができた。2回目の捻鍼後，他人の介助を得て軽い腰の運動ができた。3回目の捻鍼後，患者は自力で自由に腰の運動ができるようになり，笑って1人で歩いて帰宅した。その後もぎっくり腰は再発していないという報告があった。

【考　察】鼻は天気（呼吸）を主り，口は，地気（飲食）を主る。水溝穴は鼻と口の間にあり，そのため「人中」という。水溝穴は陥凹した溝（みぞ）にあるので，「水溝」というのが正式名称であり，人中は別名である。ただ，水溝穴より人中穴のほうが読みやすく，覚えやすいため，臨床においては人中穴と呼ばれることが多い。

　　　水溝穴は督脈に属する。督脈の流注は長強穴から始まり，脊柱に沿って上行し，頭部正中線を通り，顔面部の正中線に沿って下行し，水溝穴と交会し，上歯齦に至る。

　　　腰の前後屈障害が中心となる急・慢性腰痛においては，水溝穴を取るのが最適で，速効性がある。腰の前後屈障害は督脈の経気が阻滞され，不通となるために起こる。したがって，ただ水溝一穴を刺せば，たちどころに治療効果が現れ，他のツボ（たとえば，委中・阿是穴・腰痛点など）を使うよりも優れた効果を示す。

　　　重要なことは，置鍼の間に，患者に歩行させ腰部を運動させることであ

2．経穴の特徴

る。持続捻鍼による疎通経絡・誘導経気の効果に加えて，歩行や腰部運動による腰部の気血運行を強化することによって，激しいぎっくり腰でも1回治療するだけで，十分に有効である。

　ぎっくり腰の腰部運動障害は，腰の前後屈だけでなく側弯においても生じる。しかし，当院の腰部運動障害の統計では，前屈障害，後屈障害，前後屈障害の数が，全体の80％以上を占める。そのため，ほとんどのぎっくり腰の治療では，水溝穴を取って間違いないといえるだろう。

2 大横・支溝穴と便秘

症例　大横穴と支溝穴で宿便を一掃

【患　者】48歳，男性，会社員。

【初診日】2009年8月10日

【主　訴】1週間以上排便できない。

【現病歴】この夏以来，猛暑のため毎日大量に汗をかく。いくら水を飲んでも，口乾，口苦がある。1週間前から便が出ない。最初は気にしなかったが，3日前より，腹部に脹満，疼痛が起こり，腹内にゴロゴロ音が聞こえ，便が出ず，苦しかった。市販の便秘薬を飲むと，腹部のゴロゴロ音はいっそう大きくなり，腹部脹痛，便意はあるが，トイレに行くと，ただの矢気とごく少量の便と粘液が出るだけであった。インターネットで当院のことを調べて来院した。

【望　診】顔色は赤く，呼吸はやや急迫する。

【問　診】腹部の脹痛は昼間より夜がひどく，ときに脹痛で目を覚まし，腹内のゴロゴロ音がめぐって，下方の肛門へ行かず，苦しい。ときどきゲップをする。口苦，口乾があり，食欲はあるが，食べるとお腹が苦しいので食べられない。

【脈　診】沈弦有力。

【舌　診】舌紅，苔黄燥，中央が厚膩。

【耳　診】胃区・大腸区・心区に紅線がある。

【弁　証】胃腸実熱。

【治　則】清熱瀉火，通腑導便。

【取　穴】大横，支溝。

【手　技】大横穴に直刺で2.0寸刺入し，導気法を行う。支溝穴は直刺で0.8寸刺入し，捻転瀉法を1分間行う。20分置鍼する。その間に3回施術する。

【結　果】3回の施術で，お腹の腸鳴が大きくなり，ゴロゴロ音は徐々に下方の肛門のほうへ行くような感じがあった。抜鍼後，患者は「腹が軽くなった感じがして，肛門のほうはツルツルと出そうな感じがあるかな？」と話しなが

ら帰宅した。20分後，患者から電話があった。「先生，便がたくさん出た！大掃除，大掃除みたいだ！」と言った。じつは，当院最寄りのE駅のホームで電車を待っていたときに，次第に便意が緊迫してきて，そのまま家まで我慢できずトイレに駆け込み，そこで一気にたくさんの悪臭を伴う黒い便を出したのだという。「1週間苦しかったお腹がたちまちすっきり軽くなり，ほんとうに幸せな感じだ」と，次に患者が来院したときにうれしそうに語った。

【考　察】なぜ1回の鍼灸治療でそれほどの速効があったのだろうか。まず，今回取穴した大横穴と支溝穴から話をしよう。

　大腸の生理機能からみれば，便と腸管の関係は車と道路の関係にとてもよく似ている。直線道路なら車は快調に走れるが，カーブの箇所ではスピードを落とし，ゆっくりと前進しなければならない。腸管内の便の移動も同じである。腸には上行結腸と横行結腸，横行結腸と下行結腸の2つのカーブがある。便はここを通過するときに，他の部位よりも詰まりやすい。

　左右の両大横穴の解剖学的位置は，ちょうど大腸の上行結腸と横行結腸の接続部の体表投影部位（右大横穴）であり，横行結腸と下行結腸の接続部の体表投影部位（左大横穴）である。大横穴に直刺で2.0寸刺入し，大腸近くを刺激すれば，大腸の蠕動はいっそう活発になるので，排便の力が強まり，宿便が順調に出るのである。

　支溝穴は手の少陽三焦経の榮火穴であり，榮火穴を瀉すれば，清熱瀉火の効果が現れる。特に支溝穴は清熱・瀉火・通便の効果が高い。その理由を中医学理論から考えると，三焦とは上焦・中焦・下焦のことで，そこには五臓六腑が含まれている。そのため，支溝穴の清熱・瀉火の力が全身の五臓六腑の熱邪を瀉すのである。便秘を引き起こす最大の要因は熱邪である。熱邪によって腸内の津液が蒸発し，便の水分が大量に失われ，便が硬くなることで移動が困難になり，さらに腸管の狭いカーブという特殊な組織構造の要因が加わって，便秘が多く発生するのである。

　支溝穴は手の少陽三焦経に属する。『素問』霊蘭秘典論篇には，「三焦とは，決瀆の官であり，水道はここから出る」とあり，三焦は水路のように全身に分布し，水（津液）の流れをコントロールする重要な働きを担っている。

　便秘の場合に支溝穴を取るのは2つの意味がある。1つは支溝穴のもつ清熱瀉火の力で腸内の熱邪を排除するということである。もう1つは腸内の水分を調節し，潤すことである。支溝一穴で，清熱瀉火と潤便の相乗効果が期待できるのである。通便のためにお勧めしたい一穴である。

　さらに，大横・支溝2穴の刺鍼手技についても触れておきたい。

　大横穴は直刺で2.0寸刺入し，導気法を行う。直刺の2.0寸は普通体型

2．経穴の特徴

における最適な深さなので，痩せ型の場合は臨機応変に対処する。導気法は『霊枢』五乱篇に記載された方法で，「ゆっくりと鍼を入れ，ゆっくりと鍼を出す，これを導気という。補瀉の形はなく，精気を調和させる。これらの病証は有余の実証や不足の虚証ではなく，気の一時的な乱れによってもたらされたものである」と記されているものである。

導気法は経絡の気を誘発・強化させる作用をもつため，大横穴に導気法を施すと，大腸の経気を誘導・疏通し，腸内経気の推動作用を強化し，排便の力が増強される。

大横穴に導気法を行うとき，効果を予知できるサインが2つある。1つは患者の腹内で腸の蠕動が活発になり，腸鳴音が徐々に大腸に沿って肛門へ向かって移動するような感じが起こることである。もう1つは捻転の際に施術者の鍼の持手に，鍼が手指から離れない粘着感が起こることである。この2つが揃うことが，便秘を解消するポイントである。

支溝穴は1分間の捻転瀉法を3回，あるいはそれ以上施すことが大切である。そうすれば，患者の脈は硬い有力な弦脈から，柔らかい緩脈になることが多い。口苦，口乾の改善など，清熱瀉火の効果もしばしばみられる。

このように，大横穴と支溝穴には清熱通便の速効性があるので，便秘に対してぜひお勧めしたい組み合わせである。

3　内関穴としゃっくり

突然に起こるしゃっくりの多くは原因不明で，優れた効果を示す薬はないそうである。臨床においては，さまざまな治療法が試みられている。たとえば，眼球を圧迫するアシュネル反射を利用したり，深呼吸させたり，鍼灸をしたりする。私はそのなかでも，鍼灸治療の効果が最も高いと思う。特に内関穴は速効性をもっている。当院では，内関に1回だけ刺鍼して，ただちにしゃっくりを止めることが多い。

症例　内関一穴でしゃっくりを止める

【患　者】65歳，女性，主婦。
【初診日】2012年5月31日
【主　訴】しゃっくりが頻発し，なかなか止まらない。
【現病歴】突然しゃっくりが起こり，頻発し，なかなか止まらなくて涙が出そうなくらい苦しい。友人から鍼灸が効くことを聞いたので来院した。
【結　果】「急すれば則ちその標を治す」の治療原則にもとづいて治療を開始した。内関穴を直刺し，ゆっくりと一定の幅で捻転し，1分間施術した。最初，しゃっくりは変わらず，しゃっくりが引き続き苦しい状態だったが，約20秒後，変化が現れ始め，しゃっくりとしゃっくりの間隔がやや長くなった。

2．経穴の「速効」と「特効」

1分間の施術終了のころには、しゃっくりは止まった。患者は微笑し、楽になったという。その後も再発はなかった。

【考　察】なぜ、内関一穴だけで、これほどの速効が得られたのだろうか。その理由を次のように分析してみた。

内関穴は手の厥陰心包経の絡穴であり、前腕の内側面にあり、背側面の外関穴と相対するため、「内」の意味を含んでいる。心包と三焦は表裏の関係にある。手の厥陰心包経の内関穴は体内の心包に帰属し、表裏の少陽三焦経にも連絡している。内関穴は八脈交会穴の1つであり、陰維脈にも通じるため、古くから精神的な原因による胃腸病によく使われてきた。特に胸悶、心痛、不眠、胃脘痛、しゃっくり、嘔吐などに効く。本症例の突発性のしゃっくりに速効した1つの有力な説明となろう。

鍼の操作のポイントは2つある。1つは鍼を直刺で切皮し、その後、肘に向けやや斜刺し、さらに押手の拇指を手の厥陰心包経に沿って、内関穴の下方（手首のほう）に軽く押して圧迫することである。その理由は経絡の流注から迎随補瀉の意味を考えているからである。

もう1つは内関穴の解剖組織を考えて、内関穴が橈側腕屈筋腱と長掌筋腱の狭い間にあるので、筋腱に当たらないように刺鍼することである。ここには正中神経、前腕内側・外側皮神経などが分布しており、刺鍼時に神経に当たると電気が走るような激痛が起こる。

薬の場合、見事な薬効と中毒はわずかな量の差という話がよくいわれる。この分水嶺を決定するのは医師のもつ経験と知識である。鍼灸の場合、優れた効果をもつツボは施術の危険性も高く、高度な技術や知識が求められる。本症例の内関穴もそうしたツボである。自身の知識と経験から、内関穴を安全に施術するポイントを次に紹介したい。

まず、2つの筋腱の解剖をしっかりと把握し、鍼管を確実に両筋腱の間に置き、どちらの筋腱にも当たらないようにすることである。そして切皮した後は刺鍼を急がず、まず切皮箇所をしっかりとチェックすることが大事である。どちらかの筋腱に刺したか、あるいは刺した鍼が筋腱や視認できる血管に近すぎれば、すぐに調節し直し、うまく切皮できたことを確認した後に、ゆっくり、ていねいに捻転しながら刺入する。およそ0.5寸程度で止まる。そして、「得気感」が出てくるかどうかを確認する。もし軽い酸・脹・重のひびきがあれば、そこからもう1回、一定の幅でゆっくりと捻転する。同時に押手も軽く内関穴の下方（手首のほう）に向けて押す。そうすれば、鍼のひびきが肘に向かって穏やかに上行することが多い。施術中、患者のしゃっくりが徐々に落ちつき、知らず知らずのうちに止まってしまうような速効を得られることもある。

2．経穴の特徴

4　上仙・中極・合谷穴と無月経

　月経が毎月きちんと来潮することは，健康な女性の生理活動であるが，実際には月経が来潮せずに困っている女性は少なくない。多嚢胞卵巣症候群を患っている女性や，大きなショックを受けた女性，ホルモンの乱れによって月経が来ないといった女性がいる。月経が来潮しない病症に対して，当院の鍼灸治療は著効している。3回の治療で来潮した例もあれば，1回の治療だけで，治療したその夜に来潮した例もある。

| 症例 | 上仙・中極・合谷穴が催経に速効 |

【患　者】28歳，女性，OL。
【初診日】2007年4月18日
【主　訴】月経が来ない。
【現病歴】13歳で初潮。毎月30日前後に来潮。月経痛があり耐えられないため，鎮痛剤を毎月飲んでいる。今年1月ごろ，これまで交際していた男性と突然別れた。その後，不眠が起こって体調を崩した。病院を受診し，安定剤をもらい，睡眠状態は少しずつ改善したが，月経はずっと来ない。会社の同僚の月経痛が当院の治療によって治ったことから，同僚の勧めを受けて来院した。
【望　診】顔色眺白，艶がない，痩せ型。
【問　診】月経が来なくて困る。妊娠しているかも知れないという恐怖感を抱く。便秘，尿少。食欲不振がある。
【脈　診】沈細やや弦。
【舌　診】舌淡，苔薄。
【耳　診】心区・子宮区・三角窩が充血し，圧痛がある。
【弁　証】経気不暢，胞宮血滞。
【治　則】行気催経。
【取　穴】上仙，中極，合谷。
【手　技】上仙穴を切皮後，鍼尖をやや下方に向け1.5寸刺入し，捻転瀉法を行う。鍼のひびきは骨盤内に向けて伝える。その後，灸頭鍼を施す。中極穴は排尿後に施術する。切皮後，鍼尖をやや恥骨に向け1.2寸刺入し，導気法を行い，鍼のひびきを外陰部に向けて伝える。その後，灸頭鍼を施す。合谷穴は直刺で0.5寸刺入し，得気を得た後，両側の合谷に小さな幅で同時に，ゆっくりと捻転する。50分置鍼する。
【結　果】上仙穴を施術したときに，患者は「鍼のひびきは，最初，仙骨あたりに感じ，その後，徐々に，重く，脹れるひびきが深くなり，骨盤内の子宮が動いたような感じがあった」と話した。また，中極穴を施術したときに，患者は「最初は局所の重い感じだったけれど，次はジンジンと生殖器へ行くような感じがあった。なんで，なんで？」と興奮して話した。

2．経穴の「速効」と「特効」

翌朝，患者から電話があった。「昨夜，以前のような月経前の下腹部痛，脹って重い痛みが次第に重くなってきて，深夜にトイレへ行ったときに月経が来たことがわかった。ありがとう！」と言った後，話はしばらく中断して，突然，「どうして，どうして鍼治療をしてそんなに早いうちに月経が来たの？」と大きな声で尋ねた。

【考　察】速効したポイントは2つある。1つは適切な選穴である。中極穴は任脈のツボであり，足三陰経と交会している。中極穴は人の背丈の中間に位置し，膀胱の傍にあり，六腑の膀胱の募穴である。膀胱は水液を貯蔵する器であるため，中極穴には「玉泉」という別名もある。また，元気とも関係しているため，「気原」という別名もある。臨床において，中極穴は泌尿器系疾患と婦人科系疾患に効くという報告が数多くある。上仙穴は奇穴の1つであり，出典は『千金翼方』で，「第5腰椎の棘突起下方の陥凹中にある」といわれる。そのため，「十七椎穴」という別名もある。『千金翼方』では灸転胞法を紹介している。これは胎位不正（逆子）に対する灸法のことで，「十七椎に灸五十壮をすえると効く」ことが指摘されている。

もう1つのポイントは，「気が病所に至る」「気が速く至れば速効する」「気が至らなければ効果はない」という古説である。50分の施術の間に，上仙穴から骨盤中に入って子宮を動かすようなひびきや，中極穴より外生殖器にまで伝わって腟をけいれんさせるようなひびきがあった。さらに，「気の関」の合谷穴の行気・導気の力が加わって，月経がより早く来たと思われる。

患者は当院を訪ねる前に，2カ所の鍼灸院で治療を受けた経験があった。1カ所は1本の鍼で数穴を刺して治療を終えるという単刺法の治療であった。もう1カ所では，切皮程度の鍼を30本くらいして20分で1回の治療を5回受けたが，治療をしている感じがまったくわからなかったので，続けて治療を受けるのを止めたという。当院の鍼灸治療は鍼のひびきを追求しており，「気が病所に至る」「気が至れば効あり」という中医鍼灸治療の基本理念を順守している。「得気」→「気が病所に至る」→「効あり」という，理論から実践までを体得する必要性が痛感された症例であった。

5　定喘・天突穴と咳，喘息

乾咳や痰が咽に絡んで，夜間に悪化することから，入眠が困難となる人がいる。喘息発作に対しては，投薬によって一時的に症状を抑えることができるが，時間の経過とともに元に戻ってしまい苦しんでいる人もいる。そんなときに鍼灸を併用すれば，治療効果を高めることができる。特に咳・喘息の持続発作中で苦しんでいる人に，定喘・天突穴に鍼灸をすれば，咳・喘息の発作を止める速効がみられる。当院で治療した2つの症例を紹介しよう。

2．経穴の特徴

症例①　定喘・天突穴で咳を止める

【患　者】31歳，男性，会社員。

【初診日】2009年12月14日

【主　訴】咳が1カ月続く。痰は出ない。胸悶痛がある。

【現病歴】1カ月前にカゼを引いた。薬を飲んで2日後には，熱が下がって鼻水，頭痛も消えたが，咳だけが残った。去痰剤や気管支拡張剤をもらって飲んだり，飲まなかったりしたせいか，咳はなかなか取れなかった。1週間前に海外へ出張した後，咳がひどくなった。昼も夜も持続し，病院から出してもらった薬を真面目に飲んだが，様子が変わらないため，インターネットで当院のことを調べて来院した。

【望　診】疲れた顔貌。

【問　診】咳は昼も夜も持続する。ときどき寝ている間に咳で目を覚ます。そのため，寝不足で，元気がなく，疲れやすい。咽に痰が絡んで苦しい。人と話すときに咳込むことがよくある。食欲はある。軟便で1日に2～3回。夜間尿は1～2回。

【脈　診】滑脈，寸部弦滑。

【舌　診】舌紅，苔燥膩やや黄色。

【耳　診】上・下肺区に充血，圧痛がある。

【弁　証】痰阻気道，肺気失宣。

【治　則】宣肺理気，化痰止咳。

【取　穴】定喘，天突。

【手　技】定喘穴は直刺で1.2寸刺入し，導気法を行う。その後，灸頭鍼を2壮。天突穴はカマヤミニ灸3壮。

【結　果】患者は診察時にコンコンと咳き込みながら話した。ときには連続して咳き込んだため，顔が赤くなるようなこともあった。治療はまず定喘穴を切皮した後，ゆっくりと捻転刺入した。途中，患者は何回も咳き込んだ。深さ1.0寸ほど刺入したところ，患者の咳の回数は減った。1.2寸まで刺入した後，導気法をゆっくり行っているうちに，患者の咳は次第に止まってきた。その後，灸頭鍼を2壮，赤外線照射も加え，30分の置鍼の間に，咳は1回も起こらなかった。

次に，仰向けにして，天突穴にカマヤミニ灸を3壮してから，赤外線照射も加えた。治療後，患者は「すっきりした。咽はもう楽になった。鍼をしたときに重いズンという感じが首ではなく，前方の気管にまで届いた。お灸もジワジワとした熱感が咽や気管にまで浸透していくような感じで，気持ちよかった」と，鍼灸治療の感想を述べた。その後，昼にだけ軽い咳があって，2日後，咳はすっきり止まった。痰もきれいになくなった。

【考　察】天突穴は任脈のツボであり，胸骨柄の上の陥凹中にある。「天」とは天気相

い通ずるの意味で，「突」とは突出するということで，煙突の出口のような（天突の位置構造と似ている）意味である。中医学の臓腑学説では，肺は気道を通じて呼吸を主る。そのことから，天突に通利肺気の作用があることが理解できよう。

1カ月続いた患者の咳は，痰が気道を阻んだことによる肺気不宣が原因である。したがって，通利肺気・化痰止咳の効果をもつ天突穴に灸をすれば，灸法の温熱が天突を通って，咽や気道に阻滞した痰液を溶かして運ぶことができる。そのため，気道の通気機能がいっそう早く改善され，咳を早く止める効果が現れたのである。

定喘穴は奇穴の1つであり，大椎穴の外方0.5寸のところにある。臨床においては，喘息，咳，呼吸困難などに効果があるという報告が多い。そのため，定喘穴と天突穴を用いれば，化痰止咳の速効が現れるであろう。

症例② 定喘・天突穴で喘息に速効

【患　者】53歳，女性，パート。
【初診日】2005年7月21日
【主　訴】喘息を患って20年になる。ステロイド剤を長年服用し，入退院をくり返す。
【現病歴】もともとからだが弱い。カゼを引きやすく治りにくい。娘を出産後，カゼを引き，1カ月後にカゼは治ったが，咳が止まらず，ゼイゼイと息苦しく，喘息を引き起こした。それ以降，ステロイド剤や抗生物質を服用し，これまでに月に2～3回の入退院をくり返し，仕事もできなくなった。患者の娘が鍼灸専門学校の私の教え子で，自分の母親の病状に対する鍼灸治療について相談にやって来た後，母親を連れて来院した。
【望　診】痩せ型。
【問　診】前日に退院したばかりで，帰宅後も喘息で息苦しい。夜は半坐位で寝ている。咽に痰が絡み，呼吸が急迫し，呼吸によって痰鳴音も大きくなったり，小さくなったりする。痰は白色泡沫状で，量が多く，ときに黄色になり，粘稠な痰もある。話し声は小さい。全身が疲れ，脱力感がある。軟便で1日に3～4回，夜間尿3回。腰が重くだるい，無力で，ときに耳鳴りがする。
【脈　診】沈弱，寸部浮無力，尺部無。
【舌　診】舌胖大，淡白，苔やや白膩。
【爪の甲診】十指の爪甲の色は淡白無華で，拇指と小指の爪甲にたくさんの溝がある。
【弁　証】肺腎気虚，痰湿阻肺。
【治　則】本——補肺納腎・健脾化痰，標——宣肺・化痰・通竅。
【取　穴】「急すれば則ちその標を治す」の治療原則にもとづいて，まず，定喘・天突穴を取る。
【手　技】定喘穴は直刺で1.2寸刺入し，導気法を行う。その後，灸頭鍼を2壮。天

2. 経穴の特徴

突穴はカマヤミニ灸3壮。

【結　果】患者は前日に退院したばかりで、長年にわたる喘息によって毎日ゼイゼイと息苦しく、胸が重く脹っていた。痰が咽の気道に絡み阻滞するため、たいへんな苦痛がある。遠方から上京する患者に、1回の治療ですべての苦しみを解消することは難しいが、現在の状態が少しでも軽減できれば、患者にとっては遠方からでもわざわざ来院する価値があり、納得できるだろうと考え、まず定喘穴に施術した。ゆっくりと一定の幅で捻鍼を1分、2分と続けると、患者のゼイゼイという苦しい呼吸音は小さくなり、ついには消失した。20分の置鍼の間に3回、2分間の持続捻鍼を施し、その後、灸頭鍼と赤外線局所照射を加えた。すると信じられないことに、患者はリラックスして眠ってしまった。側についていた患者の娘（鍼灸学校の教え子）も驚いた。「喘息に鍼灸治療が有効なことは知っていたけれども、先生の鍼灸治療がそんなに速効するなんて想像以上だ。私もこれから中医鍼灸治療をもっと勉強したい」と、胸一杯にしみじみと話した。

次に、天突穴に灸をしたときに、ずっと半坐位でしか寝られなかった患者が、平然と仰臥位になれた。これにも娘は、「すごい、すごい。母は、ずっと仰向けになれなかったのに、いま、できたね」と、驚きの声をあげた。天突穴に灸と赤外線を加えると、患者の呼吸はさらに楽になり、話す声も大きくなった。

1回目の治療で、これほどまで効果があったので、患者は治療を続ける自信が出てきて、その後も遠方からの来院が続いた。その後、標本兼治を行い、およそ3カ月の治療で、患者の入退院生活はピリオドが打たれ、5カ月の治療で、ステロイド剤を半分以上減らすことができ、6カ月後には、長年飲んでいたステロイド剤を完全に止めることができた。噴霧剤の使用も1日に1〜2回までに減った。鍼灸治療は8カ月後に一応終了した。その後も、娘からときどき患者の健康状態の報告を受けている。

【考　察】本症例で速効したポイントは2つあげられる。1つめは選んだ経穴が喘息の標治にぴったりと適合したということである。そのため、治療効果が早く現れたのである。2つめは鍼のひびきである。定喘穴に施術するときに一定の幅でゆっくりと持続して2分間の捻鍼を行うことが大事である。

1回目の治療後に、患者は「鍼の重脹感が咽に届いたのがわかった。そのときに、締めつけられ圧迫されていた咽が解放され、咽は即座に軽くなり、声も出やすくなった」という感想を述べた。さらに患者は、「天突穴のお灸もジワジワと暖かく熱い感じが咽にひびき、非常に気持ちがよかった」と、満足げに話した。こうしたことから、病状に合ったツボの選択と、最適な鍼灸施術が速効した最大の理由であったと思われる。

3．経穴の組み合わせは多彩な治療効果を生む

　中薬治療の場合，さまざまな炮製（加工）を施すことによって，同じ中薬でも効きめに違いがでてくる。また，同じ中薬でもそれぞれ異なる中薬と組み合わせれば，異なった作用と適応症が現れることがある。使用される機会の多い甘草を例に説明してみよう。

　生甘草は清熱解毒の作用をもち，実熱証に効く。代表方剤は甘草と桔梗からなる桔梗湯である。その場合，生甘草は清熱・瀉火・散結の作用が強く，宣肺開竅の作用がある桔梗と併用することで，急性扁桃炎や咽喉頭炎などによる咽の腫れ・発赤・痛み，嚥下困難などの実熱証によく効く。

　ところが，生甘草をハチミツで炮製すれば，炙甘草となり，健脾和中・益気復脈の作用に変化する。また，人参・白朮・茯苓と併用すると，有名な四君子湯になり，健脾和中・大補元気の作用を発揮し，慢性病，産後・手術後・抗がん剤投与後などによる息切れ，力がでない，自汗，食欲不振，軟便，カゼを引きやすく治りにくいなどの免疫力低下，からだの抵抗力や回復力が弱いといったことに対してめざましい効果を示す。

　さらに，同じ炙甘草でも，人参・麦門冬・阿膠・地黄・桂枝などと配合すれば，狭心症，不整脈，動悸，息切れに著効を示す炙甘草湯になる。養心・安神・益気復脈の作用をもつため，心血管系の疾患に広く応用される。

　このように，中薬では，炮製やその他の中薬との組み合わせ方によって多彩な治療効果が現れるが，鍼灸治療の場合はどうであろうか。中薬治療と鍼灸治療はともに，古くから中医治療学の重要な構成要素として認識され用いられてきた。鍼灸治療の場合にも中薬治療と同様に，経穴と経穴の組み合わせや，経穴にさまざまな施術を加えることで，多彩な治療効果を生み出すことができるのである。

　太渓穴を例にあげて説明しよう。太渓穴は足の少陰腎経の原穴であり，輸土穴である。「太」は盛大という意味である。足の少陰腎経の脈気は足小指の下方から始まり，足底を斜行し，湧泉穴から地下水のように徐々に湧き出て盛んになり，然谷，照海，水泉穴を通って，太渓穴のところに集まる。そこには脈の拍動もある。

　古代の人びとは，「天人一致観」によって人のからだを観察したので，体内の経絡の流注を自然界の江，河，川，渓（谿），湖と同じように考えていた。十二経の流注は大きな江で，奇経八脈の流注は河，川にたとえられる。ツボの名称も，水道，水分，陽渓，太渓，水泉，湧泉など，水の様子や流れと関連している。

　足の少陰腎経の脈気は太渓穴に集合してから，本格的に上行する。その特徴があるからこそ，太渓穴は益腎・降火の作用をもち，腎・泌尿器系や，腎に関連する月経・生殖・耳・歯・咽喉などの虚証に広く応用されるのである。

　太渓穴は足の少陰腎経の原穴である。原穴は所属する経絡の経気が遊行出入するところである。五行学説からいえば，腎は水に属し，腎水は足の少陰腎経の流注に乗って運ばれ上行し，心と交通する。さらに，咽喉頭，舌根，瞳孔，耳などを潤す。その

2．経穴の特徴

ため，太渓穴の効果は腎気虚や腎陰虚に偏ることが多い。

ところが，臨床において太渓穴を，命門・然谷・大椎・至陽・腰陽関穴などのツボと併用して，あるいは温灸すれば，太渓穴の効きめは，補腎気・養腎陰の作用から，温補命門・壮陽通陽の作用に変化する。腎陽虚・命門火衰による五更泄瀉，二便失禁，四肢厥冷，脱力，精神萎靡（精神疲労）などに効くのである。

もし，太渓穴を，志室・陰交・復溜・照海・承漿・湧泉穴などのツボと併用し，太渓や復溜穴に陰経刺法を行えば，もともと太渓穴がもっている養陰作用がいっそう強化され，咽乾，口燥，眼球乾燥，盗汗，五心煩熱といった腎陰虚によるシーハン氏病，更年期障害，SLEの一部など難しい病気にも効く。

もう1つ，こんどは太衝穴をあげて説明してみよう。太衝穴は足の厥陰肝経に属し，原穴であり，輸土穴である。経絡の気血の多少から考えれば，厥陰経は多血少気の経絡である。五臓の肝は蔵血作用により，全身の血液が集まり，必要なところに血を送ったりして，全身の血液の集合と流れをコントロールしている。これは肝の重要な役割の1つである。それと同時に，肝に集まり貯蔵される血液が肝を潤わせ栄養を与えることより，肝の疏泄機能が支えられ，コントロールされている。

そのため，肝血の代表である太衝穴は，臨床においてきわめて重要な役割をもつのである。太衝穴を，肝兪・期門・膈兪・血海・足三里・太白穴と一緒に使うと，強い生血・養血の作用を発揮し，めまい，力が出ない，顔色萎黄（やつれて顔色が悪い），月経不順，脱毛といった血虚証に効果を示す。

太衝穴を，陽陵泉・蠡溝・合谷・中都穴などと併用すれば，太衝穴のもつ生血・養血作用からうって変わって，疏肝理気・解鬱の作用が強まり，うつ病や自律神経失調症などに効果を示す。

このように，臨床においては，経穴と経穴の組み合わせによってさまざまな治療効果が生み出されるのである。五臓弁証治療に関連する原穴と，他の経穴との組み合わせと手技を表❶にまとめたので，参照していただきたい。

4．異なる治療法によって経穴のもつ効果が高まる

臨床において，経穴を施術する方法には，刺鍼法と温灸法の二大法があり，温灸法よりも刺鍼法のほうが種類も多く，広範に応用されている。

刺鍼法とは，いろいろな鍼具を利用し，多様な刺鍼手技と補瀉手技によって，経穴を通じて経絡の経気を誘導疏通し，からだの虚・実などの病理状態を調え，健康かつ正常な状態に戻す治療法のことである。

温灸法とは，艾葉の温経散寒・活血止痛の薬効を利用して，経穴に施す灸法のことであり，実寒証にも虚寒証にも効果的な治療法である。さらに，近年では実熱証にも適応が拡大している。50年ほど前に「熱証可灸論」が提起され，臨床においても実熱証に対して灸法を行って治癒させた報告が数多くなされ，伝統的な温灸治療の適応

4．異なる治療法によって経穴のもつ効果が高まる

表❶　五臓の原穴の組み合わせによるおもな弁証論治

五臓	原穴	配穴	主な手技	弁証	治則	適応症
心	神門	心兪・厥陰兪・内関・太淵・膻中	補法・灸法	心陽虚	温通心陽	動悸・不安・息ぎれ・畏寒・四肢厥冷・胸痛・舌淡・脈弱
		心兪・陰郄・間使・太渓・労宮	平補平瀉法・刮法	心陰虚	滋補心陰	動悸・不眠・多夢・盗汗・健忘・掌心熱・舌尖紅乾・脈細数
		厥陰兪・内関・膻中・血海・合谷	導気法・軽瀉法	心血瘀阻	活血化瘀通絡	動悸・胸痛・息がつまる・四肢冷・舌青紫・瘀点・脈濇
肝	太衝	肝兪・期門・陽陵泉・中都・蠡溝・合谷	導気法	肝失疏泄	疏肝解鬱理気	胸脇脹痛・嘆息・意欲低下・食欲不振・月経不順・舌紅・脈弦
		肝兪・支溝・陽輔・行間・太陽	瀉法・瀉血	肝火上炎	清肝瀉火	頭痛・頭脹・目赤・腫痛・易怒・不眠・舌紅・苔黄・脈弦数有力
		肝兪・期門・膈兪・血海・合谷	導気法・補法	肝血不足	養血補肝	めまい・立ちくらみ・耳鳴り・眼精疲労・目の乾燥・不眠・舌紅乾・脈細
脾	太白	脾兪・胃兪・中脘・足三里	補法	脾気虚	健脾益気	食欲不振・食後腹脹・疲れやすい・軟便・消痩・舌淡・脈軟
		脾兪・章門・大包・陰陵泉・三陰交・足三里	平補平瀉法・導気法	脾虚湿滞	健脾理気化湿	体困重乏力・下肢浮腫・軟便・食欲不振・脘腹痞満・舌苔膩・脈濡滑
		脾兪・章門・足三里・公孫・豊隆・百会	補法・刮法	脾不昇清	健脾益気昇清	めまい・立ちくらみ・耳鳴り・乏力・慢性下痢・低血圧・脱肛・脈沈弱・舌淡
肺	太淵	肺兪・膻中・足三里・気海・列欠	補法	肺気虚	補益肺気	胸悶・息切れ・自汗乏力・懶言・脈軟・舌淡無華
		風池・風門・外関・大椎・合谷	導気法・灸頭鍼	風寒犯肺	疏風解表	悪寒・悪風・頭痛・鼻づまり・くしゃみ・関節筋肉酸痛・舌苔白薄・脈浮緊
		肺兪・中府・天突・豊隆・列欠・鼻通・合谷・膻中	導気法・灸法	痰湿阻肺	宣肺化痰開竅	胸悶・多痰・咳・喘息・鼻づまり・食欲不振・便秘・舌苔膩・脈滑

23

2．経穴の特徴

五臓	原穴	配穴	主な手技	弁証	治則	適応症
腎	太渓	陰交・志室・懸鍾・復溜・照海・湧泉	陰経刺法・刮法	腎陰虚	滋補腎陰	五心煩熱・のぼせ・ほてり・盗汗・咽乾・失音・便秘・舌痩紅・無苔・脈細数無力
		大椎・至陽・命門・腰陽関・関元・然谷	灸法・補法	腎陽虚	温腎壮陽	畏寒・四肢厥冷・五更泄瀉・夜尿・遺尿・不妊・精子減少・インポテンツ・脈沈弱・特に尺部・舌淡滑・青紫

症の壁を乗りこえ，灸法の治療はよりいっそう拡大した。

　刺鍼法と温灸法とが不可分の治療法であることは，古代から認識されていた。『霊枢』官能篇では，「鍼の為さざるところは，灸の宜しきところなり」と指摘されており，刺鍼法と温灸法の相補相成・相互補充の臨床的価値が強調されている。

1 刺鍼法

　古典医籍には，さまざまな刺法が紹介されている。『霊枢』寿夭剛柔篇には，衛分や営分の病邪や，寒邪の存在に対して，「刺に三変あり」として，三変の刺法が示されている。ここで示された衛分症，血分症および寒痺症に対する治療法は，現代の臨床における調気法・瀉血法・温通法の前身といってもよいだろう。

　『霊枢』刺節真邪篇には，邪気の大小・寒性・熱性および，病邪の有無に対して，「五邪刺」という方法が記されている。後世の医家には，この「五邪刺」にもとづいて臨床に活用した例も多かった。たとえば，明代・薛己の『外科発揮』には，「もし膿となって長く痛めば，急いでこれに鍼をするとよい。毒を外発させ，内側で潰乱させない」とあり，古代九鍼の1つである鈹鍼による砭刺排膿について記されている。さらにそれを使用した医案として，「咽喉が腫痛し，牙関緊閉し，局所に刺鍼できない一人の男子がいた。そこで左右の少商穴に刺すと，黒血が出て，たちまち口が開いた」という実例が記載されている。

　『霊枢』刺節真邪篇にも，病気がからだの体表や，耳，目，五官，腰，膝，下肢など異なる部位にあるものに対して，「刺に五節あり」として，「一に曰く振埃，二に曰く発矇，三に曰く去爪，四に曰く徹衣，五に曰く解惑」というように，5種の刺法が記されている。

　さらに，中医学の五臓合五体の学説にもとづき，からだの皮膚，血脈，筋腱，肌肉，骨格の病気に対する五体刺が提起され，半刺，豹文刺，関刺，合谷刺，輸刺といった刺鍼法が紹介されている。現在でも，合谷刺や輸刺などの刺法はよく用いられている。

　たとえば輸刺は，「鍼をまっすぐに入れまっすぐに出し，骨に達するまで深く刺入

する。これによって骨痺を取る」とあるとおりである。輸刺の特徴は骨髄にまで深く刺入する治療法である。臨床においては，肩の挙上困難な五十肩に対して，肩髃穴から極泉穴まで深く直刺すると際立った効果が現れるが，これは輸刺の活用を証明するものといえよう。

『霊枢』官鍼篇には，「刺法には九種類あり，九種類の病変に対応することができる」と記され，輸刺，遠道刺，経刺，絡刺，分刺，大瀉刺，毛刺，巨刺，焠刺の9種類の刺法が紹介されている。現在の臨床においては，遠道刺，毛刺，巨刺がよく用いられる。たとえば，「皮膚の浅い痺症を刺すものである」とある毛刺とは，皮膚の麻木不仁（しびれて感覚がない）や瘙痒などに対する浅刺の治療法である。現在の梅花鍼やローラー鍼による治療は，古代の毛刺からの発展形ともいえる。

遠道刺は現在でも非常に広く活用されている刺法であり，「上の病は下に取る」「下の病は上に取る」という選穴法が遠道刺の具体的な活用例である。たとえば，歯痛には内庭穴が効くが，その理由は2つあり，1つは歯痛が起こるおもな原因が火熱邪であるため，火を克する水，つまり足の陽明胃経の滎水穴である内庭穴に刺すと，陽明経の火熱邪を排出することができるからである。もう1つは経絡の流注である。足の陽明経の流注は上歯に入っている。そのため，内庭穴の清熱瀉火の力が経絡に沿って歯痛に効くのである。臨床においては，内庭穴が歯痛に効くというだけでなく，遠道刺によって効く例が他にもたくさんある。

経絡学説によって，十二経の病変に対する手足の三陰三陽経の十二節刺が提起されている。『霊枢』官鍼篇には，「刺法には十二種類あり，十二経の病症に対応する」と記され，偶刺，報刺，恢刺，斉刺，揚刺，直鍼刺，輸刺，短刺，浮刺，陰刺，傍鍼刺，贊刺といった12種類の刺法が紹介されている。現在の臨床においては，偶刺，斉刺，揚刺，傍鍼刺などがよく使われる。たとえば，偶刺の「一カ所は胸腹部に刺し，もう一カ所は背部に刺す」という鍼法は，胃兪と中脘穴，肝兪と期門穴といった兪募配穴法の形でよく活用されている。

歴代の文献を調べると，鍼灸治療の際にさまざまな刺鍼法を行うのは，鍼の得気を通して，虚を補い実を瀉すことによって病気を治すためであることがわかる。したがって，古代から現代に至るまで，「得気を取る」ということは鍼の治療効果に直結する重要な要素なのである。

『霊枢』九鍼十二原篇には，「刺鍼の要は，気が至ってはじめて効果があるということである」とあり，元代の竇漢卿の『標幽賦』には，「気が速く至れば速く効き，気が至らなければ効果はない」「刺鍼をして気が至らないようであれば，施術の回数にこだわらなくてもよい」と述べられており，得気の重要性が強調されている。

さらに『標幽賦』には，「軽，慢，滑の感覚が来ず，沈，渋，緊の感覚が至る」「気が至るとは，魚が釣りえさを飲み込みこれが浮き沈みするようなものである。気が至らなければ，閑処幽堂の深邃のような感じである」とあって，得気の様子が詳細に述べられている。

2．経穴の特徴

　得気を得る方法には，催気法と調気法の2種類の手技がある。催気法の代表的な手技は導気法である。「徐に入れ，徐に出す」手技によって経穴を刺激し，経絡の経気の流れを誘導・強化するのである。この導気法は，古くは『霊枢』五乱篇に提起されており，「徐に入れ徐に出す，これを気を導くと謂う。補瀉に形なく，これを精を同じくすると謂う。これ有余不足に非ざるなり，乱気の相逆するなり」と記されている。つまり，①病気の有余・不足がはっきりしない場合，②現段階で病気が虚か実か確定できない場合，③刺鍼後に得気感が不明な場合，④刺鍼後に得気感をより速く上手に経穴から病巣に伝えたい場合には，導気法を用いるとよい。

　調気法とは，刺鍼部位（経穴）の深浅，鍼の提挿，捻転および刺入鍼出の方向などを調整することによって，経気の流れをコントロールする手技である。病気には，さまざまな病邪によって虚証と実証が現れるが，『内経』の時代から「補虚瀉実」が中医治療学の基本原則である。鍼治療の場合も同様で，「補虚瀉実」の原則を遵守して治療を行う。鍼の補瀉手技は基本補瀉手技と復式補瀉手技の2つに大きく分けられるが，それぞれの補瀉手技を表❷❸にまとめたので参考にしてほしい。

2 温灸法

　温灸法は直接灸と間接灸の2種類に分けられる。直接灸は古代には流行したが，残念ながら現在は使用の機会が減っており，臨床においては間接灸が広く応用されている。間接灸には，隔物灸（ニンニク，生姜，附子餅，塩などを利用して灸すること），棒灸，カマヤミニ灸，温灸器灸などがあり，さらには中薬（灯芯草，毛茛，白芥子，威霊仙，斑蝥などを利用）を経穴に敷く，敷貼発泡法というやり方もある。

3 異なる治療法による効果の違い

　歴代の医家が臨床実践において絶えずに新しい鍼法・灸法を発見したからこそ，現在の鍼灸治療法は豊かなものになっている。次に臨床症例をあげながら，治療法の違いによって経穴の効果が高まることを紹介しよう。

症例① 耳孔中穴の棒灸により耳鳴り・耳聾の治療効果が高まる

　耳鼻咽喉科では，突発性難聴の治療は発症の2週以内にステロイド剤を投与するが，もしステロイド剤を2週間投与しても効きめがなければ，あとはビタミン剤と血流をよくする薬を長期間投与するしかない。そのため，数年間投薬しても変化がなく，自主的に治療を止めてしまう患者も多い。そうした患者の一部が鍼灸院を訪ねてくるが，耳の前方の耳門・聴宮・聴会穴と，耳の後方の翳風・完骨穴などのツボに集中的に施術すれば，耳鳴り・難聴に改善がみられる場合がある。しかしそれでも効かなければ，次の手がないというのが現状であるが，ここでは耳孔中穴に棒灸をして効果をあげた

4．異なる治療法によって経穴のもつ効果が高まる

表❷　基本補瀉手技の操作

補瀉手技	補法の操作	瀉法の操作
徐疾補瀉法	鍼はゆっくり進鍼し，あるいは段階的に進鍼する。一定の深さに入れ，その後，一気に退鍼する。	鍼は一気に速く進鍼し，一定の深さに入れその後ゆっくり退鍼し，あるいは段階的に退鍼する。
提挿補瀉法	力を入れて進鍼する。ゆっくり軽く退鍼する。	ゆっくり軽く進鍼する。力を入れ強く退鍼する。
捻転補瀉法	得気後，鍼を持つ拇指は前に向け，示指は後に向け繰り返し捻転する。	得気後，鍼を持つ拇指は後に向け，示指は前に向け繰り返し捻転する。
迎随補瀉法	鍼を経絡の流れに沿って刺入する。	鍼を経絡の流れに逆らって刺入する。
呼吸補瀉法	患者の呼気に合わせて進鍼し，吸気に合わせて退鍼する。	患者の吸気に合わせて進鍼し，呼気に合わせて退鍼する。
九六補瀉法	得気後，9回捻転，提挿する。	得気後，6回捻転，提挿する。
開闔補瀉法	抜鍼後，鍼孔を閉じる。	抜鍼時，鍼を動揺し，鍼孔を拡大させるか，閉じない。

表❸　復式補瀉手技の操作

補瀉の名称	手技の構成	手技の操作	作用
焼山火（補）	徐疾，提挿，九六，呼吸，開闔	患者の呼気に合わせて，段階的に力を入れて進鍼し，患者の吸気に合わせて1回でゆっくり軽く退鍼する。これを9回繰り返し操作し，抜鍼した後は，鍼孔を閉じる。	温補陽気
透天涼（瀉）	徐疾，提挿，九六，呼吸，開闔	患者の吸気に合わせて，1回でゆっくり軽く進鍼し，患者の呼気に合わせて段階的に力を入れて退鍼する。これを6回繰り返し操作し，抜鍼時に，鍼を動揺し鍼孔を拡大させそのまま抜鍼する。	瀉火祛邪
陽中隠陰	徐疾，提挿，九六	まず0.5寸程度進鍼し，そこで力を強く入れたり，ゆっくり軽く抜いたりし，9回操作する。その後，鍼をさらに0.5寸進鍼し，そこでもう1回ゆっくり入れたり，強く抜いたりし，6回操作する。	先補後瀉
陰中隠陽	徐疾，提挿，九六	まず1寸程度進鍼し，そこでゆっくり入れたり，強く抜いたりし，6回操作する。その後，鍼を0.5寸退鍼し，そこでもう1回，強く入れたり，ゆっくり抜いたりし，9回操作する。	先瀉後補

2．経穴の特徴

例を紹介しよう。

【患　者】61歳，男性，自由業。
【初診日】2007年3月17日
【主　訴】耳鳴り，難聴が1年続く。
【現病歴】1年前から，仕事が非常に忙しかった。この年の3月の確定申告のため，ほぼ1週間眠れなかった。寝ても1日に2～3時間しか眠れなかった。ある日の朝，起床時に頭がボーッとして，洗面所で顔を洗った途端に，めまいが起こり，その後，耳にはギンギンという音が聞こえるようになった。家族の朝の挨拶が聞こえなくなったため，すぐに病院を受診し，突発性難聴と診断され入院した。2週間の入院中，ステロイド剤の点滴を受けた。最初，聴力が少し回復したような感じがあったが，その後，元の状態に戻ってしまい，結局，何も変わらずに退院した。その後，半年間，ビタミン剤と血流をよくする薬を飲んだが，耳鳴りと難聴はいっこうに改善しない。気功と鍼灸治療を始め，半年の間に3カ所で鍼灸治療をくり返し受けたが，病状は変わらず，インターネットで当院のことを知り来院した。
【望　診】痩せ型，元気が足りない。
【問　診】低音性の耳鳴が1日中あり，昼よりも夜がひどい。耳づまりがあり，ときに耳内の脹感・違和感がある。耳鼻咽喉科の検査では，耳の中はきれいで異物は残っていない。昼間尿は1日に10回，夜間尿は3回，軟便は1日に2回。手足が冷え，特に足底の冷えがひどい。使い捨てカイロを常用している。腰が重だるく，全身が疲れやすい。
【脈　診】沈細やや渋，特に尺部沈弱。
【舌　診】舌淡無華，辺浅歯痕，苔薄。
【耳　診】耳廓が冷たい，内耳・腎区・心区が淡色。
【弁　証】腎陽虚証。
【治　則】温腎益気，健耳。
【取　穴】腎兪，志室，命門，太渓，湧泉，耳孔中，耳門，陽池。
【手　技】すべてのツボに隔物灸あるいは棒灸をする。
【結　果】2回の灸治療後，患者の冷えは顕著に改善し，元気も出てきた。耳づまりは消えた。耳鳴りはだいぶ軽くなり，6回の治療後，耳鳴りはほとんど消失し，テレビのアナウンサーのニュース解説をはっきりと聞くことができた。10回の治療後，耳は少し遠いが，日常生活で支障はなくなった。その後，治療効果を高めるため，5回の治療を追加して治療を終えた。
【考察①】灸法の活用。耳鳴り・難聴の治療では，一般に鍼灸を併用し，多鍼少灸の考えが用いられることが多いが，本症例で用いたのは灸だけである。その理由は以下のように弁証したためである。

4．異なる治療法によって経穴のもつ効果が高まる

患者の冷えはひどく，特に足底部に使い捨てカイロを常用していた。夜間尿３回，脈が沈細渋で特に尺部沈弱，舌は淡で無華，耳廓が冷たく，内耳・腎区が淡色，といった腎陽虚の特徴が揃っていた。そのため，補腎・益気壮陽の腎兪・命門・湧泉・陽池・太溪穴などに灸法を行ったことで，優れた効果が現れた。

【考察②】耳孔中穴の棒灸。患者は半年間で３カ所の鍼灸治療院を訪れ治療を受けていたが，毎回の治療穴をきちんとノートに書き留めていた。当院で治療効果が現れた際に，患者は治療日記を出してきて，私に，「先生が治療に使った経穴は，他の治療院と多少似たところもあるけれど，２つ違ったところがある。１つはなぜ先生の治療では鍼を使わないのかということ。もう１つは耳の孔の棒灸とはどういうことなのかということ」と質問した。

最初の質問の答えは考察①でも述べたとおり，腎陽虚のポイントを押さえて，温灸法をしっかりと行ったということである。もう１つの耳の孔の棒灸であるが，耳孔中穴は古代奇穴の１つで，『備急千金要方』に記されているツボである。耳孔中穴は脳卒中による口眼歪斜に効くとされるが，耳鳴りや耳聾といった耳の病にも有効である。古代の治療では，5cmくらいの長さの中空の葦（あし）の端を耳孔に挿入し，葦の中に大豆１粒を入れ，もう一方の端で艾を燃やすという耳孔中灸法が用いられていた。

私は安全性と衛生面を考慮して，直径0.5cmの艾と数種類の中薬粉末とを混合した艾条を自製しており，それを耳孔中穴に向けて棒灸し，顕著な効果をあげることができた。その後も，腎陽虚による耳鳴り・難聴の方にこの方法で治療を行い，同等か，それ以上の効果をあげている。

| 研究 | 導気法によって経穴の治療効果が高まる |

導気法は操作しやすいため，臨床において広く活用されている。

今から30年ほど前のことであるが，1981年から1983年までの３年間，当時，私は大学院生で，刺鍼治療による内分泌性突眼症の治療効果を研究テーマにしていた。バセドウ病は内分泌異常の１つで，臨床上の特徴は，頻脈・甲状腺腫大・眼球突出である。眼球突出の原因は不明で，眼球後の自己免疫反応が起こり，眼球後の脂肪が肥大・増厚するため，眼球が前方に向け突出するというのが最も有力な説である。血液の免疫検査により，免疫抗体の増加などの異常がみられるが，これはその免疫発症の説を支持するものである。

当時の私の研究成果は，「刺鍼による眼球突出の治療」をテーマとした十数篇の論文として，中国の学術雑誌『中国針灸雑誌』『中西医結合雑誌』『中医臨床雑誌』などで発表した。そのなかには，上天柱穴への刺鍼による眼球突出度の変化・治療前後の視力の変化・眼圧と血圧との関連などの研究論文があるが，ここでは，異なった刺鍼手技を用いることによって，眼球突出度や視力に変化が現れた例を簡単に紹介したい。

2．経穴の特徴

【対　象】バセドウ病と診断された眼球突出者を無作為に抽出し，A，B，Cの3組に分け，1組の人数を30人に設定した。

【方　法】同一の鍼灸医師が上天柱穴に1.5寸の深さまで刺入する。1回の治療時間は15分間で，治療回数は20回とする。

A組は，上天柱穴に直刺し，1.5寸の深さでそのまま置鍼し15分後に抜鍼。

B組は，上天柱穴に直刺し，1分間の捻転をしながら1.5寸まで刺入する。置鍼し15分後に抜鍼。

C組は，上天柱穴に直刺し，1分間の導気法を行いながら1.5寸まで刺入する。置鍼し15分後に抜鍼。

【検　査】同一の眼科専門医が治療前後の眼球突出度（統一した眼球突出度測定計を使用）と視力をチェックし記録する。さらに超音波専門医が治療前後の眼球突出度をチェックし画像を記録する。

【結　果】①眼球突出度と視力の改善優位は，C組，B組，A組の順であった。眼球突出度測定計で測った眼球突出度の改善は，B型超音波の改善と平行して行い，その改善度はC組が最も大きかった。統計学的には，C組は，B組とA組に対し有意差が認められた。

②1回の治療前後の視力の即時効果の比較では，C組はA組より顕著に改善した。（$p \leqq 0.01$）

【考　察】上記の結果から，いずれもC組の成績はB組，A組より優位で，統計学的にも有意差が認められた。この実験では，使用した経穴，刺入の深さ，置鍼時間，治療回数を統一しているが，結果は各組で異なった。違いが生じた要因は各組で施した刺鍼法の違いにある。次に述べるように，各刺鍼法で鍼の得気の様子が異なっていた。

A組の場合には，鍼を刺入途中に，刺したところだけがだるく，重い鍼感があった。B組の場合には，捻転したときに，だるく，脹感があり，ときには刺したところより上行し，後頭部にまで感じるようなことがあった。C組の場合には，「徐に入れ，徐に出す」一定の幅とリズムで捻転しながら，提揷するときに，だるく，重い鍼感が刺した箇所から徐々に広がって，目のところに伝わって行った。

C組の得気の様子には，患者の話から2つの法則性があることがわかった。1つは刺したところの上天柱穴より徐々に上がって後頭部，頭頂部を通り，前額から下行し，眼球へ行くということである。もう1つはだるく，重い鍼感が，刺した上天柱穴から脳の奥へ入り，眼球の後方に至り，眼球を後に引っぱるような感じがあるということである。さらに，C組の得気感は，患者が自分で指さした点と点を線で結ぶと足の太陽膀胱経に符合していた。いわゆる「気が病所に至る」鍼感があったため，「気が至れば効あり」という治療効果が現れたのである。

4．異なる治療法によって経穴のもつ効果が高まる

A組の鍼感は瞬間的な感じだけで、B組も捻転したときだけ鍼感があり、たまに上行への鍼感があったが病所の目にまでは行かなかった。これらの結果からみると、導気手技の使用は鍼の効果を高めるということがいえよう。

症例② 導気法によって鎮痛効果を高める

今から35年ほど前であるが、私がまだ中国にいた頃、当時の農村は不衛生なことが多かった。農作物の肥料は有機肥料ばかりで、農家の子供は取ったキュウリ、トマトなどの野菜や果物を、水で洗わず手で拭いてそのまま食べることが一般的だった。そのため、蛔虫などの寄生虫をもつ子供が多かった。

蛔虫が胆道に入り込む胆道蛔虫症の発症率は高く、耐えられないほどの上腹部激痛のため、緊急入院する患者も多かった。その場合、激痛を鎮静させ、炎症を抑えるのが優先課題であった。西洋医学の治療では、抗生物質の点滴と胆道を拡張させる薬や鎮痛剤（アトロピンやペチジンなど）を投薬することが一般的であった。ところが、いったん胆嚢炎によるショックが起こったり、穿孔したりすると、手術を避けられないことも多く、そのため西洋医学では、胆道を拡張させ、入り込んだ蛔虫を一刻も早く胆道から抜き出し、激痛を鎮静化させることが胆道蛔虫症の治療のポイントであった。

中国では、鍼灸の鎮痛効果は「家喩戸暁」（誰もがよく知っていることの喩え）の常識である。そのため、当時、私が勤務していた病院では、胆道蛔虫症の鎮痛治療では、まず鍼灸治療が選択された。しかし、当初、鍼の鎮痛効果は、必ずしも百パーセント満足できるものではなかった。そこで、私は臨床治療・研究を努力して続け、ついにほぼ百パーセント満足できる効果を期待できるまでになった。次にその症例を紹介しよう。

【患　者】16歳、男性、学生。
【主　訴】胆道蛔虫症によってこの朝に緊急入院。
【現病歴】右上腹部に激痛が2日続く。激痛のため、大きい声で「痛いー、痛いー」とくり返し叫び、悪心嘔吐、発熱38度、口渇、口苦、便秘、尿赤があった。
【脈　診】弦緊数。
【舌　診】舌紅、燥裂、苔黄。
【腹　診】腹部圧痛が顕著で、特に右上腹の胆嚢区に拒按。
【弁　証】肝胆実熱症。
【治　則】清熱瀉胆、通便。
【取　穴】陽陵泉、胆嚢穴、支溝、陽輔、合谷。
【手　技】パルスで15分間の通電。
【結　果】午前9時から鍼灸治療を開始した。通電を開始して5分後、患者がくり返す叫び声の回数は徐々に減り、からだも少し安静になったように見えた。ところが2～3分ほど静かになった後、再び、前と同じように激痛の叫びが再現した。通電量を強化し、激痛がやや軽くなったような表情が見えた。

2. 経穴の特徴

1回の通電が終わったときも小康状態であった。

1日2回の治療の予定であり，次回の治療予定は午後3時であった。ところが昼食後，看護師が慌てて私のところへやって来て，内科医からの鍼灸立ち会い治療のオーダーが伝えられた。私はただちに病室に入り，同じ経穴を取り通電した。通電中にも何回かの激痛の叫びがあった。15分間の強電量の通電後，患者は静かになった。

午後3時前，私は内科病室へ向かう途中に，患者の大きな激痛の叫びを聞いた。病室に入ると，患者は両手を投げながら「痛いー，痛いー」と，苦しみのために大きな声で叫んでいた。その様子を見て，私は「通電はもう限界だ。別の手技をしよう」と思った。そのとき，学生時代に恩師が教えてくれた導気法を思い出し，それを行うことにした。

私は後輩の鍼灸師を呼び，2人で同時に左右の陽陵泉穴，胆嚢穴，支溝穴に順番に導気法を施した。通電治療のひびきは電波刺激のため，刺した経穴の部位に脹痛があるだけで，遠方へ伝わることは一切なかった。ところが，導気法で一定の幅でゆっくりと「徐に入れ，徐に出す」うちに，刺した経穴のところからソフトな酸脹感が出てきて，さらに遠方へ伝わることもあった。特に陽陵泉・胆嚢穴の鍼感は下肢の外側に沿って上行し，股関節にまで至ったことを患者から伝えられた。導気法を行っているうちに，患者の激痛の叫びは完全に消え，静かになって目を閉じていた。30分の置鍼の間に3回，各経穴に導気法を行った。その後，患者はずっと目を閉じていて，穏やかな呼吸で静かに寝てしまった。

翌朝10時ごろ，病室の担当医から電話があり，担当医は「先生，鍼灸はすごいね。昨夜，患者は寝てしまった。朝には熱が下がって，朝食も摂ったよ。痛みは完全になくなったので，患者の両親は仕事のため，午後には子供を連れて退院したいと言っている」と，私に言った。「熱が下がり，激痛もなくなったので，退院しても大丈夫。できれば効果を安定させるため，退院前にもう1回鍼灸治療をしてはどうですか？」と私は答えた。その後，退院前に1回の導気法の鍼灸治療を追加し，患者と両親はともに感謝の気持ちを一杯に表しながら，微笑して帰宅した。

これは，私にとって胆道蛔虫症による激痛の治療に導気法を用いて成功に導いたはじめての例である。その後，導気法を使って胆道蛔虫症，胆石症，尿管結石，急性胃炎などによる激痛の鎮静にも成功した。さらにその後，導気法は肝がんなど，がん性の激痛も鎮痛できることがわかった。

症例③　陰経刺法は慢性咽喉頭炎の治療効果を高める

急性咽喉頭炎をくり返し発症することによって，咽喉部の粘膜組織とリンパ組織に広範囲の炎症を引き起こし，ついには慢性咽喉頭炎となる。

4．異なる治療法によって経穴のもつ効果が高まる

　中医学では，「喉痺」の範疇に入り，その病理は患者の体質と経絡の流注に密接に関係している。足の少陰腎経の流注は足小指の下方から始まり，足底の湧泉穴を通り，その後，足の舟状骨下縁に沿って，然谷，照海，水泉穴を通って，足内踝後の太渓穴に集まり，下肢の内側に沿って上行し，腹部正中線の横5分に沿って上行，胸部の兪府穴から上行し，咽喉部に沿って舌根を挟んでいる。

　腎は水に属し，腎陰は腎水と呼ばれている。慢性咽喉頭炎の場合，腎陰虚によって陰液が足の少陰腎経に沿って上承できず，そのため，虚火が上炎して咽喉部を焼灼することが発症の基本原理である。ときに病気の経過は長く，症状は頑固で，治療がなかなか功を奏さないことも多い。

　このような慢性咽喉頭炎に対して，一般的な清熱利咽の合谷・曲池・少商・尺沢穴などの経穴を取って瀉しても，十分な効果を得られないことがある。ところが，陰経刺法を使うと劇的な効果が現れる。次に例をあげて紹介しよう。

【患　者】38歳，女性，教師。
【初診日】2008年4月16日
【主　訴】慢性咽喉頭炎を患って2年になる。咽乾口燥，声が出にくい。
【現病歴】小学校低学年クラスの教師を担当し，いつも大きな声で話すため，咽の疲れが徐々にひどくなった。2年前，急性咽喉頭炎を発症した。当時，仕事が非常に忙しく，薬も飲んだり飲まなかったりして，病状も一進一退となり，慢性咽喉頭炎になった。その後，2年の間，病院から処方された薬をしっかり飲んで，さらに鍼灸治療も受けたが，仕事のせいか病状はよくならない。最近，話しにくい。声が出ないときもある。たいへん困って，友人の紹介で来院した。
【望　診】痩せ型，口唇の乾燥，細い裂紋がある。
【問　診】咽の奥に乾燥・違和感，ときに痛いような感じがある。話し声は低く，声がかすれて出なくなるのでイライラする。耳鳴り，顔面の熱感，口渇するが飲みたくない，盗汗，のぼせ，少食，便秘，腰が重くだるい，疲れやすい，といった症状がある。
【脈　診】細数無力，特に尺部。
【舌　診】舌紅絳，乾燥，特に舌根部。
【月経生育史】16歳で初潮，25歳で結婚，26歳で長男を出産し，産後2年間は月経が来なかった。婦人科を受診したが異常はないといわれた。その後，月経が来潮したが不規則であった。36歳から不規則な月経が続いており，経血量は以前より減少した。
【弁　証】陰虚火旺。
【取　穴】腎兪，志室，京門，太衝，太渓，三陰交，照海，承漿。
【手　技】腎兪・志室穴は椎体に向け斜刺で1.2寸刺入し，捻転補法する。京門穴は

2．経穴の特徴

沿皮刺で0.3寸刺入し，太衝・太渓・三陰交は直刺で0.3〜0.8寸刺入し，陰経刺法を用いる。照海穴は足底に向け斜刺で0.3寸刺入し，捻転補法し，承漿穴は下方の唇に向け斜刺で0.2寸刺入し，捻転補法する。50分置鍼し，その間に陰経刺法を3回行う。

【結　果】太渓・太衝・三陰交穴に陰経刺法を行うと，普通の鍼感とは異なる鍼感が現れることがある。それは経穴からゆっくりと上行する重脹感であるが，その鍼感が，膝の内側を通過し，鼠径部にまではっきりと伝わった。

さらに，承漿穴に捻転補法する際，最初は局所の酸脹感だけであったが，陰経刺法による鍼感と合わさると，口内に唾液が溢れ出し，咽の奥の乾燥・違和感がだいぶ緩和された。

抜鍼後，患者の話し声は大きくなり，話すのも楽になった。これまで何回も鍼灸治療を受けたが，今日のような劇的な効果ははじめてで，患者はうれしくなり，「先生，あの足の左右同時に刺すのがよかった。こんな治療ははじめてだが，これは何だろう？」と，興味深げに質問してきた。私の簡単な説明を聞いた後，「ぜひ，やってください。効くわー」と，患者から強く要望された。

その後，同じ治療を13回継続して，患者の咽の症状は完全に消え，同時に，全身・顔面部の熱感，耳鳴り，盗汗，のぼせなども，次々と知らず知らずのうちに消えていった。全身の体調を調えたことによって，心配していた月経不順も毎月来潮するようになった。治療は23回を経て終了した。

【考　察】慢性咽喉頭炎は病状が長引き，症状の起伏が大きく薬物治療の効果は安定しないといった特徴があり，耳鼻咽喉科における難治性疾患の1つである。鍼灸の古典医籍を調べると，古くから五官疾患の治療記録がたくさん残されている。慢性咽喉頭炎の治療もそのうちの1つであるが，本症例が効果をあげたカギは陰経刺法であった。まず，その陰経刺法から話をしよう。

足の三陰経の流注はすべて足から始まり，下肢の内側面に沿って上行し，最後は頭部および顔面部の五官にまで至る。足の少陰腎経の流注はその本幹が咽に沿って舌根部を挟んでいる。その経別の流注は舌根に連絡している。足の厥陰肝経の流注はその本幹が気管の後に沿って上行し咽喉頭を通り，目系とつながる。あるいは頭頂部の百会穴と交会する。足の太陰脾経の流注はその本幹が横隔膜を通り，食道を挟んで上行し，舌根とつながってから舌下に散布する。その経別の流注は大腿前で足の陽明胃経と合わさって上行する。咽喉とつながり舌本を貫通する。

このように，足の三陰経の流注の終末が頭および顔面部の五官とつながっているからこそ，いったん，肝，脾，腎三臓のいずれかの臓，あるいは2つの臓に一緒に陰虚火旺が起こると，咽喉部の陰液が不足するのである。さらに，虚火が上炎することによって，頭部および五官にはさまざま

な症状も現れるのである。

　以上のことを考慮して陰経刺法を行った。陰経刺法の操作は足の三陰経の足付近の左右同名経穴（たとえば，両側の太渓穴など）を取る。切皮後，捻転しながら刺入し，得気を得てから陰経刺法を行う。その操作は両側の同名経穴に刺した鍼を，両手で同時に持ち，小さな幅で，1分間に260回以上の速度で捻転し，それを3分間行う必要がある。

　陰経刺法の特徴は2つあげられる。1つは陰経刺法の鍼感である。足の三陰経の足周囲の経穴に刺鍼すると，局所，あるいは足底，足指へ鍼感が行くことはよくみられる。ところが，陰経刺法を行うと，鍼感が上行するのである。経穴から上行し，膝にまで鍼感が行くことがよくある。ときには，さらに上行して，鼠径部や腹部へ達する場合もある。

　もう1つは陰虚火旺の場合，陰虚によって陰液が不足し，各陰経とつながる五官が乾燥しやすくなるということである。そのために，目の乾燥，咽喉頭の乾燥，口乾，唇が乾くなどの症状がみられる。また，虚火が上炎することによって，顔面部の乾燥した五官の症状がさらに悪化する。そのために，目の痛み，咽喉頭の燥裂感を伴う痛み，口唇の乾裂感を伴う痛みによる口内炎・口角炎などが起こりやすくなる。

　そうした場合，陰経刺法を行うことによって，鍼感は上行し，陰液が経絡の流注に沿って上行し，顔面の五官を潤すことができる。陰経刺法を受けている最中に，患者の口内に唾液が溢れ出てくるのは，陰経刺法による効果の現れの1つである。

　陰経刺法のもう1つの意味は，「上の病は下に取る」ということであり，足の三陰経の下部の経穴を利用して，陰経刺法の誘導作用によって上部で燃えている虚火を下行させて，「引火帰原」する意味をもつ。陰経刺法は優れた滋陰降火の効果をもち，陰虚火旺証に対する最適な手技である。臨床においては，陰経刺法による成功例がたくさんある。上述した症例はそのほんの一端を示したものに過ぎない。

症例④　水溝（人中）穴の瀉法は顔面部の奇痒・腫れに優れた効果を示す

　アトピー性皮膚炎による顔面や頭部の痒みは，他の部位の痒みと比べて，その強さは，数倍以上で耐えられないほどである。顔面部は「人の窓口」であり，気軽に掻くこともできない。がまんできずに掻いてしまい，いったん顔面部に掻いた痕跡が残ると，一生後悔することにもなる。そうしたことから，アトピー性皮膚炎による顔面部の痒みは「奇痒」といえる。

　私は35年に及ぶ鍼灸治療を実践するなかで，大勢のアトピー性皮膚炎や，老人性皮膚瘙痒症などの激しい痒みをもつ患者に遭遇してきた。そして，大椎・曲池・支溝・合谷・百虫窩・血海・足三里穴などの経穴が全身の痒みに有効であることがわかって

2．経穴の特徴

きた。しかし，顔面部の奇痒・腫れには，こうしたツボでは効きがよくない。しかしついに，35 年の臨床実践を経て，最も有効な経穴を見つけることができた。それが水溝穴である。次に例をあげて紹介しよう。

【患　者】23 歳，女性，自由業。
【初診日】2007 年 9 月 13 日
【主　訴】アトピー性皮膚炎を患って 5 年，顔面部に奇痒，腫れがある。
【現病歴】5 年前，アトピー性皮膚炎を発症した。原因は不明である。当初，皮膚科の治療を受けて症状はよくなったが，半年後に強いストレスを感じてから，皮膚の痒みが増悪したため，ステロイド剤の治療を始めることになった。その後，痒みはすぐに抑えられたが，薬を中断すると，痒みは必ず再燃し，以前よりさらにひどくなる傾向があった。そのため，ステロイド剤を常用することになった。ただ，量は少しずつ減っている。今年の夏は仕事が非常に忙しく，汗をよくかいた。肌がカサカサに乾燥している。1 週間前，仕事上のトラブルが発生し，心配事が増えたためか，突然，顔面部の痒みがひどくなった。顔は真赤になり，常に灼熱感を伴っていた。2 日前に顔面部の腫れが起こって，仕事で接客ができなくなるほどの状態になった。1 日も早く治して仕事に戻りたいため，友人の紹介で来院した。
【望　診】顔色は真赤で，腫れがひどい。両目を開けられないほどの腫れがある。また，肌の屑がたくさん見える。
【問　診】耐えられない痒みは顔面部に集中しており，たくさんの蟻が顔面にモゾモゾと動くような奇痒が 1 日中ある。顔面部に冷たいタオルを置くと気持ちがよい。口唇も腫れ，乾燥，裂紋がある。口苦，口乾，冷水を欲しがる。尿少赤，便が硬い。夜は奇痒により寝つきが悪く，寝ても奇痒によって何回も目を覚ます。
【脈　診】数大有力。
【舌　診】舌絳，乾燥，苔少。
【爪の甲診】十指の爪甲に鮮紅色の環がある。
【弁　証】実熱証。
【治　則】清熱，瀉火，止痒，消腫。
【取　穴】大椎，曲池，支溝，耳尖，陽輔，太陽，百虫窩。
【手　技】大椎・耳尖・太陽穴に梅花鍼で軽く叩き，やや出血させる。曲池・支溝・陽輔・百虫窩穴に直刺し，大きな幅で捻転瀉法する。50 分置鍼。1 日 1 回の治療を予定する。
【結　果】翌日，来院した。顔面部の奇痒・腫れ・発赤はあまり変わらないが，口苦，口乾は少し改善し，夜，寝ることのできる時間は以前よりやや延びた。脈数有力，舌紅で，苔は以前より多くなった。これは胃気が回復した兆しで

ある。清熱瀉火の力を増加させ治療効果をより高めるため，水溝穴を加え瀉法を行う。

水溝穴の使い方と，ひびきや治療効果について患者に十分説明し，患者の理解・協力を得たうえで水溝穴を施術する。2分間，大きな幅で捻鍼しているうちに，患者は閉じている目を徐々に開けて大きくぱっちりとさせた。そのまま50分置鍼して，鍼治療を終えた。患者は治療室から出るときに，「腫れている顔が柔らかくなった。瞼も自由に動かすことができる。痒みもだいぶ減った。先生が水溝穴に鍼をしたときに，顔の熱感がスーッと減りました」とうれしそうに話した。

その後，連続して3回の治療を受け，顔面部の腫れ・奇痒は一掃された。水溝穴のもつ止痒・消腫のパワーを実感した。

【考　察】水溝穴に救急・蘇生・止痛の速効があることは，誰もが知っていることであるが，じつは，水溝穴が清熱瀉火・止痒・消腫の効果をもつことは，すでに古典医籍に数多く記されている。水溝穴が面腫（顔面の腫れ），虫が這ったような顔面の痒み，目風痒赤痛（風邪が目系に伝入し痒く，赤く，痛くなる），鼻内の癤瘡などに効くというエピソードも多い。それはなぜだろうか。水溝穴が清熱・瀉火・止痒・消腫に速効する理由は次のとおりである。

水溝穴は督脈に属し，手足の陽明経と交会する。背部は陽に属し，胸腹部は陰に属する。督脈は背中の正中を走っている経絡であり，督脈は陽中の陽で，陽経の代表である。経絡の気血の多少からいえば，手足の陽明経は多気多血の経絡である。そのため，火熱した毒邪がいったん陽明経を犯し，気血の旺盛な陽明経と激しく衝突し闘争すると，手足の陽明経の流注部位にさまざまな症状が現れる。このとき，流注する顔面部に発赤，奇痒，腫れが起こる。

つまり，水溝穴の瀉法は「陽明経の実熱を瀉す」という意味である。さらに，水溝穴は強烈な止痒・消腫のパワーをもつ。大きな幅で捻転瀉法を2分間行うと，清熱・瀉火・止痒・消腫の効果をいっそう高めることができる。

臨床においては，異なった鍼や灸の治療方法を行うことによって，経穴のもつ効果を高める実例がたくさんある。ここに記した症例は読者に対する，抛磚引玉の意味で紹介したものである。少しでも読者のみなさんの参考になれば幸いである。

5．相関穴の区別と活用

「相関」とは，2つ，あるいは2つ以上の経穴の位置が近かったり，あるいは経穴の作用や適応症が似ていたりすることを指す。たとえば，腎兪・志室・命門穴や，三陰交・陰交穴のような組み合わせがそうであり，そうしたツボはたくさんある。しか

2. 経穴の特徴

し，それぞれの経穴の作用や適応の違いなどがわかりにくく，臨床で応用する際には迷ってしまうことも多いだろう。そこで，ここではこれらの経穴の相似点と相違点をはっきりと区別させながら，さらに臨床で用いる際のコツを紹介したい。

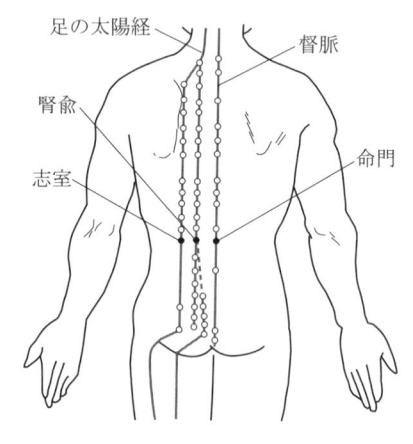

1 腎兪・志室・命門（図❶）

腎兪・志室・命門穴の３つの経穴は同じ第２腰椎棘突起の下方にあり，横一列に並んでいる。腎兪・志室穴は同じ足の太陽膀胱経に属し，腎兪穴は腎の背兪穴である。『霊枢』本神篇には，「腎は精を蔵し，精は志を舎す」と記されており，そのために，腎兪の外方1.5寸にある志室穴は古代より「精宮」と呼ばれている。命門穴は両側腎兪穴の正中にあり，生命の門である。この３穴はいずれも腎の働きと密接な関係をもつ。そのため，腎の病が起きたときに，いつ，どの経穴を使うかが治療効果を決定するポイントとなる。それゆえ，この３穴の違いをしっかりと理解することが重要である。

図❶ 腎兪・志室・命門

一般に，腎兪穴は腎の背兪穴であり，腎気虚の場合に使うと，補腎益気の作用によって，耳鳴り，頻尿，腰膝・下半身の軟弱無力などに効くとされる。

志室穴は「精宮」の別名をもち，腎精・腎陰の不足の場合に最適であり，滋腎養陰の作用によって，耳鳴り，難聴，聴力低下，潮熱，骨蒸（骨髄の中から外へ透出してくるような発熱の性状を示す），五心煩熱，のぼせ，盗汗，咽の乾き，便秘，男性の場合は遺精，女性の場合は閉経や崩漏などに効く。

命門穴は腎気の根本であり，生命の門である。腎は陰と陽に分けられ，腎陽は五臓，あるいは全身の陽の代表である。腎陽の蒸騰気化作用によって，下焦から全身を温煦することができる。その強いパワーは「命門の火」といわれる。その命門の火が燃え上がることによって，人間の五臓六腑は正常に働き，生命の健康を維持することができる。したがって，古代から命門の火は非常に大切なものとして認識されてきた。

命門穴は督脈のツボである。督脈は諸陽の会であり，陽経の代表である。そのため，命門穴は強烈な温腎壮火・祛寒の作用をもち，寒がり，四肢厥冷，腰膝や下半身（特に小腹部と仙腸関節）の冷痛，頻尿，清穀下痢（便に未消化物が混じる），五更泄瀉（明け方の下痢），浮腫，男性の場合はインポテンツや早漏，女性の場合は水様性の帯下，不妊などによく効く。

こうした点をしっかりと理解しておけば，臨床においても，腎兪・志室・命門穴の

3穴をそれぞれ上手に活用することができるだろう。

また，この3穴に施す手技にも相違点がある。一般に，腎兪穴は椎体に向け斜刺で1.2寸まで刺入し，捻転補法する。志室穴は多鍼少灸のツボであり，椎体に向け斜刺で1.0寸まで刺入し，捻転補法，あるいは陰経刺法を行う。命門穴は多灸少鍼のツボであり，隔物灸をすると効果が高い。

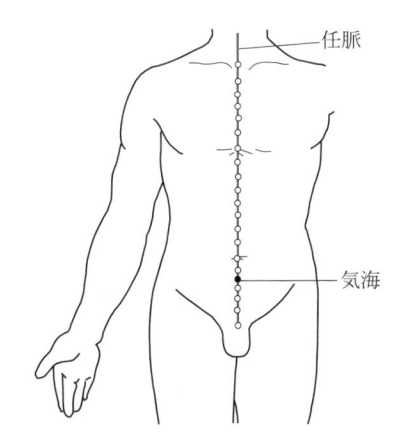

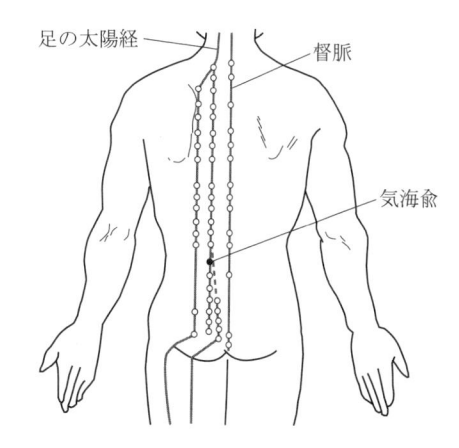

2 気海と気海兪（図❷）

気海穴と気海兪穴とは，字面が似ていて混同しやすい。気海穴は任脈に属し，三気海の下気海ともいえ，臍より下方1.5寸のところにある。気海兪穴は足の太陽膀胱経の流注線上にあり，腹部の気海穴と前後相対し，第三腰椎棘突起の下方より外方1.5寸（左右1つずつ）のところにあり，気の背兪穴である。

気海穴と気海兪穴は，いずれも気の病に効くツボである。気の病証には，気滞証・気虚証・気陥証などがあるが，気海穴はどの証に効き，気海兪穴はいずれの証に適するのだろうか。そこで，気海穴と気海兪穴それぞれのツボの意味から検討してみたい。

気海穴は気の海であるという説がある。気の海とは，「臍下の腎間の動気」の丹田のことである。一般に，臍下の腎間の動気は気の海であり，真気をつくり，あるいは集まるところであるとされる。そのため，気海穴は理気作用よりも，補気・養気の作用が優れており，精神衰弱，倦怠感，少食，息切れ，自汗，カゼを引きやすい，舌淡，脈虚などに用いると効く。

気海兪穴は気の背兪穴である。背兪穴は五臓六腑の働きが異常となった場合に病理反応が出やすい。たとえば狭心症であれば，背部の心包の背兪穴（厥陰兪穴）と心の背兪穴（心兪穴）に圧痛があり，詳しく調べてみて，硬結や索状物を見つけることができれば，これらは心の病の反応である。その反応を利用して施術すれば，狭心症による胸悶，締めつけられるような疼痛を改善することができる。

図❷　気海と気海兪

2. 経穴の特徴

こうしたことから，気海穴と気海兪穴の作用の違いがわかるだろう。つまり，気海穴は補気・養気の作用が優位であり，気海兪穴は理気・行気の作用が優位なのである。

また，気海穴と気海兪穴とは，鍼や灸の操作にも違いがある。気海穴には 1.0 寸刺鍼し，捻転補法し，灸頭鍼あるいは生姜灸，箱灸を行えば，補気・養気の作用を増強させることができる。気海兪穴の場合には，椎体に向け斜刺で 1.2 寸まで刺入し，病状によって平補平瀉法か導気法を選べば有効である。

3 陰交と三陰交（図❸）

ある統計によれば，臨床においては三陰交穴の使用頻度が最も高く，およそ 80％以上に達するという。一方の陰交穴は三陰交穴のように認知されていないうえ，臨床においても使用頻度は少ないことだろう。それでは，陰交穴と三陰交穴の違いはどこにあるのだろうか。また，どんな病証に，どちらの経穴を用いて施術すれば，治療効果を高めることができるのだろうか。次にそれらについて説明しよう。

図❸　陰交と三陰交

陰交

陰交穴は臍下 1 寸のところにあり，任脈のツボであり，衝脈と足の少陰腎経に交会する経穴である。別名を「少関」，あるいは「横戸」とも称する。『霊枢』動輸篇では，「衝脈なるものは，十二経脈の海なり」と指摘されている。その分布は全身に及び，上部では「諸陽に滲ぐ」「諸精に灌ぐ」ことができ，下部では「三陰に滲ぐ」「諸絡に注ぐ」ことができるため，衝脈は五臓六腑の海，血の海ともいわれる。

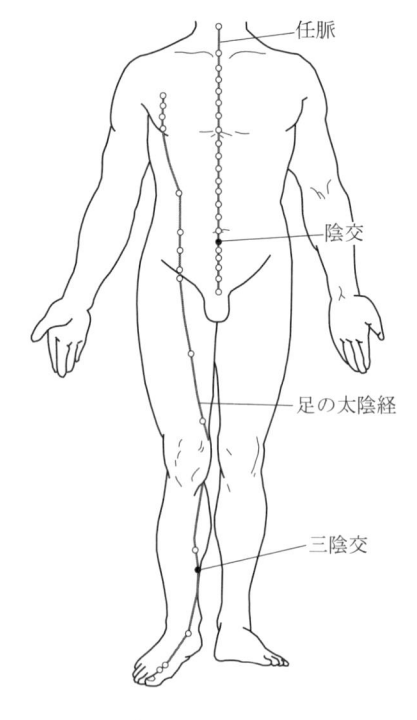

また，陰交穴は足の少陰腎経とも交会する。腎は精を蔵し，先天の源であり，元気の根本である。さらに，陰交穴が属する任脈は諸陰の会であり，全身の陰経の代表である。これらから，陰交穴が精血の病に効くことがわかるだろう。臨床では，女性の月経不順，月経痛，閉経，男性の精子減少症，不育症，あるいは早く老ける，脱毛，精神萎靡（精神疲労）などによく効く。

臨床では，督脈と手足の三陽経が交会する大椎穴が全身の陽気が交会する代表穴であるが，任脈，足の少陰腎経，衝脈が交会する陰交穴は，全身の陰血が交会する代表

穴であるという説がある。そのため，臨床においては，いかにして陰陽の相対的なバランスを回復させるかがポイントとなる。たとえば，陽熱邪による実熱症の治療においては，清熱瀉火の支溝・曲池・大椎穴などを瀉すと同時に，滋陰作用をもつ陰交穴を1穴だけでも加えれば，絶妙な効果をあげることがある。これは陰交穴のもつ力であろう。

三陰交

　三陰交穴は足の太陰脾経に属し，足の少陰腎経，足の厥陰肝経とも交会する経穴である。足の3本の陰経が交会するため，三陰交穴と命名された。臨床において，三陰交穴は婦人科の疾患によく使われ，婦人科疾患に効く要穴である。その理由を次に述べてみよう。

　女性の月経，出産，あるいは婦人科の疾患が起こった際には，まず血の治療が重要である。古代から「女子は血を以て本と為す」「肝を以て先と為す」との説がある。三陰交穴は足の太陰脾経，足の少陰腎経，足の厥陰肝経の交会点である。脾は後天の本であり，生血・統血の働きをもつ。肝は蔵血・疏泄の働きをもつ。腎は先天の本であり，精を蔵する。月経には，腎気の充実，脾の生血，さらに肝の蔵血・疏泄の機能が密接に関係している。妊娠・出産も，脾，腎，肝に関係する。そのため，三陰交穴は産婦人科の諸病によく効く。

　また，足の太陰脾経の三陰交穴はもう1つ重要な作用をもっている。それは健脾・助運・利湿・消腫の作用である。脾は胃と表裏の関係にあり，相互に協力して食物の消化吸収を行う。そのため，三陰交穴を補すれば，健脾気・助運化の作用を発揮することができる。臨床においては，脾気虚弱による少食，腹脹，食後に排便，軟便，倦怠，息切れ，懶言，顔色萎黄，痩せ，舌淡，脈緩弱などによく効く。脾気が虚弱すると，水湿を運化する力が低下するため内湿を生じやすい。そんな場合には，三陰交穴に灸法，あるいは灸頭鍼を行えば，より強い利湿消腫の効果が得られる。

　古典医籍には，三陰交穴は脾病身重（脾虚湿滞によってからだの重だるさを感じる），小便不利，手足の逆冷，湿痺不能行（湿痺によって歩行不便となる），脚気などを主治することが記されている。なぜそうした病症に対しても用いられてきたのだろうか。なぜ三陰交穴には利湿消腫の効果があるのだろうか。

　それは三陰交穴局所の解剖から考えれば理解できよう。つまり，三陰交穴局所には，たくさんのリンパ管が密集しているからである。これはウサギを使った動物実験の結果判明したことであるが，三陰交穴を刺鍼することによって，密集しているリンパ組織の働きが活発になり，溜まっていた液体が順調に運ばれ，浮腫が改善したという。

　陰交穴と三陰交穴とでは，鍼あるいは灸の操作が多少異なる。一般に陰交穴には鍼を直刺で1.2寸まで刺入し，小さな幅で捻転補法することが基本である。三陰交穴には直刺で0.8寸まで刺入し，健脾益気ならば，捻転補法し，ときには灸頭鍼を使うこ

2．経穴の特徴

ともある。利湿消脹ならば，平補平瀉法か，導気法を行うか，あるいは灸法，灸頭鍼を行う。

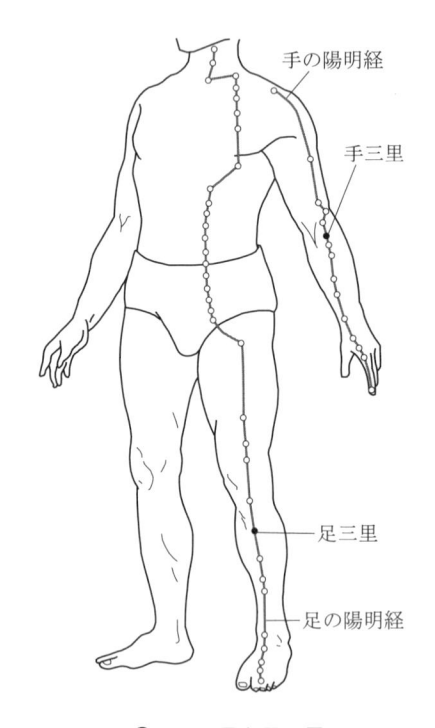

4 手三里と足三里（図❹）

手三里穴と足三里穴を一見すると，一瞬，同じツボではないかという印象を受けるかも知れない。しかし，この2つのツボには大きな区別がある。

まず，位置であるが，足三里穴は外膝眼より下方3寸のところにあり，手三里穴は曲池より下方2寸のところにある。この2穴はしばしば寸法を間違って取られることがある。以前に教えたことのある鍼灸専門学校の学生は，手三里穴を曲池穴より下方3寸のところに取っていたことがあるし，ある勉強会に参加した鍼灸師のなかでも，たまに間違って取る方がいた。

図❹ 手三里と足三里

手三里

胃腸の病に対して，足三里穴と手三里穴のいずれを選ぶだろうか。きっと足三里穴を取る方のほうが圧倒的に多いことだろう。手三里穴は局所治療の場合によく取られているようだが，それではこのツボを活かしきれているとはいえない。じつは，手三里穴は胃腸の病によく効くのである。

その理由は，手三里穴が手の陽明大腸経のツボであり，和胃利腸の効果に優れているからである。古典医籍にも，泄瀉，嘔吐，霍乱，腸腹冷痛などを主治することが記されている。現代でも，消化性潰瘍，急・慢性の胃炎・腸炎といった胃腸病に効果があることがわかっている。例をあげて説明しよう。

これは私の学生時代の臨床実習での話である。ある日，急性胃腸炎の患者が来た。嘔吐・下痢が激しく，特に患者は嘔吐が止まらず苦しんでいた。その様子を見ていると痛ましい気持ちでいっぱいになった。指導教官の老中医は実習に参加していたわれわれ5人の学生に向かって，「くり返し止まらない嘔吐の治療に，どんな経穴を取れば，効果が早く現れると思うか？」と質問した。5人の学生は一致して，「内関穴」と答えた。老中医はその答えを聞いた後，しばらく黙って，おもむろに「他にも速効する経穴があるだろう？」ともう一度質問した。5人の学生は悩んだが，結局，答えるこ

とができなかった。そのとき老中医は微笑しながら，「手三里だよ！」と言って，「それでは，手三里穴を取ってみようか」と言いながら，上手に両手の手三里穴に刺鍼した。得気した後，先生は両手に鍼を持ち，一定の幅でゆっくりと入れたり，抜いたりした。まるで，踊りでも舞うかのような手技だった。患者の嘔吐の回数は次第に減り，ついに止まった。学生はみんな，「すごい，すごい」と，大きな声を出して驚いた。私は，はじめてこのような素晴らしい手技と速効を見たそのとき，これからは鍼手技の勉強に全身全霊を傾けたいと決意した。

足三里

　一方の足三里穴は多くの方が熟知しているツボの1つであろう。足三里穴の作用と効果について，3つの面から考えてみたい。

　1つめは足三里穴のもつ調理脾胃の昇降機能である。脾昇と胃降の協調によって，脾胃の消化・吸収および運化をうまく行うことができる。足三里穴はその昇・降を調節するポイント穴ともいえるツボである。そのため，消化不良，腹脹，食欲不振，ガスが溜りやすいといった症状によく効く。

　2つめは足三里穴のもつ清熱化湿の機能である。湿熱邪気が消化器系に溜まって，脾胃の働きを阻害すると，腹痛，嘔吐，悪心，下痢，発熱，口苦，口が粘い，舌苔黄膩，舌紅，脈数といった，急・慢性の胃腸炎症状がみられるようになる。このような場合に足三里穴を瀉せば，清熱化湿の効果が現れる。それはなぜだろうか。全身の気虚に対する補気穴として有名な足三里穴が，なぜ湿熱に対しても有効なのであろうか。

　それは，足三里穴が足の陽明胃経の合土穴であり，脾胃は土に属するからである。土は万物の母であり，気血を生じる源であることをしっかりと覚えておけば，足三里穴が「胃の下合穴」であることも忘れないだろう。下合穴は六腑の病に用いるツボである。六腑の病は虚証より実証が圧倒的に多い。胃の場合，胃気上逆・胃火上炎・胃絡瘀血・食積胃腑といった実証の病理タイプをあげることができる。そのため，足三里穴を瀉すれば，上逆の胃気，上炎の胃火，胃腑の食積，瘀血を排除することができるのである。

　3つめは足三里穴のもつ大補元気の作用である。足三里穴が五臓六腑などの気虚証に効くことは，すでに鍼灸治療の常識になっている。

　このように，手三里穴は局所の効果だけでなく，和胃利腸の効果も素晴らしく，足三里穴は大補元気だけでなく，胃腸の実証にも有効なのである。

　最後に，手三里穴と足三里穴の刺灸法について触れておきたい。手三里穴の場合には直刺で1.0寸刺入し，導気法を多めに用いる。局所のテニス肘，上肢の痛み・しびれなどに対しては，灸頭鍼もよく使う。足三里穴の場合は直刺で1.2寸刺入し，虚証であれば，補法あるいは灸法を行い，実証であれば，瀉法を行う。

2．経穴の特徴

5 陰陵泉と陽陵泉（図❺）

中医学の陰陽説には，「外は陽となし，内は陰となす」という考えがあるが，陽陵泉穴と陰陵泉穴は外と内に相対して位置する経穴である。経穴の作用からいえば，利湿作用が共通しているが，利湿の力は陽陵泉穴より陰陵泉穴のほうが優れている。その他にも相違点があるので，それについて紹介しよう。

[陽陵泉]

陽陵泉穴は足の少陽胆経の合土穴であり，八会穴の筋会穴である。肝と胆は表裏関係にあり，互いに協力しながら，肝胆の働きを順調に行っている。陽陵泉穴の効きめは肝胆の病の治療において現れる。陽陵泉穴は疏泄肝胆・清利湿熱の作用をもち，肝胆湿熱による急性肝炎，急性胆嚢炎，胆石症，胆道蛔虫症，帯状疱疹，肋間神経痛などに効く。ここで1つ例をあげて紹介しよう。

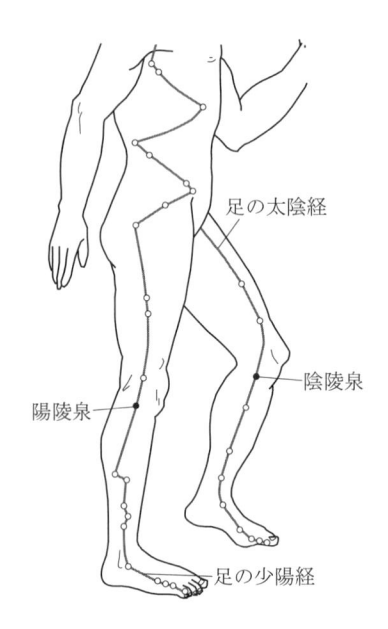

図❺　陰陵泉と陽陵泉

ある日，病院で肋間神経痛と診断された男性患者が来院した。1週間前から発症し，左側脇肋部が痛み，胸脹悶が1日中あり，深呼吸もできない。たまにくしゃみをすると，死にそうになるくらいの激痛が発生し，恐ろしかったという。病院で処方された薬を真面目に飲んだが，効きめが現れなかったので，鍼灸治療を希望して来院した。

脈は弦緊で，舌は苔薄白，舌辺やや紅色であった。原因を調べると，1週間前に夫婦間で激しく口論して，自分が負けそうになった後で，左側脇肋部の痛みが起こったということであった。これは肝の疏泄を失調したことにより，足の厥陰肝経の流注部位と表裏関係にある足の少陽胆経の流注部位である脇肋部の経気が暢やかにならず，阻滞されたことが基本病理であると考えた。

痛みを止めるため，まず，「胸肋に病があれば内関に謀る」というエピソードを思い出し，内関穴を取った。ゆっくりと導気法を行うと，鍼のひびきが徐々に動いて肘にまで上行した。続けて施術すると，鍼のひびきはさらに上行し，肩で留まった。そのとき患者は，「胸の脹悶や重い感じは軽くなったが，脇肋部の痛みは，そのまま変わらない」と言った。その後，内関穴に2回の導気法を施したが，脇肋部の痛みは変わらなかった。そこで治療は壁にぶつかってしまった。しかし，そのままで治療を終えるとは言えない。

そこでもう一度検討し直して，ふと，陽陵泉穴が効くという考えが頭に浮かんできた。そして，両側の陽陵泉穴に刺鍼し，同じように導気法を施した。一定の幅で，ゆっ

くりと,徐(おもむろ)に入れ徐に出しているうちに,鍼のひびきが動いた。今回のひびきは重くだるい鍼感で,膝を通って上行し,股関節にまで届いた。さらに施術すると,患者は「鍼のひびきが,肋骨の下を引っ張っているように感じる」と言った。そのとき,導気法をしながら,患者に,「ゆっくり,ゆっくりと,やや深く呼吸してみて」と指導した。患者は,「あー,できた,できた」と言い,勇気を出して深呼吸しても,痛みをまったく感じない状態になった。さらに患者は試しに咳払いをしてみたが,痛みが起こらなかったので笑顔になった。この症例は陽陵泉穴のもつ疏経・利気止痛の作用と,鍼感の「気が至れば効あり」のよい実例といえるだろう。

陰陵泉

　陰陵泉穴は足の太陰脾経の合水穴であり,化湿利水の作用がより強い。水湿の邪気は外からからだに侵入することもあれば,脾気虚や腎気虚によって体内で生じることもある。陰陵泉穴の効きめは外邪水湿の侵入によるものより,体内に生じた水湿による病状に対してより効果が高い。臨床では,体内で水湿が停滞して溜まることによって起こる腹部冷痛,脹痛,下痢,腹水,小便不利,下肢浮腫,脚気などに効くことがよく知られている。

　陰陵泉穴と陽陵泉穴の刺灸法についても相違点がある。陰陵泉は直刺で1.0寸刺入し,灸頭鍼あるいはカマヤミニ灸が多く使われる。陽陵泉は直刺で1.2寸刺入し,導気法あるいは瀉法がよく使われる。
　また臨床では,陽陵泉穴から陰陵泉穴に向けて透刺したり,陰陵泉穴から陽陵泉穴に向けて透刺したりすることがある。いつ,どんな場合にいずれの方法を選ぶかという問題があるが,一般に,湿熱による症状で,湿邪よりも熱邪が強い場合には,陽陵泉穴から陰陵泉穴に向けて透刺し,逆に熱邪よりも湿邪が強ければ,陰陵泉穴から陽陵泉穴に向けて透刺するとより効果的だと思う。

6　内関と外関（図❻）

　『霊枢』経脈篇に記載されているとおり,内関穴と外関穴の位置はともに,「腕を去ること二寸」のところにあり,違うのは前腕の内側であるか外側であるかだけである。「関」とは,体内の臓と腑,陰経と陽経を連絡する重要なところである。内関穴は内は心包経に属し,外は三焦とつながり,外関穴は外は三焦に属し,内は心包経とつながる。

内　関

　内関穴は八脈交会穴の1つで,足の太陰脾経の絡穴の公孫穴と組み合わせると,心,胸,胃の病に効く。また,内関穴は陰維脈ともつながっており,心痛,肋下支満,胸悶などの病証に効く。内関穴の作用は寧心安神と和胃寛胸の2つの面に分けられる。

2．経穴の特徴

古典医籍には，胸痛，胸悶，健忘，動悸，癲狂，善驚（不安感），心煩といった神経・精神系の症状と，胃脘痛，悪心嘔吐，嚥下困難，脾胃不和といった消化器系の症状を主治すると記載されている。現代では，狭心症，不眠，不整脈，脳動脈硬化，リウマチ性心筋炎，肋間神経痛などに効くという報告がある。

また，内関穴が二日酔いや船・車酔いにも有効なことがわかっている。車酔いに対する内関穴の効果をみたある臨床実験の報告があるのでここで紹介しよう。

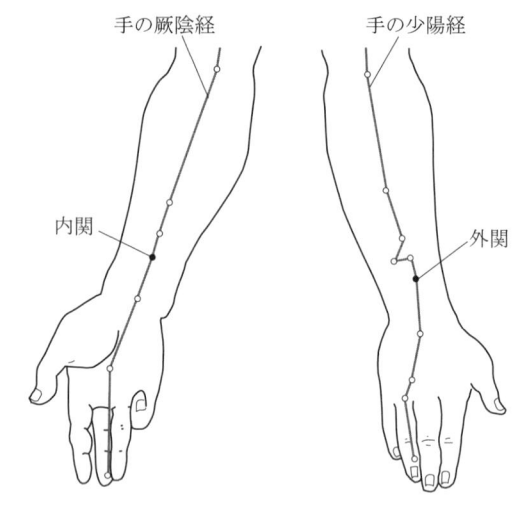

図❻　内関と外関

これは車酔いを経験した30名の患者（男女各15名ずつ）を無作為に抽出してA・Bの2組に分け（各組15名ずつ），A組には両側の内関穴に皮内鍼を埋め，3分間，軽く按柔し，B組には何もしないというものであった。

【実験方法】ジェットコースターのような装置に乗せて，5分間，上下，左右方向に早く移動させる。

【観　察】実験終了後，5分，15分，30分の間に，めまい，悪心，嘔吐の発作があった人数を集計し，A組とB組の差を観察した。結果は表❹のとおりである。

表❹　車酔いに対する内関穴の効果

	A組発作人数	B組発作人数
終了直後	0名	11名
終了後5分	3名	2名
終了後15分	0名	1名
終了後30分	0名	1名

この簡単な実験結果を見ると，内関穴の止嘔・止暈の効果は明らかである。日常生活だけでなく，車の運転や登山などの際にも有用である。

外　関

外関穴は手の少陽三焦経の絡穴である。八脈交会穴の1つで，足の少陽胆経の輸木穴の足臨泣穴と組み合わせて，頸，肩，頬，耳，外眼角の病によく使われる。外関穴のもつ清熱・疏風・利肋の作用によって，古くから発熱，悪風，悪寒，関節酸痛，偏

頭痛，耳鳴り，耳聾，脇肋痛，手足頑麻（重度の知覚麻痺），半身不遂などの病を主治することが知られている。現代では，感冒，肺炎，気管支炎，耳下腺炎，急性結膜炎，中耳炎などに効くことが報告されている。

外関穴は悪寒悪風，発熱，関節酸痛など，いわゆる「項背強ばり几几」という風寒の病症に効く。それはなぜだろうか。

それは，外関穴が陽維脈と相通じていることと関係している。陽維脈は奇経八脈の1つである。奇経八脈の流注は手足の十二経の流注の不完全な部分を補充する意味合いをもっている。そのため，人間の生理活動の変調や病気を治す際に，奇経八脈は手足の十二経と同じく重要な働きを担っている。「維」には「維持」「維系」という意味があり，細かな連絡のことを指す。「陽」には外あるいは表の意味がある。このため，陽維脈の流注と働きは全身の体表の陽経を維持，連絡し，あるいは人間の体表の衛気と協力し，防御系を維持する。そこまでの理解があれば，外関穴が風邪に効く理由も自ずとわかるだろう。

次に，内関穴と外関穴の刺灸法について紹介したい。一般に，内関穴は切皮のときに注意が必要である。もし，切皮に失敗すれば，次の刺入，手技が行えない。慎重に切皮した後，ゆっくりと0.5〜0.8寸まで刺入して，軽く小さな幅で捻鍼し，ゆっくりと導気法を施す。外関穴は内関穴のような厳密なことはなく，比較的楽に切皮，刺入，手技をすることができる。直刺で0.5寸刺入し，灸頭鍼をよく使う。

臨床においては　内関穴から外関穴に向けて，あるいは外関穴から内関穴に向けて透刺する手技もある。次にこれを，いつ，どのような病証に対して用いるのかを述べたい。

透刺法とは，2つの相関する経穴を1本の鍼で透す手技のことで，これまでの臨床経験と実践から，治療効果をより強化させることができるものと考えている。狭心症，心絞痛，不整脈に対して内関穴から外関穴に向けて透刺し，耳鳴り・難聴に不眠を伴うときには，外関穴から内関穴に向けて透刺する。ただし，透刺法を濫用してはならない。そのおもな理由は透刺には強いひびきがあり，ときに抜鍼後にも長時間にわたってひびきが残ることがあるためである。

7　上脘・中脘・下脘（図❼）

上脘・中脘・下脘穴といえば，胃の病に効くことは，みんなが知っていることだろう。しかし臨床において，この3穴のそれぞれの特徴と使い方について細かな部分まで追求している方は少ない。じつは，経穴について深いところまで追求することができれば，経穴のもつ重みと，深い味わいがわかってくる。そうした知識をもっていれば，臨床においていろいろな効果を新たに発見することもできるだろう。

胃は全体が肉質の袋である。「脘」という文字は「肉」と「完」が合わさってできており，胃脘とは胃の代名詞である。つまり，経穴の名称とは，古人が空想して勝手に

2．経穴の特徴

作ったものではなく，すべて，確実な由来があるのである。自然界の太陽，月，山，丘陵，水の流れなどは，経絡の流注と経穴の位置を表現する際に使われている。たとえば，太陽，日月，外丘，陽陵泉，水道，水泉穴といった経穴がそうである。また，古代の解剖にもとづくものもある。たとえば，心臓の重さ，全身の骨格の数，小腸の長さなどの記載は，現代の解剖と一致するが，経穴においても解剖の知識を反映したものが多い。たとえば，上脘穴は胃の上部噴門のところに相当し，下脘穴は胃の下部幽門のところに相当し，その間の胃の中間部には中脘穴がある，というように，胃を上・中・下三部に分けている。

このように，この上脘・中脘・下脘穴に相当する胃の部位は異なっているので，当然，この3穴はそれぞれ独自の特徴と効きめをもっている。その違いを表❺にまとめたので参照していただきたい。

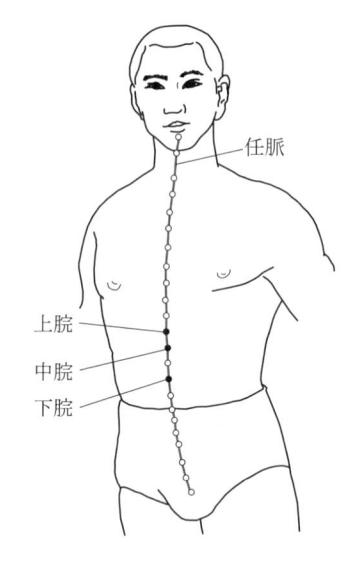

図❼　上脘・中脘・下脘

表❺　上脘・中脘・下脘の効果比較

	共通点	相違点	適応症
上脘	和胃	降逆止嘔	胃脘脹痛，悪心嘔吐，しゃっくり，噯気
中脘	和胃	健脾益気	少食，食後腹脹，消化不良，消痩，下痢
下脘	和胃	通腑・降気	腹部脹痛，ガス溜り，矢気，便秘

この表を見れば，上脘・中脘・下脘穴の作用の違いは明白であるが，その3穴の特徴を活かして効果を十分に発揮するためには，適当な刺灸法を用いることが必要である。次にこの3穴の基本的な刺灸法について述べておこう。

上脘穴は直刺あるいはやや下向き（75度程度）に斜刺し，1.3寸まで刺入する。瀉法をすれば，降逆止嘔の効果が出やすくなる。中脘穴は直刺で1.5寸刺入し，捻転補法で，軽い脹感がある刺鍼，あるいは灸頭鍼をすると，健脾益気の意味合いをもつ。下脘穴は直刺あるいは下向きに斜刺し，1.5寸刺入し，捻転瀉法で，脹った重いひびきが臍の下方へ移動し，腸鳴音が増加すれば，通腑降気排便の前兆である。

8　三気海（膻中・中脘・気海）（図❽）

五臓六腑は上焦・中焦・下焦にそれぞれ配当されている。体幹部において，横隔膜より上部が上焦であるが，そこには心と肺がある。膻中穴は上焦にあり，心と肺の間

に位置する。また膻中穴は八会穴の気会であるので，上気海とも称される。

　横隔膜から臍までの間が中焦である。そこには脾，胃，肝，胆がある。中脘穴は中焦にあり，胃の募穴である。胃は水穀の海で，気血を生じる源であるため，中脘穴は中気海と称される。

　臍から恥骨までの間が下焦である。そのなかには腎，膀胱，子宮などがある。気海穴は，臍下の腎間の動気と関係するため，下気海という別名もある。

　膻中・中脘・気海穴の3穴の組み合わせを三気海といい，大補元気の作用をさらに高めることができる。臨床においては，産後・大手術後・難病・慢性消耗性の疾患などによって引き起こされる，疲れやすい，脱力感，精神萎靡（精神疲労），やる気が出ない，カゼを引きやすく治りにくい，慢性下痢，尿漏れ，便失禁，脈沈遅緩，めまいなどの症状に効果を示す。

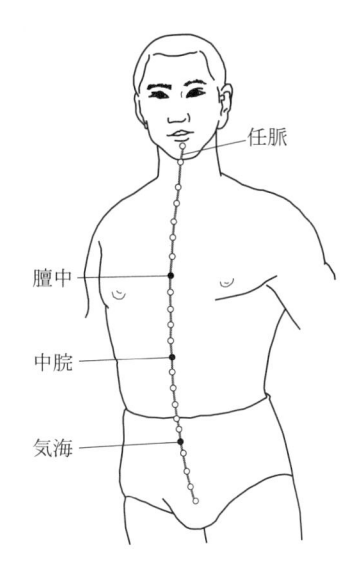

図❽　膻中・中脘・気海

　しかし，上・中・下焦の気虚がそれぞれ個別にあれば，臨機応変に対応することが必要である。心肺気虚なら膻中穴を優先的に取り，脾胃気虚なら中脘穴を取り，腎気不足なら気海穴を使うと有効である。

　3穴の刺灸法にはそれぞれやや異なる点がある。膻中穴には隔物灸・カマヤミニ灸を多用し，刺鍼する場合には鍼尖を天突穴の方向に向け，沿皮刺で1寸刺入し，捻転せず，刮法（かっぽう）（拇指の爪で鍼柄を下から上に向けくり返し擦る手技）を施す。中脘穴には直刺で1.2寸ほど刺入し，捻転補法を施し，灸頭鍼をすれば，補の作用を強化させる効果がある。気海穴には隔物灸，温灸あるいは棒灸もよく使われ，刺鍼する際は直刺あるいは下方の恥骨に向け，やや斜刺で1.2寸刺入し，捻転補法をする。ときには灸頭鍼も併用する。

9　風府・風池・上天柱（図❾）

　後頭部の正中，後髪際より上1寸の風府穴を中央にして，その左右両側に，上天柱穴と風池穴があり，この3穴はほぼ横一列に並んでいる。この3穴は近隣関係をもち，臨床においてはしばしば同時に用いられることが多い。そのため，その3穴の基本知識をしっかりと復習しておき，それぞれの経穴の特徴と相違点をつかんでおけば，よりよい治療効果をあげることができるだろう。

　3穴の共通点は頭項痛によく効き，特に後頭部から後頸部，肩上部の痛みや凝りに効くことである。また，鼻や目の病にも効くことがある。この3穴はそれぞれ異なる経絡に属しているので，独自の特徴と適応症をもっている。次にこの3穴の特徴と効

2．経穴の特徴

きめについて紹介しよう。

風府

風府穴は後頭骨隆起直下の陥凹中にあり，その深層は小脳・延髄の後部である。深刺は危険で，注意が必要な経穴の1つである。古代においては，解剖の知識が不十分で，鍼具も粗末なつくりであったため，風府穴における刺鍼事故が起こりやすかった。一度は禁鍼穴と言われたこともある。現在では，風府穴の局所解剖は詳細に判明しており，さらに，鍼具も改良され，毫鍼は細く，弾力性もよくなっているため，風府穴を安全に刺鍼することができるようになった。

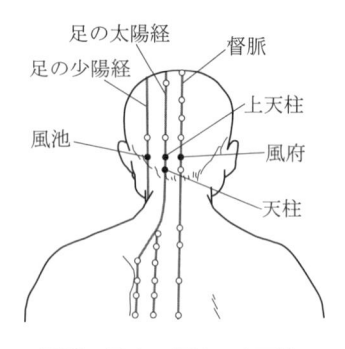

図❾　風府・風池・上天柱

一般に，風府穴を刺鍼する際には，鍼尖は下方の口部に向け，やや斜刺で0.8寸ほど刺入する。捻転することは可能であるが，くり返し提挿しないよう注意したい。灸頭鍼はできる。

風府穴は督脈に属し，陽維脈，足の太陽膀胱経とも交会する。督脈は諸陽の会であり，陽維脈は全身の表の陽経に連絡する。足の太陽膀胱経は全身の表を主っている。このように，この3本の経絡（督脈，足の太陽膀胱経，陽維脈）の共通点は陽である。

臨床においては，風・寒・湿邪による頭痛，頭重，頭風などに対して，風府穴に灸頭鍼をすれば効果が高い。近年では，高齢化に伴う疾患が増えており，脳の萎縮，脳中枢神経の麻痺（たとえば球麻痺など）に伴う，頭痛，頭重，健忘，流涎（りゅうぜん），言語障害，動作反応遅緩などの病症に対しても，銀鍼を用いて風府穴に1.0寸まで刺入し，大きな切り艾で灸頭鍼を3壮すれば，有効との報告がある。

私がまだ中国にいたときは，脳中枢神経麻痺などの治療には風府穴をよく使った。確かに，風府穴を施術後，病状の改善がはっきりすることが多く，風府穴のもつ祛風・利喉舌・清頭目の作用を実感することができた。

上天柱

天柱穴は足の太陽膀胱経に属し，瘂門穴の外方1.3寸のところにある。上天柱穴は天柱穴の上0.5寸のところにあり，奇穴の1つである。

私が大学院生のときに，内分泌性突眼症の研究のために，上天柱穴を重要穴として研究したことがある。その研究を通して，上天柱穴は目に効くことがわかった。そのなかで注目すべきことは，まず鍼のひびきであった。上天柱穴は局所の解剖組織からみれば，大後頭神経幹と関係することがわかる。大後頭神経の分布は後頭部を通って頭頂部にまで及んでいるが，上天柱穴に導気法を行うと，最初は大後頭神経の分布と似て，後頭部・頭頂部に伝わる。ところが，その後さらに，前額部や目にもひびきが伝わる感じ

がある。

　しかし，その鍼のひびきと神経の伝達とは異なる点もある。1つは流れる速度の違いである。神経組織の伝達は非常に速く，およそ0.5～1.0m／秒のスピードにもなる。また，末端に向かう一方通行という特徴もある。一方，上天柱穴に導気法を施したときの鍼感は緩慢で，さらに流れる部位は大後頭神経の伝達部位だけではない。上天柱穴に導気法を施せば，ゆっくりとした鍼感が徐々に前額部を通り，さらに目のところに至る。

　両者のこうした違いから，鍼のひびきは神経に沿って伝達するのではなく，足の太陽膀胱経の流注と符合していることがわかる。臨床治療の結果でも，導気法によって，上天柱穴はほかのツボよりも，目の病により有効であることが実感される。たとえば，視力の向上，眼球突出度の改善，目の症状・充血・異物感，流涙，目の奥の痛みなどに顕著な効果を示す。ここで1つの例をあげて紹介しよう。

　私は1993年から鍼灸専門学校の教壇に立って，鍼灸教育の教鞭を執ってきた。ある鍼灸実技の授業で，上天柱穴と目の病に関する話をした後，上天柱穴の実技を行った。その際，10名の学生がモデルを志願した。その10名の学生に対して，眼科における視力検査通りに，左右の目の視力を測定して記録した。それから，私はみんなの左右の上天柱穴を刺し，導気法を2分間行い，10分置鍼した後に抜鍼した。その後，もう一度視力検査を行って記録した結果，10名のモデル学生の計20眼は，上天柱穴の導気法による治療によって，視力が上がったのは17眼あり，なかには治療前の0.5から，治療後に0.8まで改善された目もあった。

　臨床では，上天柱穴のもつ清熱・祛風・明目の作用によって，眩暈，目のかすみ・充血・腫痛，流涙，めやに，異物感，複視，眼球突出などに有効であるという報告がたくさんみられる。上天柱穴は目の病に著効する奇穴の1つである。

　風　池

　風池穴は足の少陽胆経のツボであり，陽維脈と交会する。風池穴は翳風穴と風府穴の間の陥凹部にあり，その陥凹は池の形に似ている。また，外からの風邪が侵入しやすいところであるので，風池穴と称される。風池穴は内風でも，外風でも，いずれでも治すことのできる要穴である。風池穴は祛風・解表および五官を清利する作用をもつ。風寒表証のものに対して，風池穴は第一選択のツボである。

　風池穴に外関・合谷穴を加えて，導気法を2分間ずつ行って灸頭鍼を施せば，寒がる，悪寒，関節酸痛（だるく痛む）のからだが，ポカポカとして暖かくなり，気持ちがよくなる。また，わずかに汗をかかせると，寒がる，悪寒，関節酸痛などの症状を改善し，ときにはたちどころに解除することもあり，「からだが軽くなった」という患者の話をよく耳にする。

　風池穴は五官の病にもよく効くが，特に鼻の症状に著効する。花粉症の流行する季節に，鼻づまり，くしゃみ，鼻水に苦しむ人がおり，そうした症状に対して，迎香・

2．経穴の特徴

鼻通穴がよく用いられるが，じつは風池穴も同じ効果をもっている。

　ある日，重症の花粉症患者が来院した。鼻づまりがひどく，ステロイド剤の点鼻薬を1日5～6回使って，薬を使う限界になったが，鼻づまりの改善は点鼻後の1時間だけで，たいへん苦しそうであった。当院の治療では，まず伏臥位で行い，次に仰向けで施術する予定であったが，患者はそれを断った。うつ伏せになると，鼻づまりがさらに苦しくなり，息も圧迫されるように感じるからというのが理由であった。

　しかし，私には，風池穴が鼻づまりに効くという確信があったので，「効果が早く現れるから，いちど試してみてはどうですか？」と言って，施術を受けることをうながした。患者は協力して伏臥になったので，すぐに両側の風池穴を刺して導気法を行った。2分間の導気法を施術した後，患者の鼻づまりは徐々に楽になった。「今，どうですか？」と尋ねると，患者は大きな声で，「鼻が通った，通った。楽になった！」と言った。この1回の治療で効果が現れたので，患者は鍼灸治療に信頼を寄せるようになり毎週2回の治療を受けるようになった。その後，ステロイド剤の点鼻薬は使わず鼻の通気が楽になり，普通に暮らすことができるようになった。

　鼻づまりに効かせる風池穴の刺し方は，鼻に向け1.0寸ほど刺入し，導気法を2分間行うことが必要である。

　以上が，風池・風府・上天柱穴の3穴の相違点である。まとめると，風池穴は鼻の病によく効くツボであり，風府穴は風邪に効き，特に風寒表証に最適なツボである。そして，上天柱穴は目の病によく効くツボであるということである。

10　合谷と太衝（図❿）

　合谷穴は手の陽明大腸経の原穴であり，臨床での使用率は三陰交穴と並んで高い。太衝穴は足の厥陰肝経の原穴であり，兪土穴である。肝胆病および肝胆に関係する精神系の病証（うつ病，躁うつ病，自律神経失調症）などによく使われるので，知名度の高い経穴である。

　臨床においては，合谷・太衝穴を併用すれば，相補相成によって治療効果はいっそう高まる。この2穴を同時に使う場合は，「四関穴」と称される。「四」とは，左右の合谷・太衝穴の数である。「関」とは，昔の関所のことである。関所は国に出入りする人をチェックしたり，人の出入りによって人口を調節したりする大切な機関である。現在なら国の税関に似たところといえよう。

　このように，経絡を流れている気血は，合谷穴あるいは太衝穴によって調節・コントロールされており，古代より重視されていた。合谷穴は気の関であり，太衝穴は血の関である。まず合谷穴から詳しく見ていこう。

5. 相関穴の区別と活用

合谷

　経絡の気血の多少からいえば，陽明経は多気多血の経絡である。胃は水穀の海であり，気血を生じる源である。気血が全身をめぐることができるのは，気の推動作用のおかげである。つまり，陽明経の合谷穴は全身の気をコントロールし，気の作用を強く推動，あるいは調節する経穴といえ，気の関といえる。臨床においては，合谷穴の強いコントロール作用を利用して効果を現す。運動器系でも内臓器系でも，激痛に対して鍼治療を行う場合は，合谷穴が第一選択のツボとなる。鍼麻酔はそれをよく理解できる例である。

　私が中国にいたときに鍼麻酔を担当したことがある。上腹部の手術，胆石症，急性胆嚢炎，合併腹膜炎，胃大部分切除などの場合に，合谷穴と内関穴の2穴だけで，鍼麻酔を成功させ手術を無事に完了させることができる。

　ある胆嚢摘出手術で行った鍼麻酔は，今でもよく覚えている。それは1974年の秋ごろのことで，当時，私は上海郊外の病院に勤務していた。その頃は鍼麻酔が流行しており，私は15例の上腹部手術の鍼麻酔を担当して，すべて成功させていた。

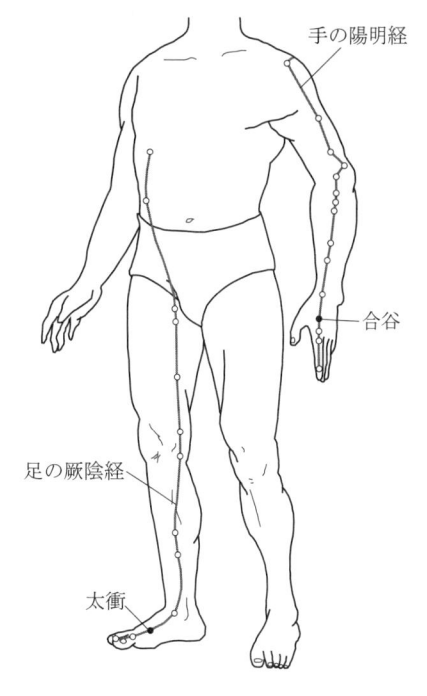

　ある日，急性胆嚢炎，穿孔，腹膜炎を合併する緊急入院の患者が運び込まれてきた。すぐに手術をしなければ命が危険であった。しかし，患者は重症の高血圧症，肺源性心臓病，喘息という3つの病気をもっていて，麻酔薬を使用するのは危険性が非常に高く，麻酔医は薬物麻酔はできないと判断した。患者の容体は一刻も早く手術しなければならなかった。そこで外科医は鍼麻酔をオーダーすることを決めた。

　私は急いで消毒を済ませ手術室に入った。患者の脈，舌，様子を観察し，鍼麻酔を決行する決意を固めた。鍼麻酔をする前，患者はまだ意識があったので，鍼麻酔の件を患者に簡単に説明した。患者はこれまで鍼治療の経験もなく，今回の手術で，薬物麻酔ではなく鍼麻酔を行うと聞き，目を見開いて驚いた。しかし，薬物麻酔をかけると血圧は不安定となり，心臓病に反応すれば，手術もできず，命も非常に危険な状態に陥る可能性が十分にあった。こうしたことを考えれば，鍼麻酔が最も安全かつ，適切な麻酔法だと，最後には，患者，外科医，麻酔医と私の認識が一致した。

　鍼麻酔は合谷・内関穴の2穴だけで行う。切皮後，0.5寸ほど刺入し，その後，合谷・内関穴に5分ずつ導気法を行った。患者は少し眠くなり，外科医がピンセットで患者の腹部を挟み，「どうですか？」と尋ねると，患者の表情はまったく変わらない

図❿　合谷と太衝

2．経穴の特徴

ので手術を開始した。鍼麻酔が薬物麻酔と異なる大きな点は，患者の意識がはっきりとした状態で手術が行われるということである。もし，手術中に疼痛・緊張・内臓牽引反応などがあれば，患者の表情は変わるし，話をすることもできる。

　私は患者の様子をじっと観察した。手術は順調に進み，途中，2回痛みが起こるようなことがあった。1回めは胆嚢を出して，周囲の炎症組織を清浄するため，動かしたときに，患者は眉間を寄せ，「痛い」と言った。そのとき，私は気の関である合谷穴に，もう一度持続捻鍼を2分間行い，その後，患者は静かな状態に戻ったので手術を再開した。もう1回は手術の最後に切口を縫合したときに，「痛い」と言った。そのときにも，もう一度，合谷穴だけを2分間，持続捻鍼し，その後，痛みが消失して，無事に手術を終えることができた。患者は完全に安眠していた状態で病室に戻った。

　翌日，患者の術後の様子を観察するため病室へ向かった。患者は「鍼麻酔はすごい。大成功ですね」と，感謝の気持ちをいっぱい込めて話した。そして，「手術中，先生たちの話し声も聞こえたし，手術中に2回の痛みがあったこともわかった。怖かった。でもよかった。呉先生が僕の手のところに鍼をすると，痛みは徐々に消えていった。ほんとうに鍼麻酔は不思議だ」と，患者から言われた。私も鍼麻酔を通して，合谷穴が気の関であり，理気止痛の効果があることを実感することができた。

太　衝

　経絡の気血の多少からいえば，厥陰経は多血少気の経絡である。五臓の肝は血を蔵する。全身の血液は肝に集まり貯蔵され，人体各部が活動する際に，貯蔵している血は，肝の疏泄により各部に輸送される。これが「肝は血を蔵す」の意味である。足の厥陰肝経の太衝穴は肝経の原穴であり，経気の遊行出入する場所である。このことから，「肝は血を蔵す」という働きが原穴の太衝穴と深くかかわっていることがわかるだろう。

　臨床において，太衝穴は肝血虚・肝陽上亢・肝胆湿熱による肝の虚証・実証，あるいは虚実挟雑証に効く。特に足の厥陰肝経，足の少陽胆経の流注する部位の病症には効果が高い。たとえば，頭痛，偏頭痛，めまい，目赤腫痛，迎風流涙，脇肋痛，陰部痛，陰縮，肋下脇痛，少腹痛，乳痛などの病に効く。

　気の関である合谷穴と，血の関である太衝穴を同時に使うと，強い理気・行気・活血・養血・鎮痛・安神の効果を発揮するが，それが臨床で活用されている例はたくさんある。次にその例をあげて説明しよう。

症例　合谷・太衝穴による理気行気・活血鎮痛の優れた効果

【患　者】38歳，女性，主婦。
【初診日】2006年11月28日
【主　訴】リウマチ症を患って3年になる。
【現病歴】およそ3年前，右手首が痛み腫れた。そのときは単に手を使い過ぎただけ

だと思い，気にしなかった。1週間そのまま放置していたが，右手首の痛み・腫れはそのまま変わらず，さらに左手首も痛むようになったので，心配になって病院へ行った。受診の結果，リウマチ症と診断され，消炎鎮痛剤による薬物治療が始まった。1カ月治療した後，両手首の痛みと腫れはだいぶ減ったので，自分で服薬を中止した。

半年後，手首の痛みと腫れが再燃し，前回と同様に消炎鎮痛剤と胃薬を一緒に飲む治療を再開した。3カ月服薬後，胃の痛み，胸やけなどが起こり，手首の痛みもほとんどなくなったことから，患者は再び服薬を中止することを自分で決めた。それ以降，手首の痛みはときどき起こるが，耐えられるほどであったので病院へも行かずそのままにしていた。

ところが，この年の夏，冷房をかけ過ぎたためか，関節の痛みが再燃し，今度は両手首だけでなく，両膝，右股関節のこわばり・痛みも発症した。すぐに病院へ行き，医師から「今回の病状と，血液検査の結果，CRP 1.3mg／dLで，血沈も高いので，これまでの消炎鎮痛剤はしばらく止めて，ステロイド剤を飲みなさい」と言われた。ステロイド剤を使用後，一時，関節の痛み・腫れは抑えられたが，毎朝，起床時に全身のこわばりが起こり，関節の痛みもまだ多少残っていた。

当院を受診する1週間前，右顎関節のこわばり・痛みがひどくなり，口を開けにくくなり，指が1本しか入らないほどなので，うまく食事をすることができない。長年の関節痛の苦しみによって，精神は不安で，イライラ，入眠困難，睡眠中何度も目が覚めるなどがあったため，体力は次第に衰弱してきた。その苦しみと不安から1日も早く脱するためインターネットで調べて当院に来院した。

【望　診】痩せ型，両手首に軽い奇形がある。右顎関節周囲がやや腫れ，淡青紫色になっている。

【問　診】両手首，膝の痛み・こわばりが1日中あるが，特に朝起きるときがひどい。一番辛いことは，右顎関節の痛み・硬直感，口を開けられないことである。無理矢理に口を開けても，指が1本入る程度で噛むと関節に激痛が走り，噛む力が出ない。うまく噛めないため食事をすることもできない。めまい，寝つきが悪い，浅眠，不安。軟便で3日に1回，排尿は1日に4回。

【脈　診】細弦。

【舌　診】苔薄白，舌痩，やや暗紫色。

【触　診】右顎関節の激痛のため触診できない。

【弁　証】風寒入絡，気滞血瘀。

【治　則】行気活血，祛寒通絡。

【取　穴】大椎，風池，大杼，八風，八邪，膝関節・手首の圧痛点。

【手　技】大椎穴は鍼尖をやや下方に向け斜刺し，1.2寸刺入し，灸頭鍼を3回行う。

2．経穴の特徴

風池穴は鼻に向けて斜刺し，1.0寸刺入し，灸頭鍼を2回行う。大杼穴は椎体に向けて斜刺し，0.8寸刺入し，平補平瀉法を行う。八邪・八風穴はカマヤミニ灸。関節周囲の圧痛点は囲刺，揚刺，斉刺を選んで刺す。カマヤミニ灸を加える。

【結　果】2回の治療後，膝と手首のこわばり・痛みはやや改善したが，右顎関節のこわばり・痛みは変わらず，特に口を開けることが一番辛い。

患者の病状をもう一度詳細に検討し直した。右顎の痛み・硬直感，局所の腫れ・淡青紫色・触れられない，細弦脈，舌やや暗紫色などは，単純な風寒邪気によるものではなく，気滞血瘀も考えられるだろう。下関穴などの局所穴が有効であるが，患者は右顎関節に触れられることに強く抵抗するため，下関穴の刺鍼を止め，理気行気・活血鎮痛の名穴である四関穴を用いることにした。

合谷穴は直刺で0.5寸刺入し，得気後，2分間，導気法を行う。太衝穴は直刺で0.3寸刺入し，得気後，導気法を2分間施す。30分間置鍼する。その間に3回の導気法を行う。導気法を行っている間に，患者の表情に少しずつ変化が出てきた。患者は「顔の筋肉が徐々に弛み，硬い筋肉は柔らかくなるような感じで，軽くなった」と言いながら，自然に口を少しずつ大きく開けてみせた。抜鍼後，私は「口に何本指を入れられるかな？」と聞くと，患者は3本の指をさっと口の奥にまでに簡単に差し入れた。これを見て患者も私も笑った。これは気の関の合谷穴と，血の関の太衝穴の霊妙な効果を証明するものといえよう。

11　章門・期門・京門・梁門（図⓫）

中医学の陰陽説によると，背は陽で，胸腹は陰である。『難経』六十七難にも，「五蔵の募はみな陰にありて，兪はみな陽にある」と指摘されている。それゆえに，元代の鍼灸名医・滑寿は「陰陽経絡は，気血により互いに貫いており，臓腑と腹部（募穴），背部（兪穴）も，気血により貫通している」と強調したのである。つまり，人間の臓腑・経絡の働きは，気血を通じて背部の兪穴と腹部の募穴に現れるので，臨床においては，兪穴と募穴を利用して病気の診察と治療ができるということである。

章門・期門・京門穴はそれぞれ，脾，肝，腎の募穴である。「募」とは，該当する五臓六腑の近

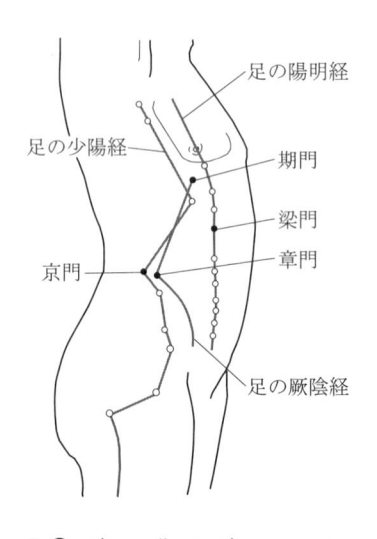

図⓫　章門・期門・京門・梁門

5．相関穴の区別と活用

くにあり，臓腑の気が集まり，つながるところである。そのため，募穴は五臓六腑の生理や病理に対して大きな影響力をもつ。

[章　門]

章門穴は足の厥陰肝経の一穴で，脾臓の募穴であり，五臓の会穴である。陰陽十二経脈の流注は中焦より始まり，手の太陰肺経，手の陽明大腸経……というように流れ，最終的に足の厥陰肝経に至り全身をめぐる。「章」とは尽（つきる）の意味を含んでいる。つまり，十二経の流注が，一周をめぐった終点が肝経なのである。その意味合いを表現するため，古人は足の厥陰肝経のこのツボを章門穴と命名したのである。ただ，経絡の流れはここで終点ともいえるが，新たな一周の始まりがここともつながっているので，章門穴は脾の病にかぎらず五臓の病にも対応することができるのである。

章門穴は疏肝利胆・健脾導滞の作用をもち，臨床において広く活用されている。古典医籍には，黄疸，肋痛，嘔吐，身黄消痩，腹脹，食穀不化，腹瀉，胸脇支満，四肢がだるく脱力する，消化不良などを主治することが記されている。近年の臨床報告では，胆石症，消化不良，急性肝炎，慢性腸炎などの病気に効果があるとされる。

[期　門]

期門穴は足の厥陰肝経の募穴であり，足の太陰脾経，陰維脈と交会する。古代中国の漢代の皇帝である武帝は，将軍の官職として「期門武官」という官名を設置した。五臓の肝は将軍の官ともされ，期門穴の名はこれに由来するという説もあるようである。

期門穴は乳中線上，第七肋骨と第八肋骨の間にあり，臍上6寸の巨闕穴より外方3.5寸の肋間にある。期門穴は疏肝理気・化瘀消積の優れた作用をもち，臨床においては，肝・胆系の病や，神経・精神系の病に広く活用されている。肋間神経痛，肝炎，胆嚢炎，胆石症，肝脾腫大，肝区の痛み，慢性膵炎，乳腺炎，乳腺小葉増生などに効くという臨床報告もある。

右期門穴は肝・胆に近いため，肝胆疾患における臨床研究の報告が特に多い。たとえば，期門穴の刺鍼によって胆嚢を収縮させる作用を認める研究結果が多数，報告されている。

ある報告によると，34例の胆嚢炎に対し，期門穴を刺鍼した前後のB型超音波の結果，29例の胆嚢に大小の収縮が観察されたという。その収縮の幅は0.5～1.0cmほどである。一般に，胆嚢の収縮活動は自律神経系だけではコントロールできないとされる。しかし，神経体液の縮胆嚢素により調節することができるという説があり，期門穴に刺鍼したことで，縮胆嚢素の反応能力を増加させる状態になるとも考えられる。強化された縮胆嚢素によって胆嚢を収縮させ，胆汁を大量に排出させるという推論である。

臨床においては，期門穴は肋間神経痛や，精神的な理由（ストレスなど）による肋間痛・肝区痛に対しても効果が高い。例をあげて紹介しよう。

2．経穴の特徴

| 症例 | 肝区痛に期門穴が効果 |

【患　者】52歳，男性，会社員・鍼灸師。
【初診日】2010年3月2日
【主　訴】右肝区の痛み。
【現病歴】10年前に急性肝炎を患い，1カ月の休暇を取り治療を行い，肝機能検査の結果は正常になった。仕事は海外への出張が多く，出張から帰ってくるたびに体調不良になり，疲れ，めまい，食欲不振，肝区の脹痛などが起こる。最初は2，3日休みを取れば，病状はほとんど消えていた。しかし，この7カ月は休みを取っても症状が残る。特に肝区の痛みがなかなか消えないため，昔の肝炎のことを思い出し，病院を受診した。血液検査の結果はGPT 51 IU／Lと，やや高いため薬をもらった。

次の出張から戻ってきた後，以前と同じ症状が出たので，再び病院を受診し血液検査を受けたが，GPTなどは正常であったものの，疲れ，肝区の痛みがあった。体調不良の理由を会社の上司に理解してもらい，これ以降，海外出張はしなかった。

体力は徐々に回復し，疲れもなくなった。ところが，肝区の痛みはそのまま変わらず毎日感じる。特に安静時や夜間に肝区の痛みがひどくなり，睡眠中にときどき肝区の痛みで目を覚ますこともある。病院からもらった鎮痛剤や安定剤を飲むと一時的に治まるが，あとは以前と同じように肝区の痛みが残っている。たいへん辛いので，友人の紹介で来院した。

【望　診】痩せ型，元気のない顔貌，艶がない。
【問　診】右肝区の痛みが1日中ある。特に夜間にひどくなることが多い。ときどき，睡眠中に肝区の痛みによって目が覚める。肝区の痛みは天候の変化，気圧の低いとき，あるいは不愉快なことがあったとき，夜眠れないときにひどくなりやすい。咳やくしゃみをしても痛みは起こらない。からだも目も疲れ，全身がだるい。やる気がない。朝起きにくい。食欲はある。毎日1回排便，排尿は1日に4～5回。
【脈　診】細弦。
【舌　診】舌痩，やや燥，苔薄。
【爪の甲診】十指の爪甲に紅環がある。
【弁　証】肝気鬱結。
【治　則】疏肝理気，止痛。
【取　穴】大椎，肝兪，期門，膈兪，内関，陽陵泉，太衝。
【手　技】大椎穴は鍼尖を下方に向け，やや斜刺で1.2寸刺入し，灸頭鍼を行う。肝兪・膈兪穴は椎体に向け，やや斜刺で0.8寸刺入し，平補平瀉法を施す。内関・陽陵泉・太衝穴は直刺で0.3～1.2寸刺入し，導気法を行う。期門

穴は外方に向け沿皮刺し，刮法を行う。50分置鍼する。

【結　果】初診の日，治療前に患者は「先生，肝区の痛みを治療する経穴を教えて欲しい」と言った。それを聞き，驚いた表情をしていた私の様子を見て，患者はおもむろに自己紹介を始めた。5年前に，鍼灸師の資格を取得し，現在は週2回鍼灸院で治療をしているというのである。肝区の痛みを取るため，いろいろな経穴を刺鍼したが効かないので，私がどの経穴を選ぶのか知りたいのだという。私が選んだ経穴を紹介すると，患者は頭を左右に振り，「先生，これらのツボは何回も刺した。でも効かなかったよ」と，疑いを交えて言った。私は患者に向かって冷静に解説し，「中医学を勉強した人なら，たいていこれらの経穴を選ぶでしょう。治療効果の有無を決定づけるのは，正しく選穴できることが第一歩ですが，次のステップとしてその経穴にどういう施術を行うかということがあります。あなたはどんな手技をしましたか？」と尋ねた。すると患者は顔を赤らめ無言になり，小さな声で「0.2～0.3寸ほど刺して，そのまま30分置鍼して治療を終えました。これは学校で学んだ技です」と答えた。私は「それでは，取るツボは変えずに，手技で，導気法と刮法を使ってみましょう」と話しながら治療を始めた。

　内関，陽陵泉，太衝穴に順に導気法を行っているうちに，患者は「気持ちいいね。からだが軽くなったようだ」と独りごちた。さらに，期門穴に沿皮刺した後に鍼柄を軽く安定させて，刺手の拇指の爪で鍼柄のほうから鍼珠までを軽くくり返し擦ると，患者は「ちょっと待って，先生，これはなんだ？　電波が走るようなジワジワした感じがする」と，驚き尋ねた。私は「これが刮法ですよ」と答えた。抜鍼後，「痛みはどうですか？」と患者に聞くと，「やー，すごい。期門穴の刮法ですか。静かな湖に小さな石を投げた後，水面に波紋がジワジワと円く広がるような感じです。痛みはだいぶ減った。気持ちは非常によさそうです。この刮法も勉強したいな」と，患者は感想を述べた。

　期門穴の刮法により，患者の長期間に及んだ肝区の痛みは徐々に軽減し，6回の治療で消失した。その後，患者は私が主催する月1回の勉強会に参加し，熱心に勉強するようになった。

京　門

　京門穴は側腰部にあり第十二肋骨の末端下方の陥凹したところにある。京門穴の後には，志室・腎兪・命門穴が一列に並んでいる。腎の募穴である。京門穴の別名は「気府穴」といい，「気輸穴」とも称される。人の生命の原動力は気であり，腎は気の根でもあるので，腎の募穴の京門穴は腎気の集まるところともいえる。

　京門穴が腎気虚弱による「腰痛如折」（腰部軟弱，疲れやすい。常に酸痛，だるさがあり，その痛さは，腰が折れるような感じ），小腹急痛，排尿不暢，浮腫，下痢などを主治するこ

2．経穴の特徴

とは，古典医籍にも多く記されている。現代では，急・慢性の腎炎，肋間神経痛に効くという報告がよくみられる。次に私が京門穴を使った症例を紹介しよう。

| 症例 | 慢性腎炎による腰痛に京門穴が効果 |

【患　者】52歳，女性，主婦。
【初診日】1999年11月5日
【主　訴】慢性腎炎，タンパク尿（＋＋＋），腰痛を患って3年になる。
【現病歴】普段からからだが弱く，カゼを引きやすかった。3年前，急性腎炎と診断され入院した。3週間後，退院して通院治療が始まった。疲れ，脱力感，浮腫，腰痛をくり返し，徐々に慢性腎炎に移行した。この1年来，疲れやすい，脱力感，浮腫は日常的なこととなったが，一番辛いのは腰痛である。朝から晩まで1日中，腰には酸痛があり，だるい。腰には折れるような疲れを感じるので，少しでも動くと，すぐに腰痛がひどくなり休みたくなる。横になれば軽減するが，家事もできず外出もできなくて困る。まるで廃人になったような感じ。腰痛を治すために整骨院・鍼灸院・カイロプラクティック・気功・ヨーガなどいろいろと試したが，改善できないままであった。友人の紹介で当院に来院した。
【望　診】顔色㿠白，無華，浮腫。
【問　診】疲れ，脱力感，浮腫がある。朝から晩まで1日中，腰の酸痛・だるさがある。特に両側の側腰部は軟弱で折れるようなだるさがある。そのため家事もできない。排尿は1日に10回以上で，1回の量は少ない。軟便で1日に2～3回。ときにめまい，耳鳴りがある。
【脈　診】沈弱，特に尺部。
【舌　診】舌淡白，胖大，苔薄。
【爪の甲診】十指の爪甲の色は蒼白で，小指には溝が多い。
【耳　診】心区・腎区・胃区は淡白色になり，圧痛がある。
【尿検査】タンパク尿（＋＋＋）。
【血液検査】クレアチニン1.2mg／dL，尿素窒素45mg／dL。
【西洋医学的診断】慢性腎炎。
【中医弁証】腎気虚。
【治　則】補腎，益気，健腰，利水。
【取　穴】腎兪，京門，関元，水道，陰陵泉，陰谷，太渓。
【手　技】腎兪穴は椎体に向け斜刺で1.2寸刺入し，捻転補法を行い，灸頭鍼を加える。京門穴は斜刺で1.2寸刺入し，捻転補法と導気法を交互に行う。関元穴は隔物灸を1壮。水道・陰陵泉・陰谷穴は直刺で1.0寸刺入し，導気法を行う。太渓穴は直刺で0.3寸刺入し，捻転補法をする。50分置鍼。週に2回の治療を計画する。

5．相関穴の区別と活用

【結　果】患者は辛い腰痛を治すため，当院を訪れるまで，4カ所の鍼灸院で治療を受けた。鍼灸治療を受けた後，一時的に腰部の酸痛に改善がみられたが，その改善は長くても2，3日だけ腰痛が軽減する程度で，その後，元の状態に戻ってしまう。短ければ，治療当日はなんとなく軽くなったような感じがあるが，翌日には元と同じようになるという。そのため，患者は1日も早く腰痛から解放されたいという強い気持ちをもちながら，4カ所の鍼灸院で治療を受けたが効果に満足できなかったため，不安を感じていた。

　　初診の日，前記の経穴を順に施術した。京門穴に捻転補法を1分間施した後，導気法を2分間行うと，患者は，「気持ちいい。腰痛の一番辛いところに鍼を刺したようだ。そこは腰痛の根本です」と，驚き話した。私はその言葉を聞いた後，もう一度導気法をしながら，患者に「いま鍼を刺したところは，どういう感じですか？」と，もう一度尋ねると，患者は「何度も，ジワー，ジワーと，徐々に腰の全体に広がっていく感じ」と答えた。以上で最初の治療を終え，患者は帰宅前に，「先生，こちらの鍼灸治療はこれまでの治療とは違う。特に腰の鍼は効いたね。これからもっと効果が出るね！」と，自信をもって話した。

　　初診から3日後の再診の日，患者は「この3日間，腰痛はだいぶ減った。からだの動きも軽くなった」と話した。脈沈細，舌淡紅，苔薄であった。治療は前回の方法を継続し，京門穴に捻転補法と導気法を交互に行い，置鍼の間に1回それを増やして，計3回行うことにした。京門穴を施術したときに，鍼のジワー，ジワーというひびきは，腰の全体，さらには深部にまで届くような感じがあった。

　　このように，1回，1回と治療していくうちに，患者の腰部の酸痛・だるく重い感じは次第に軽減していった。12回の治療を受けた後，患者は簡単な家事をできるようになった。さらに近所のスーパーへ行くこともできた。18回の治療後，腰痛はほとんど消失した。たまに腰の重い感じが残っている。また，患者は当院の治療を受けている間に長年来のタンパク尿が改善され，（＋＋＋）から（＋）～（±）になった。

　腎気虚による腰痛の場合，その痛みの部位と程度は普通の腰痛（ぎっくり腰，労作過重による腰痛など）とは異なる。特に腎臓病の場合（急・慢性腎炎，腎盂腎炎，結石など）は大きく異なる。その違いについて詳しくみていこう。まず，腎気虚による慢性腎炎の腰痛について述べる。

　慢性腎炎による腰痛は腰の軟弱・だるい・酸痛・重痛などといった総合的な痛みが特徴である。腰部の総合的な痛みによって，からだを支える腰の力が弱まり，軟弱で疲れやすくなる。腰を支える力が弱まるので，腰は折れるような辛さを伴い，休みたい，できるだけ横になりたいという状態になる。その腰痛の部位は腰部の腎区（腰椎

2．経穴の特徴

と第十二肋骨の間の三角部位）と，京門穴を中心とした側腰部である。痛みは限局した部位に起こり，これらは腎気虚による腰痛によくみられる。もし腎陽虚による腰痛であれば，腰痛の部位は腰仙部（八髎穴の周囲）に好発する（これについては本論から外れるのでここでは省略する）。

　それでは，なぜ腎気虚の腰痛は腰部の腎区と京門穴を中心とした側腰部に起こるのだろうか。腎臓の位置はおよそ第 11 胸椎から第 2 腰椎の間にあり，左右の腎臓の高さは肝臓の位置によってやや差があるが，腎臓の体表投影部位はおよそ腰部の腎区と一致しているので，その場所が腎臓病を直接反映する部位と認識するのが一般的である。慢性腎炎は腎の実質的な病気であるため，腰部の腎区と志室・腎兪穴などの経穴の部位に，酸痛，だるい，重痛，疲れやすいといった症状が起こりやすい。

　京門穴は腎の募穴である。『類経図翼』経絡では，「臓気の結聚するところ，ゆえに募と曰う」と指摘している。ここでいう「ところ」とは，場所を指している。つまり，京門穴は腎の臓気が結聚するところなのである。こうしたことから，腎気虚の場合に，腎の臓気が結聚する京門穴にさまざまな痛みが起こることも理解できるだろう。五臓弁証においては，虚証しかない臓は腎だけである。そのため，一般に，腎臓病の治療では補法だけで瀉法は行わない。

　次に京門穴を施術するときに，捻転補法と導気法を順に行った理由を説明しよう。腎気虚に対して捻転補法で補うということはわかりやすいと思う。それではなぜ，導気法を加える必要があるのだろうか。これを考える前に，ここで類似した例をあげてみる。

　気虚証に対して中薬で治療する場合，常識的には「虚すれば則ちこれを補う」という治療原則にもとづいて補気薬を使う。しかし，重症の気虚証に補気薬を使っても，補う効果がすぐには現れず，逆に大量の補気薬のせいで，腹部脹満，ガスが溜りやすい，食欲不振といったことが起こり，いわゆる「虚が補を受けつけない」状態が発生してしまうことがある。そうしたときに，治療として補気薬を使うと同時に，理気・行気の薬（陳皮など）を少し加えると，補うパワーが出てきて，病状の改善が早く現れるようになる。

　鍼灸治療においても同じように考える。導気法は経絡の経気を誘発・疏導する作用をもっている。捻転補法による京門穴の補腎気の作用に，導気法により腎気を誘導・疏通する力を加えれば，その補う力をさらに高めることができるのである。

　ここで示した慢性腎炎による腰痛が早く治った実例は，京門穴の捻転補法と導気法を合理的に用いた結果である。

梁　門

　梁門穴は足の陽明胃経の経穴であり，臍上 4 寸の中脘穴より外方 2 寸のところにある。「梁」とは高粱(こうりゃん)を指している。古代には高粱は主食の 1 つであり，酒の原料にもなっていた。門は入口を指す。胃は水穀の海である。水穀物は梁門穴から胃に入る。つまり，梁門穴は水穀を受け入れる特定の経穴だという説である。中脘穴は胃の体部に相

5．相関穴の区別と活用

当すると認識されているので，中脘穴の近隣にある梁門穴は中脘穴と協力して，胃の消化吸収に重要な役割をもつ。

梁門穴は調中気・和腸胃・化積滞の作用をもち，古典医籍には，腹中積気による結痛，食欲不振，胃脘痛，しゃっくり，嘔吐，下痢，完穀不化（便に未消化物が混じる），脱肛，婦人の血塊崩漏などを主治することが記されている。現代では，急・慢性胃炎，消化性潰瘍，幽門痙攣，消化不良などに効くという臨床報告が多くみられる。

なお梁門穴の刺灸法において注意すべきことがある。梁門穴は中脘穴の左右外方2寸のところにある。直刺，あるいは中脘穴に向けて斜刺で1.2寸刺入し，灸頭鍼をするのが一般的であるが，肝臓病による肝臓腫大の場合には，特に右側の梁門穴は中脘穴に向けて斜刺すれば安全である。くれぐれも直刺しないようにする。油断すると，肝臓に直接刺す危険があるので注意しなければならない。

12　神門・陰郄・通里（図⓬）

この3穴は同じ手の少陰心経に属し，位置を見ても非常に近い。作用も似ている点が多いため，どのツボを選ぶか迷うことがある。ここではこの3穴の違いを明確にして，さらに，それぞれのツボがもつ作用や特徴，適応範囲について紹介したい。

神門

神門穴は手の少陰心経の原穴であり，輸（土）穴である。心は神を蔵する。『霊枢』衛気篇に，「手の少陰の本は，鋭骨の端にあり」と指摘されているとおり，鋭骨の端の陥凹に神門がある。「神」は人間の神気・元気であり，「門」は出入りするドアである。そのため，神門穴は神気が遊行出入する場所であるとする説がある。

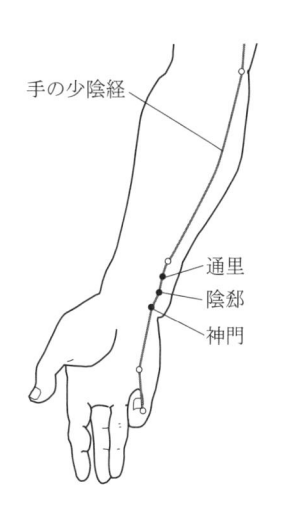

図⓬　神門・陰郄・通里

神門穴は清心火・安心神の優れた作用をもつ。古典医籍には，心火偏旺，あるいは心腎不交によるさまざまな病証を主治することが記されている。たとえば，頭痛，健忘，痴呆，心煩，不寧（落ち着かない），不眠，多夢，臓躁（更年期障害など），咽乾，失音（失声）などに効く。現代の臨床では，神門穴が自律神経失調症，不眠，統合失調症，舌骨筋麻痺などに効くという報告がみられる。臨床においては，神門穴の清心火・安心神によって入眠させる作用がとても役に立つ。

これは，以前に私が勤務した病院での話である。臨床検査室の職員が重度の不眠症にかかっていた。毎日，睡眠導入剤や安定剤を飲まなければ入眠できず，一晩中，眠れないことも多かった。長期にわたって睡眠薬を飲んでいたので，血液検査の結果から肝機能障害も指摘された。漢方薬を飲むこともある。西洋薬も漢方薬もいずれも効いたり，

2．経穴の特徴

効かなかったりするので，自分でも睡眠状態がますます悪くなるのがわかった。鍼灸治療を試みたい気持ちはあったが，鍼灸治療の経験がないため恐怖心だけがある。

　ある朝，鍼灸治療を相談しにやって来た。彼は鍼灸治療に対する心の準備がまったくできていなかったので，私は普段のようにからだに鍼を刺すことはとても無理だと思った。彼の病状を聞くと，長期に及ぶ不眠の苦痛があるため，いつも心煩，不寧，口苦，口乾，怒りっぽいという。脈は弦数，舌尖は紅絳・乾燥であった。これは心火偏亢であると弁証して，神門穴を取ることに決めた。

　まず，梅花鍼で両側の神門穴を軽く叩き，やや出血するまで続けた。その後，「今日，退勤する前にもう1回来てもらって，そのときに皮内鍼をしましょう」と話しながら，皮内鍼を出して見せた。彼は小さな皮内鍼を見てほっとした様子であった。

　退勤前に両側の神門穴に皮内鍼を刺し，テープで固定した。そして，「寝る前に両側の神門穴を軽く揉むように」と指示した。

　翌日，彼は私の外来室にやって来て，「鍼はいいね。昨夜は何も薬を飲まずに，5時間ぐっすり寝てしまった。妻から，昨夜はイビキもかいていたよ，と言われた」と，うれしそうに報告した。その後，彼は鍼治療を続ける自信がついて，西洋薬を飲むのを止めた。漢方薬と鍼の併用で徐々に重症の不眠を克服したのである。

　では，重症の不眠に対して，神門穴が効くポイントはどこにあるのだろうか？　私は自分の頭のなかで整理し直して，やはり，神門穴のもつ清心・安神の力と，梅花鍼により心火を瀉した治療法を併せたのが効いたという印象を強くもった。その後も，何人かの心火偏亢，あるいは心腎不交による不眠症に神門穴を施術して成功する例があった。

陰郄

　陰郄穴は手の少陰心経の郄穴（げきけつ）である。晋代の鍼灸大家・皇甫謐（こうほひつ）の名著『鍼灸甲乙経』にはじめて「郄穴」が記述された。「郄」とは，人間の気血が深く集まるところという意味である。手足の陰陽十二経，さらに陰・陽蹻脈と，陰・陽維脈にそれぞれ1穴ずつあり，全身に16の郄穴がある。郄穴は一般に，急性疾患あるいは痛症に効くとされる。

　陰郄穴は，清心火・潜虚陽（虚陽の浮上をおさえる）・安神止汗の作用をもち，臨床においては，頭痛，めまい，動悸，盗汗，小児骨蒸，不眠，多夢に効果がある。現代では，心陰虚火旺による自律神経失調症や盗汗に対して効果が高いことが報告されている。特に，陰郄穴の止汗効果が注目される。手の少陰心経の郄穴の陰郄穴が，心痛・胸悶に対する効果よりも，止汗の効果のほうが高いのはなぜなのだろうか。

　心は血を主る（つかさどる）。血を構成する成分は津液と営気であり，体内の津液の輸送・転化・代謝によって，汗と尿をつくる。もし，大汗，盗汗，自汗があれば，体内の津液は大量に失われ，さまざまな悪い結果が引き起こされる。特に，津液が大量に流失した場合，血液の生成が困難となり，心血不足の状態になる。そのときに心の働きに直接脅威を与える危険な病状が起こり，ときには命に関わることもある。たとえば，真夏に

起こる熱中症は最もわかりやすい例であろう。

　汗液を大量に失うものには，易汗，自汗，大汗，盗汗がある。陰郄穴の効きめは自汗，易汗，大汗より盗汗に対するほうが高い。それはなぜだろうか？　陰虚による病態には，陰虚によって陰陽のバランスが崩れ，表衛（陽気）の固表止汗の働きが不十分になるものと，虚火の焼灼によって「逼液外泄」の状態になるものとがある。この2つの病態によって毎晩の盗汗が引き起こされる。盗汗の程度により，からだに及ぼす害は異なる。重症の盗汗の場合，毎晩盗汗が起こり，睡眠中に濡れたパジャマや枕のタオルを何度も交換するようなこともある。このような盗汗があれば，力が出ない，動悸，消痩，不眠などが起こりやすい。

　西洋薬には直接に汗を止める薬がないため，盗汗の治療がうまくいかないことがある。一般には，安定剤しか出さないが，中医の場合には弁証を行ったうえで，糯稲根や浮小麦などの中薬を与えて，止汗の効果をあげることがある。しかし，糯稲根や浮小麦などの止汗効果は，盗汗より自汗に対するほうが高く，盗汗の治療では難しいかも知れない。ところが，鍼灸治療であれば，陰郄穴を使うことで予想以上の効果が現れることがある。ここで一例を紹介しよう。

　これは，昔に私が病院で勤務していた頃の話で，その病院の入院患者のエピソードである。患者は50歳の男性で，2週間前に胃潰瘍の穿孔によって緊急手術をした。術後，切口が感染し化膿したことによって，からだがさらに衰えた。食欲不振，めまい，耳鳴り，消痩などが起こり，夜の盗汗に悩まされていた。盗汗のため，濡れたパジャマ・シーツ・枕のタオルを一晩で2〜3回も交換する必要があり，安眠できなかった。安定剤と睡眠導入剤を飲んで睡眠状態はやや改善したかにみえたが，盗汗はそのまま変わらなかった。担当医は鍼灸治療を勧め，私が病室で患者を診察した。

　痩せて弱ったからだで，筋肉が相当痩せていた。話す声は低い。息苦しく，懶言（らんげん），脈は沈伏で取れないほどだった。舌苔厚膩燥，舌辺暗紅。このような状態では，通常の鍼灸治療はとても無理であり，別の治療を考えなければならなかった。そのとき，金元代の鍼灸名家・竇漢卿の『標幽賦』の「陰郄を瀉し盗汗を止める」という一節を思い出し，陰郄穴を使ってみようと思った。ところが，痩せて衰弱したからだに対してどんな瀉法を使うのが適当であるか，よく推考する必要があった。

　そこで，皮内鍼を使い，鍼尖を肘部に向けた迎随補瀉を行うことにした。鍼を刺した後，テープで固定し，患者に「指でテープを肘に向けて軽く押す。これを1日60回するように」と指示した。患者は入院している間に有効といわれたさまざまな薬を飲んでも効果がなかったことから，そのような簡単な鍼治療もあまり信用していない様子であったが，寝る前に指示されたように60回押し，その後，睡眠導入剤を飲んだ。

　その晩，予想外のことが起こった。患者は1回だけ目を覚ましパジャマを交換した後，知らず知らずのうちに熟睡したのである。翌日，患者は家族を伴って私のところへやって来た。「先生，助かった。入院してからこれまで，昨夜のように熟睡できた日は一晩もなかった。汗は減った。うれしい。こんなに小さな鍼がよく効くね。鍼は

2. 経穴の特徴

すごい」と，喜んで話した。そして，患者はやや不安な表情を浮かべながら，「今晩も大丈夫ですか？」と言ったので，私は「大丈夫。昨晩も，今晩も，そしてこれからも有効です。寝る前に100回押しましょう」と，自信をもって答えた。

その後，患者の盗汗は止まり，安眠できるようになり，食欲も出てきた。退院時に体重を量ると，なんと5kgも増えていた。

この例を通して古訓の実用性の高さを痛感した。古人の集積した経験を私たちは臨床で再現し，その成功体験をさらに積み重ねていくことが必要だろう。古人の経験を簡単に捨てるわけにはいかない。

通 里

通里穴は手の少陰心経の絡穴であり，「通三里」という別名がある。通里穴は，寧心・安神・開竅の作用をもち，古典医籍には，頭痛，めまい，動悸，怔忡（せいちゅう）（心臓が激しく動悸する），心煩，舌がこわばって話せない，遺尿，月経不調，崩漏などを主治するという記載が多い。現代では，不整脈，心房細動，急性舌骨筋麻痺，心因性失語症，自律神経失調症，更年期障害などに対する治療報告が注目されている。

古代より，通里穴の応用経験は広く記録されてきたが，なかでも代表的なのが『馬丹陽天星十二穴雑病歌』の11番目の記載である。そこには，「其の十一，通里は手首の後，手首から一寸のところにある。声を出したくても出ず，懊憹および怔忡があり，実証なら四肢重く，頭腮と面頬が紅となったもの，虚証なら食べられず，突然声が出なく，顔色が悪くなったものに，通里を徐々に刺せばその有効性がわかる」（其十一，通里腕側後，去腕一寸中。欲言声不出，懊憹及怔忡，実則四肢重，頭腮面頬紅，虚則不能食，暴瘖面無，毫鍼微々刺，方信有神功）と記されている。私の臨床で，この「欲言声不出，懊憹及怔忡」「暴瘖面無」の記載に似た症例を経験したので，次に紹介したい。

症例　通里穴から陰郄穴と神門穴への透刺効果

【患　者】56歳，女性，主婦。
【初診日】1996年9月16日
【主　訴】（家族の代弁）声を出しにくい。出ても話している意味がわからない。
【現病歴】8年前，子宮筋腫の手術を受けた。手術中，広範囲の癒着があったため大出血が起こり，1,600ccを輸血し，卵巣と子宮を全摘出した。手術時間は術前の説明より大幅に延長し，9時間かかった。術後，昏睡状態が2日続いた。2カ月後に退院した。その後，激しい動悸によって病院へ救急搬送されることをくり返す。病院では，心電図などの検査で異常が一切認められない。しばらくしてから，今度は激しいめまい，嘔吐があり，起きられないため，再び救急車で病院へ行くことをくり返す。病院外来の受診も，婦人科，循環器内科，消化器内科，耳鼻咽喉科を転々とし，多くは原因不明で，ときにメニエール症候群だと診断されたこともあった。

結局，このような患者をどの科も受けたがらず，本人は肉体的にも精神的にも苦しみでいっぱいであったが，誰も理解してくれないことに悩んだ。精神科の受診を勧められたが，患者は強く反発し行かなかった。漢方医のところへも行き，逍遙散，抑肝散，甘麦大棗湯，半夏白朮天麻湯などを試したが，病状は一進一退で膠着状態になり，ときに救急車で病院へ搬送されることもあった。

　この年の2月のある日，患者は突然声が出しにくくなった。声が出ても話している意味がわからない。本人も家族も驚いた。また新たな病気が出てきたのかと心配になって，すぐに耳鼻咽喉科へ行った。検査の結果，咽喉頭に異常はなく，声帯にごく小さなポリープがあるだけだった。その程度の大きさのポリープが声帯の発声に影響しないことは明白であるが，患者の声が出しにくい現状に変わりはなく，診断が難しくなった。処方された薬はビタミン剤と安定剤だけである。

　1週間後のある日，患者は突然に話すことができた。話す声も普通になった。本人も家族も「無事だ，無事だ」と喜んでいるうちに，1週間後に再び同じ症状が起こった。薬を飲んでもなかなか効かず，病院では心因性失語症と診断された。家族や周囲の人は患者の懸命に話す様子を見て，同情心でいっぱいになったが，患者の話している意味が聞いてもわからず，周囲のものも患者との会話を避けるようになった。患者はこの様子を見て，悩みでいっぱいになった。ときには，なぜ病院の先生も家族も，私の病気を理解してくれないのかと，怒りを感じることもあった。そのようなことをくり返し，家族や周囲の人に暴言を吐いていたりすると，さらにみんなが自分を避けるようになるかも知れないという最悪の精神状態になった。その後，知らぬ間に患者は普通の状態に戻って，話すこともできるようになった。

　そして1カ月前，再度，以前と同じ失語症が起こった。患者は耳鼻咽喉科へ行きたがらず，漢方外来を受診することに決めた。その漢方医は私の講習会に何度も参加したことのある受講生であった。ある日，その漢方医から「呉先生，ちょっと困っている患者がいる。鍼灸治療をお願いしたいのですが，宜しいですか？」と，電話がかかってきた。私は患者の病状を詳しく聞いてから引き受けることにした。

【望　診】痩せ型，元気のない顔色。
【問　診】（家族の代弁）話しにくい。ときに声が出ない。話している意味はわらない，感情の起伏が激しい。ときにイライラ，怒りっぽい，ときにため息をつく，気分が落ち込む，1日中眠る。寝つきが悪い，浅眠，何度も目が覚める。口苦，口乾，頻尿で昼間に10回以上，ときに排尿できず，尿意だけがある。夜間尿3〜4回。便は4〜7日に1回，便は硬く出にくい。
【舌　診】舌痩紅絳，苔薄。

2．経穴の特徴

【脈　　診】細，弦，特に寸口脈弦。
【耳　　診】心区・皮質下区・肝区に紅暈があり，耳殻が乾燥している。
【爪の甲診】十指の爪甲に紅環がある。
【西洋医学的診断】心因性失語症。
【中医弁証】心肝火旺。
【治　　則】清心瀉肝，開竅。
【取　　穴】心兪，肝兪，通里，少府，行間，合谷，陽陵泉。
【手　　技】心兪・肝兪穴は椎体に向け斜刺で 1.0 寸刺入し，平補平瀉法を施す。少府・行間穴は梅花鍼で軽く叩き，出血させる。合谷・陽陵泉穴は直刺で 0.5 〜 1.2 寸刺入し，導気法を行う。通里穴は 0.3 寸刺入し，瀉法を行う。
【結　　果】はじめての鍼灸治療で，患者は恐怖心をもっており，最初の心兪穴を刺す際，患者は手を挙げて反対した。患者の様子を見て，普段のような鍼灸治療は行えないことがわかった。そこでもう一度，鍼治療のことを説明し，家族も「2 時間かけて，せっかく呉先生の治療院まで来たのだから，治療を受けなさい」と一緒に勧めた。

　私は現状を考えて，通里穴から，清心火・安心神の作用のある陰郄穴と神門穴に向け透刺する治療をすることを決め，患者に向かって，「これから 1 穴だけ刺して帰りましょう」と話した。患者に安堵した表情が現れたので治療を始めた。

　鍼は通里穴から陰郄穴と神門穴に向け沿皮透刺した。そのとき患者に異常な反応はなかった。その後，刮法を行った。1 回，2 回と，刮法をしているうちに，突然，患者が「気持ちいいー」と言った。「アー，声が出た」。患者も家族も驚いた。家族が「よくなったでしょう」と患者に話した。患者の顔には微笑が浮かび，「よかったね！　治るね」と独りごちた。

　初診治療で効果がみられたため，患者は治るという自信をもち，週に 2 回来診するようになり，不眠，頻尿の症状は次々と消失していった。感情の起伏も顕著に改善し，日常の家事もできるようになった。家族も，近隣の方も，「変わったね。まるで別人になったようだ」と言った。最もうれしかったことは，当院の治療を受けてから，失語が一度も再発していないことで，さらに救急車で病院へも行かなかったことだという。半年間，当院の治療に専念し，無事に治療を終えた。

　こうした経験をまとめて考えると，神門・陰郄・通里穴の共通点は清心火の作用であるが，この 3 穴の効きめの特徴はそれぞれ，神門穴は安神入眠の効果に優れ，陰郄穴は止汗，特に盗汗の治療効果が高く，通里穴は開竅の力をもち，心因性失語症に素晴しい効果があることである。

5．相関穴の区別と活用

13　曲池・曲沢・沢前（図⓭）

曲　池

　曲池穴は手の陽明大腸経の合土穴であり，臨床でよく使われるツボの1つである。曲池穴は疏熱邪・祛風湿・利関節の優れた作用をもち，関節症やリウマチ症に効くことがよく知られている。

　関節症やリウマチ症は発作期と緩解期に分けられ，発作期の治療で曲池穴を使うと，他の経穴を使うよりも効果が高い。それはなぜだろうか。ここではその理由を2つの面から説明しよう。

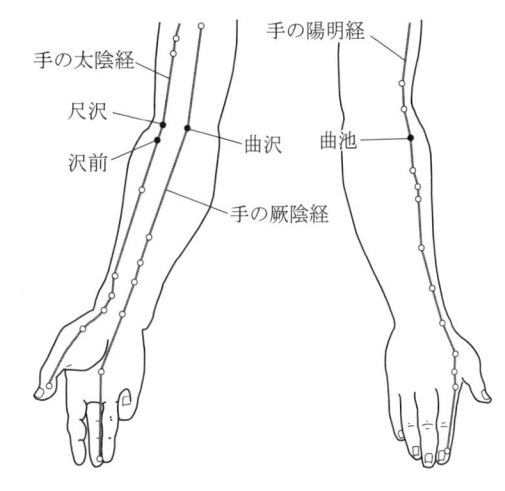

図⓭　曲池・曲沢・沢前

　1つは，関節症やリウマチ症の発作期の臨床表現の特徴には，関節の紅・腫・熱・痛があり，全身の発熱，口苦，口渇といった熱症状があるという点にあることである。

　関節症やリウマチ症は，中医弁証では実熱証に属する。経絡の気血の多少からいえば，陽明経は多気多血の経脈である。「気盛んなれば血多し」という陽明経の流れは，強く，有力である。熱邪がからだを犯し，陽明経で邪と遭遇すると陽経と陽邪の2陽が激しく闘うため，熱性症状が強くみられるのである。さらに，五行学説では，土は火の子である。『難経』六十九難の「実すれば則ちその子を瀉す」の治療原則にもとづけば，関節症やリウマチ症の発作期（実熱証）に陽明経の子穴の曲池穴を瀉すれば，治療効果が現れることは理解しやすいだろう。

　もう1つは実験報告からわかったことである。ある実験報告によると，ウサギの曲池穴に電気鍼をすると，血清中の補体量が増加したという。これは曲池穴のもつ疏邪熱・祛風湿・利関節の作用を科学的に証明した報告であると思う。

　臨床では，曲池穴を，大椎・合谷穴などのツボと同時に使うと，曲池穴の効果をさらに高めることができる。刺灸法では，切皮後，直刺で捻転しながら1.2寸まで刺入し，得気後，大きな幅で捻転瀉法を6回行う。

曲　沢

　曲沢穴は手の厥陰心包経の合水穴である。「曲」とは，肘の彎曲部のことである。「沢」とは浅く広い沼や澤の意味である。曲沢穴はこのように，肘横紋中，上腕二頭筋腱の尺側の陥凹したところにある。曲沢穴は寧心・泄熱・降逆・鎮驚・解痙の作用をもち，さまざまな病症に効く経穴である。

　古典医籍には，傷寒，温病，暑熱，口乾，心痛，動悸，驚厥（突然の人事不省），身熱，

2．経穴の特徴

心煩，善揺頭（しばしば頭が揺れる），上肢の震顫，丹毒，瘡瘍などを主治するという記載がある。現代では，リウマチ性心臓病，心筋炎，急性胃腸炎，熱中症，血栓性静脈炎，妊娠子癇，肘窩部の良性囊腫に対する臨床報告がみられる。

　ここでは，曲沢穴の泄熱・寧心・鎮驚の作用が現代にも活用されている例を紹介したい。

　これは30年前の話で，当時，私が勤務していた病院の産婦人科に入院していた患者を治療したときのことである。患者は38歳で，はじめて妊娠した女性であった。もともと高血圧症をもち，妊娠8カ月から下肢の浮腫がひどくなった。降圧剤を飲んでも血圧はうまく下がらず不安定な状態になった。妊娠9カ月に，めまい，浮腫，胸悶，タンパク尿，血圧上昇，ときに四肢抽搐，牙関緊閉，意識不明があり入院した。入院後，降圧剤・利尿剤・解痙剤などの治療を受け，血圧は徐々に下がって，下肢の浮腫もだいぶ減った。ただ，四肢の抽搐・痙攣はまだ残っており，ときどき発作が起こった。

　ある日，四肢の抽搐・痙攣がひどくなり，投薬しても解除できず，このままいくと血圧が上昇し，母子ともに危険な状態に陥る可能性があったため，担当医は鍼灸治療を要請した。私が患者の様子を見ると，患者は半昏睡状態で，手足の抽搐があり，その痙攣はときに大きくなっていた。脈細弦緊，特に寸口脈。心火上炎・熱陥心包によって，心神不寧・四肢抽搐になったと判断した。

　このような場合，治療は瀉心火・安心神するために，心俞・厥陰・少府・神門穴などを選ぶのが一般的であろう。しかし，患者は半昏睡状態に陥っており，普通の鍼灸治療の順番で実施することは現時点では無理だと判断した。これは四肢抽搐の治療を最優先すべきだと思った。そのとき，曲沢穴のもつ鎮驚・解痙の効果を思い出し，曲沢穴に施術することに決めた。

　両側の曲沢穴を刺す。切皮後，捻転しながら0.8寸まで刺入し，得気後，疏通経気・解痛・解痙の竜虎交戦手技（拇指左転9回と右転6回）をくり返し2分間行った。竜虎交戦手技を行っているうちに，患者の四肢の抽搐は，次第に軽減するのがわかった。50分置鍼。その間に，3回の竜虎交戦手技を行って，1回につき2分間行った。抜鍼後，軽い抽搐がときどき起こるものの，鍼の効果を担当医が認めた。担当医は「この患者は，入院後，西洋薬治療にはあまり満足しなかったので，これからも鍼灸を一緒に行いましょうか」と私に相談してきた。

　以降，患者は西洋薬治療を受けながら，週に3回の鍼灸治療を受ける，中西医結合治療が始まった。患者は浮腫が完全に消失し，血圧も安定し，四肢の抽搐も消えた。10カ月になって無事に男児を出産した。

　なぜ，曲沢穴はより強い安神・解痙の効果をもつのだろうか。厥陰経は多血少気の経脈である。手の厥陰経は六腑の心包に属する。心包は心臓を包む心臓の外郭組織であり，心臓を保護する作用をもつ。病邪が心に向かって侵襲した場合，心臓の外郭組織の心包がまず病邪と闘う。そのため古くから，「心は邪を受けず」「心包が心に代わって邪を受ける」という説がある。

5．相関穴の区別と活用

　火熱邪気がいったん心包に陥ち闘うと，邪気の火熱によって津液が大量に焼灼され消耗する。そうして津液が大量に喪失することによって，血液の生成（津液は血液をつくる材料の１つである）は困難になり，少血の状態が発生するのである。そして肝は筋腱(つかさど)を主ることから，少血によって血が筋腱を潤し，営養することができないと，筋腱の抽搐・痙攣が起こりやすくなる。

　曲沢穴は手の厥陰心包経の合水穴であり，水は火を克するので，合水穴の曲沢穴を刺して，疏経導気・止痛・解痙の竜虎交戦手技を行うと，優れた解痙の効果が期待できるのである。もう１つ，上肢の抽搐部位は肘であり，肘にある曲沢穴を取るのは局所取穴の意味合いも含んでいる。

沢　前

　沢前穴は奇穴であり，手の太陰肺経の流注線上，尺沢穴の下方（手首に向ける）１寸のところにある。沢前穴の作用は尺沢穴と非常によく似ているため，臨床では尺沢穴と交互に使用することも多い。沢前穴の別名は「沢下穴」と称する。沢前穴は宣肺・止喘・鎮咳・消腫の作用をもち，臨床では，カゼに伴う咳，喀痰しにくい，喘息，単純性甲状腺腫大，上肢麻痺，前腕痙攣などに有効であることが知られている。

　毎年冬から春にかけて，季節の変わりめに，カゼを引く患者が増える。この季節に罹ったカゼの特徴は，発熱は少ないが，乾咳，痰の塊が咽に絡んでなかなか出しにくい，口や咽の乾燥などである。その原因は気候の乾燥と暖房の多用のためだと思われる。

　肺は嬌臓であり，寒・熱・燥邪の侵入に対して弱い。特に燥邪によって肺の津液が大量に失われてカゼを引くと，乾燥の特徴をもつことが多い。このような場合，治療には尺沢穴をよく使う。

　しかし，尺沢穴の周囲には神経血管が多く分布している。経穴の浅層には前腕外側皮神経があり，尺沢穴の直下部位には橈骨神経の本幹がある。さらに，血管もたくさん分布しているので，鍼を刺すとひびきが強く，出血もしやすい。したがって，喘息の場合に尺沢穴を使えば有効であるが，尺沢穴の局所には血管や神経が多く分布しているので，くり返し刺すことができない。そうした際に，代わりに沢前穴で代用する。

　沢前穴への刺鍼はひびきがソフトで，出血もなく安心である。臨床では，乾咳，痰の塊が咽に絡みなかなか出しにくい場合に，尺沢穴より沢前穴のほうが満足した効果を得られる。また，これは私の長年の臨床経験から導いたものであるが，もし，乾咳ではなく，多痰，痰が出やすいという場合なら，沢前穴より尺沢穴のほうが効果が高い。

　以上，この３穴についてまとめてみる。曲池穴は清熱作用に優れ，五臓六腑・経絡・関節の実熱証に効く。直刺で1.2寸刺入し，捻転瀉法する。曲沢穴は寧心・安神・解痙の治療効果が高く，直刺で0.8寸刺入し，捻転瀉法する。解痙の場合に曲沢穴に竜虎交戦手技を施すと，解痙の効果をさらに高めることができる。沢前穴は宣肺鎮咳の作用が強く，乾咳，痰が咽に絡みなかなか出しにくい場合に使うと効果が高い。直刺

2. 経穴の特徴

で 1.0 寸刺入し，導気法を施すことが多い。

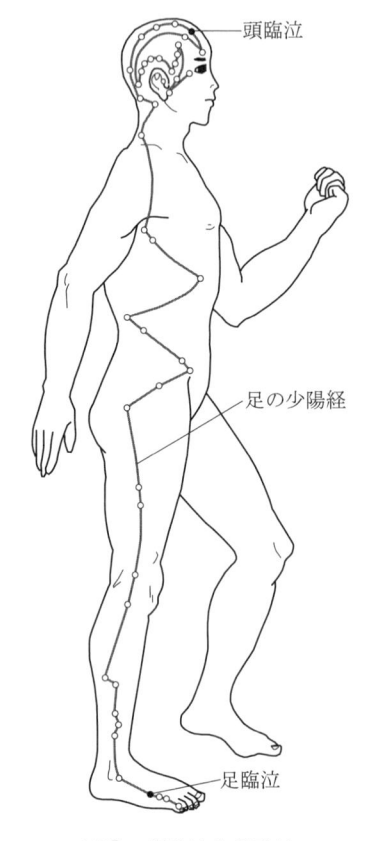

14 頭臨泣と足臨泣（図⓮）

全身の 361 の経穴のなかには，いくつか同じ名前の経穴がある。足の少陽胆経にある臨泣穴もその1つである。所在部位が頭と足にあるため，それぞれ頭臨泣穴，足臨泣穴と称する。読み方は同じであるが，作用と効きめに違いがあるので，ここではその相違点について紹介したい。

頭臨泣

頭臨泣穴は『素問』気府論篇の王冰の注解に，「直目上にある」とあり，目の中心線を直上した，前髪際より上 5 分のところにあり，頭維穴と神庭穴を結んだ線の中間点にある。足の少陽胆経の頭臨泣穴は足の太陽膀胱経，陽維脈と交会する経穴である。足の太陽膀胱経の流注は目内眥（内眼角）から始まっているので，目と密接な関係をもっていることがわかる。

『素問』刺腰痛篇には，「陽維の脈を刺すは，脈と太陽と腨下の間に合し……」と記されている。『難経』二十八難にも，「陽維は諸陽の会に起こるなり」と記されている。陽維脈の流注は足の太陽膀胱経の陽交穴と交会する。足の太陽膀胱経は目とつながるので，陽維脈も間接的に目とつながりをもつのだろう。さらに，頭臨泣穴の所属する本経である足の少陽胆経の流注も外眼角の瞳子髎穴より始まっており，目と密接な関係をもっていることが理解しやすい。こうしたことから，頭臨泣穴は明目・祛風の効果が際立っている。

臨床では，目眩，白内障，流涙，近眼，老眼，乱視，緑内障といった目の病に効くという報告が多い。老年性の迎風流涙症は眼科における一般的な病気の1つであるが，加齢・慢性疾患・体力の消耗による老年性迎風流涙症に対し，有効に治療することは難しく，困っている眼科医も多い。これには鍼灸治療が有効であり，特に頭臨泣穴を使うと効果が高い。

治療効果をあげるポイントは鍼の刺し方にある。頭臨泣穴を切皮した後，鍼尖を頭頂部に向け，小さな幅で捻転しながら沿皮刺で 0.8 寸刺入する。局所ではやや脹感があり，その後，2 分間，刮法をゆっくりと行う。ぜひお試しいただきたい。

図⓮ 頭臨泣と足臨泣

5．相関穴の区別と活用

足臨泣

　足臨泣穴も同じ足の少陽胆経のツボであり，足背部の第4～5中足骨関節の前方の陥凹にあり，輸（木）穴である。さらに，足臨泣穴は八脈交会穴の1つで，帯脈と交会する。足臨泣穴はこのような特徴をもつため，その作用・効きめは頭臨泣穴よりも幅広い。目の病だけでなく，胸脇，腰膝，さらに帯脈に関連する生殖器の病にも使える。

　足臨泣穴は清頭目・利胸脇・健腰・調経の作用をもつ。古典医籍には，頭暈，目眩，目渋（目が乾燥して渋る），身痺，胸脇支満，喘息，気短（息ぎれ），腰膝酸軟，月経不調，乳房腫痛，歯痛，咽腫，耳聾，目赤腫痛，皮膚瘙痒などを主治するという記述がある。現代では，急性結膜炎，乳腺炎，乳腺小葉増生症，断乳治療に対する臨床報告がある。ここでは，足臨泣穴を使って腰痛を治した例を紹介したい。

症例　産後の腰痛に足臨泣穴が効果

【患　者】39歳，女性，教師。
【初診日】1984年秋
【主　訴】産後3カ月，腰痛。
【現病歴】長年にわたって教壇に立つ仕事であったため，慢性的な腰痛をもつ。3カ月前に自然分娩で娘を出産した。11カ月の過期妊娠のため，胎児の体重は4,200gもあり，出産するのがたいへんであった。出産後，順調に回復していたが持病の腰痛が再発し，整形外科の診療により湿布と鎮痛剤を3日使った。腰痛は改善できないため，中医婦人科の治療を受けた。養血・活血止痛作用のある桃紅四物湯，補腎強身錠，独活寄生湯などの方剤をくり返し飲んだ。体調は徐々に回復し，体力も以前より増加したが，腰痛は変わらない。毎日，夕方からひどくなり，腰は散るような軟弱感があり，たいへん辛かった。横になると楽になる。友人の紹介で来院した。
【望　診】痩せ型。両手で腰を支えてゆっくりと歩いて外来室に入ってきた。
【問　診】腰痛は1日中あり，疲れたとき，あるいは夕方からひどくなることが多い。朝，あるいは休息できれば，腰痛はやや緩和する。腰は疲れやすい。ときに，腰部の骨格がバラバラと散るような軟弱感がある。腰および臀部の冷えが強い。いつも水に漬かっているような感じがある。めまい，耳鳴り，腹部脹満，昼間尿10回以上，夜間尿2回。便は1日に1回。食欲はある。
【脈　診】沈細弱，特に尺部。
【舌　診】舌淡，胖大，苔薄。
【弁　証】気血両虚，腎気不足。
【治　則】補気養血，補腎健腰。
【取　穴】扶正五要穴（奇穴で，胸骨体の両側，第1～第6胸肋関節の陥凹したところで，合計左右5穴ずつある），三気海（膻中，中脘，気海），腎兪，京門，膈兪，血海，足三里，三陰交，腰部圧痛点。

2．経穴の特徴

【手　技】扶正五要穴と三気海穴には隔姜灸あるいはカマヤミニ灸1壮。腎兪・膈兪穴は椎体に向け斜刺で1.0寸刺入し，捻転補法を行う。血海・足三里・三陰交穴は直刺で0.5～1.2寸刺入し，捻転補法を行う。腰部圧痛点は囲刺法を施し，灸頭鍼を行う。

【結　果】上記の経穴を取り，5回の治療後，患者の体調はよくなった。めまい，耳鳴りはほとんど消えた。夜間尿も1回になるが，腰痛はあまり変化がない。引き続き3回治療したが同じであった。鍼の治療効果はここで止まった。私はこの難題にぶつかり，いろいろと文献を調べた。そして，患者の腰痛は腰の疲れ・軟弱と関連していることに注目した。この腰の疲れと軟弱がどこから生じているのかを追究しなければならない。やはりもう一度病歴を精査する必要があった。

　患者は11カ月の過期妊娠で，新生児の体重は4,200ｇであった。そうすると，妊娠期のお腹も非常に大きくなっていたことが推測された。そのようなイメージから，私は帯脈との関係を頭に浮かべた。女性の妊娠は衝・任・督・帯の4本の奇経と関連しているが，特に帯脈との関係が密接である。『霊枢』経別篇には，「足少陰の正は，膕中（かくちゅう）に至り，別れて太陽に走りて合し，上りて腎に至り，十四椎に当たり，出でて帯脈に属す」と記されている。この一節から，帯脈は両腎の間の十四椎より始まっていることがわかる。

　また，『難経』二十八難は「帯脈なるものは，季肋において起こり，身を回りて一周する」とも記す。帯脈の流注は十四椎より出て，季肋部を通り，五枢，維道穴で交会し，腰，腹を一周するのである。そこから，妊娠が帯脈の働きと密接な連帯関係にあることが理解できるだろう。

　また患者の妊娠過期，胎児の過体重，お腹の超大などによって，帯脈が疲弊し，弛緩，無力になったとも想像できる。『難経』二十九難に，「帯の病なるや，腹痛み，腰溶溶として水中に坐するがごとし」と指摘されるのは，帯脈が虚弱することによって，腰部を約束する力が失われ，腹部の脹痛，腰部の筋肉弛緩，軟弱などとして現れたものだろう。さらに，『脈経』にも，「左右より臍腹を繞（めぐ）り，腰脊痛み，陰股を衝くなり」と指摘されている。

　以上の分析にもとづき，帯脈の治療を行うことを決めた。それでは，帯脈の病症を治す最適な経穴とはどこであろうか。それは奇経八脈の帯脈の交会穴，足の少陽胆経の足臨泣穴である。明代の鍼灸大家・劉純（りゅうじゅん）の『医経小学』にも，「臨泣は胆経と帯脈を連ねる」という鍼灸歌訣が記されている。

　足臨泣穴を切皮した後，捻転しながら0.5寸まで刺入し，ひびきがあった後に1分間の導気法を行う。さらに命門穴を加えて生姜灸を2壮すえる。このような方法で3回治療した後，患者から「腰の力が出てきた。腰痛はだいぶ減った」という報告をもらった。その後，15回の治療を経て，患者

5．相関穴の区別と活用

は腰痛から完全に解放され，普通の暮らしに戻り，鍼灸治療も終了した。

　この腰痛治療を通して次のような感想がある。それは産後の腰痛の治療において，補腎・養血・活血の治療ではときに不十分なことがあり，帯脈の治療が必要になることがある。特に妊娠期の様子には注意しなければならないということである。

15 頭竅陰と足竅陰（図⓯）

　この2つの竅陰穴は同じ足の少陽胆経の経穴であるが，部位の違いから，頭竅陰穴，足竅陰穴と，別々に称する。語感は似ているが，じつは相違点が多いので，次はそれについて述べよう。

　「竅」とは人間の五官七竅のことを指す。竅陰穴が五官疾患に効くことは古くからいわれており，特に目・耳・舌・咽の病気によく効く。

頭竅陰

　頭竅陰穴は後頭部にある。『鍼灸甲乙経』には，頭竅陰穴が「完骨の上，枕骨の下にあり，指で押す。頭が動揺すればその穴が指に当たることがわかる」と記されており，後頭痛，首こり，強硬疼痛，耳鳴り，目の奥の痛み，白内障，舌のこわばり，喉部腫痛などを主治することが，古典医籍に多く記録されている。五官疾患に頭竅陰穴を効かせるには，刺し方が大きく関係するので簡単に紹介しておきたい。

　目の疾患で，白内障・目の奥の痛み・眼精疲労などに対しては，頭竅陰穴に切皮後，直刺で1.0寸刺入し，導気法を行うと効果的である。耳病の疾患で，耳鳴り・耳づまり・中耳炎などに対しては，頭竅陰穴に切皮後，乳様突起の後方に沿って刺入し，小さな幅で持続捻鍼を2分間行い，酸脹感を伴った鍼のひびきが徐々に耳のほうに伝わると有効である。舌・咽喉頭の疾患で，急・慢性咽喉頭炎，咽の腫痛，舌のこわばり，失音（失声）などに対しては，頭竅陰穴に切皮後，鍼尖を咽に向けやや下方へ斜刺し，1.0寸刺入し，導気法を行うと効果が高い。

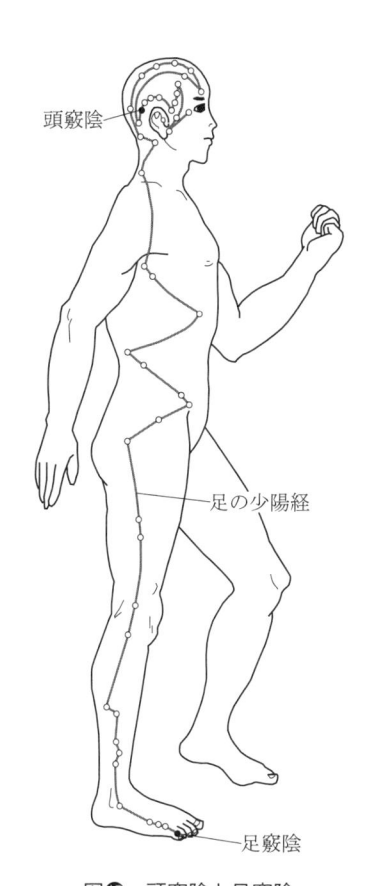

図⓯　頭竅陰と足竅陰

2．経穴の特徴

> 足竅陰

　足竅陰穴は足の少陽胆経の井（金）穴であり，刺鍼すると強烈な刺激があり，そのため，五臓六腑の病気を治す力も強い。足竅陰穴は五官疾患を治すだけでなく，泄熱・利脇・通竅・止痛の強い作用をもっている。古典医籍には，脇痛不得息（脇痛のため呼吸が浅い），咳をして汗をかく，手足の厥冷，転筋，頭痛，煩熱，悪夢，不眠，喉痺，舌巻乾痛，耳聾（じろう），耳鳴り，肘臂不挙（肘と前腕が挙がらない）などを主治することが記されている。現代では，帯状疱疹，肋間神経痛，老人の下腿部のつり，偏頭痛，耳鳴り，突発性難聴などに対する臨床報告がある。ここでは，肋間神経痛の治療例について紹介する。

> **症例** 肋間神経痛に足竅陰穴が効果

【患　者】56歳，女性，主婦。
【初診日】1996年3月21日
【主　訴】右肋骨あたりの激痛が2週間続く。
【現病歴】1カ月前，右脇肋部の帯状疱疹と診断された。処方された薬を飲んで症状は抑えられ，右脇肋部の水疱はだいぶ減ったが，右脇肋部の激痛は変わらず，鎮痛剤を飲んでもわずか2時間しか効かない。他の治療法を探すため，インターネットを調べ，当院のことを知り来院した。
【望　診】痩せ型，苦痛の顔貌。
【問　診】右脇肋部の激痛は1日中ある。特に静かにしたとき，あるいは夜間入眠のとき，締めつけられるような痛みで手で触れることができない。息も苦しい。さらに咳やくしゃみをすると痛みがひどくなる。長時間の激痛により体力を消耗し，からだは疲れやすく，脱力感がある。また，鎮痛剤を飲んでも効かないため悩んでしまい，つねにため息をつき，気分が落ち込みやすい。食欲もない。排便は軟便で4～5日に1回。昼間尿は1日に10回以上。トイレへ行っても出ないことがある。口苦，口乾。ときにめまいがある。
【脈　診】弦緊，やや細。
【舌　診】舌紅，舌痩，少津，苔薄。
【弁　証】肝胆気滞，化火。
【治　則】疏肝利胆，行気止痛。
【取　穴】肝兪，胆兪，期門，陽陵泉，支溝，行間。
【手　技】肝兪・胆兪穴は椎体に向けやや斜刺で1.2寸刺入し，平補平瀉法を行う。期門穴は沿皮刺で0.4寸刺入する。陽陵泉・支溝穴は直刺で0.8寸刺入し，導気法を行う。行間穴は梅花鍼で，皮膚が赤くなるまで軽く叩く。50分置鍼する。
【結　果】軽い瀉血と導気法を5回施術した後，患者の口苦・口乾・ため息はだいぶ軽減した。右脇肋部の締めつけられるような激痛も多少減ったが，依然として，

疲れたとき，あるいは入眠のとき，くしゃみをしたときに激痛がひどくなることがある。鎮痛効果を高めるため，病状をもう一度検討することにした。

患者の締めつけられるような激痛は，足の少陽胆経の脇肋部に集中していることが注目される。取穴は肝兪・期門・行間穴など，肝に関係するツボを多めに取った。肝は胆と表裏の関係にある。疏肝理気の際に利胆行気の経穴も一緒に使うことを思いつき，足の少陽胆経の足竅陰穴と，気の関である合谷穴を加えて施術することにした。足竅陰穴は梅花鍼で軽く叩き，やや出血させる。合谷穴は直刺で 0.5 寸刺入し，導気法を行う。

その 2 穴を加えた後，患者の締めつけられるような激痛に劇的な変化が起こった。まず，夜間入眠時の激痛が徐々に消えた。そのため熟睡できるようになり体力はだいぶ戻った。その後，鎮痛剤の量が減っても痛みはひどくならない。いつの間にか，咳やくしゃみをしても平気になったことには驚いた。

そのまま 18 回治療を続け，右脇肋部の締めつけられるような激痛は完全に解除された。この症例の治療経過を通して次のことを体得した。それは，治療の現場は常に「千変万化」であり，普段どおりの治療法では，ときに壁にぶつかることがあるかも知れない。治療の現場は学習の場でもあり，さらなる探究・追及を続けることによって新たな発見ができるかも知れないということである。

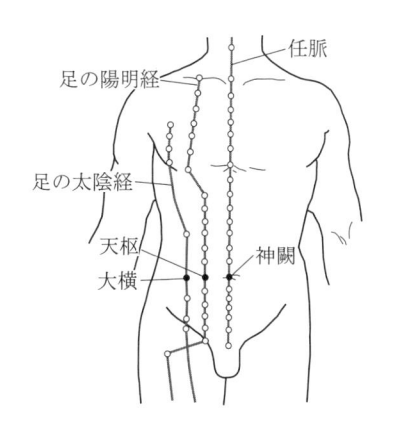

16　神闕・天枢・大横（図⓰）

　神闕・天枢・大横穴は臍を通って横一列に並んでいる。この 3 穴の位置は非常に近く，作用や適応症も似たところがあるので，どのツボを選ぶか迷う方もいるかも知れない。ここでは，この 3 穴の共通点と相違点について紹介したい。

　まず，共通点はこの 3 穴は腸近くに位置しているので，小腸の分泌清濁と，大腸の伝導化物の働きの異常に対してよく使われるということである。たとえば，急・慢性腸炎，腸粘膜脱落症，自律神経失調による腸機能失調，あるいはストレスなどによる突発性潰瘍性大腸炎などに効くという報告がある。

図⓰　神闕・天枢・大横

　こうした共通点以外に，この 3 穴にはそれぞれ独自の特徴があるので，各ツボの作用・適応・刺灸法について見ていこう。

2．経穴の特徴

神 闕

　神闕穴は任脈の一穴であり，臍の正中陥凹部にある。「闕」は門楼の意味であり，神闕は人間の神気が遊行出入する門のことを示している。「臍中」，あるいは「命蒂」とも称される。臍は妊娠中の胎児に対して重要な役割を果たしている。臍があるからこそ，胎児は母から営養を受けることができる。新しい命の誕生と密接に関係しているため，「神闕」「命蒂」と命名されたのであり，命の根本である。神闕穴は臍中にあり，臍は人間が生まれた後も，命の根本の痕として残っている。神闕穴はそんな特別な要素をもつため，古くから大切なツボとして使われてきた。

　神闕穴は温中止瀉・回陽救逆・益気止血の作用をもち，古典医籍には，腹痛，腸鳴，泄瀉，厥逆，虚脱，水腫，中風による人事不省，癲癇，自汗，脱肛，崩漏，無子（不妊）を主治することが多く記載されている。現代では，ショック，急性胃腸炎，慢性結腸炎，蕁麻疹，腸粘着，遺精，脱肛などに対する臨床報告が多い。ここでは，神闕のもつ益気止血作用によって，機能性子宮出血を治した例を紹介したい。

症例　機能性子宮出血に神闕穴が効果

【患　者】42歳，女性，会社員。
【初診日】2005年6月12日
【主　訴】月経不順，慢性出血を患って1年になる。
【現病歴】17歳で初潮。その後，経量は少ないが毎月順調に来潮する。36歳で結婚。避妊のため経口避妊薬を半年服用した。その後，子供が欲しくなり経口避妊薬を止めたが，生理の来潮が乱れるようになった。漢方薬を飲み始め，生理は徐々に普通に戻った。40歳頃，職場でストレスをひどく受けるようになって，生理の乱れが再開し漢方薬を飲んでも効かなかった。特にこの1年は生理の乱れがひどい。また，慢性の少量の出血がなかなか止まらない。止血しても，数日後に以前と同じ出血が続く。ほとんど毎日，生理用品を着用しなければならないためたいへん辛かった。その間に，何度も婦人科を受診したが，結局，子宮や卵巣には特別に悪いものがないため，機能性子宮出血と診断され，ビタミンKなどの止血剤を投薬された。投薬の間は出血を止めることができたが，薬を止めると，出血は以前と同じようになる。どうしようかとたいへん悩み，インターネットで当院のことを調べて来院した。
【望　診】顔色晄白，無華，髪の毛は細く軟らかい。
【問　診】生理が不規則，慢性の少量の出血がほぼ1カ月中ある。経血は淡紅色で，ときに小さな塊がある。小腹部に隠痛，冷え，腰酸痛がありだるい，からだが疲れやすい，いつも横になりたがる，めまい，耳鳴り，少食，軟便が1日に2〜3回，排尿は1日に4回，夜間尿なし。
【脈　診】沈細軟。

5. 相関穴の区別と活用

【舌　　診】舌淡無華，苔少。

【爪の甲診】十指の爪甲の色が蒼白。

【人中診】人中の溝は短く，中央の陥凹は深い。

【中医弁証】気血両虚，気不摂血。

【西洋医学的診断】機能性子宮出血。

【治　　則】益気補血，止血。

【取　　穴】三気海，腎兪，脾兪，胃兪，膈兪，関元，足三里，太白。

【手　　技】三気海穴（膻中，中脘，気海）は隔姜灸1壮。腎兪・脾兪・胃兪・膈兪穴は椎体に向けやや斜刺で1.2寸刺入し，捻転補法を行う。関元・足三里穴は直刺で1.0寸刺入し，捻転補法を行い，灸頭鍼を加える。太白穴はカマヤミニ灸2壮。1時間置鍼。

【結　　果】3回の治療を受けてから，患者の全身状態に改善がみられた。まず，めまい・耳鳴りの発作回数がだいぶ減り，からだの元気が少し出てきたような感じがある。8回治療を受けてから顔色も赤みが増し潤いがでてきて，元気そうになった。腰酸痛もなくなった。家事もできる。しかし，不正出血に対する効果はなかなかみられない。

そこで理由を考え直し，やはり生理の来潮は，腎との関係が最も大きいことを考慮しなければならないことに気がついた。患者は17歳で初潮をむかえたが，それほど遅れることは腎虚とつながっていることに留意すべきである。しかし，取穴した経穴は腎兪・関元・気海穴と，腎に関係したツボを取っている。なぜ，予想どおりの効果が現れないのだろうか。さらに脾は気血を生じる源であるため，健脾益気の脾兪・胃兪・足三里・太白・三気海穴も取っているが，なぜ効かないのだろうか。弁証を誤ったのだろうか。それとも選穴を間違ったのだろうか。

しかし，8回の治療を受けてから，患者の全身症状はほとんど消え，体力も十分に戻ったことがうかがえることから，治療は正しく行われていると信じられる。不正出血を解決できない点が残っているだけである。それでは，腎気をさらに強く補充すればどうだろうと考え，神闕穴の塩灸を思い出した。

9回目の治療から神闕穴の塩灸を加えた。神闕穴に塩を入れ，皮膚より1.5cmほどの高さまで積む。その上に直径2cmの円柱型の艾を載せて灸をする。強い温熱感が神闕穴を通って，腹部の奥にまで達したことを患者から伝えられた。治療後，患者は「いま，お腹が暖かい感じがする。気持ちいいね」と感想を述べた。そして10回目の治療に訪れた患者はうれしい知らせを報告してくれた。患者は「前回の治療の後，帰っても腹部がずっとポカポカとしていて，入浴前に下着をチェックすると，出血がないことがわかった。今朝，トイレのときにも，少量のピンク色の血が下着に付いているだけだった」と言い，「鍼灸で不正出血は治るかな」と，強い期待を口

2．経穴の特徴

にした。それ以降，神闕穴の塩灸を加えた鍼灸治療を10回行って，患者は1年かかった機能性子宮出血の病状から完全に解放された。

この症例を通して，私は次のことを体得した。それは補腎の場合に，腎兪・関元・京門・気海・太渓穴などの経穴は有効であるが，もし補腎の効果をさらに高めたければ，神闕穴の塩灸が必要であるということである。

天枢

天枢穴は足の陽明胃経の一穴であり，大腸の募穴である。清代の張振鋆（ちょうしんいん）が著した『厘正按摩要術』（りんせいあんまようじゅつ）には，天枢穴について「人身に臍あるは，猶お天に北辰あるがごときなり，ゆえに名を天枢と曰（い）う」と記されている。臍は人の背丈からみると，およそ中間に位置しており，天枢穴は臍の外方2寸のところにある。そのため，『素問』至真要大論篇では「身の半ば（なか）以上に……天気これを主る。身の半ば以下に……地気これを主る。……。半ばとは，所謂（いわゆる）天枢なり」と指摘しているのである。それを見ると，天枢穴が中焦と下焦の異常をよく調節できることがわかる。

天枢穴は疏調大腸・理気消滞・化湿調経の作用をもち，嘔吐，下痢，腹痛，腸鳴，腹脹，便秘，月経不調，赤白帯下，月経痛，不孕，虚損，労弱，奔豚，身腫，小便不利，久瀉不止などを主治することが古典医籍に多く記されている。現代では，急・慢性胃腸炎，赤痢，虫垂炎，腸麻痺，子宮内膜症，月経痛，腸イレウスなどに対する臨床報告もある。臨床においては，天枢穴の疏調大腸・理気止痛・止瀉の効果が特筆される。

次に症例をあげて紹介したい。夏季には食衛生の不注意により，急性腸炎が好発する。これは1986年8月に，軽い食中毒による急性腸炎の患者を治療した例である。

症例　急性腸炎に天枢穴が効果

【患　者】32歳，男性，会社員。

【主　訴】腹痛，腹瀉が3日。

【現病歴】3日前，外食後に，腹痛・腹瀉が起こった。最初，軽い熱が出た。半日経って熱は消えたが，腸鳴・腹痛・腹瀉は変わらない。市販の下痢止め薬を2日間飲んだ。下痢の回数は前よりやや減った。昨晩，冷えたためか，夜中に腹痛が突然ひどくなり，3回起きて下痢をした。下痢止め薬を飲んでも効かないので，友人の紹介で来院した。

【望　診】寝不足な顔貌。

【問　診】腹部冷痛，ゴロゴロとした腸鳴がある。暖めると気持ちがよい，腹痛が軽くなる。下痢は1日に5〜6回。口苦，口渇がある。食欲はあるが，食べると腹痛，腹鳴を引き起こし下痢をする。尿黄赤，少量。

【脈　診】細数，やや滑。

【舌　診】舌紅，少津，苔黄膩，燥裂。

【経絡診】天枢・気海・足三里・上巨虚穴に圧痛がある。
【中医弁証】大腸湿熱。
【西洋医学的診断】急性腸炎。
【治　　則】清熱化湿，理腸止瀉。
【取　　穴】天枢，水分，大腸兪，曲池，足三里，上巨虚。
【手　　技】天枢穴は切皮後，直刺し，捻転しながら1.2寸まで刺入。得気後，より微小な幅で1分間震顫する。水分穴は生姜灸1壮。大腸兪穴は直刺で1.5寸刺入し，捻転瀉法を行う。足三里・上巨虚・曲池穴は直刺で1.3寸刺入し，捻転瀉法を行う。50分置鍼し，置鍼の間に天枢穴へ1分間の震顫法を3回くり返す。
【結　　果】施術したとき，患者は腹部の冷痛・腸鳴が緩和された。特に天枢穴の震顫法を行ったときに，患者は「お腹にひびく。そのひびきが腸まで届くように感じ，脹痛の腹が緩まった。気持ちいい」と述べた。そのような治療を2回行って，下痢は止まり，急性腸炎は治った。
【考　　察】『鍼灸神応経』には，鍼手技の震法について「右手の大指（拇指）および食指（示指）で鍼を持ち細かく動かし，進退（提挿）搓捻（ひねる）しながら，あたかも手を震わせるように鍼体を震わせる。これを催気という」と述べている。その操作は，より小さな幅の提挿・捻転手技によって軽い動揺を加え，鍼を手の顫動のように動かすことである。

　私は古代の震法を基本に，ひびきを強くし，催気作用を強化させた震顫法（しんせん）を行っている。これは震法の発展形ともいえるものである。震顫法の操作は切皮後，捻転しながら刺入し，得気した後に，拇指・示指・中指でしっかりと鍼を持ち，より微小な幅で1分間，あるいはそれ以上の時間で（最大3分間），捻転・提挿（動揺しない）だけをくり返す。そのように施術すれば，鍼のひびき（酸脹感）は穏やかに深部にまで伝えることができる。

　本症例が早く奏効したポイントは，天枢穴＋震顫法を適切に使った点にあると思う。鍼灸治療は有効な経穴を選ぶだけでなく，鍼の手技も大切だと実感した症例であった。

大　横

　大横穴は足の太陰脾経の一穴であり，陰維脈と交会する。『鍼方六集』には，「臍の傍ら四寸，腹直筋の外縁にある」と指摘されている。大横穴の位置から考えれば，大横穴のもつ特徴を理解することができるだろう（これについては，本書の経穴の特効と速効の章節に詳しく書いたのでここでは省略する）。

　通常，大横穴は1.5寸まで直刺すれば，結腸に届けることが可能である。したがって，大横穴のもつ調理大腸の作用は特に注目される。通便の効果は抜群である。一般的な体型なら，直刺で1.5～2.5寸ほど刺入すれば通便の効果が現れる。もし痩せ型なら，

2．経穴の特徴

0.8～1.0 寸ほど直刺すれば効果が現れるはずである。

以上，神闕・天枢・大横穴の 3 穴についてまとめると，神闕穴は全身に効く経穴であり，特に補腎気の力が強い。腎は気の根であり，先天の本である。神闕穴に灸をすれば，強い補気の効果が発揮される。その強い元気によって，止瀉・止血・抗ショックの作用が現れる。近年の臨床では，伝統的に神闕穴には灸しかしないという枠を超え，神闕穴に直接刺鍼して，月経痛や腹痛を治すという報告もある。これは鍼灸治療の新たな発見ともいえよう。今後さらに研究を深めていく必要があるだろう。

天枢穴は大腸の募穴であり，疏調大腸・理気消滞・化湿の優れた作用をもつ。大腸の病には，大腸の働きの失調，あるいは虚弱による便秘と下痢が代表的である。私の 35 年に及ぶ治療経験から，鍼灸治療の場合，便秘なら天枢穴より大横穴が効き，下痢なら大横穴より天枢穴が効くと考えている。

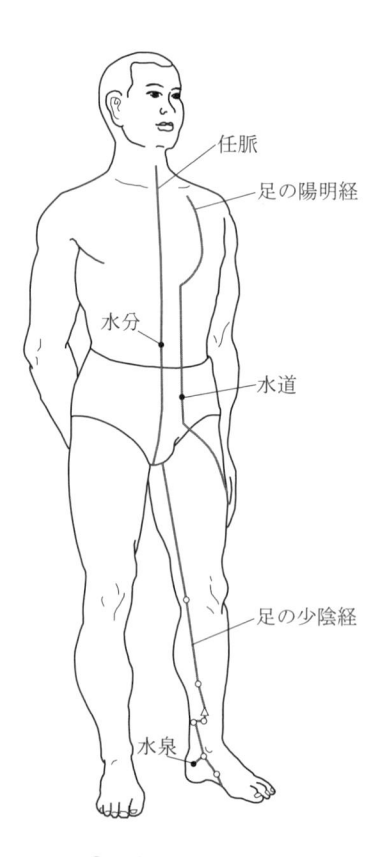

17 水分・水道・水泉（図⓱）

水分・水道・水泉穴はすべて，穴名に「水」の字が付いていることから，水のような性質をもち，水の病に効くことが知られているが，じつは，この 3 穴には区別もあれば，それぞれに特徴も有している。次にこの 3 穴の作用と特徴について話をしよう。

水 分

水分穴は任脈の一穴であり，臍より上 1 寸のところにある。水分穴は「清濁を分別する」ような利水効果があるため，「分水穴」という別名もある。なぜ水分穴とか，分水穴という名をもっているのだろうか。それには，古人が鍼灸治療の際にこのツボを刺してゆっくり 1 分ほど捻鍼すると，裏にあたる腸の動きが活発となり，ゴロゴロと水の流れる音が聞こえたからという説がある。

現代では，水分穴の下には臍リンパ組織が密集し，さらに深層に小腸があることがわかっている。そのため，水分穴に刺してゆっくりと 1 分間捻鍼すると，密集している臍リンパを刺激し，リンパ組織の働きが活性化してリンパ液の流動が促進されるのである。

図⓱　水分・水道・水泉

5．相関穴の区別と活用

　さらに，水分穴に約1.5～2.0寸まで刺すと，小腸も刺激し，小腸の「清濁を分別する」働きがいっそう加速させられる。臨床において，水分穴を刺すときに聞こえるゴロゴロという水流音は，偶然ではなく，水分穴が効く兆候なのである。

　水分穴は利水・消腫・緩急の作用をもち，水腫，腸鳴，腹瀉，食後腹脹，不嗜飲食（飲食を好まない），臍周腹痛，背脊強硬・凝りなどの病症を主治することが，古典医籍に多く記録されている。現代では，腎炎，腸炎，慢性下痢に対する臨床報告もある。次に水分穴を利用し，背脊のこわばり・凝りを治した症例を紹介しよう。

症例　背脊のこわばり・凝りに水分穴が効果

【患　者】48歳，男性，会社員。
【初診日】1993年11月16日
【主　訴】慢性下痢が半年，腰背痛が1年続く。
【現病歴】2年前に引越し会社に勤務するようになり，重労働のためときに軽いぎっくり腰があった。湿布と投薬で2～3日で治っていた。ところが1年前に重症のぎっくり腰があった後，なかなか治らず持病になった。疲れたときに腰痛はひどくなり，また腰背痛のためか，腰をまっすぐにできず，いつも前傾になると楽である。引越しのため食生活の乱れがあり，1日1食しか食べないこともあれば，満腹にすることもあるので，胃腸を壊し食後すぐに排便（下痢）するのが習慣になり，1日に5～6回排便する。体調を崩したので，3カ月前に仕事を辞めた。現在は自宅療養中で，下痢を早く治したくて，友人の紹介で来院した。
【望　診】やや痩せぎみ，顔色晄白。
【問　診】軟便か下痢で1日に5～6回。下痢の場合はほとんど水っぽい。お腹からいつもゴロゴロとした流水音が聞こえる。腹痛はないが，腹部膨満，矢気が多い，めまい，疲れやすい，脱力感，腰背の強硬感・痛み，前傾姿勢を取ると腰が楽になる。食欲はある，小便は1日に3回。
【脈　診】沈弱。
【舌　診】舌淡白，やや胖大，苔薄。
【身長・体重】身長179cm，体重60kg。
【弁　証】脾気虚。
【治　則】健脾益気，利水止瀉。
【取　穴】脾兪，胃兪，中脘，水分，気海，足三里，三陰交，陰陵泉。
【手　技】脾兪・胃兪穴は椎体に向けやや斜刺で1.2寸刺入し，捻転補法を行う。中脘・足三里・三陰交・陰陵泉穴は直刺で1.0～1.5寸刺入し，灸頭鍼を行う。気海穴は生姜灸1壮。水分穴は直刺で1.5寸刺入し，ゆっくりと捻転を1分間行う。50分置鍼し，その間に水分穴に3回施術する。週に1回の治療を計画する。

2．経穴の特徴

【結　果】3回治療後，下痢は止まり普通の便になった。排便の回数は1日に3回までに減った。5回治療後，腹部膨満感，腸鳴音は完全になくなった。軟便を1日に3回。10回治療後，体調は完全に戻って元気が出てきて，めまい，脱力感はなくなった。普通便を1日1〜2回する。

　　　　　持病の腰背痛は当院1回目の治療を受けてから徐々に軽くなり，硬直した腰背部が弛んで楽になった。これは意外な治療成績であった。次にこの点についてさらに詳しく考察したい。

【考　察】患者の来院の目的は慢性下痢を治すことであり，当院の弁証治則と取穴も，慢性下痢（脾気虚）に照準を合わせていた。結果的に，脾気虚による慢性下痢および全身の虚弱症状が次々と円滑に消えていくとともに，患者の持病であった腰背部の硬直や痛みにも効果が現れた。その理由は水分穴の効きめであることがわかった。

　　　　　からだの解剖構造からみると，人間が直立姿勢を保てる理由がいくつかある。まず脊柱は，頸椎の前突→胸椎の後突→腰椎の前突という弓状構造によって体幹をまっすぐにできる。中医学の陰陽論では，背部は陽に属し，胸腹は陰に属する。陰と陽のバランスがよくなれば，正常な直立姿勢が保てる。もし陰陽の平衡状態が崩れると，体幹が前方か後方のいずれかに傾くようになる。

　　　　　この患者は過重な労働によって元気を大量に消耗したため，脾気虚となり慢性下痢と内湿を生じ，1日に5〜6回の軟便・下痢，お腹にいつもゴロゴロとした流水音が聞える，腹部膨満といった症状が起こるようになった。さらに，重労働とくり返すぎっくり腰の発生によって，腰背部の筋力も大幅に衰えた。そのため，からだを前方に傾けなければならなかった。

　　　　　それでは，今回の健脾益気・利水止瀉の治療は腰背部の治療効果に対してどのようなつながりがあったのだろうか。それは水分穴の施術時の様子と関係していた。

　　　　　水分穴に直刺し，ゆっくりと捻鍼しながら1.5寸まで刺入すると，水分穴に脹重感があり，さらに1分間ゆっくりと捻鍼すると，お腹のゴロゴロとした流水音は大きくなった。その後，もう1回，1分間の捻鍼をしているうちに，最初のゴロゴロとした流水音は大きくなったが，突然消えた。そのとき患者は「先生，お腹も腰も脹っている感じはなくなった」と言った。

　　　　　私は治療中も，そのようなわずかな変化に注意するようにしている。治療後，水分穴に関係した文献や臨床報告を調べると，水分穴は利水止瀉の作用だけでなく，緩急健腰の作用もあることがわかった。そして，次の治療の際に，水分穴により深く2.0寸まで刺入し，捻転すると，患者は「鍼のひびきが腰まで感じた」と報告した。

　　　　　このように，10回の治療で患者の慢性下痢は治った。持病の腰背の硬直

や痛みは消え，からだは前傾姿勢から解放され，普通の姿勢に戻った。

　この症例を通して次のような感想がある。それは，治療中，些細な事柄でもしっかりと観察することが大切だということである。わずかでも患者に変化が現れれば，1つの言葉でも，1つの行動でも，よく留意し，さらに追及することである。そのなかに治療に対する新たな発見が隠されているかも知れない。

水　道

　水道穴は足の陽明胃経の一穴であり，水の流れる通路であり，利水作用をもつため水道穴と称する。臍下3寸の関元穴より外方2寸のところにあり，左右それぞれ1穴ある。水道穴は利水・消脹・調経の作用をもち，古典医籍には，小腹脹満，孤疝偏堕（こせん）（腸が陰嚢に陥入し上がったり下がったりする），膀胱有寒，三焦熱結，小便不利，痛引陰中（排尿痛が外陰まで放散する），月経時の腰痛，胞中瘕（子宮筋腫），脊強（脊のこわばり）といった病症を主治することが多く記載されている。現代では，腎炎，膀胱炎，尿潴留，睾丸炎などに対する臨床報告も多い。月経前，あるいは月経中の月経痛は，通常，小腹部および腰仙部に放射することが多い。

　ところが，一部の月経痛は腰仙部・小腹部だけでなく，陰部にまで放射し，痛み，不快感を引き起こす場合もある。私は普段，月経痛に関元・気海・三陰交・太衝・合谷穴などを取って，小腹部・腰部の痛みを軽減させているが，陰部の痛み・不快感というのはなかなか取りにくく，治療は壁にぶつかった。しかしいろいろな有効経穴を調べているうちに，水道穴の効果が最もよいことがわかった。次に実例を紹介する。

症例　陰部の痛みに水道穴が効果

【患　者】28歳，女性，会社員。
【初診日】1998年11月10日
【主　訴】月経痛。
【現病歴】15歳で初潮。生理周期は順調。23歳で会社に就職し，残業，海外出張が多く，疲れと生活の乱れによって月経周期が乱れ始めた。婦人科検査で異常は認められず，漢方薬を勧められ，四物湯，当帰芍薬散，加味逍遙散を服薬し，生理周期は普通になった。26歳頃から職場でのストレスが増え，仕事が超多忙なためか，月経痛が起こるようになった。市販の鎮痛剤を飲み始め，最初は止痛効果があったが，徐々に効きめが悪くなり，1日に3回飲んでも効かないことがあった。月経痛は小腹部，腰仙部だけでなく，陰部にも痛みと不快感があるため，恥ずかしくて誰にも相談できなかった。毎月，生理が来潮する前になると，恐くなり悩むようになった。一番仲のよい同僚に相談して，その同僚の紹介で来院した。
【望　診】痩せ型，顔色㿠白。

2．経穴の特徴

- 【問　診】生理周期は順調だが，月経痛がひどい。月経痛は生理2日前より起こり，小腹部，腰仙尾骶部，あるいは陰部に痛みと不快感がある。経血はピンク色で，量は普通。たまに小さな塊がある。めまい，動悸，少食，力が出ないという症状があり，便は軟便で1日に1回。小便は1日に4回。浅眠，夢を見る。
- 【脈　診】沈細軟。
- 【舌　診】舌淡白，苔少。
- 【爪の甲診】十指の爪甲はピンク色で艶がない，小指の爪甲には細い溝が多く見える。
- 【弁　証】気血両虚。
- 【治　則】補気養血，調経止痛。
- 【取　穴】三気海，膈兪，脾兪，胃兪，水道，足三里，三陰交，太白。
- 【手　技】三気海穴（膻中・中脘・気海穴）には生姜灸1壮。膈兪・脾兪・胃兪穴は椎体に向け斜刺で1.0寸刺入し，捻転補法を行う。足三里・三陰交穴は直刺で0.8寸。太白穴はカマヤミニ灸1壮。水道穴は直刺，あるいは恥骨に向けやや斜刺で1.5寸刺入し，2分間，導気法をする。50分置鍼する間に2回施す。月経痛をうまく治療するため，来潮前の10日間に3回の治療を計画する。
- 【結　果】2日おきに1回の治療を3回実行した。12月8日に来潮した。軽い月経痛が起こって，鎮痛剤を1錠だけ飲んだ。小腹部痛は軽減したが，尾骶部と陰部の痛みや不快感はあまり変わらなかった。次の周期の10日前より鍼灸治療を開始し，3回行った。1月7日に来潮。今回の月経痛には大きな変化があった。まず鎮痛剤を飲まなくても小腹部・腰仙部・尾骶部の痛みが消えた。陰部の痛みもだいぶ減った。不快感が多少残っているが，第3周期の鍼灸治療によっていずれの痛み・不快感も起こらず，月経痛から完全に解放された。

　　その後も効果の安定を高めるため，2周期の鍼灸治療を継続した。半年後，治療院の近所で患者と偶然に出会った。患者の元気な顔を見て，「お元気ですか。月経痛は大丈夫ですか？」と聞くと，「おかげさまで元気です。先生の治療を受けてから痛みは1回も起こらなかった。うれしい」と，ニコニコしながら答えた。

- 【考　察】女性で月経痛を経験する方は多く，ごくありふれた病症である。しかし，月経痛がなかなか治らず，また毎月の月経痛に苦しみ悩んでいる女性もいることだろう。月経痛の起こる部位が小腹部や腰仙部なら一般的であるが，尾骶部や陰部にまで起これば耐えられないうえ，恥ずかしい。そんな月経痛を人に言えず，隠したまま我慢している方も多いことであろう。鍼灸治療の場合，鍼灸師が患者とコミュニケーションを取ることは大切で，患者の信頼を獲得することが重要である。信頼があればこそ，真に迫った病気の情報を得ることができる。

　　今回の治療についてポイントになったのは，水道穴のひびきであった。

水道穴を切皮後，直刺あるいは恥骨に向けやや斜刺で1.5寸刺入し，酸脹重感のひびきを得てから，ゆっくり，ゆっくりと，「徐に進め徐に出す」導気法を2分間行った。導気法によって鍼のひびきが動き，恥骨，陰部に向けて伝わった。ときに陰部に引っ張られ，動くような感じがあると患者から言われた。1周期3回の集中治療によって，月経痛に次々と変化がみられ，3周期の治療で耐えられない月経痛は消えた。これは古訓の「気が至れば効あり」「気が速く至れば速効する」を証明するものであろう。

水 泉

　水泉穴は足の少陰腎経の一穴であり，足の内踝側面の太渓穴の直下1寸のところ，踵骨結節の前上方の陥凹にある。足の少陰腎経の郄穴である。腎は水に属する。腎水は足の少陰腎経に沿って流れる。足の少陰腎経の流注は足底の湧泉穴から経気が地下水のように溢れ出て，さらに経絡に沿って行き，水泉穴のところからもう一度溢れ出るようになる。これは湧泉穴と水泉穴の由来の一説である。

　水泉穴は調経・益腎・明目・利咽の作用をもち，月水不来（月経が来ない），心下痛，陰挺，小便淋瀝，腹痛，咽乾，目疏々不可遠視（目がかすみ遠方のものが見えづらい）などを主治することが，古典医籍に記録されている。現代では，尿管結石，子宮脱垂，慢性咽喉炎，白内障などに対する臨床報告がある。

　次に水泉穴を使い，咽喉炎を治療・予防した例を紹介する。特に咽喉炎が慢性化すれば，治療は難しく耳鼻咽喉科の専門医も悩むことがある。鍼灸治療の場合には，予想以上の効果をあげることがあるが，次に紹介する症例もそんな1つである。

症例　咽喉炎に水泉穴が効果

【患　者】58歳，男性，教員。
【初診日】1995年8月12日
【主　訴】慢性咽炎を患って5年になる。
【現病歴】長年，教育の仕事に就いており，咽の疲れは日常的である。耳鼻咽喉科の治療をよく受ける。薬を服薬すると，咽の疲れは取れる。話す声は大きくなり，咽の痛み・腫れもなくなる。しかし，1カ月，薬を飲まないと咽の調子が次第に悪くなる。このようにくり返すが，職業病のようなもので仕方がないと諦め，そのまま放置していた。1カ月前にカゼを引いた。咽の炎症が起こったが，抗生物質を飲んで熱は下がった。咽の痛み・腫れもだいぶ減った。しかし話す声が出にくい。声も低く，授業をするのがたいへんであった。仕事に影響が出たので，すぐに耳鼻咽喉科を受診し，1週間，真面目に薬を飲んだが，話す声はまったく変わらず悩んだ。友人の紹介で当院に来院した。
【問　診】咽の乾燥。水を欲するが大量には飲まない。話す声は低く出にくい。特に夜にひどくなる。食欲旺盛，盗汗，左耳がやや聞こえにくい。便は3～4

2．経穴の特徴

日に1回。尿黄赤。
- 【脈　診】細数無力，特に尺部。
- 【舌　診】舌痩，紅絳，乾裂，苔少。
- 【耳　診】心区・腎区・神門穴に紅暈がある。
- 【中医弁証】腎陰虚，虚火上炎。
- 【西洋医学的診断】慢性咽炎。
- 【治　則】滋腎陰，降虚火。
- 【取　穴】腎兪，志室，太渓，照海，水泉，廉泉，合谷，外金津玉液。
- 【手　技】腎兪・志室穴は椎体に向けやや斜刺で1.0寸刺入し，捻転補法を行う。太渓・水泉・照海穴は0.3～0.5寸刺入し，陰経刺法を行う。廉泉・外金津玉液穴は喉部に向け1.0寸まで刺入し刮法を行う。合谷穴は直刺で0.3寸刺入し，導気法を行う。50分置鍼を計画する。
- 【結　果】治療は背部の腎兪・志室穴から始める。その後，仰向けにして，外金津玉液・廉泉穴に刺すが，このとき患者は怖がって手を左右に振った。患者は「中止，中止，恐いから」と，強く治療を拒否した。治療の途中でどうしようかと考えたが，私が「上ができなくても，足ならどうですか？」と聞いてみると，患者は「刺さない鍼の治療はありませんか？」と突然，質問してきた。私は少し考えてから，小さな皮内鍼を取り出して「こんなに小さな鍼なら大丈夫でしょうか？」と聞いてみた。患者は皮内鍼を見てから，「こんな鍼なら大丈夫だなー」と言い，「1つのツボなら受ける」と独り言のように言った。

　私はこんな患者にははじめて出会ったが，仕方がない。病気を治すために積極的に対応しなければならない。水泉穴を取って，皮内鍼を埋めテープで固定した。患者が帰る前に，私は「鍼を埋めたツボの箇所を，寝る前に200回くらい軽くマッサージしなさい」と指示した。

　翌日，治療に協力できない患者の治療は無理だと思っていると，突然，患者から電話があった。「先生，鍼，効きました。ずっと病院の薬を飲んでも効かなかったけど，昨夜，薬（西洋薬）を飲んで，足のツボも先生の言った通りに真面目に押して，そうすると，夜中に目を覚ましたときに，咽は乾かないし，話す声も出やすくなった。今朝，女房に大きな声で挨拶したので，驚かれた」と，興奮して話した。

　その後，患者の治療は水泉穴に1週間おきに左右交替して続けた。西洋薬も飲みながら，3カ月，水泉穴だけの治療によって，慢性咽炎は治り，その後は大きな再発もなく，毎日楽しく教員生活を送っている。
- 【感　想】鍼灸治療の現場では，さまざまな予想外の事情に直面する可能性がある。その点において，鍼灸師は心を備え，さらに対応できる技を十分に揃えておく必要がある。臨機応変の姿勢をもって治療すれば，どんなときでも困らないし，難題にぶつかっても円滑に解決することができるだろう。

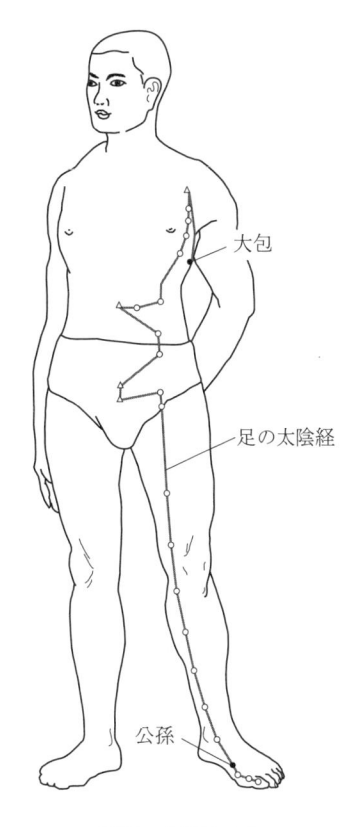

18 公孫と大包（図⓲）

　公孫穴と大包穴は同じ足の太陰脾経に属し，さらに同じ足の太陰脾経の絡穴である。そのため，臨床で用いる際にしばしば迷いが生じるかも知れない。ここでは公孫穴および大包穴の絡穴の意味と，さらに臨床応用に際しての相違点について述べたい。

　絡穴とは手足の三陰三陽経が流注する四肢の部分にあり，それぞれ1つの経穴から1本の絡脈を出して表裏相関する経絡とつながっている。絡穴は手足の三陰三陽経の1つずつ，計12個あり，さらに任脈，督脈，そして脾にはもう1つの大絡である大包穴をもつため，全身には計15個の絡穴があることになる。その15個の絡穴の表裏関係および分布は表❻❼のとおりである。

　この表を見ると，絡穴は陰陽表裏の経絡に交通している。そのため，陰陽表裏の経絡および相関する部位の病を治療することができるのである。元代の鍼灸名家・竇漢卿が『鍼経指南』において，「絡穴は両経の中間にあり，……もし絡穴を刺せば，表裏を同治する」と指摘したのはそのためである。臨床では，絡穴が広く活用されており有効な実例も多い。さらに表裏相関する陰陽経絡の2つの絡穴を同時に使うと，治療効果をさらに高めることもできる。

図⓲　公孫と大包

公　孫

　公孫穴は足の太陰脾経の絡穴であり，奇経八脈の衝脈と交会する。公孫穴は，和脾胃・調衝脈の作用をもつ。古典医籍には，久痢不嗜食（痢疾が長期化し食欲が減退する），善嘔（しばしば嘔吐する），痰壅胸膈（痰が胸膈に塞がって通じない），腸鳴切痛（腸鳴がして切られるように痛む），心煩，発狂，脾冷，胃痛，脇脹，飲食不化（飲食を消化できない），腸風下血（大便下血）などを主治することが記されている。また現代の臨床報告では，めまい，胸痛，動悸，下腹部痙攣，消化性潰瘍，月経痛，胎盤遺残などに有効であることが明らかになっている。

　私は公孫穴を使ってさまざまな病気を治療しているが，そのなかから潰瘍性大腸炎に効いた例を次に紹介したい。

2．経穴の特徴

表❻　手足の三陰三陽経の絡穴

陰　経（裏）	絡　　　穴		陽　経（表）
手の太陰経	列　欠	偏　歴	手の陽明経
手の厥陰経	内　関	外　関	手の少陽経
手の少陰経	通　里	支　正	手の太陽経
足の太陰経	公　孫	豊　隆	足の陽明経
足の厥陰経	蠡　溝	光　明	足の少陽経
足の少陰経	大　鍾	飛　揚	足の太陽経

表❼　体幹部の絡穴

部　位	経　絡	経穴名	絡脈の分布
からだの前面	任　脈	鳩　尾	胸部，腹部
からだの後面	督　脈	長　強	背部，頭脳部
からだの側面	脾	大　包	胸肋部，四肢

症例	潰瘍性大腸炎に公孫穴が効果

【患　者】42歳，男性，医師。
【初診日】2001年7月19日
【主　訴】下腹痛，血便をくり返す。
【現病歴】過酷な勤務医生活であるうえ，仕事上のストレスも多く，2年前に突発性潰瘍性大腸炎と診断され，ステロイド剤による治療を始めた。病状は良くなったり，悪くなったりする。ステロイド剤を長期に使用する弊害を認識していたが，ステロイド剤以上に効く薬がないため，仕方なくそのまま飲みつづけた。以前に当院の治療を受け，持病の慢性副鼻腔炎が良くなった経験をもつ大学生時代の同級生から，鍼灸治療を勧められ来院した。
【望　診】痩せ型，顔色萎黄で艶がない。
【問　診】臍周囲および下腹部に痙攣・脹満・激痛がある。特に疲れ（夜勤時）あるいは職場や家庭内でストレスが多いときに，症状が悪化する。いつも軟便・下痢しやすい。血便がときどきある。ときには便器が鮮血で一杯になることもあり，そのときには大抵入院治療を行う。食欲はあり，ときに旺盛になるが，体重はなかなか増えず逆に徐々に減少している。めまい，立ちくらみ，矢気が多い。よく嘆息をする。尿は1日に3回。
【脈　診】沈細軟，特に関部。
【舌　診】舌淡白，苔薄。
【爪の甲診】十指の爪甲の色は淡白で，紅環がある。

【耳　診】耳殻の三角窩と心区に屑が多い。脾穴・胃穴・大腸穴に圧痛がある。
【中医弁証】肝気鬱結，脾気虚。
【西洋医学的診断】突発性潰瘍性大腸炎。
【治　則】疏肝解鬱，健脾益気。
【取　穴】肝兪，胆兪，脾兪，胃兪，期門，章門，建里，気海，内関，合谷，足三里，陰陵泉，太衝。
【手　技】肝兪・胆兪・脾兪・胃兪穴は椎体に向け斜刺で1.2寸刺入し，平補平瀉法を行う。期門・章門穴は肋間に沿って沿皮刺で0.5寸。建里・気海穴は直刺で1.2寸刺入し，灸頭鍼を施す。内関・合谷・太衝穴は直刺で0.5寸刺入し，導気法を行う。足三里・陰陵泉穴は直刺で1.3寸刺入し，捻転補法を行う。置鍼は1時間。週に2回の治療を計画する。
【結　果】6回の治療後，病状に変化が現れた。臍周囲の脹痛・痙攣は減少し，普通便は1日に2回になった。元気が少し出てきた。他の変化はわからない。10回の治療後，下腹部の痙攣・激痛はほとんどなくなり，血便もない。嘆息も知らないうちに消え，毎日出勤できるが，家庭内でトラブルが起こって，再度病状は悪化した。下腹部の激痛・痙攣が起こり，血便が出て，ときには便器が鮮血で一杯になった。これまでなら入院治療しか考えなかったが，今回は鍼灸治療の効果を実感していたので，入院せずに鍼灸治療を希望した。

　私は，病状が再発したきっかけはトラブルによる精神的な要因であるため，疏肝解鬱の治療を強化することは当然であるが，くり返す下腹部の激痛・痙攣と，血便そのものがストレス増悪因子であり，それらの症状が消えれば再発を解除できると考えた。そこで早速，百会・血海・天枢（大腸の募穴）・関元穴（小腸の募穴）を使って治療した。百会穴は棒灸を5分間，局所の温熱感がわかるまで続け，血海・天枢・関元穴は直刺で1.0寸刺入し，灸頭鍼2壮を施した。2日連続して治療した結果，下腹部の激痛・痙攣は緩和された。ところが血便がなかなか治まらない。便器が鮮血で一杯になることはなくなったが，血便の出血量は多かったり少なかったりが毎日続く。

　治療は壁にぶつかり，私は病気の起因と経過，さらにこれまでの治療をもう一度整理することにした。患者は脾気虚弱をもっている。1つは気虚のため，気の固摂作用が低下したことによって出血が起こり，さらに気の推動無力により，気滞が起こりやすく，「通ぜざれば則ち痛む」により，激痛・痙攣が生じた。そのうえストレスが加わると，気滞による激痛・痙攣は悪化する。

　もう1つは気の消耗が増加したことで，気虚がさらにひどくなり，固摂する力がさらに弱まって出血をくり返す状態に陥った。しかし患者は食欲があり，ときに旺盛になることがある。これは胃気未衰の表現である。脾と胃は表裏関係にあり，衰えていない胃気を利用して脾と胃を相互に強調・促進することによって，脾気を回復させることを考えた。このときに患者

2．経穴の特徴

の病状と似ている古訓を思い出した。明代・李梴の『医学入門』には公孫穴が「腸中切痛，腸風下血」に効くことが記されている。これまで，私には公孫穴を使って腸中切痛（腸が切られるように痛む）や腸風下血（大便下血）を治した経験はなかったが，患者に話すと，患者は喜んで協力してくれた。

公孫穴は太白穴より後ろ1寸のところにあり，刺鍼すると痛そうな強い刺激があるため，カマヤミニ灸を行うことにした。治療を再開し，順番に鍼灸をした後，次に公孫穴に灸をする。公孫穴を触れると，局所の皮膚は異常に冷たかった。その冷えがあるからこそお灸で間違いないという確信をもった。公孫穴に1壮灸をした。「熱いですか？」と尋ねると，患者は「全然，熱くない」と即答した。そのまま2壮，3壮，4壮とカマヤミニ灸を続けると，患者は「うーん，少し温かい感じがあった」と言い，結局，7壮カマヤミニ灸をして，「今，熱い感じがわかった」と答えた。そこで治療を終了した。

翌々日，患者が来院し，「先生，足のお灸は効いた。その日帰ってから，お腹の痛みも，痙攣もないし，2日間出血は止まった。これはなんのツボですか？　すごく効く」と患者はうれしそうに話した。それ以降，公孫穴のカマヤミニ灸を継続し，お灸の数を10壮まで増やした。結局，15回の治療で，患者は臍周囲および下腹部の激痛・痙攣と血便からすっかり解放された。その後，大腸内視鏡の検査を行った結果，腸壁の潰瘍と出血箇所の数は前回よりもだいぶ減ったことがわかった。

【考　察】公孫穴は脾胃を調和し，消化器系の病に効くことがよく知られている。公孫穴の止血効果は私にとってもはじめての体験であった。この症例を通じて次の2つのことを感じた。1つは陰陽表裏の経絡を交通・連絡する絡穴の重要性である。もう1つはこれからも公孫穴の止血作用を深く研究・実践することが必要だということである。

大包

大包穴は脾の大絡穴であり，教科書にも記載がある。しかし，教科書での大包穴の記載は少ないようなので，ここで大包穴について詳細に検討しておきたい。まず絡穴について考えてみる。

手足の三陰三陽経および任脈，督脈の14個の絡穴は，みな某経絡の絡穴といわれる。しかし大包穴は「脾の大絡」といわれ，脾経とはいわない。それはなぜだろうか。脾経の絡穴の公孫穴と，脾の大絡の大包穴はどのような違いがあるのだろうか。そこで，中医学の五行説・臓腑理論に戻って考えてみたい。

五行説によれば，東方は肝（木），南方は心（火），西方は肺（金），北方は腎（水），中央は脾（土）である。古典には，「脾為中州，旁漑四方」と記されている。中州は中央の意味であり，四方は人間の四肢を示している。脾は後天の本であり，気血を生じる源である。先天の精の充実は脾の運化による後天の精の支えと栄養が必須である。

脾は人間の筋肉，四肢を主る。脾から生じた気血は，筋肉や四肢を常に潤わせ，栄養する。それが「旁溉四方」の意味である。

このように考えれば，自ずと脾の働きの重要性と，脾と全身の四肢とのつながりもわかるはずである。いったん脾の病が起こると，足の太陰脾経の絡穴を取って，脾と胃を相互に密接に協力させれば，よりよい治療効果を期待できる。また，脾臓は全身の四肢と交通・連絡する大包穴をもつため，脾のもつ治癒力をさらに強めることもできる。ここでは一例をあげて大包穴のもつ治療効果について紹介する。

| 症例 | 脾気虚の水湿停滞に大包穴が効果 |

【患　者】49 歳，男性，会社役員。
【初診日】1999 年 10 月 13 日
【主　訴】咳嗽，胸脇脹満，四肢の浮腫が 3 カ月続く。
【現病歴】3 カ月前にカゼを引いた。発熱，咳，多痰，頭痛などの症状を生じて，市販のカゼ薬を飲んで熱は下がり，頭痛もなくなった。ただし咳と痰は残っている。1 週間後，もう一度カゼを引いて発熱，咳，多痰，胸痛，喘息で苦しい。病院へ行って気管支炎と診断され，投薬を始めた。3 日後，熱は下がったが，咳，多痰，胸悶，息が苦しいといった症状があり，さらに手足のむくみも出た。薬を飲みたくなくて，インターネットで調べて来院した。
【問　診】咳，多痰，喘息が苦しいという症状は 1 日中ある。薄白色の痰が大量にあり，特に朝起きるときと夜寝るときによく出る。胸・脇肋部の脹痛，息苦しい，喘息がある。食欲不振，食後に腹部脹痛，ときに水流のようなゴロゴロ音が聞こえる。食べたものを消化しにくい。矢気は多いが，臭くない。軟便で 1 日に 3 〜 4 回。食後 10 分以内に排便することが多い。手足のむくみは夕方あるいは疲れたときに出やすい。朝起きたときや，休むと，むくみはほとんど出ない。疲れやすい。やる気がない。
【脈　診】沈細軟。
【舌　診】苔白滑，舌胖大，辺歯痕。
【耳　診】肺区・脾区・胃区が淡白色で，圧痛がある。
【弁　証】脾肺気虚，水湿内滞。
【治　則】補土生金，利水消腫。
【取　穴】肺兪，脾兪，胃兪，膻中，中脘，水分，水道，尺沢，列欠，足三里，陰陵泉，三陰交。
【手　技】肺兪・脾兪・胃兪穴は椎体に向け斜刺で 1.2 寸刺入し，捻転補法。膻中穴は下に向け沿皮刺で 0.5 寸刺入する。中脘・水分・水道・尺沢穴は直刺で 1.2 寸刺入し，灸頭鍼を施す。足三里・陰陵泉・三陰交穴は直刺で 0.5 〜 1.2 寸刺入し，捻転補法。列欠穴は肘に向け 30 度の角度で斜刺する。50 分置鍼。
【結　果】5 回の治療によって，咳，痰，喘息は改善し，脱力感もなくなった。8 回の

治療後，症状はさらに軽減した。ただし胸肋部の脹満，お腹のゴロゴロ音，手足のむくみの改善が遅い。10回の治療後も同じである。治療は壁にぶつかり，もう一度，患者の病歴を通読してみた。そして，胸肋部の脹満が大きな問題だと考えるようになった。その脹満の原因が気滞によるものか，それとも湿滞によるものかを検討する。

気滞なら，脹満あるいは遊走性の痛みがあるはずである。患者には当初から胸肋部の痛みはなく，さらに脹満部位も固定しており「走串不定」の移動もなかった。そのため気滞によるものは排除できる。

一方，湿滞について考えてみると，患者は薄白色の痰が大量にあり，喘息で苦しい。お腹のゴロゴロ音と手足のむくみもあり，さらに苔白滑，舌胖大，辺歯痕，脈細などから，水湿停滞によることは明白である。しかし，水分・水道・陰陵泉・三陰交穴といった利水消腫の経穴を使っても，なぜか水湿停滞による胸肋脹満，お腹のゴロゴロ音，手足のむくみをうまく解消できない。

そのとき，強い健脾行気・利水消腫作用をもつ大包穴を思い出した。早速，大包穴を使ってみた。大包穴は腋窩と第11肋骨端をつないだ線の中央にあり，およそ第7肋骨間隙の陥凹にある。切皮後，肋骨の間隙に沿って沿皮刺で0.5寸刺入し，1分間の刮法を施した後に，カマヤミニ灸を1壮した。左右の大包穴に刮法をしているうちに，ジワー，ジワーと広がっていく鍼のひびきが胸肋部全体に伝わった。患者は「脹っている胸肋部が緩んで軽くなった」と言った。その後，同様に6回治療を続け，まず患者の胸肋部の脹満は消失した。次にお腹のゴロゴロ音も知らぬ間に消え，手足のむくみも次々と軽減していった。

この症例を通して，絡穴の治療効果を深く体感した。そして大包穴が「脾の大絡」である意味をもう一度かみしめた。「大」とは全身の体幹・四肢の意味であり，「包」とは包括，包含の意味である。大包穴は全身の体幹・四肢の病に効き，特に脾気虚による全身各部位の水湿停滞に効く経穴であることが実感された。

19 陰谷・曲泉・陰陵泉 （図⑲）

陰谷・曲泉・陰陵泉穴の3穴は，それぞれ足の少陰腎経，足の厥陰肝経，足の太陰脾経に属し，この3穴は膝内側で隣接しており，みな合（水）穴である。化湿利水という共通点もあるが，じつは，この3穴にはそれぞれ特徴があり，臨床の効きめにも違いがある。

5．相関穴の区別と活用

陰　谷

　陰谷穴は『霊枢』本輸篇に，「輸骨の後，大筋の下，小筋の上なり。これを按ずれば手に応じ，膝を屈してこれを得る」と記されている。つまり，膝を屈曲させ，膝横紋の内側端，半腱筋腱と半膜筋腱の間の陥凹にある。膝の後面を見ると，委中穴の内側の陥凹にある。そのため，臨床においては俯臥位で膝を屈曲させて取ると刺鍼しやすい。陰谷穴は理下焦・除湿気の作用をもち，古典医籍には，女性の漏血不止（不正出血），帯下，腹部脹満痛，小便黄赤，排尿困難，陽萎，陰嚢湿痒，少腹痛などを主治すると記されている。私は水様帯下・腹痛の患者に陰谷穴を使ってよい治療効果を得た経験があるので，次にその症例を紹介する。

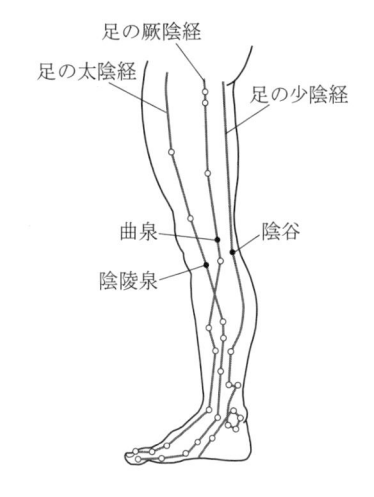

図⓳　陰谷・曲泉・陰陵泉

症例　腹痛，水様帯下に陰谷穴が効果

【患　　者】38歳，女性，会社員。
【初 診 日】1998年12月22日
【主　　訴】腹痛，水様帯下。
【現 病 歴】温泉が好きで，1年前に，温泉旅行へ行った翌日，少腹痛と外陰部の奇痒が起こり，おりものが増えた。婦人科を受診して細菌性膣炎と診断され，抗生物質の内服と消毒薬の外用を始めた。2週間後，外陰部の奇痒は消えた。少腹部痛とおりものもだいぶ減ったので，治療は中止された。その後，疲れたときや，寝不足のときに，腹痛が起こり水様帯下も出る。炎症だと思うが抗生物質を何回飲んでも症状が変わらないため，漢方薬の五苓散や桂枝茯苓丸をくり返し飲んでみたが効果は見えなかった。インターネットで調べて，鍼灸治療を希望して来院した。
【望　　診】痩型，顔色㿠白。
【問　　診】臍から恥骨までの間にジワー，ジワーとした隠痛をいつも感じる。水様帯下が出る。ときに量が多くなり，大きめのサイズの生理用品を使わなければ下着が濡れる。めまい，耳鳴り，精神倦怠，仕事はやる気はあるが，やるとすぐに疲れる，持久力がない。腰膝酸軟で力がでない。食欲はある。便は毎日1回，頻尿で昼間に10回以上／日，夜間には2〜3回。
【脈　　診】沈弱脈，特に尺部。
【舌　　診】舌淡，辺歯痕，苔薄滑。
【爪の甲診】小指の爪甲に溝がある。
【弁　　証】腎気虚，水湿内滞。

2．経穴の特徴

【治　　則】補腎益気，利水。
【取　　穴】腎兪，京門，三焦兪，気海，関元，中極，水分，陰陵泉，三陰交。
【手　　技】腎兪・関元・気海穴は直刺で1.0寸刺入し，捻転補法を行い，灸頭鍼を加える。三焦兪・中極・水分穴は直刺で1.2寸刺入し，導気法を行う。三陰交・陰陵泉穴は直刺で0.8寸刺入し，平補平瀉法を行う。京門穴は沿皮刺で0.5寸刺入し，刮法を行う。
【結　　果】5回の治療後，体調の変化がわかった。少しずつ元気が出て疲れることも減った。夜尿はなくなった。昼間尿の回数も8回まで減った。ただ，臍から恥骨までの間にジワー，ジワーとした隠痛が残り，水様の帯下もときどき出る。ときに量も多い。脈は少し有力になり，舌はやや紅潤になる。辺歯痕と滑苔は変わらない。治療効果を高めるため，温陽化湿の治法を加えて，大椎・命門・然谷穴を取る。3穴とも灸法を行う。

　そのまま2回治療した後，患者の様子を見ると，水様の帯下はだいぶ減ったが，同時に患者に異変が起こって，口燥，咽の乾きと痛み，舌鮮紅，裂紋などがみられた。これは大椎・命門・然谷穴の温燥太過による津液損傷の表れである。ただちに大椎・命門・然谷穴の治療を取り止める。

　ここで，もう一度病歴を検討してみた。臍から恥骨までの間は小腹と称され，その小腹の両側が少腹と呼ばれる。読み方は同じであるが，じつは経絡の流注から考えると，小腹は腎に属し，少腹は肝胆に属するため根本的な区別がある。本症例の腹痛発生部位は小腹にあり，腎の病からの反応だと思われる。そのジワー，ジワーとした隠痛は，腎気虚からも腎陽虚からも起こる可能性がある。腎陽虚による冷痛には，腹痛と同時に冷えを伴うが（陽虚の定義は気虚＋内寒症状である），患者には腹痛と同時に腹部の冷えを伴っておらず，全身症状からみても，寒の症状はみられない。したがって，大椎・命門・然谷穴の灸治療は適切ではない。

　この点をふまえて，患者の腹痛，水様の帯下を検討してみると，腎気虚により腎の気化機能が低下して，水湿が下焦（腎，膀胱）に停滞したのである。その停滞した水湿によって小腹部（腎の反応部位）に隠痛が発生し，水様の帯下が出た。治療に用いた経穴のなかでは，中極・水分・陰陵泉・三陰交穴が化湿利水の力をもつが，なぜかうまくいかない。

　しかしよく考えてみると，上述の経穴はいずれも直接腎とつながっていない。そこで足の少陰腎経の合水穴である陰谷穴を加え，さらに水湿の流通は気に頼るため気の関である合谷穴も一緒に使ってみてはどうかと考えた。

　陰谷・合谷穴に直刺で0.5寸刺入し，導気法を1分間行うと，たった3回の治療で患者の病状は抜本的に改善された。まず，ジワー，ジワーとした小腹の隠痛はほとんど消えた。水様の帯下はたまに出るが，からだは元気になって，仕事での集中力は増加し，腰膝酸軟で力が入らない症状もな

5．相関穴の区別と活用

くなった。「まるで別人に変わったわ」と，患者は満足げに言った。健康のため患者はその後も鍼灸治療を続けている。

【考　察】痛みについて次の３点について留意することが大切である。まず，痛みの発生部位をチェックし，その部位がどの臓腑からの反応であるかを確認する必要がある。一般論として腹部なら図❷のように考える。まず，臍より上方，剣状突起までの間は上腹部である。そこは脾・胃が代表する。臍より下方，恥骨までの間は下腹部である。下腹部のうち臍より直下方，恥骨までの間は腎が代表し，膀胱と子宮も含めて小腹という。その小腹の外側，鼠径部までの間は肝・胆が代表する。そのように理解すればそれぞれの部位に発生した痛み・張り・腫塊・圧痛などはそれぞれの相応する臓腑の症状と考えることができる。

次に痛みの性質である。痛みは虚と実に分けられる。虚証の痛みは，さらに隠痛・空痛などに分けられる。これは痛みの起因から考えるのである。たとえば，陽虚内寒の場合には局所の痛み・冷えがあり，喜按・喜温といった特徴をもっているなどである。最後に，全身のチェックも忘れてはならない。なぜなら，局所の痛みは孤立して存在せず，全身の一部分であるからである。

またこの治療を通して体得したのは，過剰な治療を与えないように注意するということである。本症例の治療経過中，より治療効果を高めるため，大椎・命門・然谷穴に灸をした。しかし患者には口乾，咽の乾きと痛み，舌鮮紅，裂紋といった異常反応が現れた。これは温燥太過により体内の津液が焼灼されたためである。治療においては正しい弁証のもとに一歩一歩着実に進めていくことが肝要である。けっして治療を急いではならない。

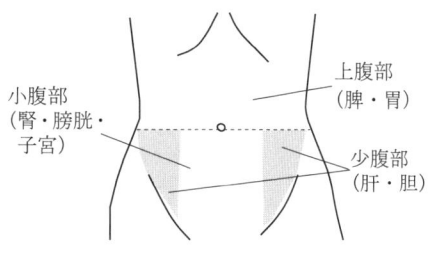

図❷　上腹・小腹・少腹部

曲　泉

曲泉穴は足の厥陰肝経の合水穴である。唐代・王燾（おうとう）の『外台秘要方』には，曲泉穴は「在膝内屈文頭是」と記されている。つまり膝を屈曲させ，内側の横紋端の上方陥凹中にある。曲泉穴は清肝火・祛湿熱の作用をもつ。古典医籍には，少腹痛，遺精，陽萎，陰痛，陰痒，陰挺，小便不利，泄瀉，疝気，女子疝瘕，目眩痛，身熱汗不出（身熱があり汗がでない），狂病，膝痛などを主治すると記されている。現代では高血圧症，腎炎，前立腺炎，前立腺肥大，子宮下垂，膣炎，インポテンツなどに対する臨床報告がある。

曲泉穴の局所には，多くの筋腱・神経・血管が分布している。神経は浅層に伏在神

2. 経穴の特徴

経・閉孔神経，深層に脛骨神経がある。血管は浅層に大伏在静脈・上膝動脈，深層に膝窩動脈・静脈が分布している。そのため，曲泉穴に刺鍼する際には注意を要する。一般に，膝を屈曲させて曲泉穴を取り，膝窩に向け直刺で1.0寸刺入する。もし，鍼を入れている最中に，脈の拍動を感じたら，動脈を刺さないよう，それ以上の刺入は止めたほうがよい。

　足の厥陰肝経の流注は足拇指の大敦穴より始まり，外生殖器を一周めぐった後に腹部に入る。また肝は「将軍の官」であり，疏泄を主る。その疏泄の力によって全身の気の流れと気のパワーを発揮することができる。さらにそれだけでなく，男性の性欲と射精行為にも直接関係する。そのため足の厥陰肝経の曲泉穴は男性のインポテンツによく効くことがある。特に肝胆湿熱によるインポテンツに優れた効果を発揮する。

症例　インポテンツに曲泉穴が効果

【患　者】26歳，男性，会社員。

【初診日】1995年5月23日

【主　訴】インポテンツとなって1年，陰嚢の痒み。

【現病歴】高校2年から手淫が習慣になる。最初は週に1回程度であったが，次第に回数が増える。大学1年になってから週2〜3回するようになり，めまい，頭が空虚，疲れやすく集中力が低下し，勉強できなくなったため1年間休学した。その後勉強を再開し，手淫の回数は減り，週に1回程度になる。入社後も手淫は続き，ときに体調が悪くなり，めまい，耳鳴り，腰のだるさが起こる。1年前に結婚した。夫婦の性生活を円満にできず悩む。最近の2カ月は夫婦の性生活は完全にできず，病院を受診しインポテンツと診断され，投薬を始めた。そのほか，朝鮮人参・スッポン・マカなどの精力剤もたくさん飲んだが効きめは弱い。友人の紹介で来院した。

【望　診】肥満型，顔色紅潮。

【問　診】勃起できるがすぐに軟弱になる。早漏，汗をかきやすい。陰嚢の周囲にはいつもベタベタとした大量の汗が出る。痒みもひどい。陰嚢を掻くと陰茎は勃起しやすくて困る。冷たいタオルで冷やせば，陰嚢の痒みが緩和する。尿黄赤，排尿はのびやかでない，口苦口膩，食欲不振，腹部脹痛，イライラして怒りっぽい，不眠。また，夫婦の性生活を欲するが，「できない」「失敗」というイメージが頭のなかでいつも起こり，不安である。

【脈　診】滑数やや弦。

【舌　診】舌紅，苔黄膩。

【耳　診】心区・三角窩・肝区に紅斑がある。

【弁　証】肝胆湿熱。

【治　則】清熱利湿。

【取　穴】心兪，肝兪，期門，中極，水分，陽陵泉，曲池，支溝，三陰交，太衝。

5．相関穴の区別と活用

【手　技】肝兪・胆兪・心兪穴は椎体に向け斜刺で1.2寸刺入し，平補平瀉法。期門穴は肋間に沿って沿皮刺し，0.5寸刺入する。中極・水分・曲池・支溝穴は直刺で0.8〜1.5寸刺入し，瀉法を行う。陽陵泉・三陰交穴は直刺で0.5寸刺入し，導気法を行う。50分置鍼。週に2回の治療を計画する。

【結　果】3回の治療後，からだに変化が生じた。イライラ，怒りっぽいという症状はだいぶ抑えられた。口苦，口臭も減った。尿量は以前よりやや増え色も薄くなったが，陰嚢周囲の汗と痒みは変わらない。インポテンツも不変。舌紅，舌苔は薄くなり黄色，脈は滑数。治療後の変化から考えて，さらに清熱の力を加えるため，大椎・行間穴を瀉することにした。大椎穴と行間穴は梅花鍼で軽く叩き，やや出血するまで続ける。この治療を3回行った後，陰嚢の痒み・汗も少しずつ減り，その後も治療を継続したが，それ以上の症状の改善はみられなかった。

　再度，弁証を検討する。インポテンツの弁証は大きく虚証と実証に分けられる。腎陰虚や腎陽虚で起こるのは虚証である。肝胆湿熱によるものは実証に属するが，その数は多くない。足の厥陰肝経の流注は足拇指の大敦穴から始まり，下肢の内側に沿って上行し，鼠径部に至りそこから外生殖器を一周めぐり，腹部深層に入り上行する。肝胆湿熱証の場合，湿熱邪が肝経の流注に沿って外生殖器に現れ，陰嚢の痒みやベタベタとした汗が大量に出たりする。さらに湿熱邪は陰嚢の痒みや汗だけでなく，性生活にも影響する。

　そこで，私は足の厥陰肝経の合（水）穴である曲泉穴を加えて，導気法を施すことにした。治療時，3分間の導気法によって重く脹るひびきが曲泉穴より徐々に上がり，陰嚢周囲にも感じられた。陰茎が動くような感じもある。そのとき患者は，「先生，今晩の夫婦の性生活は大丈夫ですか？」と尋ねてきた。それに対し私は「ちょっと待ってください。まだ弱いので，1週間がまんしてください。この1週間，2，3回集中して治療することが必要です」と答えた。その3回の集中治療では，曲泉穴のひびきが外生殖器にも至った。導気法を施しているうちに，患者は「陰茎が硬くなってくるような感じがある」と言った。結局，16回の治療を経て，インポテンツは改善され夫婦の性生活は円満となった。また陰嚢の痒みや汗もすっきり消えた。

【考　察】インポテンツの弁証は，腎虚による虚証が圧倒的に多いが，肝胆湿熱による実証もあるため，しっかりと考慮しておく必要がある。

　実証のインポテンツの治療では，単純な清肝火・祛湿熱の治療で肝胆湿熱証に合致するが，理想的な効果が出ないこともある。本症例では肝胆湿熱の弁証にもとづいて肝兪・胆兪・陽陵泉・水分穴などを取って治療した後，全身症状，イライラ，怒りっぽいという症状はだいぶ抑えられた。その後，効果をさらに高めるため大椎・行間穴を瀉したが，結果は陰嚢の痒みや汗がわずかに減少しただけで，他の症状の改善はみられなかった。

2．経穴の特徴

　　　　その原因は以下のように考えられた。湿熱証の場合，清熱でも利湿祛湿でも瀉の意味合いでよく用いる。たとえば，急性腸炎の大腸湿熱証，あるいは急性尿道炎，膀胱炎の膀胱湿熱証の場合，単純な清熱利湿・祛湿の治療で顕著な効果が現れる。しかし，肝胆湿熱によるインポテンツの場合，清熱利湿の瀉法だけでなく，さらに疏導・誘導の治療を加え，経絡に滞った湿熱邪をうまく疏通誘導させ排出させてやれば理想な効果が得られる。これは本症例で曲泉穴に導気法を施した理由である。したがって，実証の治療でも，ただ単に強い瀉法を行うだけでなく，ときに疏導・誘導の治療を行うことが必要である。

陰陵泉

　陰陵泉穴は足の太陰脾経の合水穴であり，強い化湿利水の作用をもち，特に脾気虚による内湿，あるいは脾陽虚による水湿停滞・泛濫の病証に効く。ここで一例をあげて説明したい。

| 症例 | 脾気虚の水湿停滞に陰陵泉が効果 |

【患　者】28歳，女性，会社員。
【初診日】1999年6月10日
【主　訴】両下腿部の湿疹が1年続く。
【現病歴】産後5カ月より，顔面と頸部に湿疹が発生したが，3週間の皮膚科治療を受けて治った。その後，ときどき皮膚のあちこちに湿疹が出たり消えたりすることをくり返す。23歳で会社に入社してから，残業が多く，外食ばかりのためお腹を壊すことが多くなり，下痢しやすいからだになった。1年前の梅雨時分に連日外まわりの仕事が続き，下腿部に紅疹が出て痒くなった。皮膚科を受診し汗疹と診断され軟膏をもらった。軟膏を1週間使ってみても痒みは止まらず，発疹の面積も広がった。皮膚科を再診して湿疹と診断され，さらに外用薬を投与される。その後，湿疹は良くなったり，悪くなったりする。今年5月，湿疹が悪化し，皮膚から多くの滲出液が出た。汗をかくと痒みがひどくなる。皮膚科を受診しても，同じ薬をもらうだけで，あまり効果があがらず，別の治療法を探して当院に来院した。
【望　診】両下腿の内側には，小さな発疹の水泡が脛骨の内側に沿って分布している。汗が出て，ベタベタした感じがある。
【問　診】両下腿部内側に痒みがあり，発疹は消えたり現れたりして，なかなか治らない。特に梅雨時期には湿疹が起こりやすく，悪化しやすい。また水泡や滲出液が出ることも多い。夜間，痒みによって熟睡できず，また痒みに耐えられず手で掻くと皮膚が破れて湿疹はさらに悪化する。食欲はあるが，食べた後早ければ10分程度でトイレへ行く。軟便か下痢が1日3〜4回。

からだが疲れやすく重だるい。尿は1日に5回。
- 【脈　診】濡やや数。
- 【舌　診】舌苔白滑やや膩，舌やや白色。
- 【耳　診】肺区・脾区・胃区・三角区に屑がある。
- 【弁　証】脾気虚，水湿下注。
- 【治　則】健脾，行気袪湿。
- 【取　穴】脾兪，胃兪，中脘，水分，天枢，気穴，足三里，三陰交，太白。
- 【手　技】脾兪・胃兪穴は椎体に向け斜刺で1.2寸刺入し，灸頭鍼を行う。中脘・水分・天枢・気穴・足三里・三陰交穴は直刺で0.5～1.2刺入し，平補平瀉法。太白穴はカマヤミニ灸を1壮。
- 【結　果】5回の治療後，病状に変化が現れた。両下腿内側の湿疹による痒みは徐々に軽減した。さらに大きな変化は下痢がなくなって，排便の回数が1日に2回となったことである。からだの疲れも減る。脈診では数脈が消え濡滑になり，舌診では滑苔がなくなり白膩苔になった。これらの変化から，脾気虚は改善されたが，内湿は取り除けていないと判断した。特に両下腿内側の湿疹はまだ残っている。なぜ健脾・行気利湿の経穴を施術して，全身の脾気虚の症状が改善されたのに，局所の湿疹の効果が不十分だったのだろうか。

　脾は運化を主る。脾気虚になると水湿を運化できず，水湿が体内に残り停滞するが，その停滞部位によって被害が異なる。つまり，水湿の邪気が脾胃に停滞すれば，腹脹満重，腸鳴，水撃音，食欲不振，舌苔白膩あるいは滑苔，脈滑・濡が現れる。脾は四肢肌肉を主る。水湿が四肢筋肉に停滞すれば，からだが重く，四肢が重だるくなり，浮腫も現れる。水湿が脾経の流注部を犯すと流注部位には湿疹やむくみが出やすくなる。そのため，私は足の太陰脾経の流注の部位をチェックした。患者の両下腿内側の湿疹の発生部位がちょうど足の太陰脾経，あるいは脾経の隣接するところにある。そのため本症例の湿疹は，水湿邪気が脾経を犯し脾経に現れた症状であることがわかった。

　これまでの治療では，足の太陰脾経の三陰交・太白穴を取り，ほかに脾兪・胃兪・水分・天枢穴なども取って脾気虚の改善がみられたが不十分であった。そのため，足の太陰脾経の合水穴である陰陵泉穴を取って治療することにした。陰陵泉穴には導気法を行い，1分後に灸頭鍼をした。この治療を3回した後，湿疹による痒みは減少し，広がった湿疹も次第に縮小した。最も喜ばしいことは，白膩苔が薄苔に変化したことと，濡滑脈が緩脈に変わったことで，これは脾虚による内湿が取り除かれた証しであった。結局，合計23回の治療で，1年かかった湿疹は患部からきれいに消失した。この症例を通して，陰陵泉穴のもつ強い利水袪湿の効果を実感した。

2．経穴の特徴

20　膈兪と血海（図㉑）

膈　兪

　膈兪穴は足の太陽膀胱経の背兪穴の1つであり，血の会穴である。膈兪穴の位置は第7胸椎棘突起下より左右外方1.5寸のところにあり，その位置はからだの横隔膜の位置に相当するため，膈兪と称される。西洋医学では，横隔膜は人体の胸部と腹部を区分する重要な組織とされている。中医学でも横隔膜は重視されており，上焦と中焦を区分する大切な部位と認識されている。そのため膈兪穴は古代から重視されており，よく使われるツボである。膈兪穴は寛胸利膈・清血・和血の作用があり，古典医籍には嘔吐，腹脹，胃脘暴痛，食不下（食べたものが下りていかない），膈胃寒痰，咳して喘逆する，背痛，背のこわばり，悪寒，吐血，衄血，めまい，血熱妄行，癲狂，喉痺，咽の腫れ，喜臥不言（横になりたがり話さない），胸脇疼痛などを主治することが記されている。現代では蕁麻疹，慢性気管支炎，貧血，リウマチ性関節炎，しゃっくりなどに対する臨床報告がある。私は膈兪穴を用いてさまざまな病証を治療してきた。そうした症例のなかから，まずはしゃっくりに用いた例を紹介したい。

症例　しゃっくりに膈兪穴が効果

【患　者】48歳，男性，会社役員。
【初診日】2004年2月20日
【主　訴】しゃっくりが2年続く。
【現病歴】3年前から会社の経営がうまくいかず悩んでいた。不眠が起こり，寝つきが悪い。ときに一晩じゅう眠れないこともある。睡眠薬を飲んでも，効いたり効かなかったりするので，あまり薬を信用していない。2年前，軽い食中毒にあった後，胃脘部がいつも不快で，ゲップが出るようになった。内科治療を受け病状は軽くなったが，ときどきゲップが出る。いつしかしゃっくりも起こるようになった。安定剤を飲んでも治療効果がはっきり

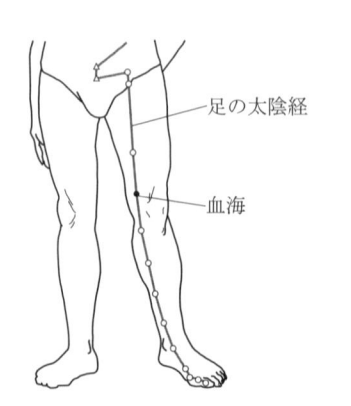

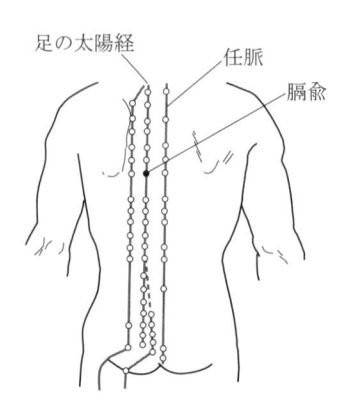

図㉑　膈兪と血海

5．相関穴の区別と活用

しない。近所の鍼灸院に通って，しゃっくりの発作時に鍼を打ってもらった。当初は1回の鍼治療で1週間発作が起こらなかったが，その後，鍼の効果が次第に低下してきた。鍼治療の直後，しゃっくりはいったん止まるが，治療院を出て会社に戻るとしゃっくりは治療前と同じように連続して止まらない。鍼の効果に疑問をもったが，私の著書とホームページを見て，本格的な鍼灸治療を受けたいと思い来院した。

【望　診】痩せ型。

【問　診】しゃっくりの発作が常時起こる。発作時間は定まっておらず，短いときなら2～3分で止まることがあるが，長いときは1日中止まらないことがある。発作は感情の波と相関しており，イライラしたり，怒ったりしたときに起こりやすい。急いで食事を食べても，ときどきしゃっくりの発作が現れる。また，冷たいものを一気に飲んでも，しゃっくりの発作が起こる。しゃっくりの発作は全身運動をするようなもので，体力を消耗し，大量の汗をかいて疲れる。そのため，発作が起こらないよう気にしていて，からだはいつも緊張した状態になっており，腰背痛が起こる。普段から嘆息があり，沈黙して言葉が少なく，気分が落ち込んでいることも多い。二便は正常。

【脈　診】弦細。

【舌　診】舌痩，苔薄。

【耳　診】心区・肝区に紅暈，圧痛がある，膈区に圧痛が顕著。

【弁　証】肝気鬱結，膈機不暢。

【治　則】疏肝理気，寛胸利膈。

【取　穴】肝兪，胆兪，内関，合谷，陽陵泉。

【手　技】肝兪・胆兪穴は椎体に向け斜刺で1.0寸刺入し，平補平瀉法。内関・合谷・陽陵泉穴は直刺で0.5～1.2寸刺入し，導気法を行う。週に1回治療する計画を立て，症状が悪化すれば随時治療する。

【結　果】3回の治療の間に軽い発作があったが，すぐに止まった。4回の治療後，患者から「高齢の両親とともに2週間かけてハワイへ家族旅行する計画がある」という相談を受けた。患者は「2週間治療しなくて大丈夫ですか。何か自分でできる治療があれば教えて欲しい」と言う。灸が良いが，灸の煙はホテルが嫌がるだろうから，埋鍼治療を勧めた。内関穴への埋鍼を提案すると，患者は「内関穴は昔やったことがあるけれど，効果は低かった。もっと有効なツボがありませんか？」と答えた。患者は以前，海外出張のため別の鍼灸院で内関穴の埋鍼治療を受けた経験があったのである。

　そのとき，私が昔，中国の農村病院で勤務していたときの事例を思い出した。当時，私は26歳で，農村巡回の医療チームのメンバーに加わり，連日，他科の医師3人と一緒に一つひとつ村をめぐって病人を診察していた。ある日の夕刻，帰途につこうとしていると，「子供の熱が高いから，診ても

2．経穴の特徴

らえませんか」という声が聞こえてきた。チーム全員ただちに，そちらに向け走った。3歳の子供がカゼをこじらせて気管支炎を合併していた。ちょうどそのとき，別のある青年がやって来て，「うちのおじいちゃんが，2日間しゃっくりが止まらなくて苦しんでいる。先生，診てもらえませんか」と言った。チームのリーダーは婦人科医で，「われわれ3人は内科，外科，婦人科の専門医なので，しゃっくりの治療はできない。しゃっくりの治療はあなたにまかせる」と私に指示した。それを受け，未熟ではあったが青年と一緒に治療に向かった。

　患者は86歳の非常に痩せた弱々しい老人で，低い声のしゃっくりが断続的に続いていた。蒼白な顔貌で，汗がポタポタと落ちている。声は低い，食欲はない，脈沈弱，舌苔白膩であった。筋肉が相当痩せており，触れると皮膚と骨しかわからないほどである。衰弱したからだでは鍼治療は無理だと思ったが，鍼以外にどんな治療を行えばよいのか，私はたいへん悩んだ。

　よく聞くと，老人のしゃっくりは冷たい饅頭を食べてから起こったという。おそらく寒冷の邪気が胃を犯し，胃の消化ができず，胃気が上逆したものだろうと考えた。鍼はできないので，学生時代に習った指鍼治療（鍼を刺さずに，手指によるさまざまな手技で経穴を刺激する治療法）を行ってみた。手指で脾兪・胃兪・静穴（第11〜12胸椎棘突起間より外方1寸のところにあり，左右各1穴ある）・安穴（第12胸椎と第1腰椎棘突起間より外方1寸のところにあり，左右各1穴ある）・足三里・内関穴にゆっくりと徐々に力を入れて押した。すると患者は，「気持ちいいね」と言ったが，しゃっくりはそのまま断続的に続いた。15分施術しても，しゃっくりの発作に変化はみられなかった。

　私は老人の低い声のしゃっくりから，元気が足りないと考え，元気を補う中脘穴と上脘穴と百会穴を取り棒灸を行った。1穴に8〜10分の温灸を行い，老人の顔色は徐々に紅潤になり，話す声も以前より大きくなった。胃気（元気）回復の前兆だと思われたが，まだしゃっくりは止まらなかった。

　西洋医学では，しゃっくりは何らかの刺激によって横隔膜の痙攣が引き起こされて生じると解釈されている。経穴のなかで，解剖組織からみてどの経穴が横隔膜と最も近いかと考えると，膈兪穴であるとわかった。膈兪穴は第7〜8胸椎の棘突起間より外1.5寸のところにある。膈兪穴の裏は横隔膜の位置に近い。呼吸衰竭の救急のため，膈兪穴を通電して，呼吸を回復させたという臨床報告もあるうえ，古典医籍にも膈兪穴がしゃっくりを主治するという記載もある。

　そこで膈兪穴に徐々に力を入れてゆっくりと押したり，揉んだりしていると，老人のしゃっくりはようやく減って静かになり，30分で治療を終えることができた。老人はリラックスして，静かに眠りに入った。これを見

5．相関穴の区別と活用

た青年は、「よかった。寝ちゃった。この2日間、昼も夜もしゃっくりが止まらなくてたいへんでしたが、これからも大丈夫ですか」と私に聞く。「しゃっくりは止まったが、さらに治療効果を高めるため、小さな鍼をツボに埋めるので、安心しなさい」と私は答えた。

話しているうちに老人は目を覚ましたので、私はもう一度ツボに鍼を埋める治療を老人に説明した。老人はうれしそうに、「さっき背中のツボを押したとき、最初はわからなかったけれども、胸が緩んで広がっていってしゃっくりが止まった」と興奮気味に話しながら、背中を出して「先生、治療してください」と言った。私は老人の膈兪穴に円皮鍼を埋め、青年に「毎日2回、このテープを軽く押してください。押す時間はおよそ1分が適当です」と指示した。

1週間後、われわれの農村巡回医療チームがこの村を巡回したとき、この老人が庭園を掃除している姿を見かけた。私が挨拶すると、老人は顔を上げてニコニコと微笑しながら、「先生のお蔭で、1回の治療で2日間苦しんだしゃっくりが治った。ありがとう」と、感謝の気持ちを一杯にして話した。

そうした印象深い思い出があったので、私は「しゃっくりは横隔膜の痙攣によるものなので、直接、横隔膜に効くツボを使えばよい。そのツボが膈兪穴であり、小さな鍼を埋め、毎日軽く押すと効くよ」と、患者に答えた。患者は、私が昔治療したしゃっくりの話を聞いて安心したようで、両側の膈兪穴に円皮鍼を埋めた。

2週間後、帰国した患者はすぐに来院し、「よかった。ハワイ滞在中、1回だけ軽い発作があったが、あとは無事でした。ありがとう」と告げた。その後も健康維持のため、月に1回来院し治療を行っている。

しゃっくりの発症原因は多彩で、精神的な要因によって引き起こされることもあれば、寒冷の邪気を感受したことによって起こる場合もある。しゃっくりを止めるだけの対症治療でも一時的に効果はあるが、やはり、原因を究明し、原因と症状を一緒に解除することが必要だろう。この症例と私が昔治した事例を通して次のような感想がある。

しゃっくりに効く経穴には、内関・合谷・膈兪穴などがあるが、治療に際して、最初から一気にこれらのツボを使うことが適切であるかどうかは検討しなければならない。まず、しゃっくりの発症原因を究明する必要がある。

一般に、精神的な要因によって起こるしゃっくりが最も多い。治療に際しては内関穴を優先する。その理由は、簡単にいえば手の厥陰心包経の内関穴は、三焦経と連絡する絡穴であり、さらに陰維脈とつながるツボだからである。心、胸、胃の病に効く。また経絡の気血の多少からいうと、厥陰経は多血少気の経絡であり、肝経と心包経は同名の厥陰経である。生理的には肝は蔵血し、疏泄を主り、人間の精神活動に関わる。心は血、神を主り、心包は心の外郭組織であり、人間の精神活動を主宰する。病理的

2．経穴の特徴

には，心が精神活動をコントロールできず，肝の疏泄が失われると，胃に横逆する。そのとき胃気は上逆し，しゃっくりが起こる。したがって，精神的な原因によるしゃっくりの治療は他穴より内関穴が優先されるのである。

　寒冷の邪気（冷たい食物を含む）を感受したことによるしゃっくりもある。この場合，中脘穴と上脘穴が用いられる。上脘穴は和胃降逆の作用があり，しゃっくり，噯気，悪心嘔吐に効く。中脘穴は和胃・健脾益気の作用がある。そのため，中脘穴と上脘穴を一緒に使うと，和胃の力はさらに強まり，よりよい降胃気（胃気をおろす）の治療効果が現れる。この症例で中脘穴と上脘穴に棒灸を行ったのは，温中袪寒・和胃止逆の意図であり，しゃっくりをうまく止めることができた。

　発症原因を追究すると同時に，しゃっくりの発作が起こる基本病理も無視できない。これは横隔膜の痙攣である。横隔膜の痙攣を解除する経穴は，膈兪・合谷穴である。膈兪穴は直接に横隔膜に作用する力をもち，合谷穴は気の関であり，全身の気をコントロールできるツボである。膈兪穴は痙攣する横隔膜を緩和解痙し，合谷穴の理気行気により，上逆する胃気は徐々に正常に戻る。そうした点から，膈兪穴と合谷穴を一緒に使うと，よりよい治療効果が現れることが理解できるだろう。

　私は膈兪穴を使って，さまざまなタイプのしゃっくりを治した実績がある。次に膈兪穴を使ったもう1つの体験を紹介したい。これは，膈兪穴によって貧血を治し，赤血球・ヘモグロビンの値を上昇させることができた事例である。

症例　貧血に膈兪穴が効果

【患　者】38歳，女性，会社員。

【初診日】2006年11月12日

【主　訴】めまい，動悸，手のしびれが2年続く。

【現病歴】12歳で初潮。毎月順調だったが，32歳ごろ，経血量が徐々に増えてきたため婦人科を受診した。3cm大の子宮筋腫が2個あると言われた。特に治療は必要ないので経過を観察する。その後も経血量は増え，血塊も多い。腹痛も出てきた。36歳から毎月の来潮時に経血量が多いため，ときに仕事ができなくなり，めまい，動悸，手のしびれが起こるようになった。婦人科検査により，子宮筋腫は少しずつ大きくなっていた。血液検査の結果，赤血球数300万/μL，ヘモグロビン9.2g/dLまで減少し，貧血と診断され，鉄剤などの内服を始めた。薬を飲むと，めまい，手のしびれは軽減したが，便秘がひどくなり，1週間出ないこともある。毎日，腹部脹満し，ガスが溜まり，下剤を飲まなければならない。食欲も不振になる。鉄剤の服用を止めると，便秘は改善したが，めまいがひどくなり，頭はフラフラし，集中力の低下・もの忘れも以前より増えてきた。どうしようかと悩んでいたが，私の著書を読んで当院に来院した。

【望　診】顔色萎黄，艶がない，眼瞼結膜が蒼白。

【問　診】月経は毎月来潮するが，経血量は多く，大量の血塊を伴う。めまい，頭のふらつき，空虚感がある。集中力低下，もの忘れが増えた。寝つきが悪く，浅眠で，目が覚めやすい。食欲不振，疲れやすい，脱力感がある。鉄剤を服用していないため，2日に1回軟便。昼間尿5回/日。腰が重くだるい。

【脈　診】沈細弱。

【舌　診】舌淡白，苔薄。

【爪の甲診】爪甲の色は蒼白。

【西洋医学的診断】子宮筋腫，貧血。

【中医弁証】気血両虚。

【治　則】益気生血，補血。

【取　穴】三気海（膻中，中脘，気海），脾兪，胃兪，足三里，三陰交，公孫，豊隆，太白，血海。

【手　技】脾兪・胃兪穴は椎体に向け斜刺で1.2寸刺入し，捻転補法を行う。中脘・気海・足三里・三陰交・血海穴は直刺で0.5～1.3寸刺入し，捻転補法を行う。豊隆・公孫穴は直刺で0.3～1.2寸刺入し，導気法を行う。太白穴はカマヤミニ灸。

【結　果】5回の治療後，症状の改善がはっきりと現れた。めまい，頭のふらつきは軽くなり，寝つきもよくなり，6時間熟睡できる。昼には元気が少しずつ出てきて，仕事の効率は以前よりあがった。疲れは残っているが，脱力感は消えた。脈は以前より有力になり，舌質は淡白から淡紅色に変わった。ただし，経血量はまだ多く，血塊もある。貧血状態の抜本的な改善はみられない。経血量を減らすため，私の大学院時代の恩師の秘伝である隠白穴の多壮灸が効くことを思い出し，次の治療から隠白穴のカマヤミニ灸の多壮灸を行った。

　隠白穴への多壮灸という集中的な治療により，治療効果はすぐに現れ，全身症状はほとんどなくなり，経血量も血塊も減少した。しかし，病院の血液検査の結果は，赤血球数もヘモグロビンも低値のままで，大きな変化がみられなかった。

　治療は壁にぶつかり，いろいろな文献・資料を調べた。そして明代の楊継洲が『鍼灸大成』において，膈兪について「血病はここを治す。すなわち上ならば心兪穴を取り，心は血を主る。下ならば肝兪穴を取り，肝は血を蔵す。それゆえ膈兪は血会なのである」と指摘していることを知った。これは，膈兪穴が血の病に効くという意味である。現代では，貧血症，血小板減少症，あるいは血に関わる疾患に対して膈兪穴の効果が報告されている。

　基礎研究の報告もあり，早くも1962年に中国の山西省中医学研究所は，ウサギの膈兪穴に刺鍼して，ウサギの貧血を治したことを報告している。

2．経穴の特徴

その実験は，人工放血の方法でウサギの全血の25%量を抽出し，24時間後の赤血球数400万/μL以下，ヘモグロビン65%以下の状態にしたウサギに対して，膈兪穴への刺鍼，生姜灸，直接灸の3組に分けて効果をみたものである。その結果，3組のウサギの赤血球数とヘモグロビン値の上昇は，対照群（人工放血したまま何も治療しないウサギ）より顕著で，さらに正常値に戻る時間も対照群より早かった。

そうした実績を考慮して，本症例では膈兪穴に生姜灸を行うことにした。そのまま8回治療を続けた後，患者が血液検査の結果を報告しにやって来た。すると赤血球数400万/μL，ヘモグロビン13.2g/dLまで上昇していた。その後，2カ月に1回の血液検査でも正常値を維持している。

膈兪穴は血会であり，血の病に効くことをこの症例を通して実感した。現代の臨床報告をみると，膈兪穴は特に難治性の血小板減少性紫斑病，再生不良性貧血，抗がん剤や放射線治療に伴う白血球減少に一定の効果をもつことがわかる。膈兪穴に対する今後の研究課題の1つだと思われる。

血 海

血海穴は足の太陰脾経のツボであり，百虫窠という別名がある。血海穴は調経清血・止痒の作用があり，古典医籍には，月経不調，閉経，暴崩，漏下悪血，大腿内側の瘡瘍，紅腫瘙痒，腎嚢風（陰嚢瘙痒・陰嚢湿疹の類），淋症，女性外陰部潰瘍などを主治することが記されている。現代では，機能性子宮出血，貧血，蕁麻疹，湿疹，老人性皮膚瘙痒症などに対する臨床報告がある。血海穴の臨床応用では，女性の月経異常に関わる病症だけでなく，各種皮膚病に効くことも特筆される。次に，私が血海穴を用いて，難治性の老人性皮膚瘙痒症を治した例を紹介したい。

症例　難治性の老人性皮膚瘙痒症に血海穴が効果

【患　者】56歳，男性，会社役員。
【初診日】2008年12月10日
【主　訴】全身の痒みが1年続く。特に両下肢がひどい。
【現病歴】仕事の関係で毎日酒を飲み，ついに飲酒が習慣化してしまった。そのため，湿疹が起こりやすくなった。薬を使うと痒みは止まるが，酒を大量に飲むと湿疹が再発する。そのような状態を1年間くり返した。仕事上のストレスを多く抱え，夜に寝つきが悪くなる。そのため酒を飲んで寝るようになった。そのまま飲酒量は増え，ワインを一晩で1本空けてしまうこともある。毎晩大量の酒を飲むと眠れるが，からだに異変が生じてきた。全身が痒くなり，特に夜に耐えられず目を覚ますようになった。昨年末から全身の痒みは徐々に両下肢に集中的に現れるようになった。皮膚科ではステ

ロイド剤が出され，内服と外用を併用した．1週間，薬を使って痒みはだいぶ減り，夜も眠れるようになった．ところが，ステロイド剤をいったん使用中止し2日経つと，痒みは再燃する．そのときの痒さは，以前の痒さより数倍ひどく感じる．座っていても立っていても1日中不安な状態に陥る．長期間におよぶ大量の飲酒により，肝機能障害が起こり，GTP，GOT値が上昇し，さらにステロイド剤をくり返して用いたことにより，肝機能障害はさらにひどくなった．そのため皮膚科の治療はしばらく休み，友人の紹介で鍼灸往診治療を希望して来院した．

【初往診日】患者は全身の痒みに耐えられず，湯槽の中に座って頭に濡れタオルを置き，顔だけを水面から出しているという．なぜそのような格好をするのか尋ねると，患者は「水中に入ると痒みが軽減するので，これが今できる最善の対策です」と答えた．

【望　診】全身の皮膚が赤くなり，特に両下肢の内側には紅い疹点があちこちに見える．爪の搔痕には出血したり，白色の滲出液が出たりすることが多い．また皮膚の屑があちこちから落ちている．

【問　診】耐えられない痒みが1日中ある．夜になると，痒さはますますひどくなる．そのため1日中何回も湯槽に出入りしている．口苦，咽乾があり，特に夜に咽喉頭がカラカラに乾燥し，お茶を一口飲んで咽を潤すと，咽喉頭の乾燥感は軽減する．食欲は旺盛，便秘，便は硬くコロコロとして出にくい．盗汗が多い．汗をかくとからだは気持ちよいが，汗が止まると皮膚の乾燥がひどくなる．膝を曲げると皮膚が痛み，割れて出血することもある．尿は少ない．体内にいつも熱感があり，その熱感はからだの芯から皮膚まで蒸発するような嫌な感じである．

【脈　診】細数，やや弦．

【舌　診】舌紅絳，舌痩，苔少．

【耳　診】両耳が赤くなり熱感がある．特に心区・肝区・胃区は紅色．

【西洋医学的診断】老人性皮膚瘙痒症，肝機能障害．

【中医弁証】血熱内風．

【治　則】清熱涼血，和営祛風．

【取　穴】大椎，曲池，支溝，膈兪，血海，三陰交，復溜，湧泉，行間．

【手　技】大椎穴は鍼尖を下方に向けやや斜刺で1.0寸刺入し，大幅に捻転瀉法する．膈兪穴は椎体に向け斜刺で1.0寸刺入し，平補平瀉法．曲池・支溝・行間穴は直刺で0.3〜1.0寸刺入し，瀉法を行う．血海・三陰交・復溜穴は直刺で0.3〜0.8寸刺入し，導気法を行う．湧泉穴は梅花鍼で軽く叩く．週に2回の治療を計画する．

【治　療】週2回治療した後，患者の病状に変化はなかった．清熱の力が足りないかも知れないと考え，選穴は同様にして，大椎・曲池穴は三稜鍼で点刺して

2．経穴の特徴

瀉血する方法に変更し，他の経穴は変えずに2回治療した後，患者の病状に変化が出てきた。まずからだの芯から蒸発するような灼熱感はだいぶ減り，鮮紅色の皮膚はやや薄くなり，口苦も減り，旺盛な食欲が抑えられた。皮膚の痒みは多少減ったような感じもあった。治療効果が出たのでそのまま4回治療を継続した後，先にみえた効果は少しずつ改善しているようであったが，それ以上の目立った効果はみられなかった。熱邪に効く経穴をたくさん取って，強い瀉血法も用いたが，思ったような効果が現れないのはなぜだろうか，もう一度症例を検討し直すことにした。

特に本症例の皮疹の特徴について注目した。

① 皮疹は両下肢の内側と後側がひどい。陰陽の区分から考えると，上は陽で，下は陰であり，内は陰で，外は陽である。皮疹の好発部位，ひどい部位が下肢と下肢の内側を中心にしていることは，皮疹の陰陽属性は陰に該当するといえる。

② 痒みは昼より夜のほうがひどい。口苦，咽乾も特に夜にカラカラに乾燥する。茶を一口飲めばそのカラカラした乾燥感は軽減する。

③ 脈は洪大数ではなく，細数やや弦である。舌痩，舌紅絳，苔少など，全身の熱象がみられ，その熱邪は営血を犯し，血熱状態を解消できず，内風が煽動するだろうと考えられた。清熱の力を増加させ，特に血熱を取り除く力が必要である。そのため，三焦経の経火穴の支溝穴と，足の厥陰肝経の経火穴の行間穴を取り，さらに血熱を取る重要な経穴の血海穴に梅花鍼で瀉血した。さらにそのうえ，清血涼血の力を増加させるため，三陰交・復溜穴の導気法を，陰経刺法に変更し，陰血を増やして清血・涼血の治療を補強することにした。

その治療を2回行った後，患者に劇的な変化がみられた。からだの熱感はほとんど消え，皮膚の紅色がだいぶ薄くなり，正常な皮膚色もみられるようになった。軽い痒みが夜に少し出るが，耐えられる程度である。口苦，咽燥はだいぶ減り，脈は沈細になり，舌苔は増えて舌淡紅色になった。治療効果がだいぶ出てきたので，同じ治療をあと3回行った後，経穴の手技を最初の方法に戻して治療を続けた。患者は酒を止める決意をし，皮膚科の治療も休んで鍼灸治療を受け，35回の治療で老人性皮膚瘙痒症から完全に解放された。

21 大敦・隠白・至陰（図㉒）

大敦・隠白・至陰穴は足にあり，拇指の背側，内側と，小指の外側にそれぞれ分布している。この3穴は足の末端に位置しているため覚えやすいが，刺激が強く，刺す

5．相関穴の区別と活用

と痛いというイメージがあるため，臨床で使用することがためらわれる経穴である。しかし，実際にはこの3穴の応用範囲は非常に広く，治療効果も優れている。この3穴の共通点は，理血・調経・順産の作用があることであり，女性の月経痛・月経不順・逆子・難産などによい効果をあげている臨床報告が多い。一方，この3穴にはそれぞれ特徴もあるので，順に紹介していこう。

図❷　大敦・隠白・至陰

大　敦

　大敦穴は足の厥陰肝経の始めのツボである。「敦」には厚いという意味があり，「大」は大指（拇指）を指している。つまり，大敦穴が厚大な足拇指にあることを意味している。『霊枢』本輸篇は，大敦穴について「足の大趾の端および三毛の中なり」と記している。大敦穴は足拇指の指背にあり，拇指甲の根と拇指指節関節の間にある。その部位には黒い毛が生えやすいため，古代には「三毛の中」とも指摘された。

　大敦穴は足の厥陰肝経の井（木）穴であり，疏肝治疝・理血・清神の作用があり，古典医籍には，卒疝暴痛（突然の睾丸腫痛），臍腹痛，腹脹，少腹中熱，石淋，尿血，小便難，遺尿，遺精，陰腫痛，陰嚢縮，陰挺，崩漏，脇下苦満，めまい，嗜眠，羞明（しゅうめい），卒心痛（突然の心痛），噯息，大便秘結，癲狂，驚癇，小児驚風，痙攣，手足拘急，昏迷などを主治することが記されている。現代では機能性子宮出血，子宮下垂，疝，陰嚢鞘膜積水，副睾丸炎，精索静脈曲張，難産などに対する臨床報告がある。私は大敦穴を使ってさまざまな疾患を治した経験があるが，深く印象に残っている症例を紹介しよう。

症例　陰嚢水腫に大敦穴が効果

【患　者】48歳，男性，会社員。
【初診日】2007年2月4日
【主　訴】左側副睾丸炎，陰嚢積水が2年続く。陰嚢の腫れと痛みがある。
【現病歴】2年前，発熱，陰嚢の腫れ・痛みが起こり，泌尿器科で副睾丸炎・陰嚢水腫と診断された。陰嚢からの水の抜き取りと抗生物質の内服を始め，約3カ月無事だったが，その後，陰嚢の水腫が徐々に増え，歩行など生活に支障が出ると泌尿器科へ行き陰嚢から水の抜き取りを行っていた。結局，2年で6回水の抜き取りをした。最近その頻度が増し，1回の抜き取り後，2週間も持

2．経穴の特徴

たないため，泌尿器科での治療に疑問を抱くようになった。そのまま治療を続けてよいか不安になり，インターネットを調べて当院に来院した。

【望　診】苦痛顔貌，歩行不便，左側陰囊腫大 4×5.5cm の大きさ。陰囊の皮膚が薄くなり静脈が顕わになっている。

【問　診】左側の陰囊が 1 日中腫大している。歩行時，陰囊が大腿と当たると激痛が生じ，歩行困難になる。嘆息，寝つきが悪い，目覚めやすい，便秘がち，尿少。

【脈　診】弦緊。

【舌　診】舌紅，苔薄燥膩。

【耳　診】心区・肝区が紅色で，圧痛がある。

【西洋医学的診断】副睾丸炎，陰囊水腫。

【中医弁証】肝失疏泄，湿滞肝経。

【治　則】疏肝行気，利水。

【取　穴】肝兪，期門，陽陵泉，蠡溝，太衝，三陰交，陰陵泉，水分，中極。

【手　技】肝兪穴は椎体に向け斜刺で 1.0 寸刺入し，平補平瀉法。期門穴は肋間に沿って沿皮刺で 0.5 寸刺入。陽陵泉・蠡溝・太衝穴は直刺で 0.3〜1.2 寸刺入し，導気法を行う。水分・中極・陰陵泉・三陰交穴は直刺で 1.0 寸刺入し，灸頭鍼を行う。週 1 回の治療を計画する。

【結　果】3 回の治療後，尿意が増え，腫れている陰囊はやや軟らかくなり，縮小したように見えた。ただ，摩擦による痛みは存在し，歩行不便も残っている。その後，2 回治療をしたが，症状はあまり変わらない。治療効果を高めるため，症例をもう一度検討することにした。

陰囊と経絡の流注の関係を考えれば，足の厥陰肝経の流注は大腿内側から外陰部を一周めぐっている。陰囊に水が溜まるということは，水湿が肝経に沿って肝経の流注部位である陰囊に滞っている病態である。治療では足の厥陰肝経，あるいは肝経の経穴を使うと有効だと思われる。本例では，肝兪・期門・陽陵泉・蠡溝・太衝穴を取穴したが，満足な治療効果がみられなかった。さらに効果のある経穴がないか検討しているうちに，外生殖器の疾患に特効する大敦穴を思い出し使ってみることにした。

大敦穴は足拇指の末端にあり，鍼のひびきは想像以上に強い。したがって，刺鍼する前にまず患者に十分に説明することが必要である。大敦穴のひびきは強いため，すべての経穴に刺鍼した後で行う。1 寸の短鍼を大敦穴に切皮した途端，患者は「オー」と大きな声をあげ，目を大きく見開いて驚いた表情を浮かべた。小さな幅で捻鍼すると，患者は「ビリー，ビリーといった感じが足から上へのぼって，陰囊がビク，ビクと動くような感覚がある」と言った。30 分の置鍼の間に小さな幅で 3 回捻鍼を行った。その 3 回の施術中，同じようにビリー，ビリーとしたひびきと陰囊の動きがあったという。治療後，患者は「痛みが消えた。痛みが消えた」と，興

奮して語った。待合室のなかを歩きまわり，左足をいろいろな角度で曲げたり，伸ばしたり，回したりしても，「全然痛くない」と言った。

その後の治療により，痛みは消え，陰嚢の腫れも次第に縮小した。合計15回の治療で，左右の陰嚢の大きさは同じになった。患者は2年に及んだ陰嚢の水を抜く治療を中止した。その後も，陰嚢に異変があれば，すぐに来院し鍼治療を受け，およそ2～3回程度で治った。

一般に，からだのいずれでも，局所の病はその局所の経絡，あるいは経穴を取って治療すれば有効である。本症例のように陰嚢水腫の場合，直接局所に刺鍼や灸をすることはできない。有効なのは，やはり陰嚢を通る経絡であり，その経穴を取れば治療がうまくいく。同じように，目の病なら，足の厥陰肝経の太衝穴がよく効き，耳の病なら，足の少陰腎経の太渓穴がよく効くことも理解できよう。特に病巣とつながっている経絡の遠位の経穴の治療効果は非常に高い。それは「上の病は下に取る」「下の病は上に取る」の遠位取穴治療の意味合いである。本症例も「上の病は下に取る」の一例であろう。

隠　白

隠白穴は足の太陰脾経の井（木）穴である。隠白とは拇指内側の赤白肉際に隠れているという意味をもつ。そのため，『霊枢』熱病篇には，隠白穴は「爪甲を去ること薤葉のごとし」と記されているのである。隠白穴は，健脾・止血・調経・安神の作用をもち，古典医籍には，腹脹，悪心嘔吐，食欲不振，腹瀉，煩心善悲（心煩してよく悲しむ），気喘があり横になれない，胸悶，女性の場合は月経過多で止まらない，崩漏，吐血，尿血，便血，不眠，悪夢，不安，男性の場合は隠睾（停留精巣），小児驚風，癲狂などを主治すると記されている。現代では月経過多，不正出血，流産，月経痛などに対する臨床報告がある。

脾は後天の本であり，生血，統血を主る。「女子は血を以て本と為す」といわれ，臨床では女性の月経，出産に関わる病に対して，隠白穴が有効であることが多い。私も隠白穴を使って経血量過多や，出血が止まらない重症に用いた経験がたくさんある。

これは私の学生時代のことである。私の親戚の叔母は毎月来潮時に，止血剤を打たなければ家事もできないほど出血量が多く，横になると楽になるという状態であった。ある日，姪が「母の出血が2日間止まらなくて，止血剤を打っても効果がない」と言って相談にやって来た。姪と一緒に叔母の家へ行くと，叔母の顔色は蒼白で元気がなく，ベッドに横たわっていた。脈は非常に細弱で，舌も淡白であった。当時の私は，まだ経穴の授業を終えたばかりで，鍼の実技の授業も1年しか受けていなかった。しかし，私は幼年の頃から鍼灸に趣味を持ち，父の指導により鍼灸の勉強を始めていたので，自分のからだのあちこちの経穴に刺鍼した体験があったので，勇気を出して足三里穴と隠白穴に刺鍼して灸頭鍼を行った。鍼を刺したときの叔母の表情を見て，自分の鍼の技の未熟さを知ったが，治療はなんとか無事に終えることができた。叔母は疲れた

2．経穴の特徴

のか，そのまま寝てしまった。

　翌朝，姪がやって来て「昨夜から，母の出血量が少しずつ減ってきた。今朝は，起き上がることもできて朝食も作ったのよ」と言った。これは，私が隠白・足三里穴を使って経血量過多を治療した最初の体験である。日本に来てからも隠白穴を使って不正出血や経血量過多の治療をなんども成功させたが，次に紹介する症例もそんな1つである。

| 症例 | 機能性子宮出血に隠白穴で効果 |

【患　者】38歳，女性，会社員。
【初診日】1998年5月20日
【主　訴】子宮筋腫，経血量過多が2年続く。
【現病歴】13歳で初潮。月経は毎月順調に来潮。30歳以降，月経は毎月来潮するが，量が徐々に増えてきて塊も増えた。婦人科の子宮がん検診を受けて，小さな子宮筋腫があると指摘されたが，特別な治療は必要ないとされた。この2年間，経血量は顕著に増えてきて最大サイズの生理用品を使っても血が漏れてしまうこともある。再度，婦人科の検査を受け，子宮筋腫は以前より増大し，血液検査の結果，ヘモグロビン9.6g／dL，赤血球数300万／μLで貧血だと診断された。ビタミンKと鉄剤を処方され，めまいなどの貧血の症状は改善されたが，毎月の経血量は変わらず依然として多い。毎月の月経が徐々に精神的負担になってきた。婦人科でもらった薬をそのまま続けるか，別の治療法を捜すか迷っていたときに，当院で治療を受けた経験のある友人に紹介され一緒に来院した。
【望　診】顔色萎黄，艶がない。眼瞼結膜色は淡白，髪毛は細く軟弱。
【問　診】毎月月経はあるが，初日と2日目は量が非常に多い。最大サイズの生理用品を使っても追いつかないため，仕事を休むこともある。血塊も多い。月経痛はひどい。経血の色は月経前期の量が多いときはピンク色で，後期は暗紅色であることが多い。疲れやすい，脱力感，休みたい，めまい，立ちくらみがひどい。月経中は食欲がない。下痢しやすい。寝つきが悪い。
【脈　診】沈細軟。
【舌　診】舌淡白，苔薄。
【人中診】人中溝が狭く長い。
【西洋医学的診断】子宮筋腫，機能性子宮出血。
【中医弁証】脾虚失統。
【治　則】健脾益気，統血。
【取　穴】脾兪，胃兪，膈兪，中脘，気海，関元，足三里，血海，三陰交。
【手　技】脾兪・胃兪・膈兪穴は椎体に向け斜刺で1.2寸刺入し，捻転補法を行う。中脘・関元・気海穴は直刺で1.2寸刺入し，灸頭鍼を行う。足三里・血海・三陰交穴は直刺で0.5～1.3寸刺入し，捻転補法を行う。週1回の治療を計画する。

【結　果】2回の治療によって全身症状はすぐに改善され，めまい，立ちくらみはほとんど消えた。睡眠も6時間とれるが，経血量と月経痛に変化はみられない。治療効果が早く現れるよう，来院の回数と治療時期を調整する。

　　来潮の10日前から鍼灸治療を開始し，来潮の1日目まで，3回の治療を計画する。このように集中的に治療した結果，月経痛はだいぶ軽減したが経血量の減少はみられなかった。これは脾気虚弱による脾不統血であると考え，健脾益気の脾兪・胃兪・気海・足三里穴も使うことにした。また，補気の力が足りないと考え，太陰脾経の井（木）穴の隠白穴を取り，補脾気を強化させ，さらに百会穴を取って，気血を上昇させ止血の力を増加させることにした。隠白穴はカマヤミニ灸を多壮し，百会穴は棒灸を行う。

　　このように3回治療をした後，全身症状はさらに改善し，疲れやすさ，脱力感は消え，元気がもとに戻り，経血量も減少した。このように6回にわたって集中的に治療した後，月経量はほぼ以前の量に回復した。2回の血液検査の結果，赤血球もヘモグロビンも正常値を維持している。さらに，鍼灸治療により子宮筋腫の大きさが増大していないことも超音波で確認された。

　機能性子宮出血はよくみられる婦人科疾患の1つであり，毎月大量の出血があり，また止めにくいため肉体的にも精神的にもショックの大きい疾患である。対症療法としては止血が大事である。ビタミンKなどの止血剤で，一時な止血効果はあるが，機能性子宮出血を根治させたとはいえない。中医学のように全身をみながら局所の出血も治療する方法がより適切であろう。

　本症例では脾気虚によって統血できないという証を立て，健脾益気により益気摂血（止血）する治療を展開した。脾気を補ったため脾気虚による全身の虚弱症状がまず改善された。次に，毎月の月経の特徴を考えながら，来潮の10日前から集中的に治療を施した。その治療によって月経痛はだいぶ軽減できた。さらに健脾益気を強化するため，足の太陰脾経の隠白穴を加え，さらに昇気止血の百会穴を加えて温灸した。これによって健脾益気統血の効果をさらに高めることができ，2年続いた機能性子宮出血は治った。さらに，経血量過多の根本的原因である子宮筋腫が，原状のまま増大しなかったという結果も得られた。

　月経過多に対し隠白穴に優れた止血作用があるのは，かつての恩師から伝えられた心得である。また自身の経験からも，隠白穴は月経過多，不正出血，崩漏，さらに流産前兆の出血にも効くことがわかっている。

〔至　陰〕

　至陰穴は足の太陽膀胱経の最後のツボであり，井（木）穴である。「至」とは至る，到達するの意味であり，「陰」とは足少陰を省略したものである。つまり，至陰穴は足の太陽膀胱経の流注の最後であると同時に，次の足少陰経へとつながる「陽尽陰

2. 経穴の特徴

起」（陽経の流注はここで終わり，ここから陰経の流注が始まるという意味）のところなのである。至陰穴は，祛風熱・利頭項・順胎産（妊娠出産を順調にさせる）の作用をもち，古典医籍には，頭痛，頭重，鼻衄，項痛，落枕，白内障，小便不利，胸脇疼痛，悪心，疝，死胎，胎衣不下（胎盤遺残），逆子，脚膝腫痛などを主治することが記されている。現代では，逆子，胎盤遺残，難産などに対する臨床報告がある。私は至陰穴を使って逆子と落枕を治した経験があるので，次に紹介しよう。

至陰穴による落枕の治療

これは，1993年に，私が鍼灸治療院を開業したばかりの頃の治療経験である。ある日，落枕を治療してほしいという患者が来院した。3年の間に落枕が6回も起こり，整体，カイロプラクティック，気功を受けたが効果がなかった。鍼灸院も5カ所まわったが，効かなかったという。私が患者の脈，舌，耳をチェックし周到に問診したうえで，「くり返す落枕は，局所の病気だけでなく，全身の状態も治さなければ，根本治療とはいえない」と話すと，患者は「以前の治療では，首だけに手で押したり，揉んだり，鍼を刺したりするだけで，なかなか効かなかった」と言った。患者のからだを調べると，左側後頭部から天柱を通り膀胱経に沿って肩甲骨の内側まで広範囲に圧痛と凝りがあり，押すと激痛があった。首の前屈と後屈が不便である。これは寒邪が足の太陽膀胱経の流れを阻滞した病証である。

一般的には患部だけの取穴で治療するであろうが，この患者には効果がなかった。そこで私は，「上の病は下に取る」の治療を行うことにした。問題は「下に取る」，つまり下半身のどの経穴を取ればよいかであるが，まず経絡の流注から考えてみる。足の太陽膀胱経の流注は目の内側より始まり，頭頂部を通って，後頭部に至り，さらに天柱穴を通って，大杼，風門，肺兪穴など背兪穴に沿って進み，最後に足背外側に沿って小指外側の至陰穴に至る。足の太陽膀胱経の経筋の流注は，足小指の至陰穴より始まり，ほぼ足の太陽膀胱経の逆方向に沿って上行し脊柱の両側を通って，首の後側にまで至る。ここで注目すべきは至陰穴である。

私は自分の考えを患者に詳細に説明して，患者も治療に納得したが，足小指の末端外側の至陰穴に鍼を刺すことは患者にとっても負担が大きい。患者を椅子に座らせ，両膝を90度に曲げさせ，両足の位置を安定させるため足底に2個の小さな枕を入れる。その体勢で至陰穴を切皮する。一瞬，患者の口はへの字になったが，「大丈夫，大丈夫。先生，続けてください」と言う。ゆっくり，ゆっくりとていねいに捻鍼しながら0.3寸まで刺入した。そこでしばらく休憩して，手技を加えていく。ていねいに鍼を入れたり出したりするうちに，患者は「足の後ろにビリビリとした感じがある」と言った。「これは鍼のひびきです。安心して……」と，私が言い終える前に，突然，患者は大きな声で「首の筋肉がビクビクと動いているような感じがある」と言いながら，自然と自分の首をゆっくり左右に動かした。患者は「アー，できる，できる」と言いながらさらに速く，前後左右に動かしてみせた。「上の病は下に取る」の治療原

則にもとづき，左右の至陰穴1穴だけをたった30分治療しただけで，2年続いた落枕を治したのである。

至陰穴による逆子の治療

　私は大学院卒業後，婦人科疾患の鍼灸専門外来を設置し，生理不順，閉経，月経痛，不妊症，習慣性流産，逆子，産後に悪露が止まらない，乳腺炎などの病気を治療してきた。ここではそのうち逆子の鍼灸治療について紹介しよう。

　鍼灸治療が逆子に有効であることはほとんどの鍼灸師が知っている。ここで話したいのは次の2つである。1つめは，鍼，灸，鍼灸のいずれが優れているかという点である。もう1つは，逆子の治療はいつから始めるのが適当であるかという点である。まず，データを紹介しよう。

　対象は120名の妊婦で，そのうち初妊娠は98名，2回目の妊娠は15名，残り7名が3回目の妊婦であった。120名のうち，逆子が判明した時期は，妊娠6カ月は8名，妊娠7カ月は42名，妊娠8カ月は55名，妊娠9カ月は14名，妊娠10カ月は1名であった。120名を無作為に各40名ずつ，3つのグループに分け，A組は鍼のみで治療，B組は灸のみで治療，C組は鍼＋灸で治療する。

　方法は，各組で左右の至陰穴を取り，A組は直刺で0.2～0.3寸刺入し，刮法を60回行う。B組はカマヤミニ灸を2壮。C組は直刺で0.2～0.3寸刺入し，刮法を60回行った後で灸頭鍼をする。置鍼時間は各組とも30分。1日おきに1回治療する。3回の治療後，婦人科にて超音波で確認する。逆子が戻らない場合，もう一度3回治療する。もし6回治療しても戻らなければ，治療を中止する。

　結果は表❽のとおりである。

表❽　至陰穴による鍼灸治療の効果

治療組	人数	正常に戻った治療回数と人数 3回	4回	5回	6回	無効人数	有効率
A組（鍼のみ）	40名	15名	14名	5名	2名	4名	90%
B組（灸のみ）	40名	9名	12名	6名	3名	10名	75%
C組（鍼灸）	40名	25名	11名	3名	0名	1名	97.5%

この結果から次のことがわかる。

① A，B，C 3組の有効率をみると，C組（鍼灸）が最も高く，有効率は，C組＞A組＞B組の順になった。

② 3組の治療方法と効果をみると，A組の有効率とC組の有効率の差はあまり大きくなく7.5%である。A組（鍼だけ）とC組（鍼＋灸頭鍼）の共通点は刺鍼後の刮法である。一方，B組とC組は灸法を使ったが，C組では刺鍼後の刮法が加わっているが，B組では灸法だけである。2組の有効率の差は大きくみえる（22.5%の

2．経穴の特徴

差である）。これらの分析にもとづいて考えると，刺鍼後の刮法が逆子の治療効果を高める大きな理由ではないかと思う。今後，この点について研究する必要があるだろう。

逆子の位置と治療効果の関係

以上のように，至陰穴が逆子に効くことは臨床的に証明されたが，すべての逆子に効果をあげているわけではない。そこで何が至陰穴の治療効果に影響を及ぼしたのかを見てみたい。

まず逆子の位置と治療効果の関係について検討してみる。逆子といっても子宮内での胎児の位置はさまざまである。完全に頭が上を向く逆子（倒立位），頭が横を向く逆子（横位），頭が斜めを向く逆子（斜位）もあれば，逆子の顔が母親の背中に向いているか，前方に向いているかという違いもある。それぞれの位置によって至陰穴の治療効果は違う。私の初歩的観察では，頭が上を向く逆子（倒立位）の治療効果はよいようである。一方，頭が横を向く逆子（横位）の治療効果は低く，正常に戻すことは困難である。120名の逆子の位置と治療効果の関係を表❾にまとめた。

表❾　逆子の位置と治療効果との関係

逆子の位置	総例数	有効例	無効例
倒立位	84例	84例（100％）	0
横　位	18例	7例（39％）	11例（61％）
斜　位	18例	14例（78％）	4例（22％）

妊娠期間と治療効果の関係

妊娠期間の違いによっても治療効果に差がみられる。妊娠期間の違いによって胎児のからだの大きさも異なる。また子宮内の羊水の量や，胎児がいる子宮内の空間の広さにも注意しなければならない。120名の逆子の症例の妊娠期間と治療効果の関係を表❿にまとめた。

表❿　妊娠期間と治療効果の関係

妊娠日数	総例数	有効例	無効例
6カ月	8例	2例（25％）	6例（75％）
7カ月	42例	40例（95％）	2例（5％）
8カ月	55例	54例（98％）	1例（2％）
9カ月	14例	9例（64％）	5例（36％）
10カ月	1例	0例	1例（100％）

この表❿を見ると，逆子の治療は妊娠7～8カ月が最適であり，9カ月になると徐々に治療効果が下がり，10カ月では治療効果がみられない。逆に妊娠6カ月でも治療効果は低い。その理由を推測すると次のようである。

　妊娠6カ月の場合，胎児の発育は不十分で，からだも小さく，子宮内の羊水量は多く，胎児の動く空間が広すぎて，安定しない要因が多いからであろう。いったん逆子が正常に戻っても，安定しないため，再び逆子になる可能性が高い。この妊娠6カ月の無効例のうちの2人は，3回の治療後に一度正しい位置に戻り，超音波でも確認されたが，後に逆子に戻っている。

　妊娠9カ月の治療効果は，7カ月，8カ月の治療効果と比べると，その差は歴然としている。その理由は次の実状と関係しているかも知れない。9カ月以降は胎児の発育が進み，からだが急速に大きくなり，胎児は出産に向け徐々に骨盤中へ沈んでいく。いったん胎児が骨盤に入ると，そこから動かすことは困難で，特に妊娠10カ月の場合は逆子が正常の位置に戻ることは事実上不可能になる。したがって，いったん逆子と診断されれば，より早いうちに治療すれば安心だろう。

至陰穴への施術とひびきの関係

　至陰穴を施術する際の鍼のひびきについて考えてみる。ひびきとは，鍼灸をした際の感覚である。その感覚は2つの面に現れる。1つは経穴の局所，あるいは経絡の流注線上のさまざまな感覚である。もう1つは病気が起こった局所に生じる感覚である。この2つのひびきについて，至陰穴を施術した場合に何が起こるのだろうか。

　まず，灸であるが，カマヤミニ灸あるいは灸頭鍼を行うと，至陰穴および足背の局所には熱感がある。しかし胎児の動きはほとんどみられない。ところが，刺鍼し，刮法を行っているうちに，至陰穴には重く脹るひびきが感じられる。それだけではなく胎児が動き始め，ときには胎児が足で蹴ったり，手で投げたりするような動きを見せるなど，活発に動くようになる。つまり，ひびきと，逆子が正常の位置に戻ることは密接な関係がある。上のような鍼のひびきがあれば，逆子が治る合図だともいえるだろう。

22　気戸・気舎・気衝・気穴（図❷）

　361の経穴のうち，穴名に「気」がつくのは，気戸・気舎・気衝・気穴・気海・気海兪穴である。そのうち，気戸・気舎・気衝穴は足の陽明胃経に属し，気穴は足の少陰腎経に属し，気海穴は任脈に属し，気海兪穴は足の太陽膀胱経に属する。

　気とは，全身の元気，各臓腑の気あるいは経絡の気の総称である。『素問』宝命全形論篇には，「人は天地の気を以て生じる」「天地の気が合して，これを命じて人と曰う」と記されている。つまり，気は人体を構成する基礎物質であり，人の生命活動も気を物質的な基礎としているのである。

2. 経穴の特徴

　そのような大切な気は，先天の腎と後天の胃（脾）と密接にかかわっている。そのため，人体の生命活動の基礎は胃気と腎気にあり，特に後天の胃気が強調されるのである。胃気の重要性を反映するように，経穴にも「気」のつく経穴が足の陽明胃経だけで3穴もある。それが気戸・気舎・気衝穴である。

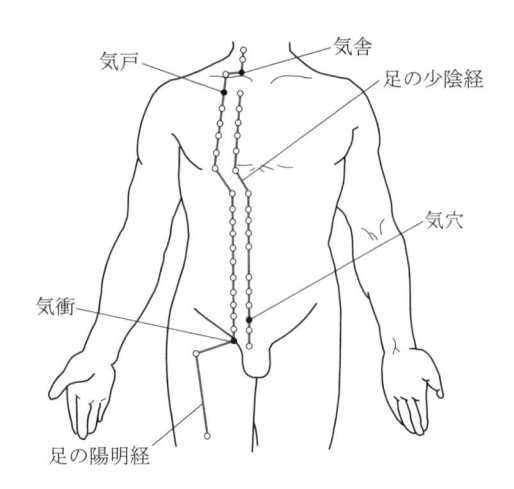

図㉓　気戸・気舎・気衝・気穴

気戸

　『鍼灸大成』には「巨骨の下にあり，俞府穴の両傍各二寸」と記されている。巨骨とは巨骨穴ではなく鎖骨のことである。つまり，鎖骨中点より鎖骨の下縁陥凹部にある。気戸の裏には肺がある。肺は気を主り，全身の気と呼吸の気をコントロールしている。そのため，気戸穴は気の出入口ともいえる。気戸穴は，宣肺・理気・止咳の作用をもち，古典医籍には，喘息，咳嗽，胸脇苦満，胸背痛，四肢の浮腫，しゃっくり，食欲不振などを主治することが記されている。現代では，気管支炎，気管支喘息，カゼなどに対する臨床報告がある。

　気戸穴は鎖骨下縁の胸部にあるため，刺鍼時には注意が必要である。直刺，斜刺ではいくら浅く刺しても危険がある。肩部に向け沿皮刺するのが適当であり，0.5寸まで刺入することができる。灸をするのが最も安全である。勧めるのはカマヤミニ灸である。米粒大の直接灸はいったん火傷するとなかなか治りにくいため，不適切である。

　次に，気戸穴を使って風寒証による激しい咳嗽を治した例を紹介しよう。

症例　激しい咳嗽に気戸穴が効果

【患　者】31歳，男性，会社員。
【初診日】1999年4月15日
【主　訴】カゼ，咳嗽が1週間続く。
【現病歴】1週間前から，咽の痛み，頭痛，悪寒があり，カゼを引いたと思い市販のカゼ薬を飲み始めた。3日後，咽の痛み，頭痛，悪寒はきれいに治ったが，咳嗽だけが残った。当初は昼間だけ咳をしていたが，徐々にひどくなり，昼も夜も咳をするようになった。昨日より，仕事中も咳が止まらないため，客との会話もできず困って，友人の紹介で来院した。
【望　診】乾咳が連続し，顔色は赤くなる。
【問　診】1日中咳があり，1回咳をすると，止まらず涙が出そうになる。胸悶があり，痰が咽に絡む。痰が出ると，咳は止まる。夜，寝る前の咳が特にひど

5．相関穴の区別と活用

い。食欲が減り，軟便ですっきりしない，1日に2～3回。排尿は4回/日。夕方から疲れが出て，やや悪風がある。

【脈　診】濡脈，寸部がやや硬い。
【舌　診】舌淡，苔薄白。
【耳　診】肺区・喉区に圧痛がある。
【弁　証】肺失宣粛。
【治　則】宣肺止咳，和営解表。
【取　穴】風池，風門，肺兪，身柱，尺沢，外関，合谷。
【手　技】風池穴は鼻に向け1.2寸まで刺入し，導気法を行う。風門・肺兪穴は椎体に向け斜刺で0.8寸刺入し，平補平瀉法。身柱穴はやや下方に向け0.5寸刺入し，灸頭鍼を行う。尺沢・外関・合谷穴は直刺で0.3～1.2寸刺入し，導気法を行う。治療効果を早めるため週に2回，集中的に治療する。
【結　果】上述の経穴を施術した後，症状の改善が早くも現れた。食欲も少し出てきたが，咳はあまり変わらない。咽につまる痰は減り，以前よりも出しやすくなったが，さらに効果をあげるためのポイントに気がついた。それは，患者の胸部脹満，圧迫するような胸悶に変化がないことである。邪気が肺を犯し，それによって生じた痰は溜まりやすい。溜まっている痰は，肺気の宣発・粛降機能を阻害するため，肺気失宣による胸悶が現れる。また胸悶がうまく解消しないことも，肺気の宣発機能に影響する。

　このように，悪影響が連鎖し，次々と相互に影響しあって，現在の咳が止まらない状態になったのである。したがって，宣肺・理気・止咳作用をもつ経穴を使えば，咳を止める効果が現れるはずだと考えた。そうした作用をもつ経穴はいくつかあるが，まずは天突穴を選んだ。しかし，若い男性患者はもともと鍼灸治療を好まないうえ，咽や胸に鍼を刺すことには拒否反応を示す。次に選んだ経穴が気戸穴である。しかし患者は気戸穴の位置と刺し方を聞いて反対の意思を示した。

　そこで，患者の恐怖心を考え，灸治療をすることを提案してみた。患者の同意が得られたので，気戸穴にカマヤミニ灸を施した。患者に灸の温熱感が十分に伝わっているようである。患者は「胸が暖かくなり，最初はその熱感が皮膚の表面で感じるが，徐々にジワー，ジワーと中に届く感じがして気持ちいい」と言った。結局，カマヤミニ灸を予定の1壮ではなく，3壮まで施した。そのような治療によって，患者の胸悶はすみやかに消失し，咳の回数も減少し，たった3回の治療で咳を完全に止めることができた。

【考　察】気戸穴は肺に近く，肺気の出入口である。肺失宣粛による咳，気喘，胸悶，咳痰不暢に効く。また，肺と大腸の表裏関係を考えれば，肺失宣粛から起こった大腸の伝導機能失調による病状にも効く。たとえば，便秘がち，排便がスムーズにいかない，腹内にガスが溜まる，矢気が多いなどにも有効

2．経穴の特徴

である。足の陽明胃経の気戸穴は胃腸の病だけではなく，肺の病にも有効である。

気 舎

「舎」とは住所の意味であり，気舎穴は気管の近くにあるため，「気舎」と称される。気舎穴は頸部の鎖骨内側端の上縁，胸鎖乳突筋の胸骨頭と鎖骨頭の間にあり，利咽降逆・化痰消瘰の作用をもつ。古典医籍には，喉痺，咳逆上気，頸項のこわばり，瘰癧，呃逆，癭瘤，咽腫，嚥下困難などを主治することが記されている。現代では，急・慢性喉頭炎，単純性甲状腺腫大，嚥下困難などに対する臨床報告がある。

気舎穴には多くの神経や血管が分布している。特に深部には総頸動脈が分布しているため，刺鍼する際には注意が必要である。一般には浅刺で 0.3 寸までが安全である。灸であればより安全である。気舎穴は刺鍼しにくく，臨床で使うことは少ない。私はかつて気舎穴を使って食道がんによる嚥下困難を治した経験があるので，次にそれを紹介する。

症例　食道がんによる嚥下困難に気舎穴が効果

【患　者】62 歳，男性，会社員。
【初診日】2007 年 1 月 17 日
【主　訴】食道がんに伴う嚥下困難。
【現病歴】1 年前に食道がんと診断され，放射線と抗がん剤治療を受けてがん組織は小さくなり，胸やけ，胸骨の痛み，嚥下困難といった症状もだいぶ軽減した。一時，病状は小康状態となったが，この 2 カ月来，がんの再発が確認され，がんの治療が再開された。患者の一番の苦しみは物を食べられるが，うまく嚥下できないことであった。そのため気功治療・鍼灸治療も数回受けたが症状の改善はまったくみられなかった。インターネットで当院のことを調べて来院した。
【望　診】痩せ型。
【問　診】食欲は少々あり，物を食べられるが，ゆっくりと嚥下してもときに苦しく，ときに嘔吐する。粥やスープなどの流動食であれば嚥下は楽である。ゲップ，たまに悪心がする。便秘がちで出れば軟便。寝つきが悪く浅眠。口乾，咽燥。その他は特に異常がない。
【脈　診】沈細弱。
【舌　診】舌痩，紅絳，少津，苔薄。
【耳　診】胃区・膈区に紅色線がある。圧痛がある。
【弁　証】胃陰不足。
【治　則】養胃滋陰，潤咽，降逆。
【取　穴】脾兪，胃兪，中脘，膻中，内関，足三里，復溜，照海，解渓。

【手　技】脾兪・胃兪穴は椎体に向け斜刺で1.2寸刺入し，平補平瀉法。内関・中脘・足三里穴は直刺で1.2寸刺入し，導気法を行う。膻中穴はカマヤミニ灸。復溜・照海穴は陰経刺法を行う。解渓穴は梅花鍼で皮膚がやや紅潮するまで軽く叩く。週に2回の治療を計画する。

【結　果】2回の治療では，症状はあまり軽減しなかった。特に嚥下については変化がない。そのとき患者は「今回使ったツボは以前の治療院とあまり変わらない。もっと効くツボはありませんか」と言った。一般に内関・中脘・膻中穴で有効なはずだが，この患者には効果がなかった。もっと有効なツボがないかと思案していると，ふと『扁鵲神応鍼灸玉龍経』に載っている中魁穴が頭に浮んできた。しかし，中魁穴を患者に勧めても頭を左右に振りながら「中魁穴は，前の治療院でも数回使ったけれど効かなかった」と反対する意見を述べた。そんなとき，私が学生時代に臨床見学を行っていた際に入院していた食道がん患者で，嚥下困難，飲み込むとすぐに嘔吐するという重症に，気舎穴を使っていたのを思い出した。

　この患者は非常に痩せており，刺鍼は無理と判断して灸を行うことにした。気舎穴にカマヤミニ灸をすると，患者は「咽に熱感がある。気持ちいい。この熱感は気管，食道に沿って下の方へ行くような感じですね」と言った。灸に対する嫌悪感はないため，結局カマヤミニ灸を3壮施した。

　翌々日に来院した。患者が病状の変化を報告するには，「治療した日の夕飯で，用意されたスープを飲まずにご飯を食べることができました。嚥下は順調です。その後でいろいろな野菜や魚も食べた。病気が再発して以来，こんなに食べられたのははじめてです」ということだった。気舎穴の効果によって，患者の病気は再び小康状態に戻ったのである。

【考　察】古典医籍を調べると，気舎穴は癭瘤や瘰癧の治療に用いられている例が多く見受けられる。癭瘤とは甲状腺腫大であり，瘰癧とは頸部リンパ節腫大のことである。いずれも前頸部の疾患である。その点からみれば，古代には頸部の気舎穴は局所取穴として認識されていたと考えられるが，じつは気舎穴は利気・降逆の効果ももっている。本症例もそれを証明する1つといえるだろう。気舎穴の刺鍼は危険だといって臨床で使わないのは非常にもったいない。臨機応変に，刺鍼か灸かを選択すればよいのである。

気　衝

「衝」とは要衝，衝撃の意味であり，気衝穴は大腿動脈の付近にあり，触れると脈の拍動を感じる。古人は気血の旺盛によって拍動するところを気衝と称した。そのため，気衝穴の別名は「気街」ともいう。『千金方』には気衝穴は「帰来穴より下一寸」と記されており，さらに『鍼灸甲乙経』には気衝穴は「帰来の下，鼠䠒の上一寸にあり，動脈が手に応ずる」と記されている。「鼠䠒」とは古代の人体解剖名で，鼠径部を指す。

2．経穴の特徴

つまり，気衝穴は鼠径部より上，帰来穴より下1寸にあり，任脈の曲骨穴より外方の左右2寸のところにある。

足の陽明胃経の流注は鼻の傍の迎香穴とつながり，顔面，頸部を通って，その主幹は鎖骨上窩の欠盆穴より下行し，胸部の任脈より外方2寸のところ，気戸穴，庫房穴，……の順番に通過し，最後に気街（気衝穴）に入る。これは，陽明経が多気多血の経脈であることを表しており，大腿動脈の拍動が気衝穴であることがわかる。

また足の陽明胃経の経筋は，足の第2趾，第3趾，第4趾より始まり，足背を通って上行する。その分支は腓骨上部の足の少陽経筋と合わさり，伏兎穴を通って大腿鼠径部の気衝穴とつながり外生殖器に集まる。ここからも，多気多血の足の陽明胃経の流注が，気衝穴に集中していることがわかるだろう。

気衝穴は調経和血・散肝気・舒宗筋の作用をもつ。宗筋とは外生殖器の総称である。つまり気衝穴は男女の生殖器に関与し，その疾病に効く。古典医籍には，陰茎腫痛，睾丸痛，睾丸偏墜，奔豚，陽強，婦人経漏，不妊症，難産，子上搶心（胎児が心臓を衝き上げる），帯下産崩，腹痛，腰痛控睾（こうこう）（小腹から睾丸にかけて痛む），脇中痛，喘呼逆息（喘息して気が上逆する），癪閉，陰萎などを主治することが記されている。現代では，副睾丸炎，陽強症，陰嚢水腫，鼠径部ヘルニア症，男性不妊症，月経痛，機能性子宮出血などに対する臨床報告がある。

気衝穴は大腿動脈付近にあるため，刺鍼時には特に注意が必要である。古代には気衝穴は禁鍼であったとの説がある。明代・楊継洲の『鍼灸大成』の「禁鍼穴歌篇」には，「横骨，気衝は鍼を行う莫（な）かれ」と明確に記されている。この「禁鍼穴歌篇」にはおよそ30の経穴が禁鍼とされている。その理由は次の2点ではないかと推測される。

①古代の鍼は粗雑で，現代のような上質の鍼を作る材料も技もなかったため，粗雑な鍼を使って血管や内臓に近い経穴を刺すのは，危険が大きかった。そのため古代には脳戸・顖会・気衝・神闕穴などが禁鍼とされた。
②解剖知識が不足していた。『素問』『霊枢』の時代から人体の解剖記録はあった。人体の骨の総数，心臓の重さ，腸の長さなどの記録があり，それらは現代の解剖知識と一致している点も多い。しかし血管についての記録は不明瞭である。春秋戦国時代の出土遺物である『馬王堆十一帛書』や，『素問』『霊枢』にも「経絡」とは表現されておらず，「経脈」と称されている。当時の経絡の概念は経脈と血脈を含む総称である。そのため，大きな血管と関連している経穴は，古代には禁鍼とされたのである。

ところが，現代になって品質の優れた鍼が作られたり，経穴局所の解剖組織が明確になったりしてくると，古代では禁鍼とされた経穴でも普通に使うことが可能になった。気衝穴もそんな1つである。

気衝穴の安全な刺鍼について紹介しておこう。まず気衝穴の場所を確認し，押手で

大腿動脈の拍動を把握し，鼠径部へ向けて押す。その後，和鍼なら鍼管をそこに置き，切皮し，やや腹部の上方に向け（約75度），ゆっくりと捻転しながら刺入し，0.5寸まで入れて一度止めて鍼柄を観察する。もし大きな揺れがあれば，鍼が大腿動脈から相当近い所に当たっているため，抜鍼する。もし揺れなければ，1.0寸まで刺入することが可能である。中国鍼の場合でも大腿動脈を避けて切皮し，腹部上方へ向け約75度を取り施術する。気衝穴のひびきは局所の重感であり，導気法を行えば，ひびきが外生殖器へ伝わることが多い。気衝穴から外生殖器へ伝わるひびきがあるからこそ，外生殖器の疾患に有効な報告が多いのである。

次に，私が気衝穴を使って陽強症を治療した例を紹介する。陽強とは陽萎の反対で，軽い刺激（たとえば下着の摩擦や手の接触など）により，陰茎が勃起したり，物理的な刺激がなくても（女性の裸体を見たり，雑誌等の性的記事や写真を見たりして），陰茎が勃起する症状である。

症例　陽強症に気衝穴が効果

【患　者】32歳，男性，ダンス教師。
【初診日】1995年6月12日
【主　訴】陽強が2年続く。
【現病歴】記憶では，11歳頃から陰茎が勃起することがあった。サッカー，水泳などスポーツが大好きで，中学，高校では身長は他の子どもより早く伸び，体重も増えた。高校卒業時には大人の体格になった。そのときから遺精などがあった。24歳で芸術学校を卒業後，複数の女性と性行為があり，28歳で結婚。結婚後，夫婦の性生活が頻繁にあったが，妊娠できなかった。2年前に仕事上のトラブルがあり，イライラして怒りっぽくなり，夫婦の性生活が円満にいかず悩んだ。性欲が起こると陰茎がすぐに勃起する。時間をかけても射精できない。止めようと思っても陰茎は勃起し，さらに痛む。そのため夫婦別々の部屋で寝るようになった。陽強の症状は改善されず，さらにひどくなり，1人でもパンツの摩擦や性感が高まる写真を見ると，陰茎がすぐに勃起して痛くなる。1回勃起すると，なかなか元に戻らない。そのため冷水や温水をかけるが，それでも緩和できず，辛い。何もしなくても，時間の経過とともに自然に軟らかくなり元に戻ることもある。元に戻る時間は，短ければ5分ほど，長ければ30分かかる。そのため仕事はできず，外出もままならない。当院のホームページを調べて来院した。
【望　診】顔色が赤く，目も赤い。
【問　診】本人は恥ずかしがり，妻が代わって話した。この病気が起こってから，泌尿器科，外科の受診をくり返したが，原因がわからず服薬していない。最後には，精神科の受診を勧められた。1日に何回も起こり，1回起こると対策はないため，元に戻るのを待つしかない。短ければ数分，長ければ30分

2. 経穴の特徴

以上待つこともある。いつも緊張している。勃起するのが恐くて，恥ずかしい気持ちも一杯ある。正常な夫婦の性生活はできない。陰茎が痛むため途中で止まってもそのまま硬くなり，触れると痛い。顔面部に潮熱感，口苦，口臭，口乾，食欲は異常に旺盛。軟便で1日に3～4回。昼間尿4回。夜間尿はない。耳鳴りがあり，キンキンと大きな音が聞こえ，特に昼にイライラして怒りっぽい。不眠。

【脈　診】弦数で有力。

【舌　診】舌紅，燥，苔薄。

【耳　診】心区・肝区・三角窩に紅暈があり，圧痛がある。

【爪の甲診】小指の爪甲に紅線がある。

【弁　証】肝気旺盛，疏泄太過。

【治　則】養血柔肝，瀉火。

【取　穴】肝兪・膈兪・期門・陽陵泉・蠡溝・内関・血海・三陰交・太衝・曲骨・支溝・行間。

【手　技】肝兪・膈兪穴は椎体に向け斜刺で1.0寸刺入し，捻転補法を行う。期門穴は沿皮刺で0.3寸刺入し，刮法を行う。陽陵泉・蠡溝・内関・曲骨穴は直刺で0.5～1.2寸刺入し，導気法を行う。血海・三陰交・太衝穴は直刺で0.3～1.0寸刺入し，捻転補法を行う。支溝・行間穴は梅花鍼で軽く叩き瀉血する。1時間置鍼。週に2回の治療を計画する。

【結　果】3週間の治療後，肝火によるイライラ，怒りっぽい，目の充血，口苦などの症状はだいぶ軽減した。しかし陽強の症状は変わらず，依然として苦しい。

なぜ効かないのかを考える。まず，経穴を検討する。曲骨穴は任脈のツボであり，臍下5寸，恥骨結合部上方の陥凹中にあるため外生殖器の近くである。曲骨穴は任脈と足の厥陰肝経の交会穴でもあり，臨床では泌尿・生殖器系の病に効く。古典医籍と現代の臨床報告を調べてみて，効かない理由がわかった。曲骨穴は遺精，失精，陽萎，射精不能に効く経穴である。つまり本症例とは反対の病に効くのである。曲骨穴の選択が間違っていたことはわかったので，その代わりに，気衝穴を取ることに決めた。その理由は次の2つである。

①気衝穴は大腿動脈の近くにあり，触れると血管の強い拍動がわかるため，古人は気衝穴が気の重要なところと指摘している。『鍼灸大成』には，気衝穴は「衝脈が起こるところ」と記されている。『循経』にも「胃の支絡は，直絡して皆ここにおいて会す」と指摘されている。胃経は多気多血の経であり，気血が旺盛である。衝脈は血の海であり，十二経の海である。したがって，古人は気衝穴が胃経・衝脈の多気多血が集まるところと認識したのである。

②気衝穴の位置が外生殖器の近くにあるため，刺鍼時に導気法を行うとよりよいひびきが外生殖器へと導かれる。それによって，気衝穴の舒宗筋の効果が現れる。古代には外生殖器は宗筋といわれた。肝は筋（腱）を主り，足の厥陰肝経が外生殖器を一周めぐっているからである。外生殖器の構造は骨ではなく，筋（腱）でつながって支えられている。生理機能からみると陰茎の勃起や陰嚢の収縮などは筋（腱）の働きによって実現される。そのため，外生殖器は宗筋といわれ，気衝穴を施術すれば鍼のひびきが外生殖器へ伝わり，効果が現れるのである。

そのような考えを持ちながら治療に移る。気衝穴の位置を正確に確認し，大腿動脈を避けて切皮し，腹部の上方へ向け，やや斜刺で0.5寸まで捻転刺入する。しばらく止めて，鍼の様子を観察する。鍼柄の揺れがなければ，1.0寸まで捻転刺入する。重い鍼感を得たら，導気法を2分間行う。ジワー，ジワーとした鍼感が次々と外生殖器へ伝わる。勃起した陰茎は徐々に軟らかくなり，治療効果が現れた。

そのように10回治療後，患者は精神面の落ち着きだけでなく，陽強の症状もだいぶ軽減した。1日中勃起した回数は減り，以前のように性感が高まる写真を見て陽強になることはなくなった。22回の治療後，陽強の症状はほとんどなくなった。最もうれしかったことは，ようやく普通の夫婦の性生活が円満にできたことである。

【考　察】性生活の支障は陽萎，インポテンツ，早漏，射精不能，勃起不全などであることがほとんどで，陽強症の発症率は低い。古典医籍も現代の臨床報告も，陽萎，早漏，勃起不全などの治療に集中している。今回の症例の発生を考えると，少なくとも次の2つの理由があげられる。

①患者は青少年期から早く成長し，性の衝動はすでに11歳のときにあった。高校卒業頃，大人の体格になり，ときに性欲があった。これは西洋医学の知識から考えると，成長ホルモン，あるいは性ホルモンの早熟と関係しているかも知れない。中医学の知識からみると，からだの成長・発育は，腎気・衝脈と密接に関係している。女性の場合，腎気が充実し，衝脈の血が盛んとなり天癸に至ると，月経が来潮し，子どもから大人へと変化する。男性の場合も，同じく腎気・衝脈の働きと関係している。腎気が充実し，衝脈の血が盛んになることによって，男子の成長・発育が順調に行われる。『霊枢』五音五味篇には，「血気盛んなれば則ち膚に充ち肉を熱す。血独り盛んなれば則ち皮膚を滲滲し，毫毛を生やす」と記され，特に男性の顎髭に注目している。また男性の顎髭が出ないことについて，『霊枢』は「その任衝盛んならず，宗筋ならず，気あるも血なく，唇口栄われず。ゆえに

鬚生えず」と説明している。つまり，顎鬚が出ることは，子どもから大人へと変化する重要な表現なのである。この患者の場合，より早くに，大人の体格になったことが「気血旺盛太過」の現れであり，肝気の疏泄が太過となり制約できず，「陽強不倒」の病状が起こったのである。

②仕事上のトラブルによるストレスが発症の原因である。ストレスをうまく解消できず，イライラして，怒りっぽくなり，肝気疏泄太過となり，肝火を煽動して宗筋が強硬しやすくなり，さらに「不倒」（立ち上がるまま）の症状が現れた。

つまり，この２つの原因が一緒になって，陽強症が起こったものと考えられる。

次に陽強症の治療についてであるが，陽強症が起こると，苦しい局所の症状が現れるが，全身の症状にも注意をはらう必要がある。正しく弁証できていれば，一般に治療の効果はまず全身症状の改善として現れ，その次に局所の改善がみられるという順序をたどる。本症例もそのような経過をたどった。まず，全身症候としてのイライラして怒りっぽい，目の充血，口苦といった症状が軽減し，燃えさかっている肝火が鎮められた。全身症状が改善すれば，次に局所を治すことに集中する。陽強症の場合，有効な経穴は気衝穴と衝門穴である。本症例には気衝穴を使って効果があったが，ここで，もう１つの有効な経穴である衝門穴についても簡単に紹介しておこう。

衝門穴は足の太陰脾経のツボであり，臍より下５寸の曲骨穴から外方3.5寸のところにある。つまり鼠径部の大腿動脈の外側約腸骨前上棘と恥骨結合部とを結んだ線の外３分の１のところにある。衝門穴は足の厥陰肝経と陰維脈とが交会するところである。

衝門穴は大腿動脈の近くにあるため，刺鍼に際しては注意が必要である。刺鍼する前に，まず大腿動脈の位置を正しく把握し，切皮後，腹部の上方へ向けやや斜刺する。途中，鍼の様子を観察し，鍼柄が大きく揺れれば抜鍼すると安全である。鍼柄の揺れがなかったり，微弱であれば，ていねいにゆっくりと捻転刺入し，およそ1.0寸まで刺入可能である。

衝門穴に直接の米粒大灸は禁止する。いったん火傷を起こすと危険である。よく効くということと危険との境は隣り合わせである。これは「度」を把握するということである。この「度」を正確に把握できれば，いずれの経穴でもよい結果が期待できるだろう。

[気 穴]

気穴は足の少陰腎経のツボであり，関元穴の外方0.5寸のところにある。元気の発生するところであるため，気穴と称される。気穴は衝脈と足の少陰腎経の交会穴であり，

補気・調経・利気止瀉の作用をもつ。古典医籍には月経不調，腹痛，帯下，子宮虚寒，濁気が下焦に凝結，下痢が止まらない，赤白帯下，両脇疼痛，喘息，腰脊痛などを主治することが記されており，現代では，慢性腸炎，尿道炎，不妊症，月経痛，月経不調，水様性帯下などに対する臨床報告がある。気穴は関元穴の外方 0.5 寸のところにあるため，臨床では関元穴がよく使われ，気穴はあまり使われず忘れられている。しかしじつは，気穴は特に虚寒性の月経痛によく効く。次に例をあげて紹介しよう。

症例　虚寒性の月経痛に気穴が効果

【患　者】23 歳，女性，会社員。

【初診日】2001 年 10 月 19 日

【主　訴】月経痛が 3 年続く，服薬しないと耐えられない。

【現病歴】幼少時よりからだが弱く，カゼ引き，発熱，下痢などをくり返す。初潮は 14 歳。当初，月経は不規則で月経痛もあった。18 歳から月経は徐々に規則的になり，経量も増えたが，月経痛はひどくなった。婦人科の検査では異常が認められないため治療しなかった。毎月鎮痛剤を服用している。21 歳から月経は毎月来潮するが，塊が増え，月経痛も以前よりひどくなった。婦人科を再診したが，特に異常はなかった。漢方薬の当帰芍薬散・温経湯の服用を始め，その後，塊は以前より減り，月経痛はやや軽くなることがあった。3 カ月前に海外出張があったが，ちょうど月経期と重なり来潮したため痛みに耐えられず，現地の病院を受診した。注射と坐薬を受けて痛みは抑えられた。その後，月経は毎月来潮するが，月経痛は激しく，服薬しても効果がない。休みを取りベッドで横になるのが最も楽である。毎月それをくり返すため，悩み，友人の紹介で来院した。

【望　診】痩せ型，顔色㿠白，艶がない。

【問　診】月経痛，からだがだるく疲れる，眠気がある，下痢しやすい。腰仙部・下腹部に冷えがある。月経直前と月経初日，2 日目は小腹部の冷えと痛みがひどくなり，その冷痛は小腹部から腰仙部，殿部にまで放散する。喜按，喜暖。薬の効かないことがわかっているため，服用せずベッドで横になっているのが最も有効である。そのまま 2 日休みを取れば，月経痛は自然に消える。普段は立ちくらみ，疲れやすい，力が出ないといった症状がある。食欲はあるが食べる量が少ない。食べるとすぐにお腹が一杯になる。軟便で，ときに 2 回。昼間尿は 6 回，夜間尿はない。

【脈　診】細軟，遅。

【舌　診】舌淡白，無華，苔薄。

【爪の甲診】十指の爪甲は淡白色で，小指には縦型の細い溝がある。

【弁　証】虚寒証。

【治　則】温補腎脾，調経止痛。

2. 経穴の特徴

【取　穴】気穴，合谷。

【理　由】「急すれば則ちその標を治す」「緩すれば則ちその本を治す」の治療原則にもとづいて，初診日はちょうど月経初日であったため，耐えられない月経痛を優先的に治療することにした。月経痛に効く経穴としては，三陰交・合谷・中極・足三里・上仙穴などがある。私は患者の症状，脈，舌および爪の甲診を総合的に考えて，気穴・合谷穴の2穴だけを選んだ。その理由は，虚寒証とは気虚から始まる病証だと認識しているからである。

　気の働きには，温煦・気化・推動などがある。気虚により温煦できず，気化不利・推動無力などの異変が起こるため，気の流れが不暢となり障害され，温まらないことによる冷えが起こるのである。つまり，虚寒証の発生は外部の寒邪が侵入したことによる病証ではなく，体内の気虚から始まる病証なのである。そのため虚寒証を治すには，まず気虚を治すことを考えなければならない。

　気穴は元気が発生するところであり，元気はからだの根本の気である。そのため，気穴を施術すれば，補気の作用が強くなる。また気穴に灸をすれば，温気・補気の治療効果を強化することができる。合谷穴は気の関であり，理気・行気の名穴である。合谷穴に導気法を施すと，その理気・行気の作用はさらに充実する。そのため，気穴と合谷穴を一緒に使って灸頭鍼を加えれば，虚寒証による月経痛を解消できる。

　2穴しか選ばなかった理由はもう1つあり，それは，この患者が鍼灸治療の経験が浅く，「鍼は恐い」という意識が非常に強かったため，最初の治療ではできるだけ穴数を少なくして，有効で速効する経穴を使いたかったからである。

【操　作】気穴の刺鍼では次のように操作する。切皮後，ゆっくりと捻転しながら1.2寸まで刺入し，その後，捻転補法を2分間行う。次に「按法＋弩法」を20回行う。按法とは，鍼のひびきを病所に届けやすい行気手技の1つで，経絡線を考えながら，病所に向けた経穴の前方を前とし，その反対の後方を後ろとする。

　『金鍼賦』には「もし経穴の後方を押せば，その経気の流れは経穴の前方へ行き，経穴の前方を押せば，経気の流れは経穴の後方へ行く」と記されている。

　また明代・汪機の『鍼灸問対』には，経絡線上の経穴の上方と下方の対応関係から次のように述べ，「鍼を施術するとき，その上方の経気を開き，下方の経気を閉じれば（指で経穴の下方を押す），経気の流れは必ず経穴の上方へめぐる。反対に，経穴下方の経気を開き，上方の経気を閉じれば（指で経穴の上方を押す），経気の流れは必ず経穴の下方へめぐる」と，さらに補充した説明がなされている。つまり，気穴を捻転補法した後，経気

を下方（腹部深層の子宮あるいは外生殖器）へ伝えるために，押手は気衝穴の上方を押すようにするのである。

弩法とは，ひびきをうまく病所に伝えるための行気手技の1つである。弩法について『鍼灸問対』では，その操作およびひびきの方向について次のように述べ，「もし鍼感を上へめぐらせたければ，拇指と示指で鍼柄を持ち，安定させ，中指で鍼体を軽く押し，しばらく弩弓状のままにする。これは弩法の基本操作である。ひびきの方向については，もし前に向けて押えると気は後ろへ，後ろに向けて押えると気は前に向かう」と，詳細に説明している。つまり，弩法の操作は気穴を捻転補法したうえで，一方の押手で按法（気穴の上方に按圧し，経気を病所に伝えさせる）を行い，もう一方では刺入した鍼の鍼柄を安定させ，刺手の中指で鍼体を軽く按圧するのである。

こうした按法・弩法を実施することによって経気はよりうまく病所へ伝わり，補気・行気・止痛の治療効果を高めることができるのである。そのうえに，さらに灸頭鍼を行い，温煦作用を強化する。合谷穴は切皮後，直刺で0.3寸刺入し，導気法を3分間行う。

【結　果】初診日の治療は上述のとおり行った。施術中，患者の顔色は徐々に変わってきて明るくなった。特に灸頭鍼の輻射熱と優しいひびきがあった後，腹部の痛みと冷えは徐々に軽減した。はじめての鍼灸治療であったが，患者はまったく抵抗せず，順調に治療を受けることができたことから，鍼灸治療は1日1回を3日継続して行うことにした。途中で薬を飲んだことが1回あったが無事に治療は終了した。

月経後も鍼灸治療を継続する。「緩すれば則ちその本を治す」の治療原則にもとづき，脾兪・腎兪・京門・章門・命門・三陰交・足三里・豊隆・太白穴などを取り治療する。以上のように段階的に標，本を分けて3カ月継続して治療した結果，患者は苦しい月経痛から完全に解放された。

【考　察】月経痛は女性によくみられる疾患である。一般に鍼灸治療の場合，原発性月経痛の治療効果は続発性月経痛よりも高い。また月経痛の発症原因により，虚寒証，瘀血証，気滞証，痰湿証などに分けられる。証により取穴・手技などに違いがあるため，正しく弁証することが治療を成功させる大前提となる。

また治療においては，標，本を分けて対応することが必要である。現状の痛みを改善あるいは解消できなければ治療を継続できない。そのため，まず月経痛を改善・解消するのが最優先の課題である。虚寒証の場合，気穴・衝門穴などが有効であり，瘀血の場合は，血海・上仙穴などが有効である。気滞の場合は，気海・中極・合谷穴などが有効であり，痰湿の場合は，足三里・関元・豊隆穴などが有効である。

2．経穴の特徴

　　新患患者に対しては，初回の治療が有効であるかどうかが，その後の治療の継続を決定するため，治療に際しては工夫が必要である。できるだけ取穴するツボの数を少なくしたり，有効かつ速効する経穴を取ったりすることが大事である。月経痛の各証に有効な上述の経穴をお勧めしたい。

3 選穴と配穴

　鍼灸治療とは経穴を使って行う治療である。したがって，臨床では選穴と配穴が治療効果を左右する重要なポイントとなる。選穴とは，その病気に最もよく効く経穴や奇穴を選択することである。配穴とは，経穴と経穴とを組み合わせて，さらに治療効果を高める方法である。

1．選　穴

　選穴はおよそ，局所選穴，遠位選穴，随症選穴，弁証選穴，弁病選穴の5種類に分けられる。

1 局所選穴

　局所選穴とは，病気（病巣）の局所や，その近隣の経穴や奇穴を選んで行う治療である。痛みは全身の各部位に現れるが，特に四肢の痛みには局所のツボがよく使われる。一般に，局所のツボはその経絡の所在部位と近隣部位の病気に効くとされる。たとえば，印堂穴は両眉内端をつないだ線上の中央にあり，額部の鼻と目の間にあるため，前額部痛，目の病気，鼻の病気に効く。また，前額部は大脳の前頭葉の体表投影区であるため，印堂穴は頭痛だけでなく，不眠，急・慢性驚風にも効く。最近ではアルツハイマー型認知症の予防作用をもつことでも話題となっている。したがって，局所選穴は単に四肢の痛みに対応するだけでなく，そのツボに隣接する内臓や器官の疾患にも効くことを忘れてはならない。

2 遠位選穴

　遠位選穴とは，病気の部位より遠くに位置する経穴を選んで行う治療である。一

3．選穴と配穴

般に，その病気に関係する経絡の流注に沿って，手足の肘と膝より下の遠位経穴が優れた効果を示すとされる。遠位経穴は十二経絡の標本根結理論にもとづいて考えられており，古代の鍼灸医家の長期にわたる臨床実践を経て治療経験が積み重ねられてきた。

たとえば，明代の鍼灸名家の高武はその著作『鍼灸聚英』肘後歌において，「頭面の疾は至陰に鍼をし，腿脚に病があれば風府に尋ね，心胸に病があれば少府を瀉し，臍腹に病があれば曲泉に鍼をする。肩背の諸疾は中渚穴が有効で，腰膝の強痛には交信を頼る，脇肋の疼痛には後渓がよい，股膝に腫れが起これば太衝を瀉し，陰核発来（子宮脱垂）し一升ほどの大きさになれば，百会に灸すれば絶妙な効果がある。頭頂痛で目が開かなければ，足下の湧泉に鍼をすれば安泰である」と記している。これは「上の病は下に取る」「下の病は上に取る」治療原則を総括したものといえるだろう。

臨床においては，治療効果を高めるために，局所選穴と遠位選穴を一緒に使う例も少なくない。臨床でよくみられる各部位の病気に用いる局所のツボと，遠位のツボを表⓫にまとめてみた。

3 随症選穴

随症選穴とは，病気の症状に応じて有効な経穴や奇穴を選んで治療することである。特にその病気の主要症状に対応する有効穴を使えば，速効するうえ，患者の苦痛の解除と，精神面の安定に重要な意義がある。たとえば，昏迷・人事不省の場合に人中穴を刺すと蘇生させる効果がある。発熱・高熱の場合に大椎・耳尖穴を瀉血すれば解熱の効果がある。臨床ではこうした症状を解除するために随症選穴がよく使われる。臨床でよく使う随症選穴を表⓬にまとめた。

4 弁証選穴

中医基礎理論にもとづいて，望，問，聞，切の四診により，患者の病状と体質を全面的に把握したうえで証を立て，その証に合う経穴を選ぶことを弁証選穴という。これは中医鍼灸の基本である。弁証選穴の場合，全身に大きな影響を及ぼす要穴を理解しておくことが重要である。要穴には，たとえば，手足の肘や膝より下の陰経，陽経の五輪穴（井，榮，輸，経，合），体幹部の兪穴と募穴，十二経の原穴，絡穴，郄穴および下合穴，八会穴，八脈交会穴などがある。これらから証に合わせて選んで治療することが弁証選穴の基本となる。なぜそれらの要穴が弁証選穴の場合に重要であるのか，要穴ごとに説明していこう。

1．選　穴

表⓫　疾病部位と局所，遠位選穴の例

＊奇穴

病気部位	局所選穴	遠位選穴
頭部・頭頂部	百会・四神聡穴＊	湧泉・至陰・大敦
前額部	陽白・印堂＊・上星	内庭・合谷
側頭部	太陽・率谷・頭臨泣	中渚・足臨泣
後頭部	風池・風府	後渓・列欠
耳部	聴宮・耳門・聴会・翳風	外関・太渓・中渚
眼部	攢竹・承泣・睛明	光明・養老
鼻部	迎香・鼻通＊	合谷
口・歯部	下関・地倉・頬車・禾髎	合谷・大陵
舌部	金津玉液＊・聚泉＊	中衝・神門
咽喉部	扁桃体穴＊	内庭・照海
気管	気戸・天突	尺沢・列欠・孔最
肺臓	肺兪・膻中	沢前＊・太淵・魚際
心臓	心兪・厥陰兪	内関・郄門
肝臓	肝兪・期門	太衝・蠡溝
胆	胆兪	陽陵泉・胆嚢穴＊
胃	胃兪・中脘	足三里・内関
小腸・大腸	小腸兪・大腸兪・天枢・関元	上巨虚・下巨虚
腎臓	腎兪・志室・命門	太渓・復溜・然谷・三陰交
膀胱	膀胱兪・中極	陰陵泉・委陽
子宮・卵巣	子宮＊・関元・神闕	三陰交
前立腺	中極・曲骨	陰陵泉・陰谷
肛門	長強・秩辺	承山・二白＊
上肢	肩髃・曲池・陽池	華佗夾脊＊
下肢	環中＊・環跳・陽陵泉・崑崙	華佗夾脊＊

＊四神聡穴：百会より前後，左右各1寸のところにある。
　印堂：両眉内端を結んだ線の中間にあり，督脈と交差するところにある。
　鼻通：鼻の両側にあり，鼻唇溝の上端にある。上迎香ともいう。
　金津玉液：口腔内にあり，舌下の下糸靱帯両側の静脈の傍にある。左金津，右玉液ともいう。
　聚泉：舌面正中の陥凹部にある。別名は鬼封穴。
　扁桃体穴：頸部の下顎角より直下0.5寸のところにある。
　子宮：腹部の中極穴より左右外方3.0寸のところにある。
　環中：殿部の大腿大転子の最高点と尾骶骨を結んだ線の内3分の1のところにある。
　沢前：尺沢穴の下1寸のところにある。
　胆嚢穴：下腿部の外側にあり，陽陵泉の直下1.0〜2.0寸の間の圧痛点である。
　二白：前腕掌側にあり，手根掌側横紋の上4寸で，橈側手根屈筋腱の両側，各1つずつある。
　華佗夾脊：第1胸椎棘突起下方から第5腰椎棘突起下方の間の各棘突起下方より外方0.5寸のところで，左右合わせて34穴ある。

135

3．選穴と配穴

表⓬　常用する随症選穴

＊奇穴

症　状	選　穴	症　状	選　穴
不眠	神門・心兪・安眠＊	下痢	天枢・腹瀉穴＊・上巨虚
咳嗽	尺沢・列欠	尿失禁	腎兪・関元・水道
動悸	内関・郄門	脇肋痛	支溝・期門
咽の痛み	合谷・照海	多汗	合谷・復溜
多夢	心兪・隠白	脱肛	百会・長強
喘息	沢下＊・天突・膻中・定喘	盗汗	陰郄・後渓
胸痛・胸悶	膻中・厥陰兪・内関	発熱	大椎・曲池・合谷・耳尖＊
失音	通里・増音＊	皮膚瘙痒	百虫窩＊・三陰交・止痒＊
嘔吐・悪心	上脘・内関・中魁＊	カゼ	風池・外関・大椎
尿潴留	陰陵泉・三陰交・水分	落枕	後渓・条口・落枕＊
しゃっくり	内関・膈（耳穴）＊	鼻炎	迎香・風池・鼻通＊
遺尿	百会・三陰交・足三里	流涎	水溝・頬車・合谷
胃脘痛	中脘・梁丘・足三里	昏迷	水溝・十宣＊
頻尿	腎兪・三陰交・陰谷	顎関節症	下関・太陽＊・合谷
便秘	大横・支溝・大巨	ショック	百会・神闕・関元
遺精・早漏	腎兪・中極・関元	腓腹筋のひきつり	承山

＊安眠：乳様突起の後方で，胸鎖乳突筋の停止部より後方0.5寸の陥凹部にある。
　沢下：肘部にあり，尺沢穴より下方1寸のところにある。
　増音：頸部にあり，甲状軟骨切痕上の陥凹部と，下顎骨の下顎角をつないだ線の中間にある。
　中魁：手の中指の背側にあり，近位指節関節にある。
　膈：耳穴であり，耳輪脚の中央にある。
　腹瀉：腹部にあり，神闕穴より下方0.5寸のところにある。
　耳尖：耳部にあり，耳を折り耳殻の先端にある。
　百虫窩：大腿内側にあり，膝蓋骨の内上角より上方3寸のところにある。
　止痒：上肢を自然に下に垂らして，上腕の外側で，肩峰直下，前腋紋末端と水平にしたところにある。
　落枕：手背にあり，第2〜3中手骨間にあり，労宮穴と相対するところにある。別名は外労宮穴。
　鼻通：鼻の両側にあり，鼻唇溝の上端にある。
　十宣：十指の先端にある。
　太陽：目の外方にあり，眉外端と眼外角を結んだ線の中間より外方1寸のところにある。

1．選穴

五輸穴

　陰陽十二経絡には，四肢の末端から肘や膝にかけて，井穴，榮穴，輸穴，経穴，合穴という名称の順に配列されたツボがある。これらの名称は古人が水流の状況にたとえてつけたもので，経気の大小や状態によって経絡の流注を表現したものである。経気が運行する過程で，小さな経気から大きな経気に，浅いところから深いところへと変化することを反映している。

　『霊枢』九鍼十二原篇には，「出づるところを井となし，溜るるところを榮となし，注ぐところを輸となし，行るところを経となし，入るところを合となす。二十七気の行るところ，みな五輸にあるなり」と記されている。つまり，まず経絡の経気は水流の源流のように始まることから，「井」と称され，これは四肢の末端にある。次に経絡の経気はやや微小な水流になり，「榮」と称され，手足の掌部・背部に多く分布する。その後，経絡の経気は徐々に大きな水流になり，「輸」と称され，手首や足首の周囲に多く分布する。さらに経絡の経気はいっそう盛んになり，大きな水流になり，「経」と称され，手首や足首の附近あるいは下腿や前腕に分布する。最後に経絡の経気が集まり，水流が深部へ合流すると「合」と称され，肘関節や膝関節の周囲に分布する（図❷❹❷❺）。

　『難経』六十八難には，「井は心下満を主り，榮は身熱を主り，輸は体重節痛（からだが重く節々が痛む）を主り，経は喘咳寒熱を主り，合は逆気して泄するを主る」と記されており，肘や膝以下の遠位経穴が全身に効くことが提示されている。

　五輸穴はそれぞれ治療上の特徴をもっており，一般に，臓腑病を例とすると，井穴は木に属し，開竅・蘇醒の作用をもち，肝気厥逆による昏迷，意識不明，心下煩悶などに効く。榮穴は火に属し，臓腑の火熱邪気を清瀉することができ，各臓腑の実熱証によく使う。輸穴は土に属し，土は水を克するため水湿邪気による関節の酸痛に効く。経穴は金に該当し肺に属する。邪気はからだを犯すとまず肺に侵撃する。咽喉の痛みや腫れ，咳喘が起こったときに，経穴を使うと有効である。合穴は水に属するが，『霊枢』順気一日分為四時篇に「病が胃にあるものや，飲食の不節制による疾病には，合穴を取るべきである」とあるように，腸胃など六腑の病に合穴が効く。

　以上の記述を見ても，五輸穴が弁証選穴において不可欠であることがわかるだろう。

十二原穴

　十二経絡の四肢の部分には，それぞれ1つずつ原穴がある。その十二原穴の命名には歴史的経緯がある。最初，『霊枢』九鍼十二原篇では，両側の陰経（五臓）の原穴は腹部の「膏の原」の鳩尾穴と，「肓の原」の気海穴を加えて十二原穴と称していた。その後，『難経』の時代になってから，現在使われている十二経の原穴が確認された。そのなかでは，陰経の原穴と五輸穴の輸穴は同じ経穴であるが，陽経は別の経穴が原穴として命名されている。

　『難経』六十六難には，原穴について「臍下の腎間の動気なるものは，人の生命な

3．選穴と配穴

図❷㊃　六陰経の五輸穴

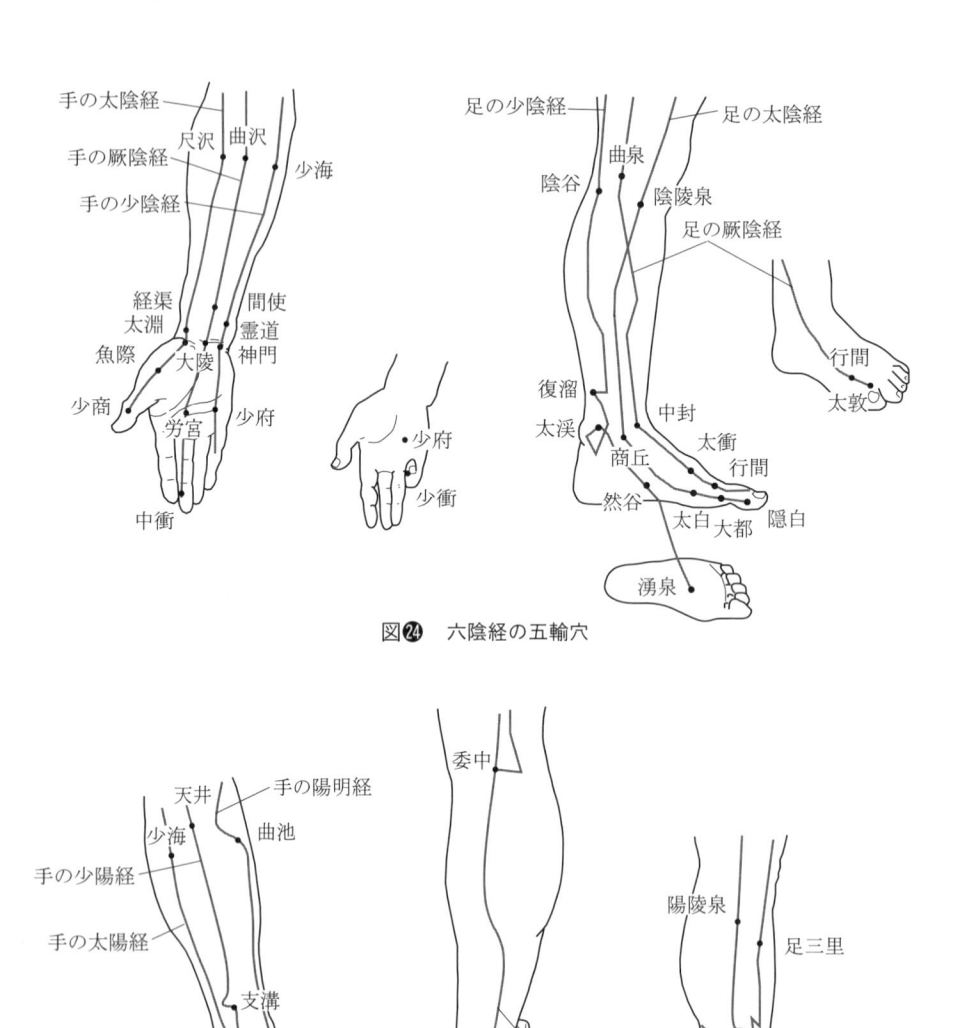

図❷㊄　六陽経の五輸穴

り，十二経の根本なり。ゆえに名づけて原と曰う。……原なるものは，三焦の尊号なり，ゆえに止る所を輙ち原となし，五蔵六府の病あるものは，皆その原を取るなり」と記載され，また『霊枢』九鍼十二原篇でも，「五蔵に病があるときは，反応は十二原穴に表れる」と指摘されている。十二原穴は十二経の経気（原気）が集まるところ，あるいは経気（原気）の「遊行出入」するところなのである。そのため，五臓六腑の陰陽気血の虚弱，あるいは失調の場合に十二原穴をよく使うのである。十二原穴をまとめると図❷❻と表❸のとおりである。

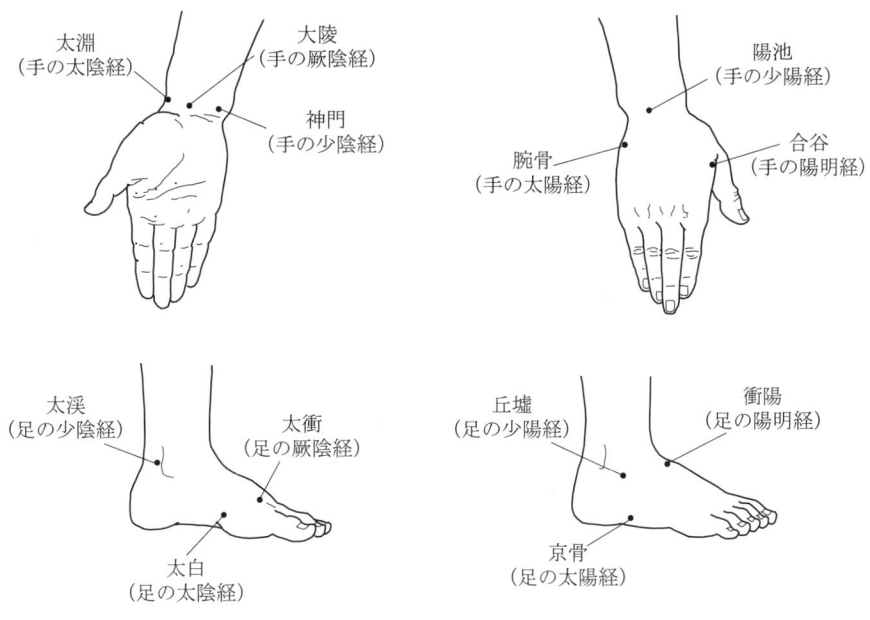

1. 選 穴

図❷ 十二原穴

表⓭ 十二原穴

十二原	手の三陰	肺経―太淵
		心包経―大陵
		心経―神門
	足の三陰	脾経―太白
		肝経―太衝
		腎経―太渓
	手の三陽	大腸経―合谷
		三焦経―陽池
		小腸経―腕骨
	足の三陽	胃経―衝陽
		胆経―丘墟
		膀胱経―京骨

十六郄穴

「郄」とは，水流が深く流入するように，経絡の経気が陥凹したところに集まるという意味である．十二経絡のほか，奇経八脈の陽蹻脈，陰蹻脈，陽維脈，陰維脈にもそれぞれ1つずつあるため，全身には16の郄穴が分布している．現代では，急性の痛みの治療や圧痛検査を行う場合に郄穴をよく使う（図❷）．

3．選穴と配穴

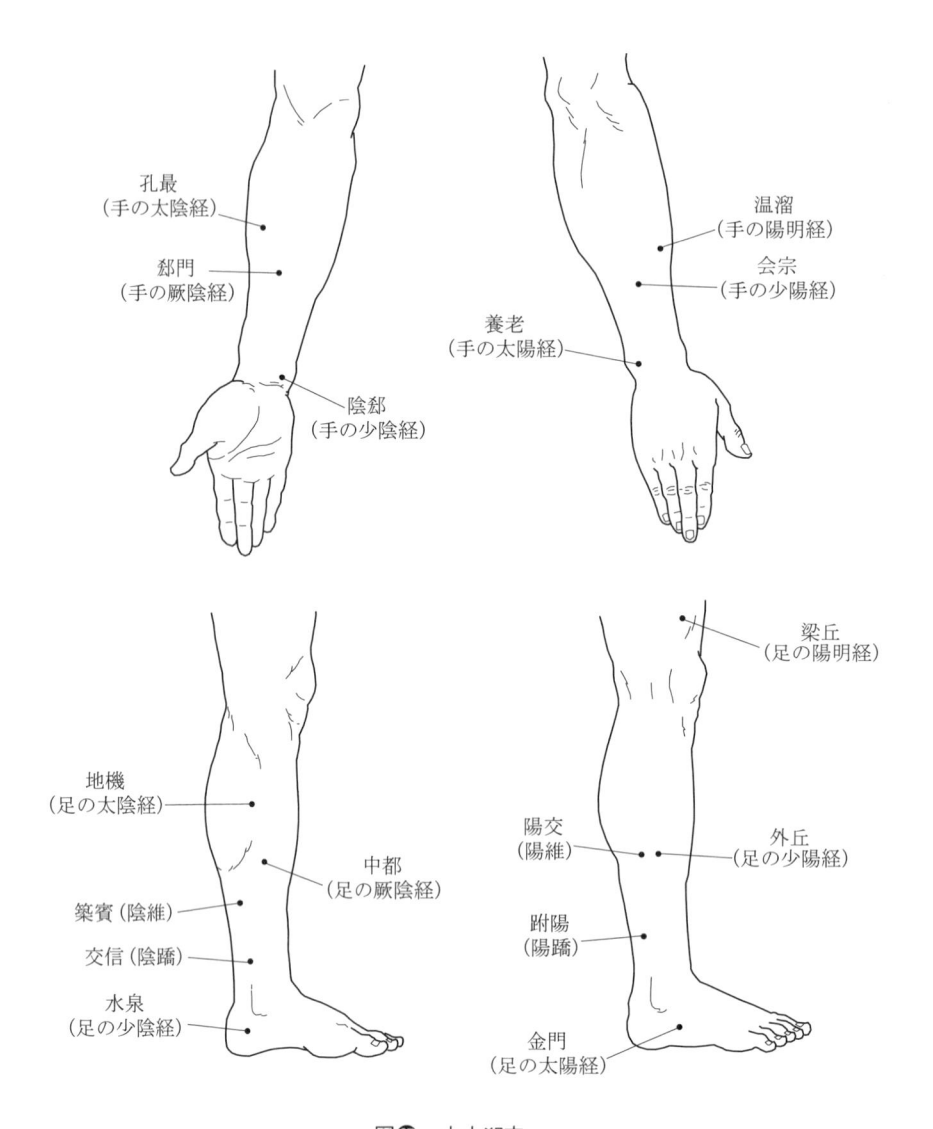

図㉗　十六郄穴

　たとえば，急性の胃脘痛発作の場合，足の陽明胃経の梁丘穴に顕著な圧痛がみられ，そこに刺鍼すれば痛みを軽減できる。また，胸悶や胸部が締めつけられるような激痛があった場合，心包経の郄穴である郄門穴を調べると，索状の圧痛点がよく現れている。郄門穴に刺鍼するか，ゆっくりと按圧すれば，胸悶や胸痛を改善できる。私は郄穴を使って多くの疾患を治療した経験があるので，その一例を紹介しよう。

| 症例 | 乾咳の治療に郄穴が効果 |

【患　者】42歳，男性，会社員。
【初診日】2004年11月23日
【主　訴】乾咳が2カ月続く。

【現病歴】2カ月前にカゼを引いた。頭痛，咳，鼻づまり，さむけなどがあり，市販のカゼ薬を飲んで，3日後には，頭痛，鼻づまり，さむけなど，カゼの症状は改善したが，咳だけが残った。最初は，朝起きてから咳をして，痰が出ると，咳は軽減していた。タバコを1日に20本以上吸うため，咳がなかなか治まらない。運動が足りないと汗をあまりかかないと考え，2週間前から汗を出すために毎日サウナに通っている。汗をたくさんかいて，からだが軽くなったような感じがあった。ところが，1週間前にサウナの後に卓球をして帰宅後，夜に熱が出た。すぐにカゼ薬を飲み，2日後にはカゼはすっきり治ったが，咳が残った。今回の咳は乾咳で，痰がない。咳がいったん起こるとなかなか止まらず，涙が出そうなほど苦しい。この数日，咳止め薬をいろいろと飲んだが，まったく効かないため，友人の紹介で来院した。

【望　診】顔色が赤く，特に咳が続くと真っ赤になる。

【問　診】乾咳，痰はない。連続して咳をすると，たまに小さな痰の塊が出る。血の塊が出るときもある。乾咳は昼より夜にひどく，そのため眠れない。咳が止まらないため，胸痛，呼吸促迫，息苦しさがある。口乾，舌燥。食欲はある。便秘ぎみ，尿量は少なく1日に3回。

【脈　診】浮数。

【舌　診】舌紅乾燥，苔薄黄。

【耳　診】肺区・肝区に鮮紅色の血管がある。

【弁　証】肺熱傷津。

【治　則】清肺，潤燥，止咳。

【取　穴】孔最，温溜，曲池，照海。

【手　技】孔最・温溜・曲池穴は直刺で0.8〜1.2寸刺入し，大きな幅で捻転瀉法を行う。照海穴は下方に向け斜刺で0.4寸刺入し，陰経刺法を行う。

【結　果】たった3回の治療で2カ月続いた乾咳が完全に抑えられた。

【考　察】患者は1回目のカゼで薬を飲んで症状は軽減したが，毎日サウナに通ったことで大量に汗をかき，体内の津液を消耗した。さらに，治癒していないところに2度目のカゼを引いたことでさらに邪気による消耗が起こった。その消耗は肺気と津液の消耗である。肺は気を主ることから，肺気を消耗するとからだが弱まり，カゼを引きやすくなる。それと同時に肺気の宣発粛降ができず，咳はなかなか治らず，さらに大腸に影響して便秘にもなりやすくなった。また，体内の津液消耗があることから，気道や肺を潤せず，同時に肺熱が形成され，さらに毎日20本のタバコを吸う習慣があるため，津液の消耗はいっそう進んで肺熱がより強くなった。以上から，肺熱傷津の弁証を立てた。

　　　　治療に用いた孔最穴は手の太陰肺経の郄穴であり，清熱・解表・利咽の

3．選穴と配穴

作用をもつ。肺と大腸は表裏の関係にあり，肺熱が解けないと大腸に伝わる。そのため患者は便秘が起こったのである。温溜穴は手の陽明大腸経の郄穴であり，清邪熱・理腸胃の作用をもつ。肺熱をさます孔最穴と，大腸の熱をさます温溜穴を一緒に使うと，相乗効果によって咳を止める力が現れる。曲池穴は大腸経の経穴であり，清熱作用が強い。そのため，これを一緒に使うと肺熱をさます効果を強化できる。照海穴は足の少陰腎経の経穴で，奇経八脈の陰蹻脈が始まる経穴である。陰蹻脈の流注は足の少陰腎経から分かれるが，照海穴から始まっているのである。『難経』二十八難には「陰蹻脈なるものは，亦た跟中に起こり，内踝に循いて上行し，咽喉に至り，衝脈と交り貫く」と記されている。つまり，照海穴は養陰・生津・利咽の優れた作用をもつため，照海穴を加えると，養陰・生津・利咽の力で，肺・気道・咽喉頭を潤し，咳を止める力になる。

　郄穴は一般に急性疾患や痛症に使われるが，それ以外にも用いることができる。本症例もそんな一例である。郄穴を使うときには，1つの経絡の郄穴だけでなく，表裏の関係にある経絡の郄穴も一緒に使うとさらに治療効果が高まるだろう。これは私の臨床経験より導き出されたもので，ぜひお勧めしたい。

　　十五絡穴

　四肢の十二経には，絡穴がそれぞれ1つずつある。元代の竇漢卿が編纂した『鍼灸指南』には，「絡穴は正に両経の中間にあり……もし絡穴を刺せば，表裏を同治する」と指摘されている。つまり，絡穴は陰陽表裏両経を交通しているため，絡穴に施術すれば，表裏両経および相関する部位の病気を治すことができるのである。

　たとえば，足の陽明胃経の豊隆穴は「祛痰穴」として知られているが，なぜ豊隆穴によって痰濁を取ることができるのであろうか。その理由は足の陽明胃経の豊隆穴から1本の枝が出て下行し，足背を通って足の太陰脾経と連絡しているためであり，豊隆穴に施術することによって表裏関係の協調性が緊密になり，脾胃の運化作用が強化されるからである。脾胃の運化作用が健全になれば，新たな痰湿は形成されず，形成された痰湿も運化によって消失するのである。そのため豊隆穴は祛痰化湿の名穴なのである。ただ，豊隆穴が祛痰できるのは，脾胃の運化作用を調え強化させることによって可能になるのであり，豊隆穴が直接的な祛痰作用をもっているわけではない。直接的に祛痰できる経穴は天突穴や気戸穴などである。

　十二経の絡穴以外では，任脈の絡穴の鳩尾穴，督脈の絡穴の長強穴，さらに「脾の大絡」の大包穴があり，全身に合計で15の絡穴がある。それでは，十二経以外に絡穴があるのには何か特別な意味があるのだろうか。脾の大絡である大包穴についてはすでに紹介したので，ここでは鳩尾穴と長強穴について話したい。

1．選　穴

● 鳩尾穴

　鳩尾穴は任脈の経穴であり，胸部正中線上，剣状突起下の陥凹にある。ただ，鳩尾穴の名を知っていても，臨床において一度も使ったことがないという鍼灸師は少なくないだろう。鳩尾穴はどのようなときに使うのだろうか。教材を見ても，どのような病気に対して有効であるということがほとんど記されていない。私も昔は鳩尾穴を知っていても使ったことが一度もなかったが，私の大学院時代の恩師から学んだ鳩尾穴の妙用をここで紹介しておこう。ちなみに，その恩師とは金舒白(きんじょはく)先生といって，上海で代々続く中医家系の鍼灸名医であり，精神疾患の治療を得意としていた。

　上海中医薬大学付属龍華医院の道路を挟んだ向かいに，上海市精神病総院という精神疾患を専門とする病院があった。1982年のある日，その病院から鍼灸治療の立ち会い診察の要求があった。私は恩師に連れられ診察に向かった。患者は30代の男性で，10年に及ぶ統合失調症の病歴があり，入退院を2回くり返していた。1週間前に再発し，人を殴ったり，物を壊したりと，乱暴が続くため昨日から強制入院となった。患者は高血圧，不整脈，糖尿病などさまざまな病気を合併しており，インスリン注射や電気ショックなどの対応ができないでいた。恩師は脈を取り，舌を見て，「心火独旺，心神失舎」（心火が旺盛となり，心神が収まるべき場所を失った）と言った。現場には私のほかに2名の精神科の主治医師がいた。この2人は，中医学を勉強するために私の恩師と正式に師弟関係を結んだ西洋医である。恩師は私たち3人に向かって穏やかな声で「先生たちはどう治療し，どんな経穴を取れば有効だと思いますか？」と質問した。3人は黙り込んでしまったが，年上の精神科医が「昨日の緊急入院後，西洋医学で対応できなかったので，内関，神門，足三里を刺してみたが全然効果がなくて困った」と，自信を失ったように答えた。恩師は，「緊急の場合には標治法を行うべきで，まず狂躁の状態を静かにさせましょう」と言いながら，早速治療を開始した。

　ベッドに縛られている患者は顔面も目も真赤になり，意味不明な言葉を連発し狂躁している。もう2日ほとんど寝ていない状態である。恩師はまず鳩尾穴を刺した。すばやく切皮し，その後，ゆっくりと捻転しながら1.2寸ほど刺入したところでしばらく鍼を止めたが，患者の表情に変化は見られなかった。そこから恩師は家伝の手技を行った。ときにゆっくり穏やかに捻転し，ときに速いスピードで小さな幅で捻鍼した。そのような手技を5分間くり返し行った。まるで琴を演奏するかのような姿であった。すると，患者に変化が現れてきた。5分間施術する間に，意味不明な言葉を発することが徐々に減り，最後には止まってしまったのである。大きく見開いた目も次第に閉じられてきて眠そうな様子が見られた。そのまま20分置鍼して治療は終了した。患者の緊張し硬直していた手足も緩み，完全に眠ってしまった。

　次に，私自身が体験した治療を紹介しよう。これは大学院を卒業した後の1984年のことである。

　ある日，内科の主治医が親戚を連れてやって来た。高校2年生の男の子だった。2年前，高校入試を控え親の強いプレッシャーを感じて，徐々に頭が怪しくなってき

3．選穴と配穴

て兄弟との口論や喧嘩が増え，乱暴になった。病院で統合失調症と診断され投薬を始め，1年間の通院で病状は安定した。2週間前に家庭内でトラブルがあり，病状が増悪した。毎晩眠れず，坐臥不安となり，独り言を言いながら部屋の中を行ったり来たりする。薬を飲んでも様子は変わらず，以前よりひどくなることもあるという。入院を避けるため，鍼灸治療の相談にやって来た。

　私は望聞問切により患者の病状を把握して治療を行うが，まずは鳩尾穴を使わなければならないと判断して治療を始めた。恩師の刺鍼テクニックを覚えていて，そのまま施術した。すると，患者はたちまち静かになり，おとなしくなった。鍼が速効したことから，患者は積極的に治療に協力するようになり，3回の鍼灸治療で煩躁や興奮といった症状はだいぶ消失した。その後も本治法を続け，約半年通って薬を減量できるようになり，ついには，服薬しなくても症状は現れず，順調に大学に入学することができた。

　なぜ，鳩尾穴が統合失調症の発作や狂躁，乱暴に即効したのだろうか。書籍を調べたり，恩師の教えを思い返したりしてみてわかったことは，次のとおりである。

　鳩尾穴は強い清神・寧心作用をもっている。古代には心痛，癲，狂，癇，驚を治療したという記録も多い。現代でも統合失調症，躁うつ病，重症の不眠などに効くという臨床報告がある。また，恩師は鳩尾穴を使う理由を次のように解説していた。

　鳩尾穴は任脈の絡穴である。『霊枢』経脈篇には「任脈の別は，名づけて尾翳(びえい)と曰う。鳩尾を下り，腹に散ず」と記されている。つまり，任脈の絡脈は鳩尾穴から腹部に分布しているのである。腹部は陰に属し，任脈は腹部の正中にあるので，任脈は「陰中の陰」といえる。また任脈の交会関係からみれば，任脈の会陰穴は任，督，衝三脈と交会し，中極・関元穴は足の三陰と交会し，天突・廉泉穴は陰維脈を通じて各陰経とつながっている。つまり任脈は「陰脈の海」であり，陰経の代表といえる。統合失調症の発作による狂躁や乱暴は，身体における陰陽失調の極限を表現したものであり，陽火独亢（陽火が独り亢盛となったもの）である。そのため，陰経の代表である任脈の鳩尾穴を刺鍼すれば，以陰抑陽（陰によって陽をおさえる）・清心寧神の治療効果が現れるのである。

　鳩尾穴を使うのにはもう1つ理由があり，それは鳩尾穴の所在部位が心下部にあるからである。古人は心に近いところの陰経の経穴を刺鍼すると，鍼のひびきをうまく病所である心に伝えることができると考えていた。実際に，臨床において鍼のひびきを患者に聞くと，「鍼のひびきは，刺したところから広がって胸部にまで感じる。イライラした心が静かになった感じがする」という感想をよく述べた。以上のことから，鳩尾穴が統合失調症や躁うつ病に効くと理解している。

◆長強穴

　長強穴は督脈の起始穴であり，下極兪，窮骨，尾閭という別名がある。督脈は陽脈の長であり，督脈の経気が旺盛であることから，長強と命名された。督脈は長強穴より始まり，脊柱に沿って上行し，背中の正中にある。人の背部は陽であり，背部の正中は

「陽中の陽」である。つまり，経絡では督脈が陽経の代表であり，陽脈の海なのである。

長強穴は特殊な位置にある。『鍼灸甲乙経』には，長強穴が「脊骶の端にある」と記されている。つまり尾骨先端下方，肛門後方の陥凹中にある。刺鍼する際には屈膝臥位になり，長強穴を切皮し，尾骨前縁に沿ってやや上に向け（45度），斜刺で1.0寸刺入する。尾骨の前方には直腸があるため，切皮後，下方に向けて刺すと，直腸に直接当たる危険があるので注意を要する。

臨床において，長強穴は鳩尾穴と同様に，名を知られていてもあまり使われていない。患者が臥位の状態で長強穴を探すと，臀部の骨の末端下を取ってしまうことがよくある。じつはこの場所は長強穴ではなく，解剖学から考えると尾骶関節である。尾骨はそこから会陰部に向けやや斜めに位置している。長強穴は会陰と尾骨端の間にあるので，解剖学的知識を熟知したうえで長強穴を取れば正しく取ることができるだろう。ただ，その位置の特殊性から，刺鍼するのは簡単ではない。

長強穴は鎮痙・提肛・止瀉・通便の作用をもつ。古典医籍には，腰痛，頭痛，心痛，痢疾，淋，癃，大小便難，縮陰，脱肛，痔疾，癲狂，少年の夏バテ，消痩，小児驚風，腸風下血（大便下血）などを主治するという記載がある。現代では，癲癇，切れ痔，破傷風，肛門瘙痒，尾骨痛，陰痒，陽萎，引産（分娩誘発），遺尿，前立腺炎，統合失調症に対する臨床報告がある。長強穴の特殊な位置から，臨床で使う機会はほかのツボより少ないが，特別な症状，たとえば，線虫の産卵による夜中の肛門の奇痒（単なる瘙痒ではない）や，外傷による尾骨半脱位による尾骨激痛などに対して，長強穴は特効・速効する。ここで例をあげて紹介しよう。

症例　尾骨激痛の治療に長強穴が効果

【患　者】48歳，男性，会社員。

【初診日】2010年12月6日

【主　訴】尾骨の激痛，坐立不安。

【現病歴】1週間前に階段の2階から転んで臀部を床にぶつけた。立ち上がれなかったので，救急車で病院へ搬送された。レントゲンを撮り尾骨半脱位と判明し，担当医は「安静にしておけば，そのまま回復する」と言って，鎮痛剤を処方して帰宅させた。しかし鎮痛剤を飲んでも尾骨や肛門周囲の激痛が治まらず，座ることも立つこともできないほどの激痛であった。特に夜に肛門周囲の痛みがひどくなり，眠れない。そのまま1週間で体重が4kg減少した。病院へ行っても治療法がないため，友人の紹介で来院した。

【望　診】苦痛顔貌。

【問　診】尾骨や肛門周囲の激痛が1日中ある。特に夜にひどくなり，眠れない。寝ている間に姿勢を変えると激痛で目が覚める。日中は，立っていても，座っていても痛みがあるため困っている。排便時に，肛門周囲に激痛が走るため，一気に排便できず少しずつしか出せない。食欲もなくなった。暮

3．選穴と配穴

　　　　　らしが不安。
【脈　診】沈弦。
【舌　診】舌紅，苔少。
【耳　診】心区・三角窩・肛門区に紅色，圧痛がある。
【弁　証】経気阻滞（督脈）。
【治　則】通経止痛。
【取　穴】百会，大椎，肩井，承山，合谷。
【分　析】百会穴は督脈流注の頭部最上部に位置する経穴であり，「下の病は上に取る」の治療原則にもとづいて百会穴を取れば，阻滞する督脈下部の経気を誘導し，尾骨や肛門周囲の経気を暢通するため，激痛を解消することができる。大椎穴は督脈の重要穴であり，手足の三陽経とつながっているため，大椎穴に灸をすれば，督脈を温め，全身の陽経の流れを活発にさせ，阻滞を解除することもできる。肩井穴は理気・下気の作用をもち，合谷穴は気の関であり，気の流れをコントロールすることができる。肩井穴と合谷穴を一緒に使うと，全身の経気の流れや，阻滞する督脈の流れをよくすることができる。さらに足の太陽膀胱経の分枝が承山穴より上行し肛門に入っているため，承山穴を取って導気法を行えば，阻滞による肛門周囲の激痛を軽減できる。
【手　技】百会穴は斜刺で，灸頭鍼を施す。大椎穴には生姜灸。肩井穴は後ろ向きに横刺で 0.5 寸刺入する。合谷・承山穴は直刺で 0.5 ～ 0.8 寸刺入し，導気法を行う。
【結　果】1 回の治療後，肛門周囲の痛みは少し軽減した。3 回の治療後，肛門周囲の激痛はだいぶ減ったが，触れることはできず，また肛門と尾骨周囲の硬いこわばり感は強くなってきた。そのため，座ることができない。寝るときはうつ伏せにしかなれなくて，不便を感じる。

　　　　　なぜ激痛を改善することができるのに，尾骨や肛門周囲の硬いこわばり感が強くなるのだろうか。この硬いこわばり感はどの経穴で解除することができるのだろうか。

　　　　　まず，3 回の治療で合谷・大椎・承山穴などの鎮痛効果は十分に発揮されていることがわかった。経絡から考えると，経気は常に流れているものであり，何らかの原因によりいったん経気の流れが阻害されると，最初は脹満感が現れる。さらにこの停滞している経気が動かず，長期化すると徐々に硬くなりこわばりが起こる。本例はそうした理由から患者に現れた尾骨や肛門周囲の硬いこわばり感と理解することができるだろう。

　　　　　問題は解決法である。いろいろと資料を調べてみて，最終的に選んだ経穴が長強穴である。長強穴は尾骨と会陰の間にあり，尾骨とも肛門とも近いため，最適の経穴である。

1．選　穴

　　以上のような考えを患者に説明し，患者の納得を得たうえで施術を行った。患者には屈膝臥位を取らせ，長強穴を確認して消毒した後に切皮し，尾骨前縁に沿ってやや上に向け（45度）斜刺で1.0寸刺入し，刮法を1分間行った。鍼を尾骨前縁に沿って緩やかに捻転しながら入れると，患者は「肛門，尾骨には脹重感がある」と言った。刮法を行うたびに，患者は「ジワー，ジワーとしただるくて，しびれた感覚が広がって，肛門や尾骨に徐々にひびくような感じがあって，気持ちいい」と満足げに話した。治療後，「お尻全体が軽くなった。歩くと両足の動きも楽になった。肛門や尾骨周囲のこわばりが消えたような感じです」と言った。その後，治療を2回続けて，肛門や尾骨周囲の激痛と，硬いこわばり感は完全に消失した。

下合穴

　手足の三陰三陽経の五要穴には，肘膝附近の合穴があるが，なぜ合穴のほかに「下合穴」があるのだろうか。まずそれを考えたい。

　下合穴とは，からだの下部である下肢にあるツボである。『霊枢』邪気蔵府病形篇には「榮，輸は外経を治し，合は内腑を治す」と指摘されている。ここでいう「合」とは，六腑の下合穴であり，「内腑」とは体内の六腑の病のことである。つまり，下合穴は六腑の病を専門に治療する経穴であることが強調されているのである。六腑とは胃，胆，小腸，大腸，膀胱，三焦の6つの内臓を指している。

　六腑の病はさまざまな原因で起こるが，弁証の結果を調べてみると，虚証より実証が圧倒的に多い。たとえば，胃には，胃の寒証・熱証・上逆証・瘀血証・気滞証，傷食証などがあるが，これらはすべて実証である。虚証は胃の陰虚証のみである。そのことから，下合穴は六腑の実証を治す専用穴ということができるだろう。

　6つある下合穴は，足の陽明胃経，足の太陽膀胱経，足の少陽胆経の三経絡にそれぞれ属する。六腑の機能と帰属から考えると，小腸，大腸，胃はすべて消化器系に属し，「大腸，小腸は，みな胃に属す」（『霊枢』本輸篇）という説があるように，大腸・小腸の下合穴は足の陽明胃経に分布している。さらに，三焦は水液流通の通路であり，膀胱とつながっている。『素問』霊蘭秘典論篇に「三焦なるものは，決瀆の官，水道焉より出づ」と指摘されることから，三焦の下合穴は足の太陽膀胱経の委陽穴にある。つまり，六腑の下合穴は足の陽明胃経，足の太陽膀胱経，足の少陽胆経にそれぞれ分布しているのである。下合穴の分布および六腑との関係を図❷と表⓮にまとめた。

　下合穴は六腑の実証によく効く。実証に対しては「実すれば則ちこれを瀉す」という治療原則があり，捻転瀉法や提挿瀉法などの瀉法が用いられることはよく知られている。しかし，六腑の実証を治療する前に，六腑とはどんな臓腑であるかをもう一度考えてもらいたい。

　『素問』五蔵別論篇には，「六腑なるものは，物を伝化して蔵さず，ゆえに実して

3．選穴と配穴

満ちること能わざるなり」と記されている。つまり，六腑とは，飲食物を腐熟・消化し，槽粕を伝化させる通路なのである。水穀を腑から次の腑へと通降させていく働きをもっている。そのため，六腑に異常が起こると，通降の働きが衰えたり，あるいは過剰になったりして，実の病証が現れてくるのである。したがって，六腑の実証を治療するうえで大切なことは，単純な瀉法を用いるのではなく，疏通・疏導する治療を行うということである。ここで例をあげて紹介しよう。

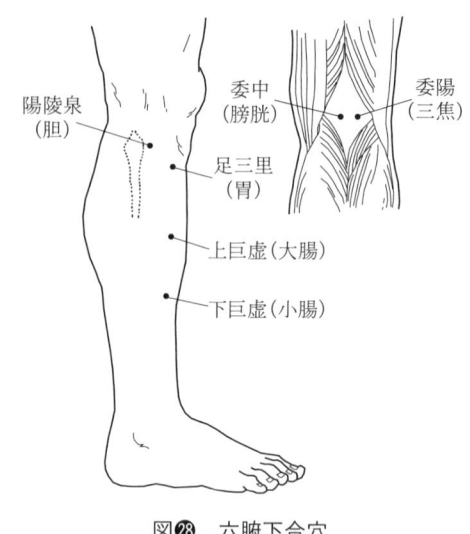

図❷ 六腑下合穴

表❶ 六腑下合穴

六腑下合穴	胃 ―足三里	足の陽明胃経
	大腸―上巨虚	
	小腸―下巨虚	
	膀胱―委中	足の太陽膀胱経
	三焦―委陽	
	胆 ―陽陵泉	足の少陽胆経

症例 胃の脹満痛に下合穴を使った治療効果

【患　者】21歳，女性，会社員。
【初診日】2009年12月21日
【主　訴】胃脘部の脹満痛。
【現病歴】もともと胃腸が弱く，便秘しやすい。2日前，忘年会に参加し飲み過ぎ食べ過ぎて，いつ帰宅したのかも覚えていない。夜中に上腹部痛が起こり，何回も吐いて一晩中眠れなかった。翌日，腹部膨満になり，悪心があり，食欲もない。頭痛がひどくて1日休んだ。今朝，起きたときも食欲はまったくない。胃脘部が脹満し，疼痛・悪心は変わらず，今日も休もうかと迷っていたときに同僚から電話があり，同僚の勧めで当院に来院した。
【望　診】苦痛の顔貌。
【問　診】2日間食事をとれない。胃部・腹部の膨満，疼痛。押すと痛みが増悪する。ゲップしたいが出ない。矢気したいが出せない。腹が詰まって苦しい。頭痛，不眠，尿赤少量，便秘，口苦，口臭がある。

1．選　穴

- 【脈　診】滑数，有力。
- 【舌　診】苔黄膩，燥，舌紅。
- 【耳　診】心区・胃区・腸区に大きな紅暈がある。圧痛がある。
- 【弁　証】胃腸積滞（傷食）。
- 【治　則】和胃，理気，導滞。
- 【取　穴】中脘，下脘，足三里，上巨虚，合谷，曲池。
- 【手　技】中脘・下脘穴は直刺で0.5〜1.2寸刺入し，平補平瀉法。足三里・合谷・上巨虚穴は導気法を2分間行う。曲池穴は直刺で0.5寸刺入し，瀉法を行う。
- 【結　果】若い女性は鍼を怖がることが多いが，この患者も鍼の説明を聞いて腹部に鍼をすることを拒んだ。また，以前に歯痛の際に歯科医が手の合谷穴に鍼を打ったことがあり，たいへん痛い思いをしたという。そこで，足の足三里穴と上巨虚穴はどうかと聞くと，「見えないから軽くしてください」と求められた。

  足三里・上巨虚穴とも，0.8寸まで刺入した後，導気法を行った。ゆっくり，ゆっくりと小さな幅で丁寧に入れたり抜いたりしていると，患者のお腹からゴロゴロという音が聞こえてきた。音は次第に大きくなり，ついに大きなゲップを1回した。同時に悪臭を伴うおならを連発した。患者は「ごめんね，ごめんね」と顔を赤らめて小さな声で言った。これは「胃は通降を以て順となす」という中医学理論が再現されたものである。胃腸に停滞している邪気がゲップや矢気とともに排出され，胃腹部の脹満痛も完全に治った。
- 【考　察】六腑の実証の特徴は「不通」である。その不通の病理に対しては気機を調えることが大切である。気の行気作用を利用し，気の推動力によって不通の病状を治すことが重要である。

八脈交会穴

宋・元代の鍼灸家はその臨床実践を通して，手の後渓・列欠・内関・外関穴，足の照海・申脈・公孫・足臨泣穴の8つの経穴がそれぞれ所属する経絡を通じて，頭顔面・体幹部の奇経八脈に関与する病症を治すことを提起した。このような互いに通じ合う関係を交会と称し，八脈交会穴と呼んでいる。現在の奇経治療とは八脈交会穴を使ってさまざまな病症を治すことを指す。明代の医家・劉純の『医経小学』には八脈交会穴の主治範囲を次のようにまとめている。

　公孫衝脈胃心胸，内関陰維下総同
　臨泣胆経連帯脈，陽維目鋭外関逢
　後渓督脈内眥頸，申脈陽蹻絡亦通
　列欠任脈行肺系，陰蹻照海膈喉嚨

3．選穴と配穴

　つまり，公孫穴と内関穴を一緒に使うと，衝脈・陰維脈を通じて，胃脘痛，脹満，消化不良，胸悶，心痛，動悸，息切れ，喘息などの病症を主治する。足臨泣穴と外関穴を一緒に使うと，帯脈・陽維脈を通じて，偏頭痛，目赤腫痛，耳痛，耳鳴り，肩こり，側頭痛，カゼなどの病症を主治する。後渓穴と申脈穴を一緒に使うと，督脈・陽蹻脈を通じて，寝違え，後頭痛，耳鳴り，耳づまり，眼内角紅腫痛などの病症を主治する。列欠穴と照海穴を一緒に使うと，任脈・陰蹻脈を通じて，咳嗽，喘息，咽痛，失音（失声），咽乾などの病症を主治するのである。この内容をまとめると表❶のようになる。

表❶　八脈交会穴と主治症

内　関（手の厥陰経）	陰維脈	心・胸・胃の病症
公　孫（足の太陰経）	衝　脈	
足臨泣（足の少陽経）	帯　脈	頭・肩・耳・外眼角の病症
外　関（手の少陽経）	陽維脈	
後　渓（手の太陽経）	督　脈	項・耳・内眼角の病症
申　脈（足の少陰経）	陽蹻脈	
列　欠（手の太陰経）	任　脈	咽喉・胸膈の病症
照　海（足の少陰経）	陰蹻脈	

　臨床において八脈交会穴を用いると，ときに予想を超えた速効が現れることがある。ここで例をあげて紹介しよう。

> **症例**　寝違えの治療に八脈交会穴が効果

【患　者】26歳，男性，会社員。
【初診日】2009年10月16日
【主　訴】寝違えが3日続く。
【現病歴】3日前の朝，起きると首が動かなかった。これが3回めの寝違えである。近所の鍼灸院に行った。前の2回は1回の治療で治ったが，今回は1日1回の治療で，3回受けても治らないため当院のホームページを調べ来院した。
【問　診】首は左右に動かすことができるが，前後に動かすことがまったくできない。無理に動かせば激痛が走り，汗が出る。
【脈　診】弦脈。
【舌　診】舌紅，苔膩。
【弁　証】経気阻滞。
【治　則】疏経，理気，止痛。
【取　穴】後渓。
【分　析】「急すれば則ちその標を治す」の治療原則にもとづいて，まず首の痛みを緩和させることが大切である。寝違えに効く経穴としては，列欠・条口・後

1. 選　穴

渓・落枕・懸鍾穴などをあげることができる。患者は3回めの寝違えで，鍼灸治療も体験している。患者にこれまでに使った経穴を聞くと，患者は手足のあちこちの経穴を指さした。やはり，落枕・列欠・懸鍾穴である。ではなぜ前の2回は速効し，今回は効かないのだろうか。

　もう一度よく聞いてみると，今回の寝違えは以前の寝違えとは違うことがわかった。今回の寝違えの特徴は前後に動かないという点である。以前の寝違えは前後より左右に動かないものであった。この理由を経絡から考えると，督脈の経気が阻害されたためと考えられる。督脈の経気の流れをよくすれば，寝違えを治すことができるだろう。

【結　果】ここで，八脈交会穴の後渓穴を使用することを決めた。患者を坐位にして，手は軽く握らせる。後渓穴は第5中手骨指節関節の後方陥凹にある。切皮後，手の中心に向け0.5寸刺入し，導気法を行う。そのとき，患者は坐位のまま，最初は頭を左右に動かし，数回後，前後に動かすよう指示する。それをゆっくりと行っていくと，前後の動きが徐々に大きくなってきて，ついには普通に動かすことができるようになった。15分置鍼して治療を終えた。翌日，治療効果を高めるために来院したとき，患者は「首を動かすことができ，仕事もできた」と，うれしそうに語った。

【考　察】後渓穴は開竅醒神・清熱舒筋・通督脈・止疼痛の作用をもつ。古典医籍には，悪寒発熱，目赤腫痛，耳鳴り，耳聾，鼻衄，心痛煩満，アミーバ痢疾，癲狂，小便黄赤，頭項強痛，手足拘急，腰腿痛，盗汗，中風不語，手足麻木などを主治すると記されている。現代では，肋間神経痛，統合失調症，落枕，ぎっくり腰，アミーバ痢疾に対する臨床報告がみられる。本症例もそんな一例である。

　八脈交会穴は急性の痛みに対して速効する。たとえば，急性胆絞痛の場合には陽陵泉穴がよく効くし，急性腸炎による腹痛や下痢には上巨虚穴がよく効く。八脈交会穴の止痛効果が郄穴よりも優れていることは，しばしば体験することである。

八会穴

『難経』には，臓，腑，気，血，筋，脈，骨，髄の病症に効く八会穴が記されている。「会」とは合う，効くという意味である。それぞれ，臓会の章門穴，腑会の中脘穴，気会の膻中穴，血会の膈兪穴，脈会の太淵穴，筋会の陽陵泉穴，骨会の大杼穴，髄会の懸鍾（絶骨）穴である。

　脾と胃は後天の本であり，臓腑の根本であるので，脾の募穴である章門穴と，胃の募穴である中脘穴は臓会穴とも腑会穴とも称される。また，膻中穴は胸部の正中にあり気の海であり，膈兪穴は胸腹の間にあって気血の化生に関与するため，膻中穴と膈兪穴は気会穴とも血会穴とも称される。陽陵泉穴は胆の合穴であり，膝の附近にある。

3．選穴と配穴

「膝なるものは，筋の会」といわれることから，陽陵泉穴が筋会穴と称される。太淵穴は手の太陰肺経の原穴であり，寸口脈の拍動するところにあるため，太淵穴は脈会穴と称される。大杼穴は脊柱の大椎穴の附近にあり，背兪穴の始め骨会穴と称されるが，これには異説もある。たとえば，『類経図翼』には「大椎は骨会となし，骨痛はこれに灸をすべし」と記されている。理由は大椎穴の別名が大杼といわれるからである。古代には「諸髄は，みな骨に属す」といわれたので，懸鍾（絶骨）穴が髄会穴であるとされた。

　臨床において八会穴はよく使われており，特に気会穴の膻中穴，血会穴の膈兪穴，筋会穴の陽陵泉穴，脈会穴の太淵穴，腑会穴の中脘穴を使う頻度がかなり高い。次に例をあげて紹介しよう。

症例　脈拍の増加に脈会穴の太淵穴が効果

【患　者】46歳，男性，会社員。

【初診日】2007年6月19日

【主　訴】脈拍が遅くなるようになって2年になる。

【現病歴】マラソンが好きで，20代から毎年，全国各地で開催されているマラソン大会に積極的に参加している。2年前，マラソン大会の翌朝，起床時に胸が重苦しく，動悸がした。歩くと頭がふらつくため病院へ行った。検査の結果，脈拍は38回／分で，X線写真で心肥大がみられた。担当医から「マラソンと関係があるので，注意するように」と言われた。服薬し始めたが，この2年間，脈拍の増加はみられない。疲れると脈拍が32〜35回／分になることもある。そのとき，胸悶や心臓の重い拍動を感じる。汗が出る。単身赴任のため家族は非常に心配している。東京に戻ったときに家族と一緒に来院した。

【望　診】顔色に艶がない。

【問　診】いつも脈拍は32〜35回／分。脈拍が40回／分以上になると，元気が出る。脈拍が35回／分以上なら，胸悶があったり胸が重苦しく感じたりする。脈拍が35回／分以下のときに心臓の重い拍動が自覚された。胸が苦しい。冷汗が出る。手足も冷たい。疲れたり，寝不足やストレスがかかったりするときに脈拍が遅くなるのがはっきりとわかる。普段は自覚症状があまりない。睡眠は7時間で，夢を見る。二便は正常。軽いめまい，耳鳴りがある。

【脈　診】沈遅代。

【舌　診】苔薄，舌淡白，やや胖大。

【耳　診】心区は陥凹し蒼白色，胃区は淡白色。

【経絡診】心兪・厥陰兪・神堂・膻中・太淵穴に圧痛がある。特に心兪・厥陰兪穴は軟弱で陥凹がある。

【弁　証】心気虚。

【治　則】養心益気，復脈。

【取　穴】心兪，厥陰兪，神堂，膻中，中脘，気海，郄門，太淵，足三里，豊隆，太白。
【手　技】心兪・厥陰兪・神堂穴は椎体に向け斜刺で0.5寸刺入し，捻転補法。膻中穴は下方に向け横刺で，カマヤミニ灸を1壮。中脘・気海・郄門・足三里・豊隆穴は直刺で0.5～1.2寸刺入し，捻転補法。中脘・気海・足三里穴は灸頭鍼を行う。太淵穴は橈骨動脈を避け，0.3寸刺入し，刮法を行う。太白穴はカマヤミニ灸を2壮。1時間の置鍼を計画する。
【結　果】患者は単身赴任で関西に住んでいる。月に1回東京に戻るが，仕事が忙しかったり，出張があったりして，月に1回の治療が保証できない。これまで当院の3回の治療では病状は悪化していない。

　　　　朝，脈拍を測ると35～37回/分で，胸悶は多少あるが，冷汗や手足が冷たいといったひどい症状は出ていない。そのため，携帯に便利で，自分でも行える皮内鍼をすることにした。経穴は復脈のために脈会穴の太淵穴を選び，さらに元気を補うために足三里穴を加えた。両側の太淵穴と足三里穴に印をつけ，左の太淵穴と右の足三里穴を一組にし，1週間おきに反対側の太淵・足三里穴と交替に皮内鍼を埋めるよう患者に指示した。

　　　　2カ月後，患者が来院し，「先生が教えた通りに鍼を埋めたところを毎日300回押した。胸が楽です。毎朝脈を測ると，38回/分以上のことがほとんどです。ときには40回になり，たまに43回のこともあります。うれしいですね。こんなに簡単で，有効な鍼ってほんとうにありがたい」と感謝の気持ちを一杯にして話した。

　　　　その後も皮内鍼の治療を続けた。経穴は太淵穴と足三里穴の一組と，太淵穴と膻中穴の一組を交互に使った。太淵穴を使って脈拍が32回から40回/分まで上がったことから，脈会穴の効果を実感した。

　弁証選穴は中医鍼灸治療の基礎選穴である。証を立ててから，五輪穴，郄穴，絡穴，原穴，下合穴，八脈交会穴などのなかから，証に合った経穴を選べば，よりよい治療効果が早期に現れることだろう。

5　弁病選穴

　経穴の分布をみると，経穴の所在部位には神経や血管が数多くあり，特に神経の分布と密接に関係している。たとえば，内関・間使・郄門穴は正中神経の走行とほぼ一致しているし，合谷・手三里穴は橈骨神経に，陽陵泉穴は腓骨神経に，委中穴は脛骨神経に関係する。そのため臨床においては，運動器系の疾病や，神経の圧迫・損傷により神経支配されている筋肉や皮膚の痛み・しびれ，あるいは筋肉の萎縮，筋肉の伸張力の低下などの場合に，関係する神経の分布上の経穴を取って治療する。これは弁病選穴である。ここで例をあげて紹介しよう。

3．選穴と配穴

| 症例 | 頸椎ヘルニア症によるしびれに対する弁病取穴 |

【患　者】38歳，男性，会社役員。
【初診日】2008年2月15日
【主　訴】頸椎ヘルニア症，右手のしびれが1年余り続く。
【現病歴】高校生のとき，水泳が好きで毎日泳いでいた。一度大けがをして1カ月首が動かないことがあった。31歳で会社を設立した後，毎日8時間以上パソコンを操作した。首や肩の凝りが起こる。指圧・マッサージを受けて，1週間は楽になるが，次第に効く時間が短くなってくる。1年前，首の激痛が起こって整形外科を受診したところ，頸椎変形症（頸椎3，4，5，6）と診断された。またヘルニアもある。牽引・湿布などの治療を開始した。3回牽引したが，痛みは変わらない。さらに右上肢のしびれを感じたため，牽引を止めて鍼灸・カイロプラクティック・指圧などの治療を転々と受け，そのまま1年間過ごした。首の激痛，腕のしびれは一向に軽減しないため，当院のホームページを調べて来院した。
【問　診】首の痛み，右腕のしびれは朝から1日中ある。夕方に疲れたり，寝不足であったりしたときに痛みやしびれがひどくなる。ゆっくりと休んで入浴すれば，痛みは多少軽減するが，しびれは変わらない。右側頭部・後頭部から肩上部・肩背部にかけて硬直・痛みがある。右上腕の前側と外側から肘を通って拇指と示指にも痛みとしびれがあり，重いものを持つことができない。字を書くとき拇指と示指を使いにくい。手首の背屈力が弱い。手首から拇指・示指までの皮膚は冷たい。
【脈　診】沈弱，特に右側。
【舌　診】苔薄。
【耳　診】肩・頸椎・神門・皮質下区に圧痛がある。
【弁　証】経気阻滞，経脈失養（痺証）。
【西洋医学的診断】頸椎変形症，頸椎椎間板ヘルニア症。
【治　則】通経止痛，養血和絡。
【分　析】患者は38歳という若さで頸椎の変形が起こっている。中医学から考えれば，これは過労によるものである。過労はからだの気血を消耗し，気虚・血虚を引き起こす。気虚により気の推動作用が低下し，経絡の経気の流れが悪くなり頸部の経気を阻害すれば，首の痛み・凝り・こわばりが起こる。また，血虚により血の営養ができず，経絡の営養が失われれば，特に手の遠位末端の細絡が営養されなければ，容易にしびれが起こる。そのため，鍼灸治療に際しては，通経止痛と養血和絡の両面から行うことが理想な治療であるが，現実から考えると目の前の側頭部・後頭部から肩上部・肩背部にかけた硬直・痛みと，右上腕から拇指・示指にかけてのしびれを一刻

も早く軽減することが大事である。その場合，治療は西洋医学の病変をしっかり捉えて考えなければならない。患者の訴えと，MRI 画像と臨床所見を総合的に考えると，頸椎ヘルニア症により神経が圧迫されたことにより，上腕前・外側，拇指・示指の痛み・しびれと，手首の背屈力の低下が橈骨神経の分布と働きに関係していることは明白である。したがって，まず痛みを抑えることを考える。頸部から右上腕までの橈骨神経に近い経穴を取って治療する。そのために以下の経穴を取る。

【取穴1】百労穴（頸部にあり，大椎穴の上2寸のところから左右外方1寸のところにある），内肩井穴（肩井穴より内側1寸のところ），肘髎穴，手五里穴，合谷穴。

【手技1】百労穴は直刺で1.0寸刺入し，導気法を行う。酸・脹のひびき，ときにしびれ感が肩部・上腕へ伝わる。内肩井穴は横刺で0.3寸刺入し，刮法を行う。肩上部に重く張るようなひびきがある。肘髎・手五里・合谷穴は直刺で0.3～0.8寸刺入し，導気法を行う。経穴局所に重い脹感，あるいは橈骨神経の支配される部位へのしびれ感がある。30分置鍼する。この治療を5回行い，患者の痛みは顕著に軽減された。患者は「鍼のひびきがきついけれども，1回ごとの治療で痛みは確実に軽くなっている。鍼はすごいね」と語った。後頭部・側頭部から肩上部・肩背部にかけた硬直・痛み・こわばりがだいぶ軽減したところで，本治法を導入する。

【取穴2】大椎，風池，風門，肩井，膈兪，臂臑，外関，血海，足三里，太衝穴を加える。

【手技2】大椎・肩井・膈兪穴は生姜灸。風池穴は同側の目に向け1.0寸刺入し，灸頭鍼を行う。風門穴は椎体に向け斜刺で1.0寸刺入し，灸頭鍼を行う。臂臑・外関穴は直刺で0.8寸刺入し，導気法を行う。足三里・血海・太衝穴は直刺で0.5～1.0寸刺入し，補法を施す。肩井穴は横刺で0.3寸刺入し，刮法を行う。1時間置鍼する。週に1回の治療を計画する。このように標本同治して，25回の治療後，首肩の痛み・こわばりはほとんど消失した。上肢のしびれと無力感もだいぶ改善されたため，パソコンの仕事も普通にこなすことができた。その後，月に2回の治療を継続している。

【考　察】運動器系の疾患であれば，圧迫・損傷を受けた神経に関係する経穴を選ぶことが重要である。さらに，「気が病所に至る」ことが大事で，刺鍼後に導気法を行い，刺した局所にひびかせるだけでなく，できるだけそのひびきが神経支配される部位に伝わるようにする。そうすれば，より早く，痛み・凝り・こわばり・しびれを解除することができる。

　もう1つ強調しておきたいのは，運動器系の疾患に対して鍼灸治療を行えば，しびれよりも痛みのほうが早く解除されるということである。しびれを消すには時間がかかるうえ，細かな工夫も必要である。

3．選穴と配穴

2．配 穴

　配穴とは，一穴一穴のツボの個性（特徴・作用・効きめなど）を熟知したうえで，経穴，特に要穴を組み合わせて応用することである。鍼灸治療の配穴は中薬治療の配伍と同じように考える。ここでは，具体的な配穴方法を見ていこう。

1 前後配穴法

　「前」とは胸腹部で，さらに四肢の掌側も含む。「後」とは腰背部で，さらに四肢の背側も含む。前後配穴法とは相応する前と後ろのツボを配穴する方法である。『霊枢』官鍼篇には，十二刺について記載されているが，そのなかの偶刺が前後配穴の治療例である。たとえば肝病の場合，後ろは肝兪穴を取り，前は期門穴を取って肝胆の病気を治す。ここで注意すべきは，前後配穴法は単に部位の前・後の配穴というだけでなく，兪募配穴の意味も含んで広く応用されている配穴法であるということである。たとえば肝胆湿熱証の場合，一方は肝兪穴と期門穴，胆兪穴と日月穴というふうに兪募穴を取り，もう一方は陽陵泉穴と陰陵泉穴，中極穴と次髎穴というように前後配穴を取ることもある。

　また募穴の近隣穴は，募穴と似た作用をもつことが多い。たとえば，中脘穴の横2寸にある梁門穴は中脘穴の作用に似ているし，中脘穴の和胃健脾の作用を補強することがある。梁とは高梁のことであり，これは古代人の主食の1つであり，酒を作る材料でもあった。門とは玄関のことである。つまり，古人は梁門穴を水穀が胃に入ってくる玄関と考えていたのである。梁門穴は水穀の消化吸収に対する重要な経穴の1つであり，脾胃の働きは梁門穴から始まることも理解されよう。臨床においては，場合によっては中脘穴の代わりに，梁門穴を使うと治療効果が高くなることがある。例をあげて説明しよう。

　これは，私がある勉強会で受けた聴講者からの相談である。ある女性鍼灸師が自分が治療している症例を提示しながら相談にやって来た。

　患者は30代の痩せた女性。主訴は食欲があるが，少し食べただけですぐに満腹になり，食後1時間も経たないうちに再びお腹が空いてきて，何か食べるとまたすぐに満腹になるというものであった。この病状に対して，胃兪・中脘・足三里・上巨虚・合谷穴を取って5回治療したが，病状は一進一退で効果ははっきりしないため，今後，どういった経穴を取って治療すればよいかという相談であった。

　私はこの相談に対して次のように答えた。胃の働きは水穀を受け入れて消化することであり，消化吸収した後の残渣物を腸に輸送することである。脾胃の消化・吸収の過程は，まず胃の受け入れから始まる。もしその受け入れる玄関の働きが十分でなければ，水穀を受け入れることはできない。この患者は食欲があり，お腹が空いていることから，胃の働きは存在していることがわかる。問題は水穀を受け入れる玄関が協

調できていないことである。私は物をもっと受け入れやすくなるよう，その入口を改善するために，これまでの配穴に，さらに梁門穴を加えてはどうかと答えた。

　その鍼灸師が次の勉強会にやって来たとき，「先生，梁門穴は効くよ。2回の治療で患者は普通に3食の食事を摂れるようになった。すごいね。梁門穴1穴を加えただけで，治療効果がこんなにも違うなんてはじめて経験しました。経穴の勉強は重要ですね」と，しみじみと話した。

2　上下配穴法

　「上」とは腰より上の体幹や顔面部であり，上肢も含まれる。「下」とは腰より下で，下肢を含む。臨床では，上下配穴法が広く応用されている。たとえば歯痛や咽喉痛の場合，上は合谷穴を取り，下は内庭穴を取るような配穴である。胃痛の場合，上は中脘穴を取り，下は足三里穴を取る。脇肋痛の場合，上は支溝穴を取り，下は陽陵泉穴を取ることもある。

　また，金元時代以降に提唱された奇経治療においても，上下配穴の意味が十分に反映されている。たとえば，心・胸・胃の病を治療する場合，上は内関穴を取り，下は公孫穴を取ると有効である。外眼角・耳後・肩・頸・顔面の病を治療する場合，上は外関穴を取り，下は足臨泣穴を取るのが有効である。内眼角・耳・肩・腕などを治療する場合，上は後渓穴を取り，下は申脈穴を取るのが有効である。さらに肺・咽喉・胸膈の病を治療する場合，上は列欠穴を取り，下は照海穴を取るのも有効である。このような上下配穴法は臨床でとてもよく使われている。次に例をあげて話そう。

症例　咽の痛みと乾燥に上下配穴法が奏効

　秋になると，乾咳，咽の痛み・乾燥の患者が増えてくる。いわゆる「秋燥」である。

【患　者】46歳，男性，会社役員。
【初診日】2008年11月25日
【主　訴】咽の乾燥と痛みが2週間前から続く。
【現病歴】2週間前から，咽の乾燥・痛み・腫れが起こった。市販ののど薬を使って症状は改善したが，1週間前に残業が続いたためか，咽の痛み・乾燥・腫れが再燃し，市販ののど薬を使っても効かない。以前，当院の治療によって顔面神経麻痺が治った経験があったため来院した。
【望　診】咽喉部の充血・腫れがある。
【問　診】咽の痛み・腫れ・乾燥は1日中ある。特に夜がひどい。口渇はあるがあまり飲みたくない。咽が乾燥するため，人と話すことが嫌である。長時間話すと嗄声が起こり，咳き込みも起こり疲れる。全身の皮膚がカサカサして痒みがある。食欲はあるが，食べると咽に物が引っかかるような感じがする。大便はやや硬く，小便は1日に5回。

3．選穴と配穴

【脈　診】細数。
【舌　診】苔少，舌紅，瘦，乾燥。
【分　析】手の太陰肺経の流注は中焦より始まり，胃の上口に沿って横隔膜を通過して肺に属する。さらに，肺より気管，咽喉部を通って腋下まで横行する。手の太陰肺経の経別の流注は欠盆を出て，喉嚨に沿って上行する。また奇経八脈の陰蹻脈の流注は，『難経』二十八難では，「陰蹻脈なるものは，亦た跟中に起こり，内踝に循いて上行し，咽喉に至り，衝脈と交り貫く」と記されており，手の太陰肺経も陰蹻脈も，その流注は咽喉部とつながっている。そのため，もし咽喉の病気が起こると，手の太陰肺経，陰蹻脈の経穴を取って治療することができるのである。

　また本症例の発症は秋であったが，燥邪は容易に肺を犯す。さらに残業が続いたため体内の陰液を消耗しており，体内の燥邪の亢盛を助長したのである。肺の陰液消耗により，咽喉部を潤すことができず，咽喉部の乾燥・腫れ・痛みが起こったものである。また長く話すと咽喉部の津液をさらに消耗し，咽の痛み・腫れ・乾燥などの症状が慢性化する。

【弁　証】燥邪犯肺，咽喉失潤。
【治　則】清肺燥，潤咽喉。
【取　穴】肺兪，中府，孔最，曲池，合谷，太渓，扁桃体穴（奇穴，下顎骨角直下 0.5 寸のところにある）
【手　技】肺兪穴は椎体に向け斜刺で 1.0 寸刺入し，平補平瀉法を行う。中府穴は肩に向け沿皮横刺で 0.5 寸刺入し，刮法を行う。孔最・曲池・合谷穴は直刺で 0.3〜0.8 寸刺入し，捻転瀉法を行う。太渓穴は直刺で 0.3 寸刺入し，陰経刺法を行う。扁桃体穴は咽に向け 1.0 寸刺入し，刮法を行う。50 分置鍼する。週に 1 回の治療を計画する。
【結　果】2 回の治療後，症状の改善がみられた。咽の痛み・腫れは顕著に軽減した。食べるときも物を順調に嚥下できる。ただ，咽の乾燥のため，まだ人と話しにくい。無理やり長い時間話すと，嗄声・咳き込みが起こる。

　配穴を改めて調べると，曲池・孔最・肺兪・中府穴には清肺燥の効果があるうえ，太渓穴には滋陰養液の効果もある。また合谷・扁桃体穴は直接，泄燥熱・利咽喉の効果があるにもかかわらず，なぜか咽の乾燥には効かない。原因を探ろうとしていたとき，金元時代に提唱された奇経治療を思い出した。手の太陰肺経の列欠穴は宣肺開竅の作用をもっている。もし宣肺開竅の力が加われば，燥邪は肺気宣発によって，さらにうまく排泄できるに違いない。

　それと同時に陰蹻脈の照海穴を加えてみる。照海穴は陰蹻脈と足の少陰腎経の交会穴であり，陰蹻脈は足の少陰腎経の流注とともに上行し，咽喉部につながっている。そのため照海穴を加えれば太渓穴と協力して，滋陰

潤咽の力がいっそう高まる。

列欠穴は肘部に向け沿皮刺で 0.5 寸刺入し，刮法を行う。照海穴は下方に向け斜刺で 0.3 寸刺入し，太渓穴と同様に陰経刺法を行う。この治療を 2 回行ったところ，咽のカラカラとした乾燥感は減り，長い時間話すこともできるようになった。合計 11 回で治療を終えた。

この症例の治療は，上下配穴法から拡大した奇経治療の成功例といってもよいだろう。

3 表裏配穴法

表とは陽経を指し，裏とは陰経を指す。表裏陰陽の 2 経を相互に協力させることによって，経穴のもつ効果を高めることができる。たとえば，胃病のときに足の陽明胃経の足三里穴を取り，それと表裏関係にある足の太陰脾経の公孫穴を取るのである。また肺病のときに手の太陰肺経の太淵穴を取り，手の陽明大腸経の合谷穴を配するという例もある。

さらに，表裏配穴法には，表経の病を治すときに裏経の経穴を取り，裏経の病を治すときに表経の経穴を取って治療するという意味合いも含まれている。たとえば，大腸の気滞による便秘・腹脹などの治療には，大腸の気滞を治す経穴を取らなくても，肺気の宣発粛降作用をよくする経穴を集中的に用いれば，排便消脹の治療効果が現れる。ここで例をあげて紹介しよう。

症例 便秘・腹脹に表裏配穴法が著効

【患　者】38 歳，女性，会社員。
【初診日】2004 年 5 月 19 日
【主　訴】便秘，腹脹。
【現病歴】数年前から便秘があった。2 年前に転職し，現在は毎日パソコンを操作する仕事である。仕事では長いときには 1 日 12 時間座ったままのこともある。運動はほとんどしない。そのため便秘症がますますひどくなっている。以前は便秘薬を飲んだら排便できていたが，現在は便秘薬を飲みながら灌腸しても排便できないこともある。徐々に薬が効かなくなっているのが自分でもわかる。同僚の勧めで当院へ来院した。
【問　診】便秘，腹脹，矢気したいが排泄できずお腹が苦しい。たまにゲップすることもある。便秘薬を常用し，ときに灌腸も加える。最近は胸悶膨満があり，息苦しいときもある。食欲不振。夜，腹部脹満により寝つきが悪い，睡眠中に何回もトイレに行く夢を見る。便意もなく，たいへん悩んでいる。
【脈　診】沈実滑。
【舌　診】苔膩，舌紅。

3．選穴と配穴

【耳　診】肺区・胃区・腸区の紅色，圧痛。
【弁　証】昇降失司，腑気不通。
【取　穴】胃兪，中脘，下脘，大横，大巨，気海兪，大腸兪，足三里，上巨虚。
【手　技】胃兪・気海兪・大腸兪穴は椎体に向け斜刺で1.0寸刺入し，捻転瀉法を行う。中脘・下脘・足三里・上巨虚穴は直刺で1.0寸刺入し，導気法を行う。大横・大巨穴は直刺で1.2寸刺入し，刮法を行う。
【結　果】患者は治療の説明を聞いた後，腹部の鍼治療に猛反対した。今回の場合，腹部の中脘・下脘・大横・大巨穴が便秘を解消する要穴である。もしこれらのツボを取らなければ治療効果に相当影響すると思われた。患者は「先生，お腹に刺さずに，手足のツボとか，別のところに有効なツボはありませんか」と言ってきた。

　　　　　便秘は胃気の通降無力と，大腸が糟粕伝化できないことによる両方の原因から起こる。胃は脾と表裏関係にあり，大腸は肺と表裏関係にあるため，脾や肺の有効穴を取れば，腹部の経穴を刺さなくても同じ効果を得られるかも知れない。そこで胃の通降作用に協力する足の太陰脾経の絡穴である公孫穴と，宣発粛降作用により大腸腑気を通暢する列欠穴と中府穴を取ることに決めた。その後，公孫・列欠・中府穴の場所とその作用，そして刺し方について患者に説明し，患者の納得が得られたので治療を開始した。

　　　　　足三里・上巨虚穴に直刺で0.8寸刺入し，導気法を行い，列欠穴は肘に向け沿皮刺で0.3寸刺入し，中府穴は肩部に向け沿皮刺で0.3寸刺入し，刮法を行った。公孫穴はカマヤミニ灸をすえる。30分置鍼する。

　　　　　治療後，患者は「足のツボを刺して，最初は何も感じなかったけれど，先生が手技をしたときに腸が動く感じがした。胸の鍼も気持ちがいい。ジワー，ジワーとしたひびきが胸の全体に広がっていく感じです」と治療の感想を述べた。翌日，患者から電話があった。「先生，ありがとうございました。昨日，治療を終えて家に帰る途中，お腹がクルー，クルーとして腸の動きが止まらなくなった。家に着くと便意があって急いでトイレに行った。最初は便が出なかったけれど，1分ほどして，ようやく硬い便がコロコロと落ちる音が聞こえた。量は多くなかったけれど，うれしいです。今日ももう1回，治療をお願いします」と患者は強く要望した。その日の午後，患者が来院し，非常に協力的に2回めの治療を受けた。

　　　　　翌朝，患者から喜びの電話があった。「今回は，便がすっきりと大量に出た。腹脹・胸悶も徹底的に解消された。私の便秘症も治りますね」と，患者は自信に溢れた声で話した。その後，患者は10回の治療によって，便秘薬を飲まなくても排便が1日か2日に1回は必ず出ることが習慣になった。

【考　察】足三里・上巨虚穴は胃と大腸の下合穴である。下合穴は六腑の実証の専用穴であり，足三里・上巨虚穴に導気法を行うと，胃と大腸の腑気の流れが

促進され，胃腸の蠕動をより早く起こすことができる。また，列欠・中府穴の宣肺開竅作用によって，滞っている大腸腑気を推動し，排便する力が出てくることだろう。さらに脾経の絡穴である公孫穴の協力を得て，胃気の力も増やすことができる。そのため，経穴数は最初の選穴数よりも減ったが，経穴がそれぞれ協力することによって排便の力が相当に強まり，たった2回の治療で宿便をすっきりと大量に排出することができた。本症例は表裏配穴法の実例として好材料になるだろう。

4 左右配穴法

手足の三陰三陽経の経絡流注は左右対称である。また，陰陽同名経絡の流注線には同名の経穴が左右対称に位置している。治療効果を高めるために，左右同名の経穴を一緒に使うことは取穴の自然な流れである。これが左右配穴である。たとえば胃痛の場合，左右両側の胃兪と足三里穴を同時に取ったりする。

そのほかにも，合谷穴は顔面や歯の痛みに有効であるが，左側の痛みに右側の合谷穴を取ったほうが同側の合谷穴を取るよりも有効だという実例が多い。手の陽明大腸経の流注は鎖骨上窩より出て上行し，顔面部を通って下の歯齦に入り，その後，口角の傍の地倉穴を経過し，人中穴と交会した後，左側の手の陽明大腸経の流注が右に向き右側の鼻の傍の迎香穴に至り，足の陽明胃経と接続する。また右側の手の陽明大腸経の流注も同様に左に向き最後は左側の迎香穴に至る。そのような経絡流注の特徴があるため，臨床においては左側の顔面や歯の痛みに右側の合谷穴が効き，右側の顔面や歯の痛みに左側の合谷穴が効くのである。

また脳卒中後の後遺症である顔面神経麻痺の治療においても，同様に左右配穴法が活用できる。脳卒中後遺症の顔面神経麻痺の初期治療には，麻痺側に集中的に治療することが必要であるが，麻痺の回復効果がある程度みられたときや，麻痺の回復効果がほぼ止まってそれ以上効かないときに，反対側（健側）の同じ経穴を使うと，劇的な効果が現れることがしばしばある。『霊枢』官鍼篇は「巨刺なるものは，左は右を取り，右は左を取る」と記し，左側の病ならば，右側の経穴を取って治療し，右側の病ならば，左側の経穴を取って治療することを示している。巨刺は左右配穴法による最も古い治療法である。

5 首尾配穴法

「首」とは経絡流注の起始穴のことであり，「尾」とは経絡流注の最終穴のことである。この起始穴（首）と最終穴（尾）を一緒に配穴し治療することを首尾配穴法という。臨床においては以下に示す病気に首尾配穴法を使うと効果を高めることができる。

3．選穴と配穴

①経絡流注線上の痛みやしびれなどの違和感。あるいは経絡流注線上に生じる湿疹・丘疹・瘙痒。
②からだの深部，あるいは臓腑に病があり，鍼のひびきが届きにくい場合。

次に私が首尾配穴法を使って治療した例を紹介しよう。

症例①　くり返す湿疹に首尾配穴法が効果

　これは，私の勉強会に参加していた皮膚科専門医が指摘した話である。ある皮膚科専門医が自分で撮影した患者の写真を持って来たことがある。写真には50代の患者の両下腿外側部の湿疹が写っており，よく見ると，足三里穴から上巨虚穴に沿って解渓穴まで湿疹が現れていた。私が「これは完全に足の陽明胃経の流注に沿って現れた湿疹ですね」と言うと，「そうですね。僕も陽明胃経の流注線ではないかと不思議に思って写真を撮ったんです。いい発見ですね！」と興奮気味に述べ，「じつは，経絡線上に現れた湿疹や丘疹は昔からときどき見ていたんですが，その頃は経絡のことを知らなかったので気がつきませんでした。今考えると非常に惜しいことをしました」と皮膚科専門医が言葉を継いだ。その皮膚科専門医から鍼灸治療の相談を受けたのが次の症例である。なお，これは皮膚科専門医から聞いた内容をまとめたものである。

【患　者】53歳，男性，農業従事者。
【主　訴】両下腿部の湿疹をくり返し，痒い。
【現病歴】2年前から両下腿部に発疹が起こり，皮膚科の治療を受けておよそ2週間後にきれいに治った。ところが，その後も数回同じ部位に発疹が起こって痒くなり，同じ薬ですぐに治っていた。しかし，農業に従事しており，水稲作業，特に田植えの期間に湿疹がよく起こることが気になっていた。また，湿疹は最初は紅色の斑点が起こり，痒みがあるため，搔くと滲出液が出た。その後，紅色斑点は薄くなり，痒みと滲出液がくり返した。現在は痒みより滲出液が多く出て，靴下が汚れて困る。軟便で1日に3回，食欲は普通。小便は1日に4回。
【舌　診】苔白，舌胖大，舌辺歯痕。
【脈　診】不明。
【写　真】写真は両下腿の外側，足三里穴から解渓穴上までの幅1〜1.5cmで，配列が不規則な帯状の湿疹を示していた。
【分　析】発症原因，臨床表現，写真の画像と舌診から次のような考えを導いた。
　　　　　長年，水田の仕事をしているため，水湿の邪気が侵入し，特に田植えの期間に水湿が直接に下腿に侵入した可能性が高い。水湿邪気が体内を犯すと，特に脾胃を犯しやすく，脾胃の働きが障害され，消化吸収機能が悪くなる。患者が軟便を1日に3回するのは，脾胃虚弱の症状の表れである。

また，足三里穴より上巨虚穴を通って解渓穴上までの1〜1.5cmの不規則な帯状の湿疹が見られたのは，水湿の邪気が経絡を犯し，特に足の陽明胃経の流注上に現れたためである。湿疹の状態をみると，湿疹の斑点は赤くない，痒みと滲出液がくり返す，痒みと滲出液が多く出て靴下が汚れるほどである，という特徴があるため，これは「湿犯中焦，流注経絡」だと考えられた。

　そこで，治療は首尾配穴法を用いて，足の太陰脾経の起始穴（首）である隠白穴と，最終穴（尾）である大包穴を取り，さらに足の陽明胃経の起始穴（首）である承泣穴と，最終穴（尾）である厲兌穴を取りたい。しかし，鍼灸治療の経験をもたない西洋医が顔面部の承泣穴に刺すことは非常に困難であるので，承泣穴を止めて，湿疹の上端の足三里穴を取ることにした。そして施術は灸を中心とする。その理由は水湿邪気は陰邪に属し，温灸の熱性によって陰性の水湿を祛除できるからである。

　具体的な治療は次のようにする。隠白・足三里・大包・厲兌穴にカマヤミニ灸を1〜3壮すえ，1日おきに1回の治療を計画する。

　1週間後，その皮膚科専門医から電話があった。「この前に相談した湿疹の患者，効いたよ。たった4回の治療で皮膚はきれいになった。こんな簡単なお灸でも効くとは本当に信じられない。これからは湿疹の患者にお灸をしましょう」と感想を述べた。

症例② 難治の腰背痛に首尾配穴法が効果

【患　者】43歳，男性，会社員。
【初診日】1995年3月14日
【主　訴】腰背が痛み1週間になる。
【現病歴】パソコンを使う仕事で，1日8時間以上操作するため腰背部が凝り，疲れやすい。症状がひどくなると近所の鍼灸院や整体院で治療を受け，症状は緩和されている。1週間前から連続3日間の徹夜の仕事があったため，腰背部が疲れ，凝りは相当ひどくなって，近所の鍼灸院で2回治療を受けたが，症状の改善はみられなかった。昨日から腰背部の痛みが増悪し，腰背部の激痛で一晩中眠れなかった。今朝は立ち上がるのも困難である。友人の紹介で来院した。
【望　診】患者は同伴した家族の肩に手をついて診察室に入ってきた。
【問　診】腰背部の激痛・凝り・張りが1日中ある。咳やくしゃみをすると痛みが増悪する。局所に軽く触れても激痛を感じる。食欲はない。二便は正常。患者にこれまでの2回の鍼灸院の治療でどのツボを刺していたか尋ねると，患者は手であちこちを指さした。やはり，人中・腰痛点・委中穴といった腰痛を治す名穴を使っていた。

3．選穴と配穴

【脈　診】弦緊。
【舌　診】舌紅，少津。
【耳　診】腰区・背区・神門・皮質下区の圧痛が顕著。
【経絡診】腰背部全体の筋肉が硬直し，特に足の太陽膀胱経の風門穴から大腸兪穴までの経絡流注部位がガチガチに硬直化している。風門・肺兪・心兪・膈兪・気海兪・大腸兪穴には圧痛が顕著である。さらに足の太陽膀胱経の流注に沿ってあちこちに黒点（毛孔が拡大する点）がある。特に肩甲間部と腰部の辺りに多く見られる。督脈上に圧痛点はない。
【分析と治療】もともと腰背痛がある。連続3日の徹夜仕事によって体力を大きく消耗したことが，腰背部痛が再発する重要な原因となった。腰背部痛の特徴から考えると，次の3点が特記される。

①腰背部痛の部位は足の太陽膀胱経に沿って広がっている。
②痛みは硬直痛が中心で，局所は軽く触れても激痛を生じる。
③腰背部の足の太陽膀胱経の流注に沿って，あちこちに黒点が現れている。特に肩甲間部と腰部に多く見られる。

　　この3点を総合的に考えると，3月は旧暦でいえば厳しい真冬である。深夜に，気温がかなり下がって，そこから寒邪がからだを犯したことが発症の直接的な原因だと考えられる。寒邪は陰邪で凝固の性質をもっており，激痛を生じさせる。「太陽は一身の表を主る」ことから，寒邪がからだに侵入すれば，まず足の太陽膀胱経を犯す。したがって，足の太陽膀胱経に沿って風門穴より下の大腸兪穴までの広範囲な硬直・激痛が起こったのである。黒点は寒湿の邪気がからだにくり返し犯した徴候であり，患者の足の太陽膀胱経流注の背部・腰部に黒点が多く見られることは，寒湿の邪気が重点的に犯した部位の徴候だと思われる。
　　このように病理を分析したうえで治療を考える。当院に来る前に，近所の鍼灸院では人中・腰痛点・委中穴など，腰痛に有効なツボを施術したが効かなかった。そこで，それ以外に効く経穴や治療法がないかを検討する。局所は軽く触れても激痛が起こることから，ここに施術することはできない。そのとき，首尾配穴法の治療を思い出した。
　　この激痛・硬直は，寒邪が足の太陽膀胱経に溜って，経絡の経気の流れを阻害したことによって起こったものである。そのため，足の太陽膀胱経の起始穴である睛明穴と，最終穴である至陰穴を施術すれば有効だと思われた。睛明穴は眼球を避けて直刺で0.8寸，ゆっくり，ゆっくりと捻転しながら刺入していく。至陰穴は直刺で0.2寸刺入し，刮法を60回行う。30分置鍼する。置鍼の間，最初は患者に反応はなかったが，5分ほどすると，

患者は「背中が，ジワー，ジワーと感じて，徐々に背部の筋肉が弛んでくるような感じがある。気持ちいいね」と言った。抜鍼後，患者は両手を挙げて万歳すると，「あらー，できた。まだ少し痛みが残っているけれど，だいぶ楽になった」とうれしそうに語った。

臨床においては首尾配穴法によって，さまざまな病気を治療することが可能である。ここにあげた2例は私の経験の一部である。首尾配穴と有効な病気を表❶にまとめたので参考にしてほしい。

表❶ 首尾配穴と臨床応用

経　絡	首	尾	臨床応用
督　脈	長　強	齦　交	頸腰椎椎間板ヘルニア症，痔，精神系の病
任　脈	会　陰	承　漿	生殖系の病
手の太陰肺経	中　府	少　商	喘息，咽喉頭の病
手の少陰心経	極　泉	少　衝	胸痛，不眠，心血管の病
手の厥陰心包経	天　池	中　衝	胸悶，動悸，心血管の病
手の陽明大腸経	商　用	迎　香	顔面・下歯の病
手の少陽三焦経	少　沢	聴　宮	耳・乳腺の病，偏頭痛
手の太陽小腸経	関　衝	絲竹空	耳・目の病
足の陽明胃経	承　泣	厲　兌	胃・腹・上歯の病
足の太陽膀胱経	晴　明	至　陰	頭頂痛，目や項背腰の病
足の少陽胆経	瞳子髎	足竅陰	偏頭痛，目・耳・肝・胆の病
足の太陰脾経	隠　白	大　包	婦人病，下痢，水腫
足の少陰腎経	湧　泉	俞　府	生殖・泌尿系の病，喘息
足の厥陰肝経	大　敦	期　門	肝胆の病，疝気，脇肋の病

6　原絡配穴法

原穴は手足の腕・踝部に分布しており，陰陽十二経脈の十二原穴を指している。それぞれの原穴は各経絡の経気が遊行出入するところであり，経気の補充と経気の平衡の維持に重要な役割を担っている。

絡穴とは，四肢・腰腹部などに分布しており，十五絡穴を指している。各絡穴は陰陽表裏関係にある経絡を連絡している。生理的にはそれぞれの絡穴を通じて，陰陽表裏関係をもつ経絡の働きが強化されている。治療においては各絡穴を通じて，陰陽表裏関係をもつ経絡の平衡の乱れを治したり，正常な状態に戻したりする調整作用が発揮されている。

したがって，原穴と絡穴を組み合わせることで，からだの内と外を通達させ，から

3．選穴と配穴

だの上下を貫徹させる作用を発揮でき，そのために内臓と体表の病気に用いることができる。古人は原穴・絡穴の重要性を意識しており，臨床で用いて成功した治療例がたくさん残されている。たとえば，脾胃不和による嘔吐・下痢に対して，足の陽明胃経の衝陽穴（原穴）と，足の太陰脾経の公孫穴（絡穴）を一緒に使う原絡配穴法が有効である。また，寒凝肝脈・経気阻帯による疝痛（突然の激しい腹痛）の場合，足の少陽胆経の丘墟穴（原穴）と，足の厥陰肝経の蠡溝穴（絡穴）を一緒に使う原絡配穴によって疝痛をすぐに解除することができる。ここで私の治療例を紹介したい。

| 症例 | 咳，下歯痛に合谷・列欠の原絡配穴法が効果 |

【患　者】32歳，男性，自営業。
【初診日】1996年5月16日
【主　訴】咳，下歯痛。
【現病歴】1週間前にカゼを引き，頭痛，鼻づまり，鼻水，寒がり，咳などの症状が起こり，市販のカゼ薬を3日連続して飲んだところ，頭痛，寒がり，鼻づまりはなくなったが，咳が残った。4日前に左下歯の痛みが起こり，歯科を受診したところ，歯科医から「虫歯ではなく，左下歯周囲に軽い炎症が起こっている。コンクール洗口液の使用を勧めます」と言われた。毎日3回，洗口液をまじめに使ったが，歯痛の改善はみられなかった。困っているうちに，当院のホームページを見て来院した。
【問　診】乾咳，無痰，たまに小さな痰塊が出る。左下歯はズキ，ズキとした痛みが1日中ある。特に仕事が終わったときや寝る前に感じる。口乾，口渇，喜飲，食欲がある。尿は1日に5回で色はやや濃い。毎日排便があるが，硬便で出にくい。睡眠は7時間。
【脈　診】細数。
【舌　診】苔薄黄，舌紅。
【耳　診】肺区は紅色で，胃区・腸区に圧痛が顕著。
【弁　証】肺熱未清，移熱大腸。
【治　則】清肺止嗽，泄熱止痛。
【取　穴】合谷，列欠。
【分　析】市販のカゼ薬を飲んでから，頭痛，寒がり，鼻づまりなどのカゼ症状は消えたが，咳が残った。また咳は乾咳になり，無痰で，たまに小さな痰塊が出た。これは肺部の余熱が残留していることを示している。肺の余熱はさらに表裏関係をもつ大腸に移行することがあるが，この患者も，そのために便が硬くなり出しにくく，また左下歯の痛みが発生していた。

　　　　　経絡の流注からみると，手の太陰肺経は中焦の胃から始まり，まず下行して大腸に散絡する。『霊枢』経脈篇は手の太陰肺経について，「腕を去ること一寸半に取る，別れて陽明に走るなり」と記述しているが，手の太陰

2．配　穴

　　肺経の手首より上1.5寸にある列欠穴から1本の枝が出て，手の陽明大腸経とつながっている。そのため，手の太陰肺経の列欠穴を取ると，列欠穴による宣肺・清熱・止咳の作用が発揮されるだけでなく，経絡の表裏関係を通じて，手の陽明大腸経の病気にも効くのである。

　　さらに列欠穴の治療効果を高めるために，手の陽明大腸経の合谷穴（原穴）も加える。手の陽明大腸経の流注は示指末端の商陽穴より始まり上行する。その一枝は鎖骨上窩より上行し，側頸部を通って下歯槽に入る。もう一枝は鎖骨上窩より欠盆穴を通って下行し，肺に散絡する。さらに横隔膜を通過し大腸に属する流注がある。そのため，肺と大腸は経絡の流注によって緊密な表裏関係にあるのである。

【手　技】合谷穴は直刺で1.0寸刺入し，導気法を2分間行う。列欠穴は肘に向けて沿皮刺で0.5寸刺入し，刮法を100回行う。週に1回の治療を計画する。

【結　果】患者は鍼灸治療を受けるのをやや緊張していたが，非常に協力的であった。合谷穴に導気法を施すと重い鍼感が徐々に強くなってきて，さらに上肢に沿って躍動するようにピクピクと感じるという。また，列欠穴に刮法をしているうちにしびれ感が前腕より広がって行く感じもあるという。1回の治療後，患者は「最初はわからなかったが，鍼のひびきが徐々に強くなっていくうちに，まず歯のズキ，ズキとした痛みがはっきりと軽くなったのがわかった。また，胸も緩まり軽くなり，咽も楽になった」と感想を述べた。

　　翌週，患者が来院し，「この1週間，歯の痛みは完全に消えた。なんでも楽に食べられる。咳の回数が減り，咳もしやすくなり，痰も少し出やすくなった。あと1回治療すれば治るかな？」と，うれしそうに話した。結果は患者の予想どおりで，合谷穴と列欠穴の原絡配穴法により，2回の治療で1週間かかった乾咳，下歯の痛みがきれいに治った。

【考　察】原絡配穴法は経絡理論にもとづき，陰陽表裏関係をもつ五臓六腑の病を治す配穴法である。特に絡穴の役割が重要である。絡穴は表裏経絡を連絡するポイントであり，絡穴を取って治療すれば，絡穴の所属する本経の病症だけでなく，表裏関係にある他経絡の病症をも治すことができるのである。このように原絡配穴法は非常に重要なので，臨床に応用しやすいよう表❼にまとめた。

3．選穴と配穴

表❶ 原絡配穴法および臨床応用

原 穴	絡 穴	臨床応用
太淵（肺）	偏歴（大腸）	咳，喘息，胸悶，腹脹，便秘ぎみなど
大陵（心包）	外関（三焦）	発熱，煩燥，口苦，口臭，項背の凝りなど
神門（心）	支正（小腸）	不眠，多夢，舌尖破砕，下痢など
太白（脾）	豊隆（胃）	消痩，めまい，疲れやすい，胃が重たい，めまいなど
太衝（肝）	光明（胆）	眼精疲労，緑内障，近眼，脇肋脹痛など
太渓（腎）	飛揚（膀胱）	腰痛，頻尿，遺尿，遺精，耳鳴り，脳鳴など
合谷（大腸）	列欠（肺）	下歯痛，咽の腫痛，咳，多汗，喘息など
陽池（三焦）	内関（心包）	疲れやすい，腹脹，むくみ，下痢，不眠，多夢など
腕骨（小腸）	通里（心）	腹痛，尿混濁，失声，不眠など
衝陽（胃）	公孫（脾）	胃脘痛，消化不良，嘔吐，悪心，下痢など
丘墟（胆）	蠡溝（肝）	疝気，黄疸，脇肋部の痛み，耳鳴りなど
京骨（膀胱）	大鍾（腎）	排尿不暢，遺尿，頻尿，尿漏れ，足跟痛など

7 子母配穴法

　五行の相生理論によると，木，火，土，金，水の五行は相生により母子関係が形づくられている。また手足の陰陽十二経絡の肘・膝以下の「五輸穴」も五行のように配列されており，陰経は「井」木穴，「榮」火穴，「輸」土穴，「経」金穴，「合」水穴に分類され，陽経は「井」金穴，「榮」水穴，「輸」木穴，「経」火穴，「合」土穴に分類されている。つまり，五行の相生関係において，経絡にも子と母の関係にある経穴が存在している。たとえば，腎経は水に属し，水の母は金であるので，母穴は腎経の経金穴である復溜穴であり，水の子は木であるので，子穴は井木穴である湧泉穴となる。
　『難経』六十九難には「虚すれば則ちその母を補い，実すれば則ちその子を瀉す」と記述されており，臨床では虚証に対してはその母を補い，実証に対してはその子を瀉すという治療原則にもとづいて応用されている。子母配穴法は特に五臓六腑の病症によく使われる。各経絡の子母補瀉穴は表❶❶のとおりである。
　臨床においては子母配穴法がよく用いられる。次に一例をあげて紹介しよう。

| 症例 | 心腎陰虚に子母配穴法が効果 |

【患　者】72 歳，女性。
【初診日】1994 年 11 月 16 日
【主　訴】口・咽・舌の乾燥が 6 年続く。
【現病歴】6 年前に夫をがんで亡くし，長時間泣いたことから，声が枯れ，口・咽・
　　　　　舌の乾燥が起こった。最初は，長時間泣いたことが原因だと思ったが無視

2．配　穴

表⓳　陰経の子母配穴

手技	陰経	心経	肝経	脾経	肺経	腎経	心包経
補法	母穴	少衝	曲泉	大都	太淵	復溜	中衝
瀉法	子穴	神門	行間	商丘	尺沢	湧泉	大陵

表⓴　陽経の子母配穴

手技	陽経	小腸経	胆経	胃経	大腸経	膀胱経	三焦経
補法	母穴	後渓	侠渓	解渓	曲池	至陰	中渚
瀉法	子穴	小海	陽輔	厲兌	二間	束骨	天井

された。1週間後，声は普通に戻ったが，口・舌・咽はカサカサに乾燥し痛む。水を飲みたいが一口飲んで潤ったら十分である。耳鼻咽喉科を何回も受診したが，「検査の結果，異常が認められない。心因性だ」と言われた。ビタミン剤と安定剤は今でも飲んでいる。しかし，口・咽・舌の乾燥はいっこうに改善がみられないため，たいへん辛い。当院のホームページを見て来院した。

【望　診】痩せ型。

【問　診】口・咽・舌はカサカサに乾燥しており，唾液は少ない。煎餅・焼きもの・天ぷらなどは嫌いである。特に夜に乾燥がひどくなり，声が出にくいこともある。動悸，ほてりがある。睡眠は4～5時間で，眠りは浅く，途中，口・舌の乾燥で2回，目を覚ます。尿の色が濃く，1日に3回。便秘ぎみ。からだが疲れ，特に腰より下が疲れやすい。

【脈　診】細数無力。

【舌　診】舌紅絳，苔少，裂紋，乾燥。

【耳　診】耳介が乾燥し黒っぽい。心区・腎区・肝区は紅色で，圧痛がある。

【弁　証】心腎陰虚。

【分　析】患者は高齢なうえ，長年連れ添った夫を亡くし，極度の悲傷に見舞われた。さらに長時間泣いたことから，津液を大量に消耗した。足の少陰腎経の流注は足小指の下から始まり，腹部・胸部の正中線より外方5分に沿って上行する。さらに咽に沿って舌根部を挟んでいる。手の少陰心経の流注は心中より始まり，上行し咽喉部を挟んで脳内の目系とつながっている。手の少陰心経の絡脈・経別も別々に咽・舌根とつながっている。つまり，経絡の流注から考えると，足の少陰腎経も手の少陰心経もともに，口・舌・咽と密接に関係しているのである。

　患者は長時間の悲傷・流涕によって，津液を大量に失ったことから陰液不足になったと考えられる。その陰虚が心に影響すると，動悸，浅眠などの症状が起こり，腎に影響すると，ほてり，腰より下が疲れやすい，耳介

169

3．選穴と配穴

が乾燥して黒っぽいといったことなどが起こる。

また足の少陰腎経，手の少陰心経の流注から，陰液を舌・咽・口に上承できず，長年にわたる口・舌・咽のカサカサした乾燥，特に夜に乾燥がひどくなり声を出しにくいといった症状も起こった。これらより心腎陰虚と弁証できる。

【治　則】滋陰降火，潤竅。

【取　穴】子母配穴法によって取穴する。足の少陰腎経の復溜穴（母），湧泉穴（子），手の少陰心経の少衝穴（母），神門穴（子）。

少衝穴は手の小指の末端，つまり手の小指の甲の橈側，爪の甲の根部傍の 0.1 寸のところにある。少衝穴に刺鍼すると非常に痛いので，代わりに足の少陰腎経の潤竅の名穴である照海穴を取る。

【手　技】復溜穴は直刺で 0.5 寸刺入し，照海穴は足底に向け斜刺で 0.3 寸刺入し，いずれも陰経刺法を 2 分間行う。湧泉穴は梅花鍼で軽く叩き，皮膚がやや紅潮するまで続ける。神門穴には皮内鍼を埋め，表面をテープで貼る。毎日 100 回以上軽く押す。週に 2 回の治療を計画する。

【結　果】1 回目の治療中，照海・復溜穴に陰経刺法を行っていると，患者が「唾液が出てきました。口，咽，舌が楽になった」と言った。これは患者にとってはじめての体験で，鍼が有効だという印象が患者の心に深く刻み込まれた。そのため，患者は全面的に治療に協力してくれるようになった。

毎日，まじめに神門穴を押す。治療のたびに，口・咽・舌のカサカサした乾燥は次々と軽減・消失していった。煎餅も食べられるようになった。合計 5 回の治療で，6 年間かかった口・舌・咽の乾燥の悩みは完全に解消された。

最後の治療を行った後，患者が発した言葉が今も私の心に深く残っている。それは，「これまで鍼治療は，肩こりや腰痛に有効だというイメージだったが，自分自身の体験から鍼治療はもっといろいろな病気にも効くことがわかった。私のような西洋医学で治らない難しい病気も先生のおかげですっきりと早く治った。うれしい」というものであった。患者の心の内面から出た素朴な感想だけに，かえって心に響いた。

8　同名経配穴法

三陰経・三陽経は手足に別々に配属されている。たとえば，陽明経なら手の陽明大腸経と足の陽明胃経がある。同名経絡の経気は互いに通じ合っており，経絡も相互につながっている。たとえば陽明経の場合は，顔面部の 2 カ所で手足の陽明経がつながっている。足の陽明胃経の始まりは鼻の傍であり，まず手の陽明大腸経の迎香穴とつながっている。手の陽明大腸経の流注は顔面部を通っており，下歯槽に入ってその

2．配　穴

後出てから口角の傍の足の陽明胃経の地倉穴とつながり，さらに人中穴と交会する。つまり，手足の陽明経の経気は互いに通じ合っているため，手の陽明大腸経でも，足の陽明胃経でも，いずれの経絡の経穴でも同じような治療効果が得られるのである。

次に同名経配穴法の臨床応用について例をあげて紹介しよう。

| 症例 | 歯痛・歯間の腫れに同名経配穴法が奏効 |

【患　者】33歳，男性，会社員。

【初診日】2004年12月21日

【主　訴】歯痛，歯間の腫れが4日続く。

【現病歴】4日前に忘年会で暴飲暴食した後，お腹が脹れ，下痢が2日続いた。それと同時に，歯の痛みが起こった。当初は，歯痛は軽く食事に影響なかったが，2日の徹夜残業の後，歯の痛みがひどくなり，歯肉も腫れてきた。市販の痛み止めの薬を飲むと，2～3時間は痛みが止まるが，その後，歯痛は再燃し，昼も夜も痛みが持続するため，体力を消耗した。友人の紹介で当院に来院した。

【望　診】顔面も目も紅色，歯肉が腫れて充血している。

【問　診】上下歯ともに痛みがあり，局所を冷やすと少し楽になる。食事で，硬い物を食べると痛みが増悪する。口苦，口臭，口渇があり，冷飲を好む。下痢は止まったが，現在は便秘である。

【脈　診】数有力。

【舌　診】苔黄膩，舌紅，燥。

【耳　診】耳廓は紅色，特に心区・胃区に紅線があり，胃区・腸区に圧痛がある。

【弁　証】胃腸実熱。

【治　則】清熱，瀉火，止痛。

【取　穴】同名経配穴法によって取る。手の陽明大腸経の曲池・合谷穴と，足の陽明胃経の下関・内庭・足三里・上巨虚穴。

【分　析】「胃は受納，腐熟を主る」「胃は通を以て順となす」といわれる。つまり，胃の働きは食物を受納・消化したり，消化・吸収した残りを腸に運んだりすることである。暴飲暴食の場合，「飲食自ら倍すれば，腸胃乃ち傷る」（『素問』痺論篇）といった病状が起こる。その胃腸の積滞によって便秘が起こり，さらに熱がつくられる。この胃腸の熱が胃・大腸の経絡に沿って流れると，流注部位である上歯・下歯ともに痛み，腫れが発生すると同時に，口渇，口苦，口臭といった症状も起こるのである。

　そこで，清熱瀉火の名穴である曲池穴を取り，さらに「面口は合谷が収む」といわれ，顔面・口・歯の痛みに有効な合谷穴を加える。また足の陽明胃経の榮水穴である内庭穴によって「水を以て火を制する」といった治療効果を期待する。この3つの経穴が協力することによって，胃腸の実熱

3．選穴と配穴

を瀉することができる。

　　さらに，胃腸実熱証に対して有効な下合穴の足三里穴（胃），上巨虚穴（大腸）を加え，その清熱瀉火の力を増強させれば，通便の治療効果も期待できるだろう。下関穴は歯痛の局所取穴であり，特に上歯の痛みに効く。

【手　技】曲池・足三里・上巨虚穴は直刺で 0.5 〜 0.8 寸刺入し，捻転瀉法を行う。合谷・下関・内庭穴は直刺で 0.3 〜 0.8 寸刺入し，導気法を行う。30 分置鍼する。週に 1 回の治療を計画する。

【結　果】1 回めの治療後の夜に便意があり，トイレへ行ってすぐ，悪臭を伴った大量の便が出た。からだがすっきり軽くなったような感じがした。翌朝起きると，歯の痛みがだいぶ軽くなっていた。3 回の治療後，歯痛は完全に消え腫れも同時に消失した。

9 原募配穴法

　手足の三陰三陽経には，それぞれ原穴が 1 つずつある。「原」とは，原気，本源の意味である。原気は臍下の腎間から起こり，三焦を通って五臓六腑，十二経絡に散布される。原穴は臓腑経絡の原気が遊行出入するところである。十二経絡にそれぞれ 1 つあり，原穴は相応する臓腑の原気の変動と盛衰の様子が最もよくわかる場所なのである。

　募穴は胸腹部に分布しており，経気が集結する部位である。特に六腑の病や急性の痛みに対して募穴がよく効く。原穴に刺鍼すれば三焦の原気を通達させ，臓腑の機能を調整することができる。したがって，原穴と募穴を一緒に使うとさまざまな病気に効く。特に六腑の諸疾患を主治する。次に原募配穴法による治療例を紹介しよう。

症例　脇肋部の痛みに原募配穴法が効果

【患　者】53 歳，男性，会社役員。

【初診日】1999 年 7 月 13 日

【主　訴】右脇肋部の痛み，疲れが取れなくなって 2 年になる。

【現病歴】仕事のためほぼ毎晩，客と一緒に飲食する。2 年前の健康診断で，GPT・GOT の異常が発見された。疲れと飲酒が原因と自己判断し，飲酒量は控えるようにした。その後の血液検査では GPT 60 IU ／ L 前後，GOT 50 IU ／ L 前後になる。医師からは，治療より休息を取るよう指示され，肝臓保護薬が処方された。患者が自覚する症状は，右脇肋部の痛みと，疲れがなかなか取れないことである。脇肋部の痛みで気持ちが悪くなり，脇肋部の痛みで入眠できないこともある。疲れると脇肋部の痛みがひどくなることもある。そのため，友人の紹介で気功治療・オイルマッサージも受けたが効果がなかった。私の著書を読んで，鍼灸治療に新たな期待をもって来院した。

2. 配 穴

- 【望　診】痩せ型，顔色に艶がない。
- 【問　診】脇肋部に持続する鈍痛，喜温，喜按がある。疲れたり，大量に飲酒した後に痛みはひどくなる。口乾，咽乾，微熱，目の乾燥・かすみ，疲れやすい，脱力感がある。食欲は普通で，便は乾結。寝つきが悪く，夢をよく見る。
- 【脈　診】細弦，やや数。
- 【舌　診】舌紅，舌痩，少津，苔少。
- 【耳　診】肝区が隆起しており，圧痛がある。
- 【弁　証】肝陰不足，肝失疏泄。
- 【治　則】養陰，柔肝，理気，止痛。
- 【取　穴】原募配穴法を考えながら選穴する。
  太衝（原），期門（募），膈兪（血の会）
  丘墟（原），日月（募），懸鍾（髄の会）
  陽陵泉，支溝，合谷。
- 【手　技】期門・日月穴は沿皮刺で0.3寸刺入し，刮法を行う。膈兪穴は椎体に向け斜刺で0.8寸刺入し，捻転補法。太衝・絶骨穴は直刺で0.3寸刺入し，捻転補法。陽陵泉・支溝・合谷穴は直刺で0.3～1.0寸刺入し，導気法を行う。丘墟穴は斜刺で0.3寸刺入し，捻転補法。50分置鍼する。週に2回の治療を計画する。
- 【結　果】期門・日月穴に刮法を行うと，患者は「鍼のひびきがジワー，ジワーと広がって，ちょうど痛みの部分に当たる。非常に気持ちいい。痛みに効く！」と言った。2年続いた右脇肋部の鈍痛は次第に軽減していき，6回の治療で鈍痛は完全に消え，さらに疲れや脱力感もだいぶ改善された。同時に微熱，口乾，咽乾もなくなった。

  患者からは「右脇肋部の痛みは消えたが，仕事のため，客との接待で飲酒は避けられない。どうしよう」と相談があった。私は大学院時代の恩師の家伝経験を思い出し，患者に「これから時間を取ってもらって，月に1,2回来院して，保肝の鍼灸治療を受けると同時に，解酒毒の経穴に皮内鍼を埋め，毎日自分で軽く押してみましょう」と伝えた。解酒毒の経穴とは，交信穴と内関穴である。その後，患者は約束どおりに来院し，毎日埋めた経穴を自分で軽く押した。そうすると，半年後に非常にうれしい報告が届いた。患者は2回の肝機能検査で，GPT・GOT値が正常に戻ったという。このような原募配穴法による有効症例は，臨床ではとてもよくみられる。

  実用できる原募配穴法の配穴と臨床応用例をまとめると表⑳のとおりである。

3．選穴と配穴

表❷　原募配穴と臨床応用

経　絡	原　穴	募　穴	臨床応用
手の少陰心経	神門	巨闕	動悸，不眠，健忘，心痛，昏厥など
足の厥陰肝経	太衝	期門	うつ，脇痛，月経不順，目の病，疝気など
足の太陰脾経	太白	章門	下痢，腹脹，疲れ，めまい，低血圧など
手の太陰肺経	太淵	中府	咳嗽，胸悶，喘息，多痰など
足の少陰腎経	太渓	京門	咽乾，頻尿，夜尿，遺精，腰膝酸軟など
足の少陽胆経	丘墟	日月	黄疸，脇肋痛，嘔吐，耳鳴りなど
足の陽明胃経	衝陽	中脘	胃痛，呑酸，嘔吐，消化不良など
手の陽明大腸経	合谷	天枢	腹痛，腹瀉，月経痛など
手の太陽小腸経	腕骨	関元	頭痛，疲れ，黄疸など
足の太陽膀胱経	京骨	中極	頻尿，排尿不暢，尿潴留など
手の厥陰心包経	大陵	膻中	胸悶，心痛，動悸，口臭など
手の少陽三焦経	陽池	石門	耳鳴り，耳聾，帯下，月経不順，疲れなど

10　募合配穴法

　募穴は五臓六腑にそれぞれ具わっている。一方の合穴は心・肝・肺・脾・腎経絡の五輸穴の「合穴」と，胆・胃・小腸・大腸・膀胱・三焦の六腑では「下合穴」を取ることもある。『霊枢』邪気蔵府病形篇には，「榮，輸は外経を治し，合は内腑を治す」と記されている。この「合」は下合穴を指しており，「内腑」は六腑を指している。つまり，「合は内腑を治す」とは，下合穴が六腑の病を治す経穴であることを意味している。六腑の病を治す場合，五輸穴の合穴よりも下合穴がより有効である。五臓六腑の募合配穴法における配穴と臨床応用例をまとめると表❷のとおりである。
　この表❷を理解したうえで，次に症例をあげて説明しよう。

症例　頻尿，排尿痛に募合配穴が効果

【患　者】25歳，女性，会社員。
【初診日】2001年1月18日
【主　訴】頻尿，排尿痛，腰痛が5日続く。
【現病歴】20歳頃に急性膀胱炎を患った経験がある。5日前に，新年会の後，深夜に帰宅した。からだに鳥肌がたち冷感があり，疲れたので，そのまま寝た。夜中，腹痛がありトイレへ行った。尿意はあるが，尿が出ない。出てもわずかである。昔の経験を思い出し，膀胱炎かと思った。その後も何回も尿意はあるが，尿は少量か出ない状態が続いた。翌朝，すぐに病院へ行った。尿検査の結果，急性膀胱炎と診断され抗生物質を処方された。38度の発熱

表㉑　五臓六腑の募合配穴と臨床応用

臓腑	募穴	合穴	臨床応用
心	巨闕	少海	不眠，動悸，心痛，健忘，うつ病，心病など
肝	期門	曲泉	脇肋痛，嘔吐，呑酸，視力低下，陰挺，陰痒，肝病など
脾	章門	陰陵泉	消痩，めまい，腹脹，浮腫，帯下，脾病など
肺	中府	尺沢	咳，喘息，胸悶，カゼ，肺病など
腎	京門	陰谷	遺尿，夜尿，遺精，インポテンツ，五更泄瀉，冷え，腎病など
胆	日月	陽陵泉	脇肋痛，嘔吐，黄疸，胆石，胆病など
胃	中脘	足三里	胃痛，嘔吐，噯気，呑酸，下痢，消化不良，胃病など
大腸	天枢	上巨虚	腹痛，腹脹，下痢，矢気，大腸病など
小腸	関元	下巨虚	腹脹，矢気，乳糜尿，消痩，小腸病など
膀胱	中極	委中	腰背の痛み，排尿不暢，淋症，尿漏れ，膀胱病など
三焦	石門	委陽	排尿不暢，尿潴溜，浮腫，三焦病など
心包	膻中	曲沢	胸悶，胸痛，動悸，息不足，手足けいれんなど

があったが，3日間，薬を飲んで熱は下がった。しかし，頻尿・排尿痛はあまり変わらない。さらに腰痛も起こる。2日間休んでも，頻尿・排尿痛・腰痛が軽減しないため，当院へ来院した。

【問　診】頻尿で1日に13回。尿量は以前より少し増えたが，ときどき出にくいことがある。排尿時に尿道口に灼熱痛がある。尿赤で，少し混濁している。腰痛がひどく，立ち上がるときや，腰をまっすぐに伸ばしたりするときに腰痛が増悪する。口渇，喜飲。食欲は普通。便秘ぎみ。

【脈　診】細数有力。

【舌　診】舌紅，苔膩。

【耳　診】腎区・膀胱区・尿道区に顕著な圧痛がある。

【爪の甲診】両手小指の爪甲に紅線がある。

【弁　証】膀胱実熱。

【治　則】清熱利尿。

【取　穴】中極・委中・委陽・石門・水道・陰陵泉。

【手　技】中極・石門穴は直刺で1.2寸刺入し，平補平瀉法。委中・委陽穴は梅花鍼で皮膚がやや紅潮するまで軽く叩く。水道・陰陵泉穴は直刺で1.0寸刺入し，導気法を行う。50分置鍼する。週に2回の治療を計画する。

【結　果】腹部の中極・石門・水道穴に施術すると，鍼のひびきが尿道にまで伝わった。患者は「ジーン，ジーンとしたひびきが，次々と尿道へ行くのがわかる。尿道が緩んだような感じがあり，だいぶ楽になった」と言う。毎回の治療のたびに，中極・石門・水道穴のひびきが必ず尿道へ伝わり，結局，

3．選穴と配穴

　　　　　　2週間（4回）の治療で患者の頻尿・排尿痛・腰痛が治った。尿量も普通に戻って、毎日楽に出勤できるようになった。

【考　察】『素問』霊蘭秘典論篇には、「膀胱なるものは、州都の官、津液焉に蔵さる。気化すれば則ち能く出づ」と記されている。つまり、膀胱は尿液を貯蔵する器であり、膀胱の気化作用によって排尿できるのである。さらに「三焦なるものは、決瀆の官、水道焉より出づ」とも記されており、三焦が全身の気機と気化作用を統轄すると同時に、からだの重要な水液運行の通路であることを示している。

　　　　三焦の疏通水道・運行水液の作用によって、水液が全身に輸送・散布・調節される。もし三焦が水道を通調できないと、膀胱の排尿に影響が及ぶ。つまり、膀胱炎のような頻尿・排尿不利といった症状が出やすくなるのである。そのため、膀胱実熱の場合、膀胱を治療するだけでなく三焦も一緒に治す必要がある。

　　　　本症例が早く効果を得られたポイントは2点あげられる。

①募合配穴法が功を奏した。特に下合穴の力である。委中穴は膀胱の下合穴で、委陽穴は三焦の下合穴である。梅花鍼で皮膚が紅潮するまで軽く叩くことは、ごく軽い瀉血にあたる。それによって熱邪が血とともに外へ出たと考えられる。早期に清熱瀉火の効果が現れたのはそのためである。

②鍼のひびきが患部にひびいた。腹部の中極・石門・水道穴のひびきが尿道にまでに伝わったからこそ、膀胱炎による排尿困難、排尿不暢、排尿痛の症状を早期に治すことができた。これは『霊枢』九鍼十二原篇の「刺の要は、気が至りて効あり」という言葉が臨床現場に再現されたためである。本症例は鍼のひびきが病変の箇所に直接伝わると有効だという言葉をかみしめた症例である。

　　　　臨床においては、患者の病状や体質に応じて、上述の配穴法を適切に選べばより満足いく効果を得ることができるだろう。

第2部
常用40穴の使い方

1 大椎穴
だいつい

穴名の由来

「椎」とは，物をたたく道具のことで，その形は脊椎骨に似ている。脊椎骨の第7頸椎は頸椎のなかで最も大きいことから「大椎」と称する。大椎穴は，さまざまな虚労雑症に効くため，「百労」という別名もある。大椎穴のもう一つの別名を「大杼穴」という。『類経図翼』において「大椎は骨会と為し，骨病はこれに灸をすべし」と記されている八会穴の骨会穴は，じつは大杼穴ではなく，大椎穴だという説がある。

取穴

『鍼灸甲乙経』には「第一椎の陥なる者の中にある」，『肘後備急方』には「後頸にあり，一番高い所にある」，『鍼灸大全』には「肩と並び，大椎大骨の下にある」と記されている。

頭を下げて項部で最も隆起（高い）しているところ，あるいは頭を左右に動揺させて動く椎骨が第7頸椎であり，その棘突起下に大椎穴がある。

局所解剖

脈肉：腰背筋膜，棘上靭帯，棘間靭帯。
神経：第8頸神経後肢の内側枝。第1胸神経後枝の内側枝。脊柱管内には脊髄がある。
血管：棘突間には皮下静脈叢，頸横動脈の分岐。

要穴・交会

手足の三陽経と交会する。

作用

昇陽益気・清熱瀉火

督脈は諸陽の会であり，陽経の代表である。背は陽にあり，経絡の分布からみると，背部には足の太陽膀胱経，その外側に足の少陽胆経があり，正中には督脈がある。督脈は陽気が集まるところで，陽性の経絡である。そのため疾病が発生した場合，もし，気虚・陽虚なら全身の陽気不足により，臓腑機能の低下，体力の衰弱，経絡の空虚になる。そのときに，陽経の代表経絡の督脈を補ったり，温灸したりすると，益気助陽

できる。特に督脈の代表穴である大椎穴に施術すれば，優れた益気助陽の効果が現れる。他方，熱邪が経絡に侵入すれば，経気と邪気の間で闘争が起こる。特に陽気が充実している督脈は邪気と激しく闘うため，大椎穴に瀉法を施したり，瀉血したりすればより早く清熱瀉火の効果が現れる。同じ大椎穴であっても，鍼か灸か，補か瀉かにより，多彩な効果が現れる。

主 治

古典医籍には，傷寒熱盛，頭痛，喘息，胸中鬱鬱，項強（頸のこわばり），肩上腕の掣痛，骨節酸痛，五労虚損，七傷乏力，虚汗，泄瀉，目眩，身熱，身痛，衄血，吐血，小児急・慢性驚風，臥不安，瘧疾，癲癇などを主治するという記載がある。

現代では，発熱，感冒，百日咳，気管支炎，肺気腫，肺炎，肺結核，黄疸，微熱，血液病，白血球減少，湿疹，蕁麻疹，熱中症，扁桃体炎，咽喉頭炎，脳炎，不眠，自律神経失調症，統合失調症，変形性頚椎症，肩背痛，丹毒，毛囊炎などに対する臨床報告がある。

鍼法・灸法

①斜　刺：切皮後，鍼尖を下方に向け，やや斜刺で 0.8〜1.0 寸刺入する。臨床でよく用いられる安全な刺法である。局所に酸重感（重だるい感じ）のあるひびきがある。

②沿皮刺：切皮後，下方に向け，棘突起の上に沿って，沿皮刺で 1.0 寸刺入する。刮法を 60 回行う。酸脹感（だるく張った感じ）のあるひびきが，脊椎に沿って下へ伝わる。神経・精神系の疾患によく使う。

③灸　法：生姜灸は温陽益気の治療効果があり，陽虚内寒症に効く。また打濃灸は重症の喘息など，免疫力低下の病気に効く。灸頭鍼は外感風寒あるいは寒湿証に効く。

④瀉血法：梅花鍼で軽くたたく。皮膚が紅潮するまでたたけば清熱の効果がある。三稜鍼で点刺し，微量を出血させることで，強い清熱瀉火の効果が期待できる。

⑤捻転補法と震法：切皮後，1.0 寸ほど刺入し，得気したうえで，小さな幅で捻転を 90 回行う。その後，捻転補法を強化するため，震法を 1 分間加えると，補う力をさらに高めることができる。震法とは，鍼のひびきをうまく病所に伝えるための催気手技の 1 つである。『鍼灸神応経』には「右拇指および示指で鍼を持ち，手顫の状態のように細かく動揺させ，進退（提挿）搓捻する。これを催気と謂う」と記されている。これは，操作時に，小さな幅で捻転・提挿あるいは動揺（揺れ動かす）を組み合わせて操作することをいっている。

⑥捻転瀉法と刮法：切皮後，1.0 寸ほど刺入し，得気したうえで，大きな幅で 60 回捻

転する。その後1分間，刮法を行う。『医学入門』には，「大指（拇指）の爪をもって鍼尾より鍼腰までを刮する方法」と記されている。つまり，術者の拇指の爪で鍼柄を擦る手技である。爪で鍼柄を擦るとき，鍼の震動によって強い得気感が得られるため，清熱瀉火の効果がいっそう高まる。臨床において，発熱，高熱，高血圧の場合，捻転瀉法と刮法を一緒に用いると，大椎穴から脊柱に沿ってズーン，ズーンと下方へ鍼感が伝わるのがわかり，熱を下げ，血圧も降下させる効果が現れる。

注意事項

大椎穴には深刺してはいけない。刺入時に強烈な電気が走るような感覚が起これば，脊髄に当たっている可能性があるので，ただちに鍼を抜く。また，抜鍼時に「揺らして其の孔を大きくする瀉法」を行うのもよくない。鍼孔を拡げると感染する恐れがあるためである。

配穴と治療

大椎穴は，組み合わせるツボや，用いる鍼法・灸法・補瀉法の違いによって，補虚と瀉実の両方の治療効果を発揮する。臨床においてよく使う大椎穴の配穴と臨床応用例を表❷に記す。

表❷　よく使う大椎穴の配穴と臨床応用

主穴	配穴	手技	臨床応用
大椎	曲池・耳尖・合谷	瀉法・瀉血法	実熱証による発熱・高熱・扁桃体炎・皮膚瘡瘍など
	陽陵泉・太衝・曲池	瀉法	肝火上炎による高血圧・めまい・A型肝炎・胆嚢炎など
	風池・外関・合谷	導気法・灸頭鍼	外感風寒による悪寒・悪風・咳・くしゃみ・鼻水など
	陶道・期門	瀉法	少陽病による寒熱往来・胸脇苦満など
	血海・三陰交・合谷・百虫窩	平補平瀉法	蕁麻疹・老人性皮膚瘙痒症・アトピー性皮膚炎など
	百会・関元・神闕・三気海	補法・灸法	元気虚損による低血圧・めまい・冷え・カゼを引きやすい・疲れやすいなど
	膈兪・扶正五要穴・足三里	補法・灸法	抗がん剤による白血球減少・血小板減少など副作用の症状など

次に症例をあげて臨床応用の実際を紹介しよう。

中医弁証論治の先駆者である後漢の張仲景は，『傷寒論』において「太陽と少陽の併病，頭項強痛し，あるいは眩冒し，時に結胸の如く，心下痞鞕するものは，当に大椎

第一間を刺すべし」と指摘している。つまり，太陽病と少陽病が同時に現れたときには，大椎穴を刺すと有効であると言っている。現在でも，風寒邪を外感した場合には，大椎穴を主穴として配穴すれば，発汗解表の薬と同様の効果が現れる。

症例　大椎穴を主穴にした温陽祛寒解表の治療効果

【患　者】43歳，男性，会社員。
【初診日】1998年1月19日
【主　訴】鼻づまり，頭痛。
【現病歴】毎年1月から花粉症の発作が起こり，今年で3年目である。新年会があり深夜に帰宅した。翌朝起きると鼻がつまって，くしゃみ，頭痛が起こり，花粉症の発作だと思った。当院の治療を受けて花粉症が治ったという会社の同僚の話を聞いて来院した。
【望　診】顔色はやや蒼白，元気が足りない，鼻の粘膜・咽が充血している。
【問　診】鼻づまり，鼻水，くしゃみ，頭痛がある。今朝から悪寒がひどくなり，厚い服を着ても温まらない。肩部と背中がゾクゾクする。布団に早く入りたい。
【脈　診】浮，緊。
【舌　診】舌淡白，苔滑膩。
【耳　診】肺区が蒼白。
【弁　証】風寒証（感冒）。
【治　則】温陽祛寒解表。
【取　穴】大椎・外関（温陽祛寒），風池・合谷・迎香（解表通竅）。
【手　技】大椎穴に切皮後，鍼尖をやや下方に向け斜刺で，0.8寸刺入し，平補平瀉法を行い，灸頭鍼を加える。外関・合谷穴は直刺で，0.3〜0.5寸刺入し，導気法を行う。風池穴は鼻に向け斜刺で，1.0寸刺入し，導気法を行う。鍼のひびきが鼻に伝わる。迎香穴は鼻傍に沿って沿皮刺で，0.5寸刺入し，刮法を行う。置鍼の間に遠赤外線を後頭部と大椎穴に10分間照射する。
【結　果】大椎穴に3壮の灸頭鍼と，10分間の遠赤外線照射を行ったことにより，患者の病状に大きな変化が現れた。「お灸のとき，最初は局所だけ温熱感があり，次第にその熱感が全身に広がっていって，全身がポカポカと温かくなった。肩と背中のゾクゾクした寒さは完全に消えた。鼻も通り，カゼの薬と同じ効果だ」と患者は言った。患者が帰る前に，筆者は「家に帰ったら，生姜湯を飲んで休んだらもっと効果的です」と指導し，「明日，もう1回追加治療すれば治ると思う」と伝えた。翌日，患者から電話があった。「昨日，帰ってから，先生の言ったとおりに実行しました。寝ているうちにからだがポカポカしてきて，少し汗もかいた。今朝起きると，まるで別人になったようで，カゼの症状はきれいになくなったので，会社に行きました。このまま寒さに注意すれば，鍼灸治療をしなくても大丈夫でしょう」と報

1．大椎穴

告があった。

【考　察】本症例は，当初，毎年発症する花粉症と患者自身が誤認していた。花粉症の症状は，カゼの症状と非常によく似ているが，花粉症はアレルギー性疾患の1つであり，鼻づまり，鼻水，くしゃみ以外に，アレルギー反応による鼻粘膜・目周囲組織の水腫や痒みなどが起こるのが特徴である。本症例の発症原因は，寒い真冬の深夜に帰宅したことであり，からだが寒気に犯され発症したものである。強い寒気は体内の陽気を損なうため，風寒表証になることが多い。そのため，多壮の灸頭鍼を行うことによって大椎穴の温陽祛寒の効果が現れた。同時に，体表に分布する陽維脈とつながる外関穴を加えることで，体表の衛陽を増加させることができる。大椎穴の温陽祛寒が合わさると治療効果はいっそう高まる。風池穴は，風邪がからだを犯す入り口であり，合谷穴は気の関であるため，これらのツボに導気法を行えば，気の流れが活発になり，祛寒の力が増強される。迎香穴は，鼻傍の局所穴であり開通鼻竅の効能をもつ。これらの経穴が相互に協力し合ったことによって，風寒証が早く解除されたものと思われる。

2 百会穴(ひゃくえ)

穴名の由来

「百」は，数の多いことを意味しており，「会」は，会う，集まるを意味している。人の頭部は，多くの気血が集まるところである。そのため「三百六十五穴，その気血はみな頭部に上行し集まる」という説があり，それが百会穴の由来といわれる。百会穴には多数の別名がある。たとえば，「天人地三部（三才）」説では，人体を上・中・下の3つに分け，頭は上部に属し，頭頂部が天と接するため，百会穴を上天会穴と呼んでいる。また「頭は諸陽の会と為す」「精明の府」と言われることから，手足の太陽経・少陽経・陽明経は頭顔面部に集まり，精・気・神・意・魂が人間の頭面部に反映されるため，古代には百会穴を三陽五会穴とも称した。さらに，百会穴は頭項部の最も高いところに位置しているため，巓上穴という別名もある。その他にも，天満穴，泥丸宮穴といった別名もある。

取　穴

『鍼灸甲乙経』には「前頂の後ろ一寸五分で，頭頂の中央の旋毛(つむじ)の中に在り，やや陥没したところを押すと手指端が入る」と記され，明代の『神応経』には「前髪際を去ること五寸，後髪際から七寸」と，さらに明確に百会穴の取穴が記載されている。これは，現在公認されている百会穴の取穴法であるが，元代の鍼灸家・滑伯仁は『十四経発揮』において，百会穴の取穴の簡便法を提起している。いわゆる，「両耳の尖に直(あた)る」という俗説である。この取穴法は，耳を前方に折り曲げて，両耳の先端を結んだ線の中間点で，督脈と交叉するところを取るというものである。臨床においては，いずれの経穴においても，簡便法によって取穴したところは，必ずその経穴に定められた寸法で検証しなければならない。一致すれば，その簡便法で取ったところを該当する経穴と認めてよいが，もし一致しなければ，正式な取穴法で取ったほうが安心である。

局所解剖

筋肉：帽状腱膜，腱膜下の疎性結合組織。
神経：大後頭神経と前頭神経分枝。
血管：左右の浅側頭動脈・静脈，左右の後頭動脈・静脈吻合。

深層：頭蓋骨，内層には大脳皮質の運動区がある。

要穴・交会

百会穴は，足の太陽膀胱経，足の厥陰肝経，手の少陽三焦経，足の少陽胆経と交会する。

作　用

平肝熄風・安神・醒脳開竅・昇提陽気

　足の厥陰肝経の流注は，足拇指の大敦穴より始まり，その流注の最後は目系とつながり，脳内を通って頭頂部の百会穴と交会する。臨床においては，肝気厥逆の場合，肝気が暴走し，頭頂まで上衝するため，裂けるような激しい頭痛が起こり，目が真っ赤になり，吐血などの症状が起こる。

　中国の歴史上でも肝気厥逆の例がある。それは「三気周瑜」の逸話である。三国志に登場する周瑜(しゅうゆ)は，呉の国の大元帥で，「有為な青年で，剛腹自用（頑固で独りよがり）」と言われた優れた武将であったが，心が狭く，嫉妬心が強かった。蜀の諸葛孔明の罠にたびたび引っかかり，周瑜はついに鬱怒した。肝気が暴走して頭頂に上衝し，張り裂けんばかりの頭痛が起こり，吐血し，突然昏倒してしまったのである。

　一方，肝の陰虚陽亢化風の場合にも，肝風が内動し，足の厥陰肝経に沿って上衝し，天地がひっくり返るような激しいめまいが起こり，肢体の震え，頭の動揺などの症状が現れる。これは，なにか大きな刺激を受けたことにより，血圧が急に上昇したもので，脳卒中の前兆でもある。

　こうした肝気厥逆と肝風内動の場合に，督脈と足の厥陰肝経の交会穴である百会穴を取れば，平肝熄風・鎮逆安神の効能が期待できる。

　また，「頭は諸陽の会と為す」「精明の府」「脳は髄海と為す」「脳は元神の府と為す」という古説があり，古代より脳の重要性が強調されている。もし，腎虚によって精髄が不足すると，脳が髄海空虚になり，健忘，不眠，集中力・判断力の低下，嗜睡，動作が遅緩，反応が鈍いといった痴呆症やアルツハイマーなどの脳中枢神経の疾病が現れる。その場合に百会穴を取れば，醒脳開竅の治療効果が期待できる。また百会穴は大脳皮質の運動区の体表反射部位であり，百会穴に刺鍼や灸をすれば，大脳皮質の運動区の働きを促進し，アルツハイマー病など脳中枢神経の病気による反応の鈍さや，動作遅緩などを改善し，QOLを高めるうえでも有効だろう。

　さらに百会穴は全身の気血が上行し集まるところであるので，気血両虚になると，気血が頭に上承できず，脳の気血栄養不足によるめまい，顔色晄白，毛髪の抜け，集中力低下などが起こりやすい。そうした場合に，百会穴に温灸すれば，全身の気血が上昇し脳に集まる昇提陽気の効果が期待できるだろう。

常用40穴

主　治

古典医籍には，頭頂痛，眩暈，動悸，不眠，健忘，頭重，耳鳴，耳聾，鼻が塞がり匂いがわからない，癲癇，驚風，泄瀉，脱肛，便秘，角弓反張，熱病で汗が出てよく嘔く，中風，瘧疾などを主治するという記載がある。

現代では，高血圧，低血圧，ショック，うつ病，自律神経失調症，統合失調症，痴呆症，遺尿，子宮脱垂，脱肛，舞踏病，逆子，鼻炎，副鼻腔炎，半身不随などに対する臨床報告がある。

鍼法・灸法

①沿皮散刺：百会穴より前後・左右に向け，沿皮刺で0.3〜0.5寸刺入し，刮法を行う。頭頂部に向かって重いひびきがあれば，より優れた醒脳・安神・開竅の効果が現れる。臨床においては，神経・精神系の疾患，たとえばうつ病，自律神経失調症，統合失調症，痴呆，アルツハイマー病などに対する治療効果も期待できる。

②斜　刺：よく使う刺法であり，証の虚・実により迎随補瀉を考慮する。虚証の場合は，前頭部に向け斜刺で0.2寸刺入する。実証の場合は，後頭部に向け斜刺で0.2寸刺入する。

③瀉血法：梅花鍼で百会穴を軽く叩き，やや出血させる。臨床においては，肝気厥逆による激しい頭頂痛や，肝風内動による高血圧症に有効である。急性鼻炎や副鼻腔炎によるひどい鼻づまり・黄緑色の鼻汁・頭痛に対しても効果がある。

④灸　法：灸頭鍼あるいは棒灸を行う。灸による温熱は気血を温煦させ脳まで上昇させることができる。子宮脱垂，脱肛，遺尿，逆子に効く。

注意事項

百会穴の周囲には血管が多く分布している。また頭皮の状態（軟硬）は人によって異なるため，刺鍼後の内出血を防ぐため，抜鍼後30秒ほど鍼孔を押さえることが必要である。

配穴と治療

百会穴は全身の疾患によく使う経穴の1つであり，さまざまな経穴と合わせて用いることが多い。よく使う百会穴の配穴と臨床応用例を表㉓に記す。

表㉓　よく使う百会穴の配穴と臨床応用

主穴	配穴	手技	臨床応用
百会	陽陵泉・行間・曲池	瀉法・瀉血法	高血圧・肢体の震え・めまいなど
	膈兪・足三里	灸法	低血圧・貧血など
	大椎・神門・内関	補法・灸頭鍼	うつ病・自律神経失調症・健忘・集中力低下・不眠など
	水溝・鳩尾	瀉法	統合失調症・躁うつ病・重度の不眠・狂躁不安など
	至陰・三陰交	刮法・灸頭鍼	逆子・月経不調・血崩不止など
	関元・三陰交	補法・灸頭鍼	生理不順・子宮下垂・帯下・不妊など
	足三里・気海	補法・灸法	脱肛・久瀉が止まらないなど
	鼻通・合谷	刮法	鼻炎・副鼻腔炎・嗅覚減退・花粉症など
	大椎・三気海	補法・灸法	カゼを引きやすい・白血球減少・免疫力低下など

次に症例をあげて臨床応用の実際を紹介しよう。

| 症例 | 百会・至陰・足三里穴の共同作用による逆子治療 |

【患　者】32歳，女性，会社員。

【初診日】1996年10月16日

【主　訴】逆子。

【現病歴】3年前に結婚。この年の3月頃に妊娠が確認され，現在妊娠8カ月である。3週間前の定期検診時に逆子と指摘された。早速，近所の鍼灸院で5回の治療を受けた。超音波検査の結果，まだ正常に戻っていないと言われた。このまま戻らないと，帝王切開しかないという話が出て，患者は，帝王切開に強い抵抗があったため，担当の産婦人科医が「逆子を治すことができる鍼灸の先生を紹介しましょう」と言って当院への紹介状を書いた。患者はその紹介状を持って来院した。

【望　診】痩せ型。

【問　診】逆子を指摘されてから，毎日逆子が戻る体操を2回行う。たいへん疲れている。近所の鍼灸院で至陰穴に5回の灸治療をしてもらったが，戻らなかった。胎児の動きが少ないため毎日散歩する。疲れている，汗をかくと止まりにくい，喘いで息が苦しい，ときに眩暈が起こる。食欲は普通，便はゆるい。帝王切開が心配で，寝つきが悪く早めに目が覚める。

【脈　診】細弱。

【舌　診】舌淡，苔薄白。

【耳　診】脾区・胃区・肝区が淡紅色。

【人中診】人中溝が蒼白色。
【弁　証】気虚。
【治　則】益気，固元，転胎。
【取　穴】百会，至陰，足三里。
【解　説】なぜ至陰穴に5回の灸治療をしても逆子が正常位置に戻らなかったのだろうか。まず注目すべきは，胎児の動きがほとんど感じられなかったことである。胎児の動きがないということは，胎児の位置も変わらないということである。なぜ至陰穴に灸をしても胎児の動きがみられなかったのだろうか。胎児を動かすには何が必要かを考えなければならない。それは気であり，元気である。気は，推動・温煦・気化・防御・固摂の5つの作用をもっている。このうち胎児の動きと関係するのは，気の推動作用である。気の推動作用により，胎児を動作させる力が出るのである。

　症例に戻り検証してみよう。患者はたいへん疲れており，汗をかくと止まりにくい，喘いで息が苦しい，ときに眩暈がある，便がゆるい，脈細弱，舌淡，人中溝が蒼白色といった所見があり，これらから気虚であることがわかる。至陰穴は，古典医籍の多くに転胎の記載がある。しかし，気虚で逆子を戻す原動力の気が不足していると，いくら至陰穴に灸をしても，なかなか治らない。そこで，補気穴である足三里を加える。胃は水穀の海であり，後天の本であり，気血を生じる本である。足の陽明胃経は多気多血の経絡である。そのため，足三里穴に補法あるいは灸法を行えば，強い補気・温気の効果が期待できる。

　妊娠8カ月では，胎児は成長・発育しながら，徐々に骨盤の中へ沈んでいき，出産の準備が始まる。そのとき胎児の動きは徐々に減少し，安定するのが普通である。そのため，妊娠8カ月以上の逆子を治すためには，ただの補気では力が足りない。骨盤の中に沈み込む胎児を持ち上げて，補気を加える必要がある。その持ち上げる力をもつのが百会穴である。
【手　技】百会穴は斜刺で灸頭鍼を施す。足三里は直刺で0.8寸刺入し灸頭鍼。至陰穴は直刺で0.2寸刺入し刮法を行う。1日1回治療し，3回を1クールとする。
【結　果】患者は5回の鍼灸治療の失敗を体験していた。今回，産婦人科医の話を信じて紹介状を持って来院したが，心のどこかで鍼灸治療を信用していないところがあった。そこで，当院では逆子が正常位置に戻らない根本的な要因は気虚であり，まず足三里穴で元気を補って胎児の活力を増加させ，さらに骨盤の中へ沈み込む胎児を百会穴で持ち上げて，転胎の至陰穴を加える。この3穴の共同作用によって胎児は動きだし，正常な位置に戻ることができるだろうと説明したところ，それを聞いた患者は安心して治療を受けた。翌日，患者が来院し「昨日，帰宅後に胎児の動きが少しあった。夜に動きが活発になり，足で蹴ったり，手が動いたりするのが自分でもわかっ

た。逆子と言われてから、こんなに動くことがなかったから、こんどは戻るかもしれない」とうれしそうに語った。

　2回目の治療中，置鍼の間に「先生，今動いている」と患者は何回も訴えた。治療を終えた後，病院へ検査に行った患者からその日の夕方に電話があり，「ありがとう。先生の治療で逆子は治りました。帝王切開をしなくて済んで，安心しました。先生に感謝します」と報告があった。

【考　察】至陰穴は古代から伝わる逆子治療の有効穴である。しかし，逆子の場合，逆子と母体の状態は一様ではない。至陰穴だけを取って治療しても，ときに失敗を招くことがあるが，その失敗は至陰穴のせいではなく，母体の状態を把握していないことによる。本症例の5回の至陰穴だけの灸治療の失敗がこの例だと思われる。したがって，どんな単純な症例でも，治療に際しては弁証論治が必要である。

　本症例が転胎に成功した要素は3つある。1つは足三里穴の補気作用により胎児の運動力を増加させたこと。2つは百会穴の昇気作用により骨盤中に沈み込む胎児を少し持ち上げたこと。3つは至陰穴の転胎作用が十分に発揮されたことである。

症例　百会穴を中心にした配穴で慢性下痢・脱肛を治療

【患　者】56歳，男性，会社役員。

【初診日】2000年1月19日

【主　訴】慢性下痢，脱肛となり1年。

【現病歴】3年前に海外出張から帰国後，腹痛・下痢・発熱が起こり，急性腸炎と診断されて3日間入院した。退院後，腹痛は軽減し下痢の回数も減った。その後，食事の不注意・ストレス・過労などが原因で，腹痛・下痢が再発した。病院の大便検査では特に異常は認めない。下痢止めなど一般的な薬を処方された。しかし，下痢は止まったり，再発したりする。腹痛もジワー，ジワーとして減らない。便の様子は変化して（毎回，便の中に大量の粘液状物が混じっている），脱肛も起こった。腸の内視鏡検査の結果，腸壁が多少荒れて充血しており，腸粘膜の剥落もみられた。腸粘膜の脱落に対する治療法はないと言われ，患者はたいへん困り，色々な本を調べているうちに，筆者の著書を見つけて来院を決めた。

【望　診】痩せ・顔色白色・艶がない。

【問　診】腹痛が少しある。排便は，良い日なら軟便を1日2～3回，悪い日だと下痢を1日5～6回する。便中に大量の粘液状物が混じっている。その時は腹痛が増悪する。食欲はあり，下痢を起こさないよう食べ物を選んで食べている。少しでも不注意をすると，すぐに下痢をする。立ちくらみ，めまいがあり，手足の先は冷たい。睡眠6時間。脱肛があり，当初は手で押し

上げると戻っていたが，現在は脱肛を押し上げても，一時的に戻るが，1時間ほどすると下垂してしまいたいへん辛い。

【切　診】百会穴は軟弱陥没，冷感がある。腹部の関元・気海・天枢穴には軟弱陥没があり，喜按。

【耳　診】胃区・脾区・腸区が蒼白色で，圧痛があり，肛門区の圧痛は顕著である。

【弁　証】元気不固，中気下陥。

【西洋医学的診断】慢性腸炎，腸粘膜脱落症。

【治　則】大補元気，提肛止瀉。

【取　穴】百会，中脘，足三里，気海，関元。

【解　説】本症例は，長年の慢性下痢によって中気を大量に消耗して，ついに全身の元気虚損の状態になったものである。気虚になると，気の気化作用が弱くなり気血をつくることが困難となる。そのため，気虚状態もいっそう悪化する。また，気の固摂作用が無力になると，特に中気の支え・安定の力が弱くなり中気下陥となって下痢は久瀉不止になる。さらに肛門も同時に下垂する。そのため，止まらない慢性下痢と脱肛の病態が同時に現れるのである。

　　　　　治療では，大補元気・提肛止瀉の効果をもつ経穴を用いる。関元穴は元気の関であり，臍下の動気，人の真気の場所にあるので，脾・腎・肝の働きを調和し，特に腎気と密接な関係にある。また関元穴は小腸の募穴である。『素問』霊蘭秘典論篇には「小腸なる者は受盛の官，化物は焉(ここ)より出づ」と記されている。小腸は，上は胃と接し，下は大腸と接している。胃で消化した水穀は小腸に伝送された後，小腸でもう一度「分清別濁」される。清者（栄養的な物）は脾から全身に転送され，濁者（からだが吸収できない物）は蘭門を通って，大腸へ輸送される。そのため，関元穴を補うと，元気を補いながら，小腸の働きも充実させるので下痢を止める効果も期待できるのである。

　　　　　気海穴と関元穴を一緒に使うと大補元気の効果が期待できる。中脘穴は任脈の一穴であり胃の募穴であり，足の陽明胃経・手の太陽小腸経・手の陽明大腸経と交会する経穴である。そのため，中脘穴を温補すれば，経絡の連絡により，胃・小腸・大腸に同時に効かせることができる。足三里穴は足の陽明胃経の合土穴であり，中脘穴と一緒に使うと補中益気の効果が期待できる。また久瀉不止と脱肛の場合には，ただ気を補うだけでは足りない。必ず気を上昇させる百会穴を加えて，その補気のパワーを増強させる。百会穴は人体の最上部にあり，全身の気血を上昇させ頭部に集める力をもつ。そのため，百会穴に長い時間をかけてゆっくりと灸をすると昇清止瀉・提肛の効果が期待できる。

【手　技】まず臥位にして，中脘・関元・気海・足三里穴に直刺で0.8寸刺入し捻転補法・灸頭鍼を行う。次に坐位にして，百会穴に棒灸を20分施す。週に1

回の治療を計画する。

【結　果】5回治療したところで鍼灸のひびきを感じるようになった。特に棒灸のひびきが最もわかりやすかった。患者は「最初，頭に棒灸をしたときになにもわからなかったので，『これは，効くのかな？』と疑問をもっていたけれど，頭の温熱感が徐々に広がってきて全身まで感じるようになった。特に不思議だったのは，4回目のお灸をしているうちに，肛門がジワー，ジワーと動くような感じがあり，下垂している肛門が軽くなって，上にあがるような不思議な感じがあったことです。いつも治療院から帰るとき，歩行時に脱出した肛門が大腿と擦れる違和感がありましたが，その日は消えました」と，百会穴の棒灸について感想を述べた。このようなひびきが現れると，下痢が止まると同時に，肛門も普通に戻った。最もうれしいことは普通に食べられるようになったことで，下痢の心配は完全に消えた。

【考　察】脾・胃・腸の消化器系の病には，古くから鍼灸治療が有効であることが多くの医書に記されている。気虚から悪化した中気下陥が久瀉不止の根本的な理由である。そのため治療に際しては，気虚に対して補気するだけでなく，同時に昇気を加えなければならない。

　百会穴は頭頂部にあり，百会穴を選択するのは「下の病は上に取る」の意味もある。百会穴は元気不足・中気下陥の全局を牽引する力があることが，本症例からもよくわかる。

3 風池穴
ふう　ち

穴名の由来
　風池穴は，後頭骨下の池のように陥凹した部位にあり，風邪はそこから侵入しやすい。外風・内風いずれによる病症でも効くため，風池穴と称される。

取　穴
　風池穴は，『鍼灸甲乙経』には「顳顬（脳空穴）の後，髪際，陥なる中に在る」，『外台秘要』には「夾項の両辺」，『素問』気府論篇の王冰の注解には「耳の後の陥なる中に在り，これを按ずれば耳中に引く」，『医学入門』には「耳の後一寸半，横は風府を挟む」，『循経考穴編』には「ほぼ耳垂れと同じ高さで，僧帽筋の外側にあり，後髪際の陥凹にある。また翳風穴と同じ高さである」と記されている。つまり，外後頭隆起直下の陥凹部と乳様突起の下縁を結んだ線の中間点，僧帽筋と胸鎖乳突筋の上端の陥凹中にある。

局所解剖
筋肉：胸鎖乳突筋と僧帽筋の間。深層は頭板状筋，頭半棘筋，大後頭直筋と上頭斜筋の間。
神経：小後頭神経・深層は後頭下神経。
血管：後頭動脈・静脈の分枝。深層には椎骨動脈，蜘蛛膜下腔，脊髄上端と延髄下端がある。

要穴・交会
　足の少陽胆経，陽維脈と交会する。

作　用
　祛風・解表・清頭目・利五官・通七竅

主　治
　古典医籍には，眩暈，頭痛，頸項痛，筋攣がおさまらない，目やにが多い，鼻衄，目赤，腫痛，熱病，汗が出ないなどを主治することが記載されている。
　現代では，近視，緑内障，急性結膜炎，電光性眼炎，視網膜動脈阻塞，感冒，鼻炎，

3．風池穴

副鼻腔炎，高血圧，脳震盪後遺症などに対する臨床報告がある。

鍼法・灸法

①刺鍼の方向と深さ：風池穴の刺鍼方向についてはさまざまな説がある。対側の眼球に向け1.5寸刺入するやり方がよくいわれるが，これには疑問もある。筆者が大学院生の頃，上海中医薬大学の解剖教室の先生と共同で13体の屍体の風池穴の断層を解剖したことがあるが，もし風池穴から対側の眼球に向け1.5寸刺入すると，環枕後膜を通す可能性があり，もし提揮すれば，鍼は延髄に近いところに当たる可能性が高いことがわかったのである。また同時に，風池穴は，鼻尖に向けて刺すと，クモ膜下腔・脊髄上端・延髄下端の危険区域を避けられることがわかった。したがって，風池穴の安全な刺し方は鼻尖に向け，刺入は1.5寸までにとどめることだと思う。

②透　刺：一側の風池穴を切皮した後，対側の風池穴に向け0.8〜1.2寸刺入し，早い速度で捻鍼する。捻鍼は1分間に280回以上。また，両側の風池穴をともに切皮し，互いに向けて（左側風池穴から右側風池穴へ，右側風池穴から左側風池穴へ）刺入し，得気したうえで両側の風池穴に同時に刮法を行う。これは，祛風解表に作用し，風寒表証による後頭痛・項背の凝り・悪寒・悪風などの症状に効く。両方の風池穴を同時にゆっくりと捻転あるいは刮法すれば，鍼のひびきは後頭部から脳の奥にまで伝わることもある。これは脳震盪後遺症にも有効である。

③灸　法：鼻尖に向け1寸刺入し，得気したうえで灸頭鍼を2壮施す。あるいは棒灸をする。温陽散寒通経止痛の効果が期待できる。関節冷痛，鼻塞，鼻水，くしゃみなどに有効である。

④眼病の刺法：近眼・老眼・緑内障・白内障・乱視といった眼病に風池穴が有効である。その場合には風池穴は同側の眼球に向け0.5〜0.8寸刺入し，刮法を90回行う。酸・脹のひびきが眼球の奥へ伝わることがある。

注意事項

風池穴には，局所解剖組織からみると後頭動脈・静脈の分枝，小後頭神経の分枝がある。臨床ではときどき次の2つの事象に遭遇することがある。1つは風池穴に刺入したときに，風池穴から耳の上，側頭部まで，突然に電気が走るようなピクリとした感覚が起こることがある。これは，鍼が小後頭神経に当たったときの現象である。鍼治療を理解している患者ならすぐに落ち着くが，初めて鍼治療を受けたり，鍼を理解していない患者だと驚き，なかには二度と来院しない患者もいる。そのため，風池穴を刺す前には患者に対して十分に説明しておく必要がある。しかし，その現象を避けることができればそれに越したことはないので，ここで筆者の体得を紹介しておこう。

それは，風池穴を切皮した後，ゆっくりと捻転しながら0.5寸ほど刺入したところ

常用 40 穴

で，いったん鍼の刺入を止めて様子を観察するのである。小後頭神経はたいてい 0.5〜0.8 寸の深さに分布しているので，0.5 寸以上の刺入はゆっくりと進めるようにする。

　もう 1 つは，抜鍼時の出血である。風池穴の局所には後頭動脈・静脈があり，静脈から出血している可能性が高い。風池穴の周囲には毛髪があり，風池穴のチェックを怠れば，特に女性の場合は長い髪に隠れて出血していても気がつかないことがある。したがって，抜鍼後は必ず綿球で鍼孔を押さえることが必要である。もし，皮下出血があり局所の腫れがあれば，綿球で軽く揉捻すると腫れは少し引き，さらに熱い濡れタオルを当てて温めると，より早く血腫を吸収・解消することができる。

配穴と治療

　風池穴は，臨床において五官の疾病，特に目と鼻の病気に効くが，さらに祛風解表の効果が注目される。よく使う風池穴の配穴と臨床応用例を表❷にまとめた。

表❷　風池穴の配穴と臨床応用

主穴	配穴	手技	臨床応用
風池	外関・合谷・大椎・列欠	灸頭鍼・導気法	悪寒・悪風・くしゃみ・鼻づまり・背肩のこり・関節酸痛などの風寒証
	合谷・鼻通・上星・四白	瀉法・導気法	鼻づまり・鼻水・頭重・発熱など風熱証・副鼻腔炎など
	鼻通・通天・上星	刮法	鼻づまり・鼻水・くしゃみなどの花粉症・慢性鼻炎など
	太陽・攢竹・合谷	瀉法	目の充血・刺痛，羞明・目の分泌物の増加・電光性眼炎・結膜炎など
	四神総穴・印堂・太衝	平補平瀉・刮法	頭痛・脳鳴・めまいなどの脳震盪後遺症・高血圧など

　この表を考えながら，臨床の症例を紹介しょう。

症例　脳震盪後遺症に風池・四神総穴・印堂穴の配穴が速効

【患　者】49 歳，男性，会社員。
【初診日】1997 年 4 月 6 日
【主　訴】頭痛・頭重・脳鳴が 1 年続く。
【現病歴】患者は建設現場で働く労働者である。1 年前の某日，高所（2 階）より転落し救急入院した。その際に頭を打ったため，全身を CT 検査した。骨折はなく 5 日後に退院した。頭痛・頭重・脳鳴・軽い悪心などが残り，脳震盪と診断されたが，特に治療することなく静養に努めていた。3 カ月の休暇を取り，体力は大部回復し，悪心もなくなったが，頭が昏々沈々としてすっきりしない。依然として頭痛・頭重・脳鳴が残っている。気圧が下がったとき，

少し労作して疲れたとき，寝不足などがあれば，頭痛・頭重・脳鳴がひどくなることがある。記憶力が減退し，思考力も鈍くなった。寝つきはよいが，途中に何度も目が覚め，眠りが浅い。食欲はあり，二便は正常。腰がだるく疲れやすい。

- 【脈　診】沈細弱・特に尺部弱。
- 【舌　診】舌痩・紅，少津。
- 【耳　診】心区・肝区・腎区・皮質下区・脳幹区に圧痛がある。
- 【西洋医学的診断】脳震盪後遺症。
- 【中医弁証】精髄不足，脳海空虚。
- 【治　則】塡精益髄，健脳安神。
- 【取　穴】風池，風府，四神総穴，印堂，志室，太渓，太衝，懸鍾。
- 【解　説】中医学では脳について「精は髄を生む」「髄充実脳」「脳は髄海となす」という説がある。高所より転落して頭を地面に打ちつけたことから，脳がふるい動かされる外傷を受けた。このため，精髄は脳を営養できず，頭脳空虚となった。その場合，脳鳴・頭痛・頭重といった症状が起こる。

　　　　腎は精を蔵し，肝は血を蔵する。「精血同源」から考えると，腎精を補う太渓穴と，肝血を補う太衝穴を取る。また，志室穴は精を貯蔵する場所であり，精宮ともいわれている。八会穴の懸鍾穴（絶骨）は髄会穴であり，志室穴と懸鍾穴を加えると，太渓穴の補腎精と太衝穴の補肝血の作用と共同して，精髄を養う効果が期待できる。明代後期の李時珍は「脳は元神の府と為す」「人の記性は脳に在る」と明確に指摘している。つまり，人の精神・思惟活動は脳と密接に関係しているのである。これは，『素問』『霊枢』の時代の「心は神明を主る」の表現よりも，さらに客観的で具体的な論述である。

　　　　本症例では，患者は頭部外傷によって脳髄空虚が起こり，記憶力が減退し，思考力は鈍くなり，夜は浅眠で何回も目が覚めるなど，脳の働きが低下したことから，風府・風池・四神総穴・印堂穴を取った。この4穴を取った理由を以下に述べよう。

　　　　風府穴は督脈の一穴である。督脈の流注は少腹の子宮より始まり，会陰を通って脊柱を貫通し上行している。『難経』二十八難では，督脈の一部の流注を「督脈は下極の兪（長強穴）に起こり，脊裏に並び上がりて風府に至り，入りて脳に属する」と述べており，風府穴は直接脳につながっている。臨床において風府穴に導気法を行えば，鍼のひびきが脳に伝わる。そのため，脳の働きを促し，記憶力・思考力を増加させる効果が期待できる。四神総穴は経外奇穴であり，百会穴の前後・左右各1寸のところにあり，合わせて4穴ある。四神総穴は宋代の『太平聖恵方』に記載されている。安神・開竅健脳の作用をもち，脳震盪後遺症・脳発育不全・頭痛・めまい・不眠・健忘などに効く。印堂穴は元代の王国瑞の『扁鵲神応鍼灸王龍経』に記載

される奇穴の1つであり，前額部と両眉頭を結んだ線の中間点で，督脈と交叉するところにある。印堂穴は強い鎮静安神作用をもつ。かつて中国の気功麻酔の第一人者であった上海中医薬大学気功研究の元所長・林厚省氏が，印堂穴にだけ内気を発放する気功麻酔を行って甲状腺手術を無事に成功させたというニュースが中国の新聞で大きく報道されたことがある。印堂穴を，風府穴・四神総穴とともに取れば，より優れた健脳安神の効果が現れる。風池穴は足の少陽胆経の一穴である。足の少陽胆経の経別流注は少陽胆経より分かれて，大腿前面を通って外陰部に入り，足の厥陰肝経の経別と吻合する。その後，食道を挟んで上行し，顔面部に散布して，脳に入り，目系とつながり，目の外角において足の少陽胆経の本経と接する。したがって，風池穴は脳の近隣部にあり，さらに経絡の流注を通じて脳ともつながっている。風池穴に導気法を行うと，より優れた開竅止痛・健脳の効果がある。上述の風池・四神総穴・印堂穴を組み合わせれば，脳震盪による頭痛・頭重・脳鳴・健忘・浅眠といった症状を軽減させ，よりよい効果が期待できるだろう。

【手　技】志室穴は椎体に向け斜刺で0.8寸刺入し，捻転補法。太渓・太衝穴は直刺で0.3寸刺入し，陰経刺法。風府穴は下方に向け斜刺で0.5寸刺入し，灸頭鍼を行う。

　両側の風池穴を切皮後，左側風池穴から右側風池穴に向け刺入し，さらに右側風池穴から左側風池穴に向けて刺入する。両穴とも深さは1寸で，ゆっくりと捻転するか刮法を行うと，鍼のひびきは後頭部から脳の奥にまで伝わる。そのとき，頭重感が軽減し，頭がすっきりする感覚がある。四神総穴・印堂穴は沿皮刺で0.3寸刺入し，刮法を1分間行う。そのとき，刮法の震動によるしびれた感じのひびきが四神総穴より広がって頭全体に感じることがある。印堂穴の刮法によるしびれた感じは前額部より脳奥にまで伝わることもある。

【結　果】1年前に高所より転落した後，頭がずっと昏々沈々として重い。すっきりする日はほとんどなく，鍼灸治療に大きな期待をかけた。治療においては，鍼のひびきが強くなることもあるが，患者は「先生，鍼のひびきが頭の中に伝わった。最初はびっくりしたけれども，ジワー，ジワーとしたひびきが気持ちいいです」と言ったり，「先生，こんどのひびきはジワー，ジワーではなくて，ビリビリしたしびれ感です」と，鍼のひびきの感覚を述べた。治療後，患者は「頭が軽くすっきりした。次も同じひびきをしてもらえますか」と強く要望した。その後，患者の頭痛・頭重・脳鳴の症状はしだいに軽減し，23回の治療で患者は頭がすっきりし，症状もきれいになくなった。

【考　察】脳震盪後遺症は特に治療法がなく難しい病気である。西洋医学的にはビタミン剤や脳血流を改善する薬を投与するのが一般的である。しかし中医学

3．風池穴

では，腎―精―髄―脳の関連を考えて弁証論治する。正しい弁証が有効的な治療効果に結びついたが，もう一点，鍼のひびきである「気が病所に至る」「気が至れば有効」「気が速く至れば速効する」の古訓が再現できることを本症例において実感した。

4 風府穴

穴名の由来

　清代の程扶生の『医経理解』では，本穴の名称を「(穴名に) 市，府 (が付く経穴) は，経気が集まるところといわれる」と解釈している。また，『素問』風論篇では，風邪致病の様子を「風気が風府に循りて上れば，則ち脳風となる。風が頭系に入れば，則ち目風となり，眼が寒ゆ」と記している。これらの内容を考えると，風府穴は風邪が侵入しやすい場所であることが理解できるだろう。また，風府穴は脳中枢神経病症（たとえば球麻痺）による舌萎縮・こわばり・短縮，言語不便，流涎などに有効であることから，舌本穴という別名もある。さらに，上椎穴・惺々穴・鬼枕穴と称されることもある。

取穴

　『素問』骨空論篇には，風府穴は「上椎に在り」と記されている。明代の呉昆の注解では「項骨第一節の上椎にある」と記されている。『鍼灸甲乙経』には，風府穴は「項の上に在り，髪際に入ること一寸，大筋内宛宛の中」と記されている。つまり，風府穴は後項の正中にあり，外後頭隆起直下の陥凹部にあり，後髪際より上1寸のところにある。

局所解剖

筋肉：左右の僧帽筋腱の間，項靭帯，左右大・小後頭直筋の間。
神経：大後頭神経，第3後頭神経の枝，深層には小後頭神経，小脳延髄池，小脳がある。
血管：後頭動脈・静脈の分岐。棘間静脈叢。

要穴・交会

　『鍼灸甲乙経』には，風府穴は，「督脈，陽維脈の会」と記され，『鍼灸大成』には，風府穴が「督脈，陽維，足太陽の会」と記されている。つまり，風府穴は督脈，陽維脈と足の太陽膀胱経の交会穴である。

作用

　祛風解表・利喉舌・健頭脳

4．風府穴

　風府穴は風邪が侵入しやすい場所の1つであり，風寒表証の場合，後頭部から項部・肩部までゾクゾクとした悪寒・悪風の症状があり，凝りや痛みもよく起こる。これに対して風府穴は優れた効果がある。風府穴は0.8寸まで刺入し，導気法を行った後，灸頭鍼を加えれば，後頭部から項部・肩部までが温まる熱感が出てきて，悪寒や凝りといった症状をより早く軽減させることができる。

　『難経』二十八難には「督脈は下極の兪（長強穴）に起こり，脊裏に並び上がりて風府に至り，入りて脳に属する」と記されている。つまり，督脈の経気は風府穴から直接脳に入っている。「脳は元神の府と為す」とは，人の精神活動が脳の働きと密接に関係していることを示している。いったん脳の病が起これば，臓腑では腎の精髄との関係，経絡では督脈との関係をまず考えなければならない。督脈は脳に入り，その入り口は風府穴である。したがって，脳の病の治療は風府穴がポイントの1つである。臨床においては，脳の病，老人性痴呆症，アルツハイマー病，パーキンソン病などの治療で風府穴が最初に選ばれる。

主　治

　古典医籍には，感冒風寒，頭痛，頭風，身重，悪寒，落枕，嘔吐，鼻づまり，舌がこわばり話しにくい，眩暈，狂易，狂走欲自殺，目反妄見，突然の失音，足麻痺，腰脚疾などを主治すると記載されている。

　現代では，感冒，落沈，メニエール症候群，神経性嘔吐，パーキンソン病，老人性痴呆，アルツハイマー病などに対する臨床報告がある。

鍼法・灸法

①直　刺：下顎に向け0.5～1.0寸刺入し，後頭部に重いひびきがある。また風寒感冒・後頭痛・項背の凝りなど風寒証には灸頭鍼をよく用いる。
②刮法＋灸頭鍼：下顎に向け0.8～1.0寸刺入し，得気したうえで刮法を60回行う。鍼のひびき（重感）が徐々に頭の奥に伝わる。その後3～5壮の灸頭鍼を行う。脳中枢神経の病，アルツハイマー病，脳卒中の球麻痺，老人性痴呆症，パーキンソン病などの治療・予防に効果がある。

注意事項

　解剖組織からみると，風府穴の局所には，深層に小脳延髄池と小脳があり非常に危険な区域である。安全な刺鍼のために，次のようにすることをお薦めする。坐位でも臥位でも頭部をやや前傾にして，項筋を緩め棘突の間隙を広げて，そこから下顎に向け刺入する。ゆっくりと捻転し1.0寸まで刺入することが可能である。通常，風府穴に刺入時，硬い膜のような組織に当たって鍼に抵抗する力を手に感じることがある。これは，鍼が椎間靱帯あるいは環枕後膜に当たったサインである。そこで鍼を0.2寸ほど引くと，安全である。これ以上深く刺入したり，提挿をくり返してはいけない。高い

治療効果と危険との差はわずかであり，その「差」をうまく把握して利用すれば，非常に優れた効果を得ることができるだろう。

配穴と治療

臨床でよく使う風府穴の配穴と臨床応用例を表㉕にまとめた。

表㉕　臨床でよく使う風府穴の配穴と臨床応用

主穴	配穴	手技	臨床応用
風府	風門・風池・大椎・外関	導気法・灸頭鍼	風寒による関節・筋肉の酸痛，悪寒・悪風・冷えなど
	印堂・内関・神門・通里	平補平瀉法	不眠・浅眠・多夢・健忘・失音など
	水溝・四神聡穴	導気法	精神倦怠・眠気・うつ状態など
	印堂・内関・豊隆・太衝	平補平瀉法	めまい・耳鳴り・メニエール症候群・神経性嘔吐など

　風府穴は小脳に近く，また督脈の流注から考えると，督脈の経気は風府穴から直接脳に入っている。そのような風府穴の特徴を利用して，1970年代頃に上海市鍼灸経絡研究所の老中医・華延齢医師が風府穴を中心とする項叢刺という刺法を編み出した。項叢刺とは，風府穴を中心として左右両側の上天柱・風池穴と完骨穴を結ぶ線上に，伝熱性のすぐれた銀鍼を使って刺入し，導気法を行ったうえで，大柱艾の灸頭鍼を行う刺法である。筆者は大学院生時代に臨床を勉強するため華老中医の項叢刺を見せていただいたことがある。小脳萎縮による平衡失調や，歩行困難の者でも立つことができるようになるし，ゆっくりと歩行することもできる。脳卒中後遺症球麻痺による言語障害・発音困難・舌のこわばりの場合は，「ア・イ・ウ・エ・オ」をきれいに発音して家族とも会話できるようになる。その後，筆者は項叢刺の刺し方・手技・注意点を勉強し，自らの臨床でも応用してきた。次に，筆者が風池穴を中心とする項叢刺を行った臨床例を紹介しよう。

症例　項叢刺によって歩行不便が改善

【患　者】63歳，女性。専業主婦。
【初診日】1999年6月18日
【主　訴】歩行不便，言語障害（小脳萎縮症）。
【現病歴】3年前から物忘れがひどくなり，原因不明の転倒も数回起こった。病院で検査を受け，脳萎縮，特に小脳萎縮が顕著だと言われた。確実な治療はなく，ビタミン剤と脳血流を改善する薬などの投与を始めたが，2年以上改善はみられず，逆に悪化する傾向にあった。からだは傾斜し，室内で歩くときは必ず

手すりをつかまって歩く。話す声は徐々に低くなり話の意味はときに不明である。ますます生活に支障が出てくるうちに，筆者の著書を読み，治療に期待をもって来院した。

- 【望　診】家族の介助を得て歩行している。
- 【問　診】1人で歩けない，からだの平衡感覚がなく時々転倒する。話したいが呂律が回らない。話す声は低い。疲れやすい，頭重，からだも重たい。よく欠伸をする。食欲は普通だが，食べるとすぐにお腹が一杯になる。泥状便，1日に2～3回。昼間尿は1日に4回，夜間尿2回。夕方になると後頭部から項部・肩部にかけてゾクゾクと寒くなり早く寝たい。
- 【脈　診】沈滑。
- 【舌　診】苔白膩滑・舌淡紫。
- 【耳　診】耳垂が蒼白で冷たい。心区・胃区・腎区は淡白色。
- 【足の甲診】拇指の爪甲は淡白色で，横溝がある。
- 【西洋医学的診断】小脳萎縮症。
- 【弁　証】陽虚内寒。
- 【治　則】温通督陽，健脳。
- 【取　穴】風府・上天柱・風池・完骨――壮陽健脳，大椎・百会・至陽――温通督陽・祛寒利湿。
- 【解　説】項叢刺の風府穴など5穴を施術後，脳血流検査の結果，脳血流量は増加し血流速度は改善した。風府穴を中心とする項叢刺は，特に大椎穴の灸頭鍼で多壮を行うと，壮陽健脳の作用をさらに高めることができる。大椎・百会・至陽穴はすべて督脈に属する経穴である。督脈は諸陽の会であり，陽経の代表である。大椎穴は手足の三陽経の交会穴であり，強い温陽作用の代表穴である。至陽穴は陽気が至るところであり，第7胸椎に相当するところにあり，上焦と中焦の境界であることから，上焦と中焦の陽気に関係する。至陽穴に灸頭鍼をすれば，上焦・中焦の陽気を大きく盛んにさせることができる。特に，上焦は脳を含んでおり脳にもよく効く。百会穴は頭頂部にあり，全身の気血を上昇させ集める効果がある。『霊枢』邪気臓腑病形篇には「十二経脈，三百六十五絡，其の血気はみな面に上りて空竅に走る」と記されている。その血気を頭脳空竅まで上昇させる経穴が百会穴である。したがって，大椎・至陽穴の壮陽温通の力は百会穴の上昇の力によって，脳に一気に上って集まり，萎縮した小脳に効くのである。
- 【手　技】風府・上天柱・風池・完骨穴は下顎に向け直刺で0.8寸刺入し，刮法を60回行う。大椎穴は下方に向けやや斜刺で0.8寸刺入し，灸頭鍼。至陽穴は直刺で0.5寸刺入し，灸頭鍼。百会穴は棒灸を20分行う。週に1回の治療を計画する。
- 【結　果】最初の2回の治療では，鍼灸施術をしても患者は鍼のひびきを感じず，灸の温熱感もなかった。患者は「鍼灸は効かないかな」と，当院の治療に疑問をもっ

たので，筆者は患者に「小脳萎縮は深刻な難病の1つであり，発症からの期間も長く，高齢でもあり，諸々の原因が重なって，鍼や灸に対する反応が鈍くなっている。この先も治療を続ければ，鍼のひびきや，灸の温熱感もわかるでしょう」と伝えると，患者も理解し，安心して次の治療を受けてくれた。

　その後，4回目の治療から徐々に鍼のひびきが出てきて，灸の温熱感もわかるようになってきた。患者は，「刮法をするときに，後頭部にズンズンと重いひびきが徐々に強くなってきて，頭の中にまで伝わる感じがする。それから，お灸をやっているうちに，後頭部から全身へポカポカと暖かい感覚がする」と鍼灸治療の感想を述べた。

　こうして22回治療をしたところ，患者の頭重感やからだが重たい感じがほとんど消えた。からだの平衡感覚も出てきて，転倒の回数も以前より減り，欠伸をすることもなくなった。また夕方にゾクゾクする寒気も消えたという。38回の治療で，室内では手すりを使わなくても歩行できた。たまに転倒するが，発音は以前よりきれいになり，家族と会話するのも楽になった。

【考　察】風府穴は脳に入る入り口であり，本症例からも脳の病に効くことがわかる。特に灸は相当な治療パワーがあることが感じられた。

　次に，風府穴が風寒証の感冒に効いた例を紹介したい。

　これは，筆者が鍼灸学校の授業で，風府穴は感冒，特に風寒証に効くことを話した後に行った，鍼灸実技の時間でのことである。

　その授業で，ある男性の学生が手を挙げ，「先生，カゼを引いているので，モデルになりたい」と申し込んできた。その学生は25歳で，昨夜から寒気・頭痛があり，食事もとらずに就寝したという。今朝起きても，寒気・頭痛が残り，鼻水が止まらない・頻回にくしゃみをする・手足が冷たい・顔色が白い・脈は浮緊，舌は薄白苔・舌淡であった。風寒証と弁証して，まず，風府穴だけ直刺で1.0寸刺入し，ゆっくりと導気法を行うと，その学生は「先生，鍼のひびきが上，下へ行く」と言ったので，他の学生は「上，下というのはどこ？」と尋ねた。「上は後頭部，首かな？　下は背中です。アー，今腰に感じた」と治療を受ける学生は答えた。その後，灸頭鍼をして15分後に抜鍼した。鍼は手の感覚で重く粘っこい感じがする。「先生，これも鍼のひびきですね」と抜鍼した学生は筆者に質問したので，「そうですね，鍼のひびきは魚を釣ったときに魚が餌をしっかりとくわえ込むような感覚です」と答えた。治療後，治療を受けた学生の顔色はやや紅色になり，ゾクゾクした寒気と頭痛は消え，鼻水もだいぶ減った。その学生は元気になって，その日の夕方に行われた校外のバレーボールの試合にも参加できたという。

　風府穴は一定の危険性を伴った経穴であるが，刺す方向や深さをしっかり把握すれば優れた効果を期待できるツボである。風府穴だけでなく，どんな経穴でも経穴の解剖組織を熟知し，その経穴の作用・配穴・手技を深く理解して身につけておけば，鍼灸治療の効果をさらに高めることができるだろう。

5　肩井穴
けんせい

穴名の由来

　肩井穴は肩上にあり，押すと陥没して，まるで深い井戸のような感じがあるので肩井と呼ばれている。

取　穴

　『鍼灸甲乙経』には「肩上の陥なる者の中に在り，欠盆の上，大骨の前」と記されている。大骨とは肩甲骨を指す。つまり，肩井穴は肩甲骨上角と僧帽筋上縁の間にあり，大椎穴と鎖骨肩峰端を結んだ線の中間にある。

　肩井穴の簡便な取穴法が歴代の鍼灸書籍に紹介されている。宋代の王懐隠の『太平聖恵方』には，肩井穴は「肩上の陥罅中に在り，缺盆の上，大骨の前一寸半，三指（示・中・薬指）でこれを按じ，中指の当たるところが経穴（肩井）になる」と記されており，その取り方は，肩甲骨より前方1.5寸のところを3本の指で押して，その中指下で陥没したところに肩井穴があるというものである。ただし，あくまでも簡便な取穴法であるので，参考にとどめていただきたい。

局所解剖

筋肉：僧帽筋，深層は肩甲挙筋と肩甲棘上筋の間。
神経：鎖骨上神経，副神経，肩甲背神経。
血管：頸横動脈・静脈の分枝。

要穴・交会

　『鍼灸甲乙経』では，肩井穴は「手の少陽，陽維の会」，『素問』気府論篇の王冰の注では，「手足の少陽，陽維の会」，『鍼灸大成』では「手足の少陽，足の陽明，陽維の会」と記されている。

作　用

　平気・降逆・下乳・催産

主治

古典医籍には，中風気塞，不語，気逆，翻胃，嘔吐，咳逆，産後乳汁不下，乳痛，産後血暈，難産，肩背酸痛，上挙不便，頸項不得回顧（振り向けない）などを主治するという記載がある。

現代では，イライラ，躁動不安，気分が落ちつかない，しゃっくり，難産，子宮収縮無力，乳腺炎，嗜眠，肩こりなどに対する臨床報告がある。

鍼法・灸法

①臥位直刺：患者を臥位にして，肩井穴を切皮し，ベッドに向け直刺で0.5～0.8寸刺入し，捻転あるいは刮法を行う。重く脹ったひびきが肩上部に広がり，肩こり，しゃっくりに効く。

②坐位平刺：患者を正坐位にして，肩井穴を切皮し，鍼は肩上部に沿って，前方から背部へ向け，平刺で0.5寸刺入し，刮法を行う。肩上部に重く脹ったひびきがある。イライラ，躁動不安，気分が落ちつかない，産後に乳汁の分泌が困難，乳腺炎などに効く。

③灸　法：肩井穴にカマヤミニ灸あるいは棒灸を行う。局所に温熱感があり，ときにその熱感は同側の肩関節，あるいは上肢に広がることもある。肩こり，頸椎症，嗜眠，神疲乏力などに効く。

④単刺閃罐法：肩井穴は0.5寸まで刺入し，60回刮法を行った後，鍼を抜く。その後，吸玉をしたり抜いたりを5回くり返す。これは閃罐法といわれる。単刺，刮法による酸脹感のあるひびきと，閃罐による一瞬の熱感と収縮，圧迫感を交互に行うことにより，子宮収縮無力，難産などに有効である。

注意事項

肩井穴は，深層では胸膜・肺尖部と隣接しており，刺す方向を間違えると，気胸を引き起こす危険があるので，十分に注意する必要がある。坐位であっても臥位であっても，肩井穴の刺す方向は内下方へ直刺してはいけない。肩井穴を刺したとき，たまに刺入途中に突然躍動するひびきが起こり，筋の収縮が見えるようなことがある。これは鍼尖が神経に当たった反応である。鍼を止めると，その反応はすみやかに消え，痕も残らないので，特に心配する必要はない。

配穴と治療

臨床でよく使う肩井穴の配穴と臨床応用例を表❷にまとめた。

5．肩井穴

表❷　肩井穴の配穴と臨床応用

主穴	配穴	手技	臨床応用
肩井	三陰交・血海・合谷	導気法	月経痛・月経困難など
	太陽・太衝・陽陵泉	瀉法	気厥上逆・巓頂頭痛・怒りっぽい・心煩・ヒステリー発作など
	崑崙・三陰交・血海	瀉法	産後の悪露が尽きない・胎盤遺残・難産など
	上脘・内関・足三里	平補平瀉法	胸悶・腹脹・悪心・嘔吐・矢気など

　次に，筆者が肩井穴を施術して成功した例を紹介しよう。

　これは1968年のことである。当時，筆者は20代の若い鍼灸師であり，上海市郊外の農村病院に勤務していた。ある日，産婦人科医から相談があった。「昨夜入院した妊婦は入院前に破水があり，入院後，子宮収縮が不規則になり止まってしまった。深夜に催産剤の点滴をしたが，子宮収縮による陣痛はほとんど起こらないので困っている。そのまま待っていても，最後には帝王切開しかない」という。そこで「鍼灸で子宮収縮を増加できないか」という相談であった。そこで筆者は「やってみましょう」と答えた。

　病室に入ると，その妊婦は他の妊婦と話をしていた。筆者は産婦人科医と一緒に，出産のための鍼灸治療について妊婦に説明した。妊婦は筆者を見ながら，「薬も効かないのに，鍼灸が効くのか？」と疑いの言葉を投げかけてきた。じつは，その妊婦は鍼灸だけでなく，筆者の若さにも不信感をもったようである。産婦人科医は，妊婦の心境を察して，すぐに筆者のことを紹介した。「先月，子宮収縮無力の難産者に，この鍼灸師は一発で子宮収縮を再作動させて無事に分娩されましたよ」と話した。それを聞いた妊婦は不安な表情を一変させて「はい，鍼灸治療をお願いします」と即座に返事をした。筆者の考えは肩井穴だけの単刺閃罐治療であった。

　施術前に具体的に刺す経穴・操作などについて詳しく説明した。そして患者の納得が得られたので，治療を開始した。まず，肩井穴に0.5寸まで刺入し，得気したうえで60回刮法を行った。すると患者はズンズンとした酸脹感のあるひびきが徐々にからだの中へ沈むように感じ，しだいに胎児の動きが活発になってきたのがわかった。引き続き，抜鍼して閃罐法を行った。吸玉の吸引力による力は一気に下へ向かい，刮法によるひびきと一緒になった。そして子宮の収縮に力が出てきて，陣痛が再作動したのである。治療後，陣痛が規則的かつ力強く起こって，3時間後に無事2,600gの女児を出産した。

6 定喘穴
てい ぜん

穴名の由来

　定喘穴は『常用新医療法手冊』に載る経外奇穴である。中国の文化大革命の10年間に鍼灸治療は大いに普及し，新穴も次々と発見された。その後の臨床実践によって，そうした新穴で治療効果が証明されたツボは現在でもよく使われている。臨床において定喘穴は喘息の治療に優れた効果があることから，喘息穴という別名もある。

取　穴

　大椎穴より，外方に左右0.5寸のところ，第7頸椎棘突起下の陥凹より外方に0.5寸のところにある。

局所解剖

筋肉：僧帽筋，菱形筋，頭板状筋。
血管：頸横動脈，深頸動脈の分岐。
神経：第8頸神経の後枝。

作　用

　止咳・平喘・寛胸順気

主　治

　喘息，咳嗽，痰が多い，急・慢性気管支炎，百日咳，呼吸困難，蕁麻疹，落枕，肩背部の酸痛，上肢の痛み，挙上困難，上肢の癱瘓などを主治する。

鍼法・灸法

①斜刺導気法：椎体に向け斜刺で0.5〜1.0寸刺入し，得気したうえで導気法を行う。酸脹感のあるひびきが咽へ伝わることがある。喘息，急性気管支炎，百日咳などに効く。

②斜刺刮法：椎体に向け斜刺で1.0寸刺入し，得気したうえで刮法を行う。重脹感のあるひびきが肩上部へ伝わることがある。その後で灸頭鍼をする。落沈，肩背部の酸痛・凝りなどに効く。

6. 定喘穴

注意事項

定喘穴は首の付け根と肩部の接続部にあり，深層には動脈が多く分布しているので深刺してはならない。また，鍼を下方（体幹部）に向け深刺すれば，気胸を起こす恐れがあるので注意が必要である。

配穴と治療

定喘穴は穴名だけを見て，喘息だけに効くツボと誤解されやすい。じつは，定喘穴は止喘作用だけでなく，止咳作用にも優れている。また，首・肩の痛みにもよく効く。よく使う定喘穴の配穴と臨床応用例を表㉗にまとめた。

表㉗　よく使う定喘穴の配穴と臨床応用

主穴	配穴	手技	臨床応用
定喘	尺沢・列欠・天突	灸頭鍼・灸法	感冒・急性気管支炎による咳・鼻づまり・多痰・気喘など
	天突・豊隆・魚際	灸法・導気法	慢性気管支炎による胸悶・多痰・咳・喘息など
	中脘・足三里・豊隆・陰陵泉	灸法・平補平瀉法	胸悶・多痰・肥満・痰湿体質
	沢下・魚際・孔際	瀉法	乾咳・百日咳・喀血・胸痛など

症例　定喘穴の宣肺止咳効果

【患　者】32歳，男性，会社員。
【初診日】1998年11月21日
【主　訴】咳嗽が1カ月続く。
【現病歴】1カ月前にカゼを引いた。咳，痰，鼻づまり，くしゃみ，頭痛，やや悪寒といった症状が起こり，市販のカゼ薬を2日分飲んで，頭痛，鼻づまり，くしゃみは消えた。ただ，咳がひどくなり，タバコの煙や寒熱の温度差などがあると，すぐに咳が起こり，止まらない。いったん痰を少量出すと，止まる。そのまま1カ月経った。当院のホームページを見て来院した。
【望　診】乾咳が連続するため，顔色は赤くなっている。
【問　診】乾咳は1日中あり，1回起こると止まらず，涙が出たり，顔色が赤くなったり，頭はズンズンと痛くなる。少量でも痰を出すと咳は止まる。咳は夜にひどくなり寝られない。やや悪寒があり息が苦しい。軟便を毎日1〜2回する。尿は1日4回。
【脈　診】沈遅，特に寸部。
【舌　診】苔薄白・滑・舌淡。
【耳　診】肺区は蒼白色で圧痛がある。皮質下区に圧痛がある。

【弁　証】風寒束肺，肺気不宣。
【治　則】疏風散寒，宣肺開竅。
【取　穴】定喘，列欠，外関，大椎。
【解　説】定喘穴は喘息でも咳でも止める効果がある。痰が咽に絡んで息苦しい状態に定喘穴に刺入し，導気法を行うと，咽の詰まりが解消でき，さらに咳を止める効果も期待できる。列欠穴は手の太陰肺経の経穴であり，宣肺利気止咳の効果がある。外関穴は手の少陽三焦経の経穴であり，陽維脈とつながる。陽維脈は全身の体表に網の目のように絡する防御体系であり，風寒の邪気と闘う防御組織である。外関穴に灸頭鍼をすれば，陽維脈を通じて祛風散寒の効果が期待できる。さらに，督脈の代表穴である大椎穴を用いれば，全身の陽気が盛んとなり祛風散寒の力がいっそう強まり，定喘・列欠穴の宣肺利気開竅止咳の作用を強く押し出して，確実な効果がみられる。
【手　技】定喘穴は椎体に向けやや斜刺で0.8寸刺入し，得気したうえで導気法を行う。脹ったひびきが咽にまで伝わる。その後で灸頭鍼をする。列欠穴は肘に向け沿皮刺で0.3寸刺入し，迎随補瀉法により瀉法を行う。さらに刮法を行う。酸脹感のあるひびきがある。外関穴は直刺で0.3寸刺入し，導気法を行う。脹重感のあるひびきがある。その後で灸頭鍼をする。大椎穴は切皮後，下向きにやや斜刺で1.0寸刺入し，灸頭鍼を行う。温熱感あるいは重いひびきがある。
【結　果】1カ月の間，一向に咳が止まらないので，患者は鍼の刺激に不安を覚えていた。患者は筆者に向かって，「治療中，鍼の刺激によって突然に咳が出たらどうしよう，大丈夫ですか？」と尋ねてきた。筆者が「大丈夫ですよ。鍼灸治療をした後，咳は楽になるでしょう」と説明すると，患者も納得したので，まず患者を仰向けにして治療を開始した。外関・列欠穴に刺鍼する。列欠穴に刮法をしたとき，ズンズンとした酸脹感のあるひびきが列欠穴から肘に向けて次々と伝わった。30分置鍼した後で抜鍼する。次に俯せになってもらうと，患者は「あら，胸が楽になったから，俯せになれた」と述べ，心の不安が消えたようであった。定喘穴に導気法を行うと，「重く脹ったひびきが咽にまで伝わる。咽が楽になった」と，患者は定喘穴のひびきの様子を報告した。30分後に抜鍼し1回目の治療を終えた。患者は痰を軽く2回出すと，「あー，いま楽になった。咽や胸の苦しみが消えた。今晩は大丈夫ですか？」と述べ，夜のひどい咳を心配していた。筆者は，効果を高めるために自分でできる簡単な温熱法を患者に勧めて，「夜，寝る前にお湯で熱くした濡れタオルを口と鼻の上に置き，口と鼻で同時に深呼吸してみなさい。そうすれば，熱い水蒸気が咽に当たって温めることができます」と説明した。翌朝，患者から電話があり「良いニュースを先生に報告します。寝る前に1回だけ咳が起こり，あとは一晩無事に寝られました。この1カ

月以来，最高の幸せです。今日も治療をして欲しい，お願いします」と患者は強く継続治療を要望した。このような，鍼灸のひびきと効果があるからこそ，8回の治療で，1カ月以上に及んだ苦しい咳から解放されたのである。

7　印堂穴
　　いんどう

穴名の由来

　清代の程扶生は経穴の命名について，「尊者は闕堂と為す」と述べている。つまり，闕堂という字が付く経穴はすべて大事なツボなのである。たとえば，神闕穴（臍）は重要な経穴であるが，それは生命誕生前に胎児が神闕（臍）を通して，先天の母体の栄養を受け取って育つからである。神堂穴は心兪穴より外方1.5寸のところにある。心は神を主り，神堂穴は心兪穴と共同で人間の精神・思惟活動を統合するはたらきをもつ。印堂穴は元代の王国瑞の『扁鵲神応鍼灸玉龍経』に記載されている一穴である。印堂穴は両眉の間にあるため，眉間穴・眉心穴・曲眉穴という別名もある。

　古典医籍を調べると，印堂穴の臨床応用についての記述は多い。たとえば，『素問』には「瘧を刺す者は，必ず先ず其の病の先に発する所の者を問いて，先ずこれを刺す。先ず頭痛み及び重き者は，先ず頭上及び両額，両眉の間を刺して血を出す」と記されている。『素問』『霊枢』の時代には刺鍼の部位だけが記録されていて，正式に命名されている経穴は160穴程度である。この「両額，両眉の間」という記述は，現在の臨床で使う印堂穴と推測される。『鍼灸大成』には「印堂は一穴で，両眉の中の陥中に在るのが是の穴である。鍼は一分，灸は五壮，小児驚風を治す」と記されており，印堂穴の取穴と治療について明記されている。

局所解剖

筋肉：鼻根筋の中。
神経：滑車上神経，顔面神経の分枝。
血管：眼角動脈・静脈の枝。

要穴・交会

督脈と交会する。

作用

鎮静・安神・止痛・通竅

主 治

眩暈，前額痛，急・慢性鼻炎，副鼻腔炎，花粉症，眼精疲労，近眼，眼球結膜炎，高血圧，低血圧，不眠，嘔吐，産後の血暈（貧血の類）・不語，子癇，小児驚風（小児のひきつけ）などを主治する。

鍼法・灸法

① 下への横刺：鼻根部に向け沿皮刺で 0.5 寸刺入し，刮法を 30 回行う。鼻部に酸脹感がある。急・慢性鼻炎，副鼻腔炎，花粉症に効く。
② 左右への横刺：左右の攅竹穴に向け沿皮刺で 0.5 寸刺入し，刮法を 30 回行う。眼部周囲に脹感がある。眼精疲労，近眼，乱視などに有効である。
③ 点　刺：三稜鍼で点刺し，微量を出血させる。眼球結膜炎，高血圧，不眠などに効く。
④ 棒　灸：10 〜 20 分間棒灸する。産後の血暈・不語，低血圧，めまいなどに有効である。

注意事項

印堂穴の局所には，眼角動脈・静脈の枝があるため，抜鍼後の出血予防のために，鍼孔をしっかりと押さえたほうがよい。直接灸は禁止されている。

配穴と治療

督脈の流注線上にある印堂穴は陰性穴であり，調和陰陽の作用をもち，強い鎮静安神の効果がある。以前にも紹介した上海中医薬大学気功研究所の元所長・林厚省氏が印堂穴だけに内気を放出して，甲状腺手術を成功させたが，この気功麻酔はそれを証明する 1 つである。よく使う印堂穴の配穴と臨床応用例を表❷にまとめた。

表❷　よく使う印堂穴の配穴と臨床応用

主穴	配穴	手技	臨床応用
印堂	合谷	瀉法	小児驚風・熱性けいれんなど
	大椎・神門・間使	導気法・灸頭鍼	うつ病・躁うつ病
	内関・神堂・神門	導気法・捻転補法	不眠・多夢・浅眠・動悸・自律神経失調症
	鳩尾・水溝・内関	瀉法	統合失調症

古典医籍を調べると，小児驚風の救急治療の有効穴として印堂穴が選ばれている。現代では，小児驚風のような病状はほとんどみられない。しかし，毎年冬から春にかけてインフルエンザが流行するが，筆者はインフルエンザに罹患して小児驚風のような症状を呈した患者を救急治療したことがあるので，ここで紹介したい。

1974 年の冬，筆者は上海市郊外の農村病院に勤務していた。当時，「医療の重点は農

村におく」という国の指示によって，病院で医療チームが編成され農村へ派遣されていた。筆者はその医療チームの一員であった。医療チームが派遣された農村は非常に不便なところにある貧困地域だった。住民は貧しく，病気に罹っても病院へ行かないのが普通であった。それに農村から病院まで行くのに4時間もかかるので，その村の住民は誰も病院へ行きたがらなかった。

　ある日，中年の婦人が3歳の子供を連れてやって来た。「昨日から熱があり食事をとっていない。今朝，子供を見ると，どうも様子が変なので，急いで連れて来た。途中でけいれんも起こった。先生，早くうちの子を救ってください」と懇願した。体温を測ると，なんと41.5℃もあって，顔は真っ赤になり，手足がけいれんし，両目は閉じて，名前を呼んでも応答がなく，緊急の状態であった。急いで救急車を要請したが，急いで来ても2時間かかるという返事だった。そうこうするうちに，子どもの病状はさらに悪化し，意識不明となって，けいれんも頻繁に起こった。貧困の農村のため救急処置をする備えがなく，医療チームが携行する薬品も簡易的なもので，数量も限定されていた。この場合，一般のカゼに効く薬はまったく役に立たない。そんなとき，医療チームの責任者の内科医師が筆者に向かって，「中医治療はできますか？」と尋ねた。筆者は，「私がやってみましょう」と答え，水溝穴を使って治療することにした。ところが，子どもはけいれん発作のため，からだが動いてしまって刺鍼することができなかった。そこで，指の爪で水溝穴を押してみた。30秒，1分と押し続けると，子どもは目を開いた。しかし，しばらくすると再び目を閉じ，けいれんはさらにひどくなっているように見えた。水溝穴が効かないことは明白であった。他に有効なツボがないか，思案をめぐらしているときに，古典医籍に小児驚風に印堂穴が有効であるという記載があるのを思い出し，印堂穴を使ってみることにした。指で印堂穴を30秒押したり，爪で印堂穴を30秒押したりするのを，くり返し3回行うと，子どもゆっくりと目を開け，それと同時に，けいれんも徐々に治まってきて，ついには止まった。周囲にいた医療スタッフは「こんどは良い，けいれんも止まった。目も元気になった」という声をあげた。子どもの母親が子どもの名前を呼ぶと，子どもはしっかりと答えることができた。そのとき，村の小型トラックがやって来た。医療チームの内科医と患児，母親はトラックに乗り込んですぐに病院へ向かった。筆者は遠ざかるトラックを見ながら，「古代の小児驚風，現代の熱性けいれんには印堂穴がさすがに効くのだ」という感慨にしばしふけった。

8 水溝穴
すいこう

穴名の由来

　古代の天・人・地の三部説では，鼻は呼吸をして天気を取り，口は水穀を食べて地気を取っている。水溝穴はその鼻と口の間にあるので，人中穴と命名された。人中穴の所在部位は陥凹した溝であるので，水溝穴とも称する。水溝穴が正式な名称だが，臨床では習慣的に人中穴と呼ぶほうが多い。

取穴

　『鍼灸甲乙経』には「鼻柱の下に人中がある」と記されており，上唇の人中溝の正中に位置していることを意味している。また『鍼灸聚英』には「鼻孔に近い陥中」と記され，『鍼灸大成』には「鼻柱の下の溝の中央，鼻孔に近い陥中」と記されており，水溝穴は水溝中央ではなく鼻孔寄りにある。明代の呉昆は水溝穴の取穴について「鼻柱の下三分に在り，口に水を含んで，突出するところがこの穴である」と記している。つまり，水溝穴は人中溝を三等分にし人中溝の正中線の上から3分の1のところにある。

局所解剖

筋肉：口輪筋。
神経：眼窩下神経の枝，顔面神経の頬筋枝。
血管：上唇動脈・静脈。

要穴・交会

　督脈と，手足の陽明経と交会する。

作用

　開竅・復蘇・昇陽・消浮腫・利腰脊
　水溝穴の知名度は高く，特に開竅・復蘇の作用は一般にも知られている。意識不明で昏倒したら，救急の第一手は水溝穴を刺激することである。ここで，筆者が遭遇した事例を紹介しよう。
　1983年の冬のある日，出勤する途中，混雑する人波のなかで，突然大きな騒ぎが起

こった。見てみると中年男性が意識不明となって倒れ，口から涎沫を大量に吐き出し，羊の鳴き声のような音を発していた。これを見て，筆者は癲癇の発作だと思ったが，周囲の人たちは大混乱し，「大変だ，救急車を早く呼べ」と叫ぶ人がいたり，患者の口の涎沫を拭いたりする人がいた。筆者はその中に分け入り患者の脈を取ると，脈拍のリズムはしっかりしていたので，一応安心したが，そのとき60代の老婦人がやって来て野菜を入れたカバンを路上に置いて，おもむろに自分の拇指の甲で患者の水溝穴を強く押し始めた。10秒，20秒，30秒と経つと，患者は目を開け不思議な目で周囲の人たちを見あげ，すぐ大きな声で「謝々，謝々（ありがとう）」と連呼し，立ち上がって頭を下げながら「対不起，対不起（ごめんなさい）」と言った。そうしているうちに救急車が到着し，救急隊員が「病院へ行きましょうか」と尋ねると，患者は「もう大丈夫です」と答えた。筆者は，水溝穴のもつ開竅・復蘇の効果が一般の主婦にまで普及していることに深い感慨を覚えた。

督脈は，諸陽の会であり，陽経の代表である。督脈の流注は肛門に近い長強穴から始まり，頭頂部へ上行している。つまり，陽気は督脈の流注に乗って上昇しているのである。水溝穴は督脈の一穴で，各種腰痛を治療できる。たとえば，腎精虚損・精髄不足による慢性の腰脊酸痛，だるい，疲れやすいといった場合，あるいは腰脊外傷による急性ぎっくり腰，腰椎椎間板ヘルニア症などの痛みに対しも速効する。

主 治

古典医籍には，突然昏迷，尸厥，中暑，驚風，狂癲，喜笑不休（笑いが止まらない），喜んだり泣いたりする，水腫，面腫虚浮，顔面に虫が這ったように痒い，目風痒赤痛，鼻の中に瘡を生じる，鼻衄，匂いがわからない，牙関不開，唇動，口から気味を出す，黄疸，脊強背痛，挫閃，腰痛，寒熱頭痛などを主治するという記載がある。

現代では，暈厥，ショック，昏迷，ぎっくり腰，統合失調症，舞踏病，しゃっくり，車酔い，二日酔い，尿潴留，遺尿，顔面神経麻痺，鼻塞面腫，ヒステリー症などに対する臨床報告がある。

鍼法・灸法

① 直　刺：直刺で0.3寸刺入し，小さな幅で，より速く捻転する。酸脹感のあるひびきが鼻部から前額部にまで伝わる。
② 斜　刺：鼻柱に向けて斜刺で0.5〜0.8寸刺入し，捻転か刮法を行う。酸脹感のあるひびきは鼻の奥にまで伝わる。重症の鼻づまり，暈厥，ショック，眼面（眼と顔）浮腫などに効く。

注意事項

水溝穴は，顔面部にあり，灸をすると痕が残りやすいので灸は不適である。

8．水溝穴

配穴と治療

水溝穴の開竅・復蘇の効果は一般にもよく知られている。また水溝穴は，鎮痛・鎮静・通竅にも優れている。臨床でよく使う水溝穴の配穴と臨床応用例を表㉙にまとめた。

表㉙　よく使う水溝穴の取穴と臨床応用

主穴	配穴	手技	臨床応用
水溝	鳩尾・内関・印堂	瀉法	統合失調症・狂躁・躁うつ病
	太陽・合谷	瀉法	顔面紅腫・瘙痒・目赤腫痛・瘡癤
	支溝・陽陵泉	瀉法	帯状疱疹・肋間神経痛
	十宣	瀉法	ショック・昏迷・意識不明
	百会・風府・足三里	導気法・灸頭鍼	精神倦怠・嗜眠・反応が鈍い・動作遅延・痴呆・アルツハイマー病

ある日，ある鍼灸師から相談の電話があった。「いま治療中のしゃっくりの患者は，先生に教えてもらった内関・膻中穴を使って一時的に止まるのですが，また再発してしまいます。治療を始めてもう3回も経ちました。明日，患者が来る予定があるのですが，何を治療すればよいかわからないので，先生のところへ連れて行って治療をお願いしてもよいですか？」と言った。突然の電話で，患者の症状を把握できなかったが，了承すると，翌日，その鍼灸師は患者を連れてやって来た。

症例　しゃっくりに水溝穴で速効

【患　者】30代，男性，自営業。
【現病歴】1年前にしゃっくりが起こったときは，鍼灸院で1回の治療を受けてすぐに治った経験がある。今回，しゃっくりが起こってすぐに鍼灸院へ行き3回の治療を受けたが治らなかった。
【問　診】しゃっくりは1日中ある。人に対応するときや，緊張したときにしゃっくりがひどくなる。一度起こると，大きな音を立てて頻発する。自営の仕事では接客することが多く，しゃっくりを心配して緊張状態になりやすい。緊張したまま接客すると，しゃっくりが起こりやすい。いったんしゃっくりが起こると，止まらず，さらに緊張・不安な状態になる。そのような悪循環のため，仕事をやりたくない気持ちが出てくるが，真剣にやらなければ店が潰れるかもしれないという気持ちになる。食欲旺盛，便は1日2回。尿は1日に5回。最近，寝つきが悪い，多夢，イライラする。
【脈　診】弦脈。
【舌　診】舌紅・苔薄。
【耳　診】心区・隔区・胃区に圧痛がある。
【弁　証】胃気上逆。

【治　則】和胃降逆。

【取穴と治療】これまで，別の鍼灸院で内関・膻中・足三里穴を使った治療を3回受けた。効果の持続時間は短く，刺鍼後1時間程度だけしゃっくりは完全に止まるが，すぐに再発する。患者は「午後に重要な会議があり，しゃっくりを治して欲しい」と懇願する。

　　しゃっくりの原因は精神的な緊張・不安と関係する。内関穴は鎮静・安神の作用があるが，力が弱い。内関穴よりさらに強い鎮静作用をもつ経穴が督脈の水溝穴である。水溝穴は古代でも，現代でも鎮静・安神に対する臨床報告があり，しゃっくりを治すこともできる。筆者は，その鍼灸師に水溝穴を使いたいと話した。それを聞いた鍼灸師は，目を大きく見開いて唖然とした表情で，「えー，水溝穴が効くの？」と疑いの声をあげた。筆者は「そうですよ，しゃっくりの治療は内関穴が効かなければ，水溝穴を刺すと必ず効きます」と自信をもって答え，治療を開始した。水溝穴を切皮し，鼻柱に向けて斜刺で，捻転しながら0.5寸ほど刺入し，得気したうえで刮法を60回行った。捻転する間，患者は酸脹感のあるひびきが水溝穴から顔面部にまで広がって，さらに刮法を1回，2回と行うと，そのたびに酸脹感のあるひびきが，まるで水面に石を投げたときに円形の波紋が大きく広がるような感覚を覚えた。患者はそんな鍼のひびきは初めて体験するので，驚いて「これは何だ。電流が起こるような感じだ。これは効くかなー」と言った。30分置鍼して，途中10分おきに60回の刮法を行う。治療後，患者はニコニコと微笑しながら，「午後の会議は大丈夫ですね」と言いながら帰って行った。その日の夕方7時頃，患者から電話があり，「おかげさまで午後の会議は無事に参加できました。明日もまた，先生の鍼灸治療をお願いしたいです」と報告があった。その翌日，筆者は患者の来院を待っていたが，夜7時になっても来なかった。患者のしゃっくりはどうだろうかと心配していたときに，患者から電話があった。「報告します。今日1日，しゃっくりは1度も起こりませんでした。うれしいです」と元気な声で話した。

　水溝穴のもつ開竅の作用は，意識不明や昏迷の場合の開竅だけでなく，鼻の病，たとえば重度の副鼻腔炎や鼻中隔弯曲などによる重度の鼻づまり，嗅覚減退にも「鼻竅を開く」効果がある。次に例をあげて紹介しよう。

症例　重度の鼻づまりに水溝穴で速効

【患　者】28歳，男性，会社員。

【現病歴】10年前に副鼻腔炎と診断され，薬物治療を開始したが，1年経っても症状が改善しないので手術した。その後，鼻づまりは一時的に改善したが，カゼを引いて副鼻腔炎が再発した。検査の結果，鼻腔内に多数のポリープが

見つかり，レーザーで除去する手術を受けた。その後，手術治療をもう一度受けた。10年間にわたって投薬と手術をくり返したが，鼻づまりはますますひどくなり，点鼻薬を常用するようになり，1日に使う回数はしばしば限定される回数を超えた。嗅覚も悪くなり，コーヒーの匂いもわからないので，食事を楽しめなくなった。薬も効かず，手術も3度受けたので，これ以上は受けたくないという。困っているときに，筆者の著書と出合って来院した。来院前に近所の鍼灸院で1年間鍼灸治療を受けている。

【望　診】鼻づまりがひどく，呼吸しにくい様子が見られる。

【問　診】鼻づまりは1日中あり，口を開けて呼吸するため，口が乾燥する。頭は重く，すっきりしない。鼻をかくと，黄色い膿粘質の鼻汁が出る。くしゃみをすると，臭気が周囲に散る。そのため，人と話すときはいつも口や鼻を手で押さえている。花・香水・コーヒーの匂いはわからない。便は硬く便秘。尿は黄色で1日3回。

【脈　診】やや数。

【舌　診】苔黄・舌紅・少津。

【耳　診】肺区・内鼻区に圧痛が顕著。

【弁　証】肺熱壅盛，鼻腔不通。

【治　則】清熱宣肺，通竅。

【取　穴】大椎・曲池・肺兪・尺沢・魚際――清熱宣肺，迎香・合谷・列欠――利気通竅。

【手　技】大椎・魚際穴は1分間，梅花鍼で軽く叩く。肺兪穴は椎体に向け斜刺で0.5寸刺入し，捻転瀉法を行う。迎香穴は切皮後，鼻外縁に沿って沿皮刺で0.8寸刺入し，刮法を行う。列欠穴は肘に向け沿皮刺で0.5寸刺入し，刮法を行う。曲池・尺沢穴は直刺で0.8寸刺入し，捻転瀉法する。合谷穴は直刺で0.3寸刺入し，導気法を行う。置鍼40分。週に2回の治療を計画する。

【結　果】患者は1年間鍼灸治療を受けた経験があったので，当院の治療にも協力的であったが，治療に対する注文も多かった。「鼻の迎香穴は，最初は効いたけれど，すぐに効かなくなった。他に有効なツボがありますか？」と1回目の治療後に患者は筆者に聞いてきた。患者はこの日使った経穴に不満をもっているようであった。2回目の治療では筆者は迎香穴に変えて鼻通穴を使った。鼻通穴は患者が初めて受ける治療であった。切皮後，鼻の外縁に沿って沿皮刺で1.0寸刺入し，鍼の酸脹感があるときに刮法を行った。1回，2回と刮法を行うたびに，ズン，ズンと酸脹感のあるひびきが鼻の奥へ伝わった。患者はこのようなひびきは初めて体験した。刮法を行っているうちに，患者は満足げな表情を浮かべた。抜鍼後，「今日の鍼は気持ちよかった。これからもっとよくなるかな」と期待を込めて感想を述べた。

　その後，10回の治療を経て，鼻づまりは徐々に軽くなり，黄色い粘質の鼻汁も少し減り，くしゃみをした後の悪臭もだいぶ減った。ところが，症

状が改善している最中に油断してカゼを引いてしまった。病院で抗生物質とカゼ薬を処方されて飲んだ。2日後，悪寒・発熱は消え，頭痛も少し軽減したが，鼻の症状が以前と同じようになってしまった。夜は鼻がひどくつまって息苦しく，寝られなかった。さっそく以前の治療を再開する。しかし残念ながら，鼻通穴を加えて2回治療したが，鼻の症状は少しも改善が見られなかった。治療は壁にぶつかってしまった。とにかく，患者は早く鼻づまりを解消してほしいと願っている。鼻づまりに効く経穴は開竅できる経穴しかないだろうが，気戸・天突穴は咳・喘息の呼吸気道の不通に対する開竅の効果はあるが，重度の鼻づまりに対しては効かない。鼻竅を開通する経穴について思案をめぐらしているうちに，水溝穴の開竅作用を思い出した。水溝穴は強い開竅・復蘇の効果があり，意識不明や昏迷の状態によく効くことが知られているが，重度の鼻竅不通に効くのか，水溝穴に関する古典医案と現代の臨床報告を調べてみることにした。すると，古くは鼻内生瘡，鼻塞，鼻衄に対して用いており，現代では副鼻腔炎，鼻塞，鼻流膿涕に対する臨床報告もあった。そこで，強いパワーをもつ水溝穴の使用を決めた。

筆者が水溝穴の効果・刺し方・鍼のひびきについて患者に説明すると，患者は「そんな力をもつツボならうれしい。効くならどこを刺しても協力します」と答えた。治療を開始する。水溝穴に切皮後，鼻中隔に向け斜刺で1.2寸ほど刺入し，鍼を鼻中隔と上歯齦の間に刺入した。鍼の強いひびきが出てきて，酸脹感のあるひびきが鼻の奥にまで一気に伝わった。その後，刮法を行う。1回，2回と刮法を行うたびに，ズン，ズンとした強烈なひびきが頭の中へ伝わる。そのとき，患者は「あー，鼻が通った，通った」と涙を流しながら，鼻で深く呼吸して言った。水溝穴の開竅の効果がここに再現されたのである。その後，このような治療を21回継続し，患者の重度の鼻づまりはだいぶ改善され，息苦しくなることはなくなった。夜には口は開けなくても寝られるようになった。なかでも最もうれしかったのは，コーヒーや香水の匂いがわかり，普通の暮らしに戻ったことであった。

水溝穴は有効性と速効性が高いが，「痛い」というイメージも強い。そのため多くの患者は水溝穴を用いた治療に恐怖感をもっている。鍼灸師も水溝穴に触れたくないのが現状かもしれない。しかし，水溝穴の刺鍼を体験せずに想像するだけだと，痛みや恐怖感のことばかりが浮かんでしまう。筆者は，鍼灸専門学校で，そういった不安を解消する授業を行ったことがある。

学校で，水溝穴の基礎知識や臨床応用の実例を紹介すると，学生らは水溝穴に興味をもち，実技のやる気も出てくる。しかし，実技の際には，誰も水溝穴を刺されるモデルになろうとはしない。ようやくクラス委員長が

8．水溝穴

モデルになったが，筆者が坐位のモデルの水溝穴にすばやく切皮し，上向きに捻転しながら0.5寸ほど刺入すると，取り囲んでいる学生らはモデルとなったクラス委員長の顔を，緊張・不安・好奇なまなざしで見つめた。誰かが「痛いですか？」「どうですか？」と質問すると，「痛くない，想像するのと全然違うよ」と平然とした声が返ってきた。抜鍼後，筆者が「どうですか。他に体験したいものはいませんか？」と話すと，次々と希望者の手が挙がり，23名のクラスで18名の学生が水溝穴の刺鍼体験を受けた。この授業を通して，筆者は「水溝穴は体験したからこそ，その真価がわかったのだ。それに自分で体験してみれば，水溝穴の刺鍼は痛くないこともわかる」という感慨をもった。

9　太陽穴（奇穴）

穴名と取穴

　宋代の『太平聖恵方』には「前関の二穴は，目の後ろ半寸に在る穴で，また太陽の穴と名づく」と記され，『聖済総録』には，「眼小眥の後ろ一寸」と記され，『銀海精微』には太陽穴が「外眥の五分に是が在る」と記されている。つまり，側頭部で，眼小眥の後ろ1寸にあり，眉の外端と外眼角を結んだ線の中間点から後ろ1寸の陥凹部にある。

局所解剖

筋肉：側頭筋膜と側頭筋の中にある。
神経：耳介側頭神経，顔面神経の側頭枝，深層には頭神経がある。
血管：側頭筋膜の静脈網，頬骨眼窩動脈・静脈。

作　用

清熱・消腫・止痛・明目

主　治

　頭痛，片頭痛，感冒，めまい，歯痛，顎関節症，顔面神経麻痺，三叉神経痛，急性結膜炎，電光性眼炎，眼瞼炎，麦粒腫，視網膜出血を主治する。

刺　法

① 直　刺：切皮後，捻転しながら直刺で0.3寸刺入し，局所に脹感がある。頭痛，片頭痛に有効。
② 斜　刺：切皮後，後方に向け斜刺で0.5寸刺入し，局所に脹重感がある。感冒，めまいなどに効く。
③ 横　刺：切皮後，顎関節に向け沿皮横刺で1.0〜1.2寸刺入し，刮法を行う。酸脹感のあるひびきが顎関節，上歯にまで伝わる。顎関節症，上歯痛，顔面神経麻痺，三叉神経痛などに有効。
④ 点　刺：梅花鍼で軽く太陽穴を叩く。あるいは三稜鍼で点刺し，やや微量を出血させる。急性結膜炎，電光性眼炎，麦粒腫，眼瞼炎などに効く。

9．太陽穴（奇穴）

注意事項

太陽穴は顔面部の穴位であるので灸法は禁止する。特にカマヤミニ灸，麦粒灸などは皮膚を火傷しやすい。明代の楊継洲は『鍼灸大成』の禁灸穴歌篇で，顔面部に灸をすれば，「まるで患者に炮烙刑を施すようなものだ」と述べている。炮烙刑とは古代中国において行われた火刑である。

配穴と治療

太陽穴は早くに発見された奇穴で，臨床においてもさまざまな病気を治す効果があるので，筆者も愛用している。臨床でよく使う太陽穴の配穴と臨床応用例を表❸にまとめた。

表❸　よく使う太陽穴と配穴と臨床応用

主穴	配穴	手技	臨床応用
太陽	下関・合谷	沿皮刺・瀉法	顎関節症・咬合不全・歯痛・顔面痛など
	耳尖・曲池・合谷	点刺法・瀉法	発熱・扁桃腺炎・顎下腺炎など
	攢竹・光明・合谷	瀉法・点刺法	電光性眼炎・眼球結膜炎・眼精疲労・近眼・麦粒腫など
	頭維・陽白・支溝	瀉法	頭痛・片頭痛・神経血管性頭痛など
	風池・上天柱・風府・医明	導気法	視神経炎・視神経萎縮・視網膜出血など

臨床においては，太陽穴の清熱・消腫・止痛の優れた効果がある。ここで例をあげて紹介したい。

症例　太陽穴で麦粒腫の手術治療を回避

【患　者】56歳，男性，会社員。
【初診日】2001年5月23日
【主　訴】麦粒腫。
【現病歴】1週間前に原因不明で左側上眼瞼が赤くなり痛みが起こった。2日後，腫れは徐々に大きくなり，痛みも増悪したため，眼科で治療を受け，外用薬と抗生物質を3日飲んだが，左上眼瞼の赤み・腫れ・熱感・痛みは改善しなかった。眼科を再診すると手術を勧められた。しかし手術痕が残るため，患者は手術を拒否した。そのとき，妻から「私の子宮筋腫が鍼灸治療で手術を回避できたのだから，あなたも鍼灸治療を受けたらどう？」と強く勧められた。患者は鍼灸治療を恐がって，2日間黙っていたが，ようやく意を決し，家族と一緒に来院した。
【望　診】左上眼瞼は目を開けられないほど赤く腫れ，太陽穴周囲の毛細血管が怒脹

している。

【問　診】左上眼瞼にズキズキとした痛みが1日中あり，触ると痛い。左側頭部痛が前日より起こる。口乾・口苦・冷飲を好む・尿赤。大便は1日3回，硬便で出しにくい。左目の痛みにより夜眠れない。

【脈　診】弦数。

【舌　診】舌紅乾・少津・苔少。

【耳　診】眼区・胃区・肝区に圧痛がある。

【触　診】左上眼瞼の腫れは硬い。圧痛がある。

【西洋医学的診断】麦粒腫。

【中医弁証】中焦実熱。

【解　説】中医眼科の五輪説では，目の各部に五臓を配当している。眼瞼部は中焦の脾胃に該当する。患者は胃火熾盛によって，口乾・口苦・冷飲を好む・尿赤・硬便の症状が現れた。また五輪説の中焦に該当する上眼瞼には赤み・腫れ・熱感・痛みの実熱症状が見られることから，中焦実熱証と弁証できる。

【取穴と治療】治療前に，妻から患者が鍼灸治療に対して恐怖と不安を感じていることを聞いていたので，筆者は「今日は，一番有効なツボを2穴だけ使いましょう」と説明した。患者はその話を聞いて安心して，「どのツボですか？」と聞いてきた。「1つは合谷穴，もう1つは太陽穴です」と答えると，「合谷穴は知っています。大丈夫です。太陽穴はどうするのですか？」と，患者はまだ不安を残しているふうであった。「太陽穴は今回の治療の主穴です。小さな鍼で刺して，少しだけ血を出したら，治療は終了です」と具体的な治療方法まで説明した。その説明を聞いた患者は安心したので，治療を開始した。

　まず，しっかりと消毒し，太陽穴の箇所で怒脹している毛細血管を三稜鍼で点刺した。鍼孔から水珠のような鮮紅色の血液が湧き出たので，2～3滴出た後，消毒綿で押さえた。その時に患者は「腫れている眼瞼が少しずつ緩んで軽くなった」と言いながら目を開けて，「あら，目が大きく開いた」とうれしそうに声をあげた。そのとき，右側の合谷穴を刺して1分間導気法を行うと，導気法を行う間「目がもっと楽になった」と患者は言った。治療後，筆者は「帰宅した後，熱いお湯に浸したタオルを絞って左上眼瞼に置いて温めると，上眼瞼の炎症はさらに取れます。寝る前にやってみてください」と患者に指示した。

　2日後，患者が来院し，左上眼瞼の腫れはかなり減少し，赤みも薄くなっていた。患者からは「この間，治療した後，目はすぐに楽になりました。熱い濡れタオルを毎日3回，目に当てました。このまま手術しなくて良くなるでしょうか」という相談があった。筆者はもう一度問診し，脈・舌を観察して，病状が変化していることがわかった。患者は目の痛みが消えたので，

9. 太陽穴（奇穴）

安眠でき，毎日排便し，尿量も増えている。口苦，口乾もなくなった。そこで筆者は「もう一度治療して，目に残る症状がきれいになくなれば，手術を回避することもできるでしょう」と説明した。

　2回目の治療からさらに3日後，患者の妻が来院し，昨日病院へ行き，眼科医から「麦粒腫は治った。手術の必要はなくなった」と言われ，夫は喜び，感謝しているという報告を聞いた。そのとき，筆者は明代の著名な鍼灸家である高武の『玉龍歌』に，太陽穴の効果を絶賛する詩があることを思い出した。その詩は次のように詠っている。「眼痛突然血貫睛，羞明更澀最難睜，須得太陽鍼血出，不用金刀疾自平」（突然，眼球表面から出血して痛みが起こり，まぶしくて目をあけにくい場合に，太陽穴を瀉血すれば，目の手術はしなくても目の病を治すことができる）。さすがに太陽穴だと驚くほかない。

10　中脘穴
ちゅうかん

穴名の由来

　解剖位置から中脘穴を観察すれば，中脘穴は胃体部に該当する位置にある。漢字から推察すると，「脘」という文字は「肉」と「完」が組み合わさった文字である。これは胃の組織成分が肉であることを示している。そして胃のほぼ中央にある経穴であるとして中脘穴と命名された。胃は水穀を受け入れ倉庫のような役割を果たすので，太倉穴，胃脘穴とも称される。

取穴

　『鍼灸甲乙経』には中脘穴は「上脘の下一寸に在る。心蔽骨（鳩尾骨）と臍の中に居る」と記されている。つまり，腹部の正中線にあり，臍の上4寸，胸骨の下角と臍を結んだ線の中間点にある。

局所解剖

筋肉：結合組織，腹膜。
神経：第8肋間神経の前皮肢。
血管：浅腹壁静脈の枝。

要穴・交会

　胃の募穴，八会穴の腑会穴であり，手の太陽小腸経，手の少陽三焦経，足の陽明胃経との交会穴である。

作用

　和胃・健脾・化湿・止痛

主治

　古典医籍には，胃脘痛，胃脹，腹満，消化不良，呃逆，嘔吐，大便しにくい，赤白痢，傷暑，小児疳積，痰飲，喘息，黄疸，赤白帯下などを主治すると記されている。
　現代では，急・慢性胃炎，胃下垂，胃潰瘍，胃腸の消化機能不良，腸閉塞，急性膵炎，食道がん，肝炎，肝硬化，自律神経失調症，不眠などに対する臨床報告がある。

10．中脘穴

> 鍼法・灸法

①直　刺：切皮後，捻転しながら1.2寸まで刺入する。胃全体に重脹感のあるひびきがある。脾胃失和による消化不良，腹脹，胃脘痛，噯気に効く。
②灸頭鍼：切皮後，捻転しながら1.2寸刺入し，灸頭鍼をする。胃寒による胃脘冷痛，悪心，下痢，腸閉塞などに有効である。
③刮　法：切皮後，直刺で1.0寸刺入し，得気したうえで刮法を60回行う。胃から上腹部全体に震動させるようなひびきがある。急性胃炎，急性膵炎，胃潰瘍，肝炎などによる胃脘痛，嘔吐，腹痛に効く。
④生姜灸：生姜灸を1～2壮し，さらに遠赤外線の照射を加える。慢性胃炎，慢性下痢，胃腸の消化機能不良，胃下垂，消痩などに効く。

> 注意事項

中脘穴は大幅な提挿は禁止する。

> 配穴と治療

臨床において中脘穴はよく使われ，特に脾胃病を治す名穴である。脾胃は後天の本であり，気血を生じる源である。中脘穴は強い和胃健脾の作用をもつ。そのため，脾胃消化器系の病および脾胃に関連する病気に中脘穴が筆頭で選ばれる。臨床においてよく使う中脘穴の配穴と臨床応用例を表❸❶にまとめた。

表❸❶　よく使う中脘穴の配穴と臨床応用

主穴	配穴	手技	臨床応用
中脘	胃兪・梁丘・足三里	導気法	胃脘痛・悪心・ゲップなどの急性胃炎・急性膵炎など
	心兪・内関・神門	手補手瀉法	寝つきが悪い・多夢・不眠・自律神経失調症など
	胃兪・足三里・豊隆・三陰交	灸頭鍼	飲食不摂・消化不良・脘腹脹満・痰が多い・身体困重など
	天枢・水分・公孫	灸法・灸頭鍼	下痢・軟便・四肢浮腫・水様のおりものなど
	大横・上巨虚・大巨	導気法	便秘・腹脹・矢気・腸鳴・腸閉塞など
	膻中・豊隆・天突・陰陵泉	灸法・灸頭鍼	胸悶・多痰・咳嗽・喘息など

中脘穴は胃に当たる部位にあり，胃の募穴である。そのため中脘穴はまず胃を中心とする消化器系の病に用いるが，臨床においては中脘穴を他の病気に用いても相当な効果をあげる。次に筆者が中脘穴を使い不眠症を治療した例を紹介しよう。

| 症例 | 中脘穴による不眠症治療の効果 |

【患　者】男性，26 歳，会社員。
【初診日】2007 年 6 月 21 日
【主　訴】胃脘脹痛・ゲップ・不眠。
【現病歴】半年前から，食後に胃脘部の脹満・不快感が起こり，市販の胃薬を 1 週間飲んで，胃脘部の脹満感は少し改善されたがゲップを伴うようになった。1 度ゲップをすると 2 回，3 回と頻発し，その後，胃脘部の脹満感は軽減する。胃脘部の脹満感のため入眠困難である。現在，最も辛いのは不眠であり，1 日も早く治したいと思い，当院のホームページを調べて来院した。
【問　診】胃脘部の脹満感は 1 日中あり，特に食後がひどい。そのため食べる量を制限する。ゲップがあり，数回ゲップをすると胃脘部の脹満感は一時的に軽減する。口が粘ばる，甘味を感じる，からだは重くだるい。泥状便が 1 日に 2～3 回少量出る。尿は黄色で 1 日に 4 回。寝つきが悪い。胃脘部の脹満感が不快で，ベッドの上でからだを右に向けたり，左に向けたり，上に向けたりするのを何回もくり返した後に，ようやく眠れる。眠るまでに早ければ 2 時間，長ければ 4～5 時間かかる。そのため，翌日は頭がフラフラし，集中力がなく，仕事ができない。
【脈　診】沈滑。
【舌　診】苔膩滑・舌胖大・辺歯痕。
【耳　診】胃区・脾区・腸区に圧痛がある。
【腹　診】胃部は膨満し，押すとゴロゴロという音が聞こえる。特に中脘・梁門・建里穴あたり。
【弁　証】脾胃不和，腑気不暢。
【治　則】調和脾胃，理気安神。
【取　穴】中脘，足三里，豊隆，公孫，神門，内関。
【解　説】患者の最も苦しい主訴は不眠である。中医学では不眠はまず心の病として取り扱う。心気不足・心血虚・心陰虚などによって不眠が起こることが多い。しかし，この患者の不眠と関係しているのは胃脘部の脹満，不快感である。そこで胃と心がどのように関連しているのかを検討してみたい。

　もともと六腑の胃と五臓の心は，臓腑の表裏関係においてはまったく関係がない。しかし，経絡学説から考えるとどうであろうか。足の陽明胃経の経別（分枝）は，本経から分かれると，大腿を通って腹部に入り，胃に属する。その後，脾に散布され，上行して心とつながっている。経絡の流注から考えれば，なぜ胃の病によって不眠が引き起こされるのかわかるはずである。つまり治療においては，まず胃の病を治す経穴を多めに取ると同時に，不眠に効く経穴を少し取れば，安神熟睡のすばらしい効果が現れ

10．中脘穴

るのである。

　今回取穴したツボについて振り返ってみよう。中脘穴は胃の募穴であり，健脾和胃の作用をもち，和胃益気の足三里穴と一緒に使うと，中脘穴のもつ調和脾胃の力はいっそう強くなる。豊隆穴は胃の絡穴であり，公孫穴は脾の絡穴である。絡穴は表裏関係にある経絡を緊密に連絡する。そのため豊隆穴と公孫穴をともに用いることによって，脾胃の働きがいっそう強化され，中脘穴の調和脾胃作用を助けることができるのである。脾胃調和の働きを十分に発揮させたうえで，神門・内関穴を加える。神門穴は少陰心経の原穴であり，兪（土）穴であるため，強い鎮静安神の効果をもつ。内関穴は厥陰心包経の絡穴であり，開胸・理気・和胃の効果をもつ。これらのツボを用いることによって，調和脾胃・理気安神の効果が期待される。

【手　技】中脘・足三里穴は直刺で 0.8 寸刺入し，平補平瀉法。豊隆・公孫・内関穴は直刺で 0.3 ～ 0.8 寸刺入し，導気法を行う。神門穴は切皮後，斜刺で 0.2 寸刺入し捻転補法。置鍼 1 時間。週に 1 回の治療を計画する。

【結　果】中脘・足三里・豊隆・公孫穴に刺鍼し手技を行うと，胃の動きが活発になるのがわかった。ゴロゴロという音が聞こえ，ゲップが出る。患者は「ゲップをすると胃の脹満感が軽くなる」と言う。そこで筆者は「確かに，脾胃不和による腑気不暢の状態でゲップをすれば，一時的に胃の脹満感が軽減されます。しかし，脾胃の働きを整えてガスを作らないようにすれば，脹満感・不快感はきれいに治りますよ」と説明した。

　治療後，もう一度腹診をすると，胃部はだいぶ柔軟になっており，押してもゴロゴロとした音が聞こえない。筆者は患者に向かって「この音は胃内で作られたガスの音です。音は消えました。胃も柔軟になったので，早く治るでしょう」と自信をもって答えた。

　翌日，患者から「先生のおかげで，昨夜は珍しく早く寝られました。10 時間も熟睡できて，うれしい。ありがとうございます」という電話があった。その後，2 回治療を続け，治療を終えた。

【感　想】不眠にはさまざまなタイプがある。寝つきは悪いが寝られると熟睡できるタイプ，寝つきはよいが早く目覚めるタイプ，寝つきはほどほどで，夢見が多く浅眠であったり中途覚醒するタイプなどがある。今回の症例は胃脘部の脹満・不快感により寝つきが悪く，熟睡できないタイプの不眠であった。これは，古訓の「胃が和せざれば，則ち臥して安からず」のような病状である。そのため，治療は鎮静安神に専念するとしても，不眠の原因，胃病の解除を優先すればよい効果が早く現れることだろう。

11 水分穴(すいぶん)

穴名の由来

　水田には明渠(めいきょ)（排水路）があり，水はその水路に沿って流れる。水が幹線排水路から支線排水路に分かれるとき，グルグルという流水音が聞こえることがあるが，水分穴を刺したときにも，そのようなグルグルという流水音がよく聞こえるため，水分穴と命名された。『鍼灸大成』には，水分穴は「穴は小腸の下口に当たる。是に至りて清濁を泌別する。水液（清）は膀胱に入り，渣滓（濁）は大腸に入る。故に水分と曰(い)う」と記されている。現代の鍼灸研究によって，水分穴の局所には豊かな腸系リンパ組織が密集していることがわかっている。そのため水分穴を鍼刺すれば，腸系リンパ組織が活性化し，利水の効果が期待できるのである。古代の素朴な発想が現代研究によって証明されたのである。そのため水分穴は分水穴ともいえよう。

取　穴

　『鍼灸甲乙経』には，水分穴は「下脘の下一寸，臍の上一寸に在る」と記されている。つまり，腹部正中線上で，臍の上1寸のところにある。

局所解剖

筋肉：皮下組織，白線，腹横筋膜，腹膜外脂肪，腹膜。
神経：第8・9肋間神経の前皮枝。
血管：腹壁下動脈・静脈，深層は小腸，腸系リンパ組織。

作　用

利水・消脹・緩急

主　治

　古典医籍には，水腫，腹脹，矢気，臍周腹痛，腹中拘緊痛，脊強，食べたくない，胃虚脹などを主治することが記載されている。
　現代では，急・慢性腸炎，過敏性腸炎，肝硬変による腹水，月経痛，下肢浮腫，腎炎などに対する臨床報告がある。

鍼法・灸法

①直　刺：切皮後，捻転しながら1寸までゆっくり刺入し，刮法を60回行う。局所に脹重感あるいはグルグルという流水様のひびきがある。腸鳴，矢気，腹痛，腹脹，臍周囲痛などに効く。
②灸頭鍼：切皮後，捻転しながら1.2寸までゆっくり刺入し，灸頭鍼を行う。下痢，腹脹，月経痛などに効く。
③生姜灸：生姜灸1〜2壮。肝硬変による腹水，腎炎，浮腫などに効く。

注意事項

①水分穴には腹壁動脈・静脈が分布しているので大きな幅の提挿は禁止する。
②ゆっくりと捻転しながら刺入するのが安全である。動物実験から次の現象が明らかになった。水分穴にゆっくりと捻転しながら刺入したとき，深部へ伝わる刺激によって，奥の組織である腸の動きが始まり，鍼先が届く前に，腸が動いて隙間が作られる。その空間があるからこそ，鍼は腸と腸の間の空間を無事に通過することができるのである。このことから，鍼はゆっくりと捻転しながら刺入するのが安全だということがわかる。逆に大きな幅で，すばやく刺入すると，鍼が腸に刺さる危険は避けられない。臨床では，水分穴を刺している途中に突然に腹部の激痛が起きたり，抜鍼後も，長い時間にわたって激痛が残ることがあるが，その原因はこれらのことと関係しているのではないだろうか。

配穴と治療

水分穴の作用から水液代謝障害，あるいは小腸のもつ清濁を泌別する作用の異常に伴う病気に効くことがわかる。臨床でよく使われる水分穴の配穴と臨床応用例を表㉜にまとめた。

表㉜　よく使われる水分穴の配穴と臨床応用

主穴	配穴	手技	臨床応用
水分	水道・陰陵泉・中極	導気法・灸頭鍼	浮腫・排尿困難・尿貯留など
	期門・三陰交・気海	導気法・刮法	肝硬変による腹水・四肢浮腫など
	関元・足三里・太白	灸法・灸頭鍼	下痢・腹鳴・臍周囲の腹痛・消化不良など

慢性腸炎による腹痛・腹鳴・下痢には水分穴の効果が高い。特に臍周囲の腹痛・拘急の治療効果が顕著である。次に症例を紹介する。

症例　臍周囲の腹痛・拘急に水分穴が奏効

【患　者】女性，38歳，主婦。

【初 診 日】2006 年 3 月 6 日
【主　　訴】臍周囲の腹痛・拘急，下痢が 1 年続く。
【現 病 歴】ふだんから胃腸が弱く，油断するとすぐに下痢・腹痛が起こる。1 年前，外食して食中毒による急性腸炎が起こり，3 日間入院した。その後，下痢は止まったが，胃腸は以前よりさらに弱くなった。飲食の不注意や，冷たいものを食べたり，気温が下がったりすると腹の調子が悪くなり，臍周囲に拘急痛が起こる。温めると痛みは緩和する。また，お腹から水の流れるようなグルグルという音が聞こえ，腹痛・下痢が起こる。病院をくり返し受診し，薬を飲んでも，効果はみられない。筆者の著書を読んで来院した。
【望　　診】痩せ・顔色萎黄・艶がない。
【問　　診】臍周囲にいつも拘急・不快感があり，飲食の不注意や冷たいものを食べると，臍周囲の痛み・腸鳴・下痢が起こる。温めると緩和する。食欲はあるが，いくら食べても体重は増えない。疲れやすい・めまい・立ちくらみ・カゼを引きやすい。尿は黄色で混濁しており，1 日 7 回。睡眠 7 時間。夕方から下肢がむくみやすい。
【脈　　診】沈軟。
【舌　　診】舌淡，舌胖大・苔薄。
【耳　　診】胃区・腸区・脾区に圧痛があり，腸区には隆起がある。
【西洋医学的診断】慢性腸炎。
【中医弁証】脾虚湿滞，清濁不分。
【治　　則】健脾化湿，分清別濁。
【取　　穴】脾兪・足三里・太白・陰陵泉——健脾益気化湿，水分・関元・陽池——健脾・分清・化濁。

　　中医学では「脾胃は後天の本」と考えられており，消化・吸収の全過程は脾胃の働きによって統括されている。消化器系の組織構成は脾・胃・大腸・小腸からなるが，機能的には同時に肝・胆の協力も必要である。生理機能から考えると，脾と小腸の関係は密接で，胃と大腸も関連がある。したがって，一般的に脾に病が起これば，小腸に影響するので，治療に際しては脾と小腸は一緒に治さなければならない。本症例は一見すると腸の病だと思われるが，疲れやすい・めまい・立ちくらみといった脾気虚による気血不足の症状も同時に現れている。さらに，尿の混濁不清・いくら食べても体重が増えない・消痩・顔色萎黄で艶がない・浮腫などから，小腸が清濁を分別できないことも無視できない。したがって，治療にあたっては脾と小腸を同治する必要がある。そのため次の経穴を取る。脾兪・足三里・太白・陰陵泉穴（益脾化湿），水分・関元・陽池穴（健腸化濁）。

【解　　説】脾兪穴は脾臓の背兪穴である。背兪穴は該当する臓の働きの反応点である。脾虚の場合，脾兪穴を押すと気持ちがよい喜按になる。また局所の軟弱も

ある。脾兪穴に補法を施せば，健脾益気の効果が期待できる。太白穴は足の太陰脾経の原穴であり，兪土穴である。原穴は経気が「遊行出入するところ」である。ここに灸をすれば，より優れた温脾化湿の効果がある。胃と脾は表裏関係にある。したがって，脾虚の場合には胃経の合土穴で，補気作用のある足三里を加える。胃気を高めることにより，健脾益気の力はいっそう高まる。陰陵泉穴は足の太陰脾経の合土穴であり，上述の脾兪・太白・足三里穴と一緒に用いれば，健脾化湿利水の効果が期待できる。

水分穴は臍より上1寸のところにあり，水分穴の深層には小腸がある。水分穴を刺鍼すると，小腸の働きを直接に整えることができる。関元穴は臍より下3寸のところにあり小腸の募穴である。水分穴と関元穴を併用することにより，小腸の清濁を分別する作用を強化できる。臨床においては手の少陽三焦経の原穴である陽池穴を刺鍼すれば，小腸の蠕動が活発になるという報告がある。したがって水分・関元・陽池穴を併用すれば，より優れた健腸分清化濁の効果が期待できる。

【手　技】脾兪穴は椎体に向け斜刺で1.0寸刺入し，捻転補法。太白穴はカマヤミニ灸を1壮。足三里・陰陵泉穴は直刺で1.2寸刺入し，平補平瀉法。水分・関元穴は直刺で1.2寸刺入し，導気法を60回行う。その後，灸頭鍼を施す。陽池穴は直刺で0.3寸刺入し，小さな幅で捻転する。

【結　果】鍼灸治療の恐怖を解消するため治療前に患者に説明することは重要である。特に腹部に刺鍼するときには，より周到な説明が必要である。関元・水分穴にはどのくらいの深さまで刺入し，鍼のひびきの様子や，どのような効果が期待できるのかなどを詳しく説明する。本症例では，水分穴を刺すときにグルグルという水流音が聞こえ，拘急して不快なお腹を温めると軽くできると話すと，「お腹の鍼をお願いします」と患者も安心した。

水分穴を切皮後，やや重いひびきがあった。そこでソフトにゆっくり，ゆっくりと導気法を行った。すると患者は，「先生，さっきの軽いひびきが段々と強くなってきて，奥へと沈む。あー，いま，腸が動いたのがわかる。締めつけられた腸が温まって，お腹が楽になった」と述べた。治療後，「お腹がだいぶ楽になった。そのまま治療を続ければ，1年かかった慢性腸炎も治るでしょう」と患者は前向きに語った。その後，毎回の治療でも，関元・水分穴は同じように良いひびきが出て，8回の治療で，患者の臍周囲の拘急・不快感，腹痛，腸鳴，下痢は完全になくなった。それと同時に，意外なことがわかった。それは，鍼灸治療によって体重が6kg増えたことである。

12 神闕穴
しんけつ

穴名の由来

清代の程扶生の著作『医経理解』穴名解篇には,「尊なる者は闕堂と為す」と記されている。全身の361の経穴のうち,「闕」の字が付く経穴は2つしかない。1つは巨闕穴であり,心の募穴である。中医学では心は君主の官であり,五臓六腑の大主である。そのため,心の募穴に「闕」という文字をつけたのである。もう1つは臍にある神闕穴である。人の生命は先天に依存している。胎児の形成・生長は臍を通じて母体から栄養を取得して行われる。ゆえに神闕穴は神気が通行する入り口であり,生命の根源である。そのため神闕穴は命蒂穴・気合穴とも称される。

取穴

臍窩の正中にある。

局所解剖

筋肉：結合組織,腹膜。
神経：第10肋間神経の前皮枝。
血管：浅腹壁動脈・静脈,深層には小腸がある。

作用

温中収斂・回陽救逆

主治

古典医籍には,腸鳴,泄瀉,腹痛,脱肛,厥逆,不省人事,虚脱,癲癇,自汗,水腫,膨脹,無子を主治すると記載されている。

現代では,ショック,急性胃腸炎,慢性結腸炎,蕁麻疹,神経性嘔吐,盗汗,腸癒着,脱肛,腹水,遺精,陽痿,月経痛,崩漏,月経不調,水様のおりものに対する臨床報告がある。

鍼法・灸法

神闕穴は古代から禁鍼穴として取り扱われている。『鍼灸大成』には「これ（神闕穴）

に鍼をすれば臍中にひどい瘍潰ができ，（腸内から）屎が出る者は死ぬ」と記されている。つまり神闕穴に刺鍼すると，臍に治らない瘡瘍（感染炎症）ができ，もし腸に直接刺してしまうと腸の内容物が鍼孔から出て危険であると言っている。これは，古代は鍼具が粗大で，衛生的にも問題があったために起こった事故だと思われる。現代では，鍼具が改良され良質な鍼ができており，また衛生観念も高い。そのため近年では神闕穴に直接刺鍼して病気を治療した臨床例が続々と報告されている。次に神闕穴の鍼法・灸法を紹介しよう。

①直　刺：切皮後，ゆっくり，ゆっくりと小さな幅で捻転しながら1.2寸まで刺入する。局所に酸脹重の感覚がある。急性胃腸炎，腸癒着などに効く。
②灸法・塩灸：塩で臍窩を埋め，皮膚より1cm以上盛り，その上に艾を置いて灸をする。灸をした後，塩の水分が蒸発し硬くなり艾の油により塩は黄色になる。局所の温熱感はお腹の深部にまでに伝わることがある。ショック，腹水，慢性結腸炎などに効く。生姜灸1枚の生姜の厚さはおよそ2〜3cmであり，できれば，使用前に生姜を風通しの良いところに置き，やや乾燥させた後に使う。腹部冷痛，急性の水様性下痢，月経痛，水様性のおりもの，崩漏，不正出血などに効く。
③抜罐法：吸玉を1日1回行う。蕁麻疹，慢性下痢に効く。
④五倍子粉の外用：生薬の五倍子粉と酢を混合して糊状にし，神闕穴に置き，上からガーゼで固定させる。神経性嘔吐，しゃっくりに効く。

注意事項

①神闕穴を刺すときは，切皮に十分注意しなければならない。切皮を失敗すれば，刺入は不可能である。次に筆者の切皮を紹介しよう。押手の拇指と示指を使って神闕穴の左と右の皮膚を強く引っぱると，臍の皮膚はやや硬くなるので，そのときにすばやく切皮するのである。その後はスムーズな刺入が可能である。これは舒張進鍼法といえる。
②神闕穴に灸法をするときは，火傷に十分注意しなければならない。いったん火傷すると，治るまでに1カ月かそれ以上かかる。

配穴と治療

　神闕穴は神気の出入り口であり，生命の根蒂であるため，臨床においてはさまざまな病気に効くことがわかっている。臨床でよく使う神闕穴の配穴と臨床応用例を表㉜にまとめた。

常用 40 穴

表㉜　よく使う神闕穴の配穴と臨床応用

主穴	配穴	手技	臨床応用
神闕	水分・足三里・公孫	灸法・灸頭鍼	下痢・腹痛・腸鳴・矢気・下腹の冷えなど
	関元・三陰交・血海・隠白	灸法・刮法	月経不調・月経痛・不妊・崩漏が止まらないなど
	気穴・腎兪・三陰交	灸法・灸頭鍼	遺尿・尿漏れ・尿失禁・頻尿・排尿無力など
	百会・関元	灸法	昏迷・意識不明・低血圧・脱肛など
	石門・百会・命門	灸法	インポテンツ・早漏・射精不能など

症例①　神闕穴の灸治療

　これは筆者がまだ中国にいた，1978年の冬のことである。筆者は病院の内科医と一緒に蘭州へ出張へ行くことになった。出張前，内科医は2日連続で夜勤があり体力を消耗していた。蘭州は中国西北部に位置しており，新疆ウイグル自治区への入り口である。当時は，飛行機は一般的でなく，汽車に乗って移動した。上海から蘭州までの距離は遙か遠く，汽車で24時間以上かかった。

　上海を経ち，途中，南京駅を通過したところで内科医の体調が急変し，腹痛・下痢が起こった。汽車の食堂で不衛生な物を食べたからだと思われた。しかし，2人とも携帯していた薬はカゼ薬だけであった。中国西北部は寒く，常に氷点下の気候のため，下痢止めの薬が欲しかったが，汽車の医務室に下痢薬を配ってしまっていた。汽車が目的地に着くまでまだ15時間以上残っていた。次に停車した駅で降りていては，会議の時間に間に合わない。しかし，そのまま乗って行けば，激しい下痢が止まらず脱水症状が起きる危険があった。2人で相談した結果，会議を優先し，汽車に乗り続けることにした。

　なんとしても下痢を止めたい。そこで，筆者はその内科医の腹痛・水様下痢・白膩苔などから考えて「お灸をすれば効くかもしれない」と提案した。ところが，汽車にはお灸を置いていない。筆者はふと内科医のポケットの中にタバコがあることを思い出し，「艾はないけれど，タバコで代用してはどうだろうか」と聞いてみた。内科医は筆者の提案を聞いて「それはいい。タバコはあるけれども，どこにする？」と尋ねてきた。筆者は「タバコは18本しかないので，たくさんの経穴を使えば，タバコはすぐになくなってしまう。一穴に集中的に使うと効果が出やすい」と言い，筆者は中脘穴，気海穴，天枢穴……，一穴一穴数えながら検討して，最後に神闕穴を使うことに決めた。「神闕穴は古くから止痢・止血のツボとして使われています。治療効果も顕著にあります」と言い，神闕穴でタバコを燃やした。1本，2本，3本と燃やしていくうちに，腹部に温熱感を感じたという。腸鳴音が出てきて，腹痛も軽減してきた。「タバコ灸」をしている間に，内科医は何度かトイレへ行ったが，便の様子に変化が現れ，水様便

が止まって，細い便が少量出てきた。結局，15本の「タバコ灸」をして，腹痛も下痢も完全に止まった。内科医は残った3本のタバコを満足げに吸いながら「神闕穴はよく効くね。タバコに命を助けられた。これからは，下痢の患者にお灸を勧めたい」という感想を述べた。

　その後，無事に蘭州に着き，会議に出た後，病院に戻って，このタバコで下痢を止めた旅の佳話をしたところ，すぐにそれが院内中に伝わって行った。

症例②　神闕穴を主穴に蕁麻疹をともなう腹痛・下痢を治療

【患　者】男性，45歳，会社員。
【初診日】2001年11月13日
【主　訴】腹痛・下痢・蕁麻疹。
【現病歴】20代の頃，蕁麻疹の発作が数回あり，抗ヒスタミン薬などを飲んで数日以内で治ることが多かった。その後，蕁麻疹の発作はなかった。3日前，鯖寿司を食べた夜から，腹痛・下痢が起こった。翌朝，蕁麻疹が現れた。最初は腹部で，臍の周囲に丘疹・痒みが起こり，その後，徐々に胸部・四肢に蔓延した。以前に効いていた薬は3日間飲んでも効かなかった。友人の勧めで来院した。
【望　診】腹部・胸部・四肢に島状の淡紅色の丘疹が多数見える。
【問　診】腹部にジワジワとした隠痛があり，下痢や軟便もある。皮膚には丘疹・痒み・熱感がある。掻くと，丘疹は拡大し，丘疹と丘疹が融合するので，丘疹の境界は消える。冷たいタオルを当てると，最初は気持ちがよく，痒みと熱感が多少軽減するが，その後，痒みと熱感は以前と同じように戻ってしまう。軟便3～4回/日，ときに下痢をする。疲れやすい，元気が足りない。夕方になるとからだが冷え，早く休みたい。
【脈　診】細滑。
【舌　診】苔薄膩・舌紅。
【耳　診】肺区・胃区には屑が多い。胃区・腸区・膈区に圧痛がある。
【弁　証】胃腸湿熱，血虚内風。
【治　則】和胃，理腸，養血，疏風。
【取　穴】神闕，水分，陰交，曲池，足三里，上巨虚，血海，三陰交，合谷。
【解　説】生鯖を食べてから，アレルギー反応により蕁麻疹が発作した経緯がある。胃腸に鯖の毒素が侵入したことにより胃腸機能を損傷し，胃腸の積滞が起こったと考えられる。その積滞によって湿熱が作られた。一方，20代からくり返す蕁麻疹発作により血虚の体質が作られており，鯖の毒素の侵入が加わって，内風を生じ今回の蕁麻疹発作になったと考えられる。

　　　　　足三里・上巨虚穴は胃・大腸の下合穴であり，水分穴は体内の水液を分利させて排泄させる作用がある。これに清熱の名穴である曲池穴を一緒に使うと，和胃理腸・清熱化湿の効果が期待できる。神闕穴には収斂作用に

より，下痢を止める効果がある。また神闕穴には疏風消疹の効果もある。陰交穴は衝脈と任脈の交会穴であり，衝脈は血の海であり，任脈は陰経の代表であるので，陰交穴は養血・活血作用のある血海・三陰交穴と一緒に使うと，より優れた養血・疏風・消疹の効果が期待できる。さらに，気の関である合谷穴は疏風止痒の効果を発揮する。

以上の経穴を配穴することにより，和胃・理腸・清熱・化湿・養血・疏風・消疹の治療効果が現れることが期待される。

【手　技】曲池・足三里・上巨虚穴は直刺で1.0寸刺入し，捻転瀉法をする。陰交・血海・三陰交穴は直刺で0.5寸刺入し，平補平瀉をする。合谷穴は直刺で0.3寸刺入し，導気法を30回行う。神闕・水分穴は梅花鍼で軽く叩き，その後で閃罐法を6回行う。週に2回の治療を計画する。

【結　果】神闕・水分穴に閃罐法を行うと，吸玉によって臍を中心に，腹部がギュッと収縮したり，緩んだりをくり返すので，お腹の奥にまでひびきが伝わるのがわかる。ゴロゴロという腸鳴音が活発になり，矢気を連発する。患者は「気持ち良い，お腹の痛みが消えた」と言った。

治療を終えると，患者は「えー，お腹の蕁麻疹が消えている」と驚きの声をあげながら，胸，手，足もチェックする。「えー，こっちの蕁麻疹も減っているし，こっちも小さくなっている」と喜んだ。患者は「先生，鍼灸の効果は薬より速いね。速効，速効」と興奮気味に話した。1回目の治療で早く効果が現れ，その後，2回の治療により，蕁麻疹はきれいに消えた。

【感　想】蕁麻疹はアレルギー性疾患の一種である。臨床ではおよそ2つのタイプに分けられる。1つは，寒気と接触して発症し，寒がる・頭痛・鼻水といったカゼ様の症状が現れるものである。その場合の蕁麻疹は全身に丘疹が起こり，局所には痒みと熱感をもつ。もう1つは，物を食べてから発症するものである。たとえば，本症例のように生鯖を食べて起こったりする。食べ物の毒素が胃腸に侵入し，胃腸の働きを阻害することによって発症する。その場合の蕁麻疹は，全身の皮膚に起こるが，最初は臍周囲に見つかり，その後しだいに全身に丘疹が蔓延する。同時に，お腹を壊し，腹痛・嘔吐・下痢が起こるという特徴がある。

古典医籍には　蕁麻疹の治療に適応する取穴が記されており，それは曲池・血海・三陰交・足三里穴である。その有効性から現在でもよく用いられている。本症例は2つめのタイプに該当する。特徴は腹痛・下痢を伴う蕁麻疹である。したがって，伝統的な蕁麻疹の治療穴に，和胃・理腸・清熱・化湿作用のある神闕・水分・陰交穴を加えると，治療効果はいっそう高まり，また早く効果が現れることだろう。なかでも特に強調したいのは神闕穴の閃罐法である。神闕穴は回陽救逆・温中収斂の作用があるだけでなく，食物アレルギーによる蕁麻疹にも有効である。

13 気海穴
きかい

穴名の由来

　気海穴は臍下にあり，人間の真気が集まるところである。真気の別名は原気である。『難経』六十六難には，原気は「臍下の腎間の動気なる者は，人の生命なり，十二経穴の根本なり」といっている。つまり，気を生み，気が集まるところが気の海であり，気海穴なのである。胸部にも気の海があり，それが膻中穴である。そのため気海穴は，胸部にある気の海の膻中穴と区別するため，下気海穴とも称される。また下肓穴という別名もある。

取穴

　『鍼灸甲乙経』には，気海穴は「臍の下一寸五分に在る」と記されている。つまり，腹部の正中線上で，臍と関元穴の中間にあたる。

局所解剖

筋肉：腹白線，腹横筋膜，腹膜外脂肪，腹膜。
神経：第11肋間神経の前皮枝。
血管：浅腹壁静脈網。

作用

　益気固元・理気止痛
　気海穴は真気の集まるところにあり，気の海である。気海穴に補法あるいは温灸をすれば，より優れた補気固本の効果が期待できる。また，気海穴は臍下の腎間の動気のところでもあり，一般に，腎気虚弱・下元不固による五更泄瀉，遺精，遺尿，不妊，不育などにも効くとイメージされているが，臨床において気海穴は益気固元の効果だけでなく，理気・行気・止痛の効果も期待される。ただし，これは導気法を用いた場合である。したがって，同じ気海穴であっても，施術方法の違いによって補気と理気という異なった効果を生み出すことができる。

主治

　古典医籍には，臓腑虚弱，四肢無力，厥冷，中風脱証，遺尿，腹痛，腹脹，腹瀉，

常用 40 穴

気喘，心下痛，臍下冷痛，便秘，痛経，崩漏，帯下，産後の悪露が尽きない，睡眠中驚きやすい，繞臍腹痛，小児遺尿などを主治するという記載がある。

現代では，尿貯留，腸麻痺，胃下垂，脱肛，子宮下垂，不妊，機能性子宮出血，慢性下痢，月経痛，からだが弱い，カゼを引きやすいなどに対する臨床報告がある。

鍼法・灸法

①直刺・捻転補法：切皮後，ゆっくりと1.2寸まで刺入し，捻転補法を1分間行う。下腹部に酸脹感がある。胃下垂，脱肛，子宮下垂などに効く。

②直刺・灸頭鍼：切皮後，ゆっくりと捻転しながら1.2寸まで刺入し，灸頭鍼を1〜2壮する。局所に熱感がある。慢性下痢，機能性子宮出血，月経痛，腹脹，腹痛などに効く。

③斜刺・導気法：切皮後，鍼を関元穴に向け斜刺で1.5寸刺入し，導気法を2分間行う。酸脹感のあるひびきが膀胱・尿道にまで伝わることがある。腸麻痺，不妊，排尿不暢などに効く。

④温　灸：生姜灸あるいは棒灸。週1〜2回。カゼの予防と治療，喘息の緩和，体力の増強ができる。

注意事項

①快速な提挿は禁止する。
②灸の場合は火傷に注意する。

配穴と治療

臨床において，気海穴はよく使う経穴の1つである。他穴と配穴することにより多彩な疾患・症状を治療できる。臨床でよく使う気海穴の配穴と臨床応用例を表❷にまとめた。

表❷　よく使う気海穴の配穴と臨床応用

主穴	取穴	手技	臨床応用
気海	肺兪・尺沢・列欠・定喘	補法・灸頭鍼	慢性気管支炎・肺気腫・喘息・呼吸困難・咳など
	中脘・胃兪・梁丘・足三里	導気法・刮法	胃脘痛・腹脹・嘔吐・下痢・呑酸・ゲップなど
	中脘・天枢・足三里・太白	灸頭鍼・灸法	消化不良・食欲不振・慢性下痢・消痩・めまいなど
	百会・足三里・血海・三陰交	補法・灸法	めまい・立ちくらみ・貧血・消痩・脱肛・産後の血暈・月経不順など
	関元・漏谷・三陰交・陰白	灸頭鍼・刮法	月経痛・機能性子宮出血・赤白帯下・産後の悪露が尽きないなど
	百会・関元・水溝	灸法・刮法	昏迷・意識不明・四肢厥冷・低血圧など

13. 気海穴

気海穴のおもな作用は益気と理気の2つである。次にそれぞれの例をあげて紹介しよう。

| 症例① | 気海穴の益気作用による呼吸困難 |

【患　者】67歳，男性，無職。
【初診日】2007年2月4日
【主　訴】息苦しい，喘息が3年続く。
【現病歴】子どもの頃からからだが弱く，カゼをよく引いたが，高校以降，スポーツに熱中し，飲食も増加したためか，そのまま知らず知らずのうちにカゼを引かなくなった。会社に入社後は，編集の仕事を担当し徹夜をすることも多くなった。煙草の本数もしだいに増え，1日に1箱吸う。57歳頃に，一度気管支肺炎を患い，1週間入院して熱は下がったが，咳や喀痰が残るようになり，息が足りなく感じることもある。咳を止めるため，不定期に通院治療を受け，薬を飲むと，咳は止まり痰も減るが，薬を飲まなければ咳や痰が増えることをくり返した。3年前，重いカゼを引き，高熱・咳・喀痰のため，1週間入院した。病院で検査を受けたところ，気管支肺炎・肺気腫と言われた。退院後，咳や痰が多く，胸悶・息苦しくなり，担当医から肺気腫になったが特別な治療はなく，まず煙草を止めるよう言われた。この年の冬は特に寒く，外出もできず，毎日咳や喀痰が多く，あえいでいて息が苦しい。友人の紹介で来院した。
【望　診】寒そうな顔色，痩せ，1回ごとに深く呼吸する様子が見える。
【問　診】寒がる・咳・多痰は1日中あり，特に寒暖差があるときに咳はひどくなる。痰は白色透明で，出しにくい。胸悶があり，息が足りなくて苦しい。坂道や階段を登るとあえぐ。夕方にあくびが頻発し早く寝たい。軟便で1日に3～4回。尿は1日7回。夜間尿2回。耳鳴りがある。食欲はある。睡眠は熟睡でき6時間寝る。
【脈　診】沈遅・尺部沈弱。
【舌　診】苔白滑・舌淡。
【耳　診】肺区・胃区・腎区が蒼白色。
【西洋医学的診断】肺気腫。
【中医弁証】寒邪恋肺，腎不納気。
【治　則】温肺止咳，益腎納気。
【解　説】2月は寒冬と早春の間で，厳しい寒気がある。その時期に，寒気を受けると肺に残るため，咳・多痰が起こり，寒暖差があると，朝起きたときに咳がひどくなり，痰は白色透明で出しにくくなる。また，苔白滑，脈沈遅，耳診で肺区が蒼白色になるなど肺寒の症候が現れる。そのため，肺を温めて，寒邪を除去することが必要である。

　　　　一方で，胸悶・息が足りない・喘息する・1回ごとに深く呼吸するようなこともある。階段や坂道を登るのが苦しく，脈は尺部が沈弱，耳診で腎区が蒼白色になるのは，病気が進行して，肺から腎にまで影響が出てきているためである。
　　　　西洋医学では，呼吸について，吸気が気道を通って肺胞まで行き，ガス交換が行われると考える。しかし，中医学では，呼吸は肺だけでなく，腎の納気作用によって維持されていると考えている。そのため，肺の病状は，最初は肺だけに現れるが，慢性化すると腎に影響が現れるのである。これを腎不納気という。本症例では，呼吸困難とともに，耳鳴り・夜尿・尺部沈弱脈といった腎気虚弱の症状もみられる。そのため，益腎納気の経穴を加えて治療すれば，温肺散寒止咳の効果を高めることができるのである。

【取　穴】肺兪・身柱・尺沢・列欠――温肺止咳，気海・気穴・神闕・然谷――益腎納気。
【解　説】肺兪穴は肺の病の直接反応穴であり，肺気虚の場合には，肺兪穴の皮膚は軟弱になり，弾力性が低下する。肺寒の場合には，肺兪穴の皮膚温が低下するのがわかる。身柱穴は両肺兪穴の間にあり，督脈の一穴である。督脈は諸陽の会であり，身柱穴は肺の陽気に関与する経穴である。したがって，肺兪・身柱穴に一緒に灸頭鍼，あるいは遠赤外線照射を加えると，その温肺散寒の効果をさらに高めることができる。尺沢・列欠穴は手の太陰肺経に属する重要穴である。尺沢・列欠穴は宣肺止咳の良穴であり，肺兪・身柱穴と一緒に用いれば，温肺止咳の優れた効果が期待できる。
　　　　腎の納気作用により，肺から吸った新鮮な空気は肺のガス交換を経て，さらに下方へ沈み，臍下の腎間にまでたどり着く。そこでは，人間の真気（原気）が作られ，集まる。気穴は関元穴より外方0.5寸のところにある。気海穴とともに元気を生じさせる。神闕穴は先天の真気とつながるため，気海・気穴・神闕穴に一緒に温灸すれば，腎の納気作用を強化させ肺の吸気を助けて，喘息・息が苦しいといった腎不納気の症状を解除させるうえで役立つ。
　　　　然谷穴は足の少陰腎経の榮火穴である。腎陽は五臓六腑の陽の代表であり，全身のエネルギーが発祥するところである。そのため，然谷穴にカマヤミニ灸を多壮すれば，壮陽により温肺散寒の治療効果を増強させることができると同時に，補腎納気の効果も期待できる。
【手　技】肺兪穴は椎体に向け斜刺で0.5寸刺入し，灸頭鍼を行う。身柱穴は鍼を下方に向けやや斜刺で0.5寸刺入し，灸頭鍼を行う。尺沢穴は直刺で0.5寸刺入し，導気法を30回行う。列欠穴は肘に向け沿皮刺で0.3寸刺入し，刮法を30回行う。気海・気穴・神闕穴は隣接しているので，箱灸をする。箱灸とは高さは8cm，長さ13cm，幅8cmの木箱の中に，金属の網を箱を上下2段に分けるよう入れ，その金属の網の上に艾を置き，灸をする灸法である。然

谷穴はカマヤミニ灸をする。置鍼1時間，遠赤外線を加える。週に1回の治療を計画する。

【結　果】「寒邪はこれを熱す」の治法にもとづいて，箱灸・灸頭鍼・カマヤミニ灸あるいは遠赤外線照射も併用すると，患者の症状が大きく変化したのがわかった。まず，寒がる・あくびは消えた。夜間尿は1回まで減った。咳はあるが，白色透明な稀薄な痰はなくなった。普通の痰に変わって出やすくなった。そのため，胸悶・息が足りないといった症状も少し改善された。治療の3回目からは患者は禁煙を実行し，これまでの灸数を倍にすると，鍼灸の効果はさらにはっきりしてきた。咳はだいぶ減り，息も楽になった。坂道や階段を登るときもあえぐことはなくなり，ゆっくりと登れるようになった。夜尿・耳鳴りもなくなった。前後合わせて20回の治療で，咳や痰はなくなった。あえいで息苦しいこともなくなった。毎日平穏に暮らすことができる。半年後，患者が来院して，「この半年，咳は1回も起こらなかった。最もうれしかったことは先月，家でカゼがはやり，家族中で次々と移っていったけれど，一番カゼを引きやすかった自分はカゼを引かなかったことです。これは鍼灸のおかげだな」と喜んで報告した。

症例② 気海穴を主穴に胃腸気滞を治療

【患　者】31歳，女性，会社員。

【初診日】2008年1月21日

【主　訴】腹脹，腸鳴が1週間続く。

【現病歴】新年会の後，お腹の調子がよくない。腹部に脹満感があり，お腹はいつもゴロゴロとした音が聞こえる。放屁が多く，仕事中，周りの人が気になるため，出ないようがまんする。がまんをして，人がいないところへ行って，一気に出す。ところが，しばらくすると，人のいないところへ行っても，おならがなかなか出なくなった。そのため，お腹はいつも張っていてゴロゴロと音がして，ときに腹痛が起こる。恥ずかしくて相談するところもなく，当院のホームページを調べて来院した。患者は，病状を話すことを恥ずかしがり，来院前に病状を詳しくメモして持ってきていた。筆者はそのメモを読んでから問診した。

【問　診】お腹はいつも脹満感があり，ゴロゴロと音がしている。おならをがまんするため，腹痛が起こり，ゲップが出る。放屁したいが出にくい。お腹をさすったり，温めたりすれば，放屁は出やすくなる。その場合，腹部の脹満感・痛みは軽減する。軟便で出にくい。出ても少量で，1日に3〜4回。尿は1日に6回。食欲はあるが，たくさん食べると，おならが増える心配があるので，食べる量を減らしている。浅眠・多夢。

【脈　診】沈やや弦。

【舌　診】舌紅・苔少。
【耳　診】胃区・腸区・皮質下区・神門に圧痛がある。
【弁　証】胃腸気滞。
【治　則】和胃，理腸，導滞。
【解　説】新年会で食べ過ぎたことにより，お腹の調子が悪くなり，「飲食自ら倍すれば，腸胃乃ち傷る」(『素問』痺論篇)の病状となった。特に腸の働きが弱くなり，伝導化物できず，腸内にガスが異常発生した。通常，ガスを出すと問題は解消するが，患者は職場の人目を気にしておならが出ないようがまんした。そのため，腸内のガスが増えたり，詰まったりするようになった。腸気が詰まり，さらに上逆すれば，胃も膨満し，胃腸気滞の状態になる。胃は「通降を以て順となす」といわれるとおり，胃は胃気の下行によって，消化後の残物を腸に輸送する。その下行・輸送の力があるからこそ，腸内のガスや残渣を体外に排出することができるのである。『素問』霊蘭秘典論篇には「大腸なる者，伝導の官，変化焉（これ）より出づ」と記されている。つまり，大腸の働きは腸内の残渣を便に変化させ，大腸から体外へ伝導・排出することである。したがって，胃腸気滞証に対して，和胃・理腸・導気の治則をとれば，よい治療効果が期待できるだろう。
【取　穴】気海，足三里，上巨虚，合谷。
【解　説】若い女性の多くは鍼への恐怖心をもっているので，できるだけ有効なツボを少数だけ使うのがよい。患者の病状は胃腸気滞証である。気海穴は腸の局所にあり，理気・行気の効果がある。合谷穴は足の陽明大腸経の原穴であり，気の関である。気海穴と合谷穴を一緒に使えば，理気・行気・消脹・止痛の効果をいっそう高めることができる。胃腸気滞は胃腸の実証である。『霊枢』邪気蔵腑病形篇には「榮輸は外経を治し，合は内府を治す」と記されている。ここでの「合」は下合穴を指しており，「府」は六腑を指している。したがって，胃の下合穴の足三里穴と，大腸の下合穴の上巨虚穴を取って治療すれば，胃腸の気滞実証を治すことができる。
【手　技】気海・足三里・上巨虚・合谷穴とも直刺で0.3〜1.2寸刺入し，各60回の導気法を行う。置鍼50分，週に1回の治療を計画する。
【結　果】鍼に対して恐怖心をもっているため，まず，手の合谷穴と，足の足三里・上巨虚穴を刺鍼する。導気法を行うと，お腹に変化が現れた。患者は「お腹がゴロゴロします。普段のゴロゴロというのとは違った感じです」と言った。最後に気海穴を刺す。切皮後，ゆっくり，ゆっくりと捻転しながら，1.0寸まで刺入する。筆者が「どうですか？」と尋ねると，「痛くない」と，患者は平然と答えた。その後，ソフトに導気法を行う。ゆっくり，ゆっくりと入れたり，抜いたりしているうちに，患者は「お腹のゴロゴロの動きが肛門のほうへ行く……あー，出た」と言いながら，おならを一気に連発

して出した。「ごめんなさい、恥ずかしい……。でもお腹はすっきりした」と、患者は顔を真っ赤にして言った。筆者は「大丈夫ですよ。おならは腸内に残っている残気です。出さないとよくありません。無理にがまんすれば、逆におならが出にくくなります。これからは、胃腸の働きを整えて、食事にも注意して、ガスを作らないようにすれば、安心でしょう。大豆類・いも類・日常的な砂糖の摂取は避けたほうがよいでしょう」と、これからの食事についてもアドバイスした。その後、患者は食事に注意するようになり、5回の鍼灸治療で、腹部の脹満感・腸鳴は完全に消えた。放屁もなくなって、毎日職場で、安心して仕事を続けている。

14 陰交穴（いんこう）

穴名の由来

『外台秘要』には，陰交穴は「任脈，衝脈，少陰の会」と記されている。胸腹部は陰に属し，任脈は胸腹部の正中線にあるため，「陰中の陰」といわれる。つまり，任脈は「陰脈の海」であり，陰経の代表である。衝脈は「血の海」であり，陰陽理論からいえば，陰は血液・津液・精髄であるが，そのうちの血の要衝である。少陰脈は腎の経脈を指しており，腎は精を蔵し，精は「陰中の精華」である。このように任脈・衝脈・少陰経の交会するところに陰が集まるため，陰交穴と称される。また，陰交穴は少関穴，横戸穴とも称する。

取 穴

腹部正中線にあり，臍より下1寸のところにある。

局所解剖

筋肉：腹白線，腹横筋膜，腹膜外脂肪，腹膜。
神経：第11肋間神経の前皮枝。
血管：浅腹壁静脈網，腹壁下動脈・静脈分枝。

要穴・交会

任脈・衝脈・少陰経との交会である。

作 用

養陰・調経・利尿・止泄・理虚

主 治

古典医籍には，月経不調，無子，水腫，腹痛，腹脹，小便不利，小腸気撮痛連臍，驚いて眠れない，陰痒などを主治するという記載がある。

現代では，月経不調，崩漏，おりもの，月経痛，不妊，遺尿，臍周囲の腹痛，排尿不暢などに対する臨床報告がある。

14. 陰交穴

鍼法・灸法

① 直　刺：切皮後，捻転しながら 1.2 寸まで刺入する。局所に酸脹感のあるひびきがある。
② 直刺・灸頭鍼：切皮後，捻転しながら 1.2 寸まで刺入する。灸頭鍼を加える。臍周囲の腹痛，下痢，水様性のおりもの，月経痛などに有効。
③ 直刺・刮法：切皮後，捻転しながら 1.5 寸まで刺入し，刮法を 50 回行う。酸脹感のあるひびきが陰交穴から周囲に伝わる。
④ 埋鍼法：陰交穴に皮内鍼を埋める。毎日 100 回以上軽く押す。局所には軽い酸脹感のあるひびきがある。小児遺尿に効く。

注意事項

陰交穴は全身の陰が交会するところと考え，灸はしないほうがよい。どうしても灸が必要であれば，灸頭鍼のほうが適切だと思われる。

配穴と治療

陰交穴は全身の陰を代表するツボであるため，臨床においてはさまざまな病気に使われる。臨床でよく使う陰交穴の配穴と臨床応用例を表㉟にまとめた。

表㉟　よく使う陰交穴の配穴と臨床応用

主穴	配穴	手技	臨床応用
陰交	石門・血海・三陰交・隠白	導気法・刮法	血崩・月経不調・月経痛など
	中極・子宮・石門・合谷	導気法	産後の悪露が尽きない・胞衣不下・赤白帯下など
	中極・陰陵泉・三陰交	刮法	尿貯留・排尿不暢・残尿感・前立腺肥大など
	関元・天枢・足三里・陰陵泉	灸頭鍼	腹脹・腸鳴・下痢・久泄が止まらないなど
	神闕・関元・百会	灸頭鍼	低血圧・低血糖・虚脱・ショックなど

これは，筆者が来日する前の 1983 年秋頃のことである。勤務先の上海市針灸経絡研究所での治療例である。ある日，他の病院の呼吸器専門医が 30 代の女性を連れてやって来た。「この患者は肺科で治療を受けた女性で，結核は治ったが，月経量がごく少量で悩んでいる。鍼灸治療をして欲しくて連れて来た」と，その専門医は女性を連れてきた経由を簡単に説明した。

常用 40 穴

| 症例 | 月経過少に陰交穴の配穴で著効 |

【患　者】30 歳，女性，教師。身長 161cm，体重 43kg。
【主　訴】月経量が少ない，日数も 1 ～ 2 日しかない。
【現病歴】初潮は 17 歳で，不規則で，量は少なかった。24 歳のときに肺結核と診断され，薬物治療を開始した。3 年間，服薬して，肺結核の症状，咳，盗汗などは消えた。X 線写真でも結核巣は縮小し，石灰化した。体重は 3kg 増えた。しかし，生理は毎月来潮するが，日数は徐々に短くなり，量も徐々に減少してきた。昨年，結婚した。子供が欲しくて，婦人科で検査を受けた。結果は子宮の大きさは正常で，柔軟，斑塊はない。FSH，E_2 などホルモン検査の値も正常である。医師からはホルモン剤の投薬を勧められたが，患者はホルモン剤の治療を拒否したため，2 年間，中医内科の治療を受けた。四物湯・当帰芍薬散・温経湯などを服薬して，生理の日数は徐々に延び，出血量も増えてきた。しかし，漢方薬を飲まないと，以前と同じように戻ってしまう。困っていたときに，「あなたの生理を治せる鍼灸師がいますから，紹介しましょう」と呼吸器科の専門医に推薦され，患者は連れて来られた。
【望　診】痩せ型・顔色萎黄で無華。
【問　診】生理は毎月来潮するが，1 日だけしかなく，経色は暗紅色で，量は下着が濡れる程度の微量である。月経痛はない。からだが疲れ，特に腰膝酸軟・乏力・咽乾・口燥があり，一口温水を飲んで潤うと楽になる。目の乾燥・刺痛があり，特に夜がひどい。少食・便秘・寝つきはよいが，途中何回も目が覚め，翌朝起きにくくて，疲れが取れない。
【脈　診】細渋・やや数。
【舌　診】舌紅絳・乾燥・裂紋・苔少。
【耳　診】耳輪焦黒色・乾燥。心区・肝区・腎区に圧痛がある。
【爪の甲診】拇指の爪甲に縦線があり，小指の爪甲に褐色の斑点がある。
【弁　証】陰血虚少，胞宮失養。
【治　則】養陰，和血，調経。
【取　穴】陰交，関元，血海，足三里，三陰交，復溜，太衝，合谷。
【解　説】患者は長年の肺結核によって，陰虚の体質がつくられている。17 歳という遅い初潮は，先天不足・腎精不全によるとも推測できる。生理の来潮は，腎気の充実,衝脈の充盛,天癸（ホルモンなど）の到来の 3 つの要素による。患者は長年，結核を患ったことにより，陰虚火旺の体質がつくられ，長期間の虚火により腎精陰血を消耗していた。そのため，生理の量が減ったり，日数が短くなったり，経色が濃黒になったりした。陰交穴は，任脈，衝脈と足の少陰腎経の交会穴であり，関元穴は，任脈と足の三陰経の交会穴である。その 2 穴の所在部位は，臍下の腎間の動気のところにあり，男性の

蔵精，女性の蔵血において重要な場所である。そのため陰血を養う主穴である。血海穴は血の海であり，三陰交穴は養血調経の要穴である。陰交穴と関元穴を一緒に用いれば，養陰和血・調経の効果を高めることができる。気血は同源であり，長期間の陰血の消耗により，気も消費されている。そのため，陰血を養うときに，補気の足三里穴と補陰の復溜穴を一緒に用いると，陰交穴の養陰和血・調経の効果をさらに高めることができる。

最後に，生理出血のことである。子宮から血を出す力は気である。したがって，気の関である合谷穴と，血の関である太衝穴を取れば，生理の量は増え，日数も延び，毎月の生理もうまく順調に来潮するだろう。

【手 技】陰交・関元穴は直刺で1.0寸刺入し，刮法を50回行う。血海・足三里・三陰交・復溜穴は直刺で0.3～1.2寸刺入し，捻転補法をする。合谷・太衝穴は直刺で0.3寸刺入し，導気法を60回行う。生理来潮前の1週間に集中的に3回治療する。他の時期には週に1回の治療を計画する。

【結 果】初診日に生理までの日数を数えると，ちょうど来潮の1週間前であったので，さっそく治療を開始する。陰交穴を捻転しながら刺入すると，局所に酸脹感が起こり，しばらく休んで1分後から刮法を行う。1回，1回と刮法を行うたびに，鍼のひびきは次々と下方へ伝わっていく。「先生，ひびきを子宮に感じます」と，患者は驚いて話した。患者はこれまで体験したことのない感覚だったようで，不安と不思議な感覚が入り交じった様子だった。筆者は，鍼灸治療の効果の重要な根拠は得気であり，「気が至れば有効」「気が速く至れば速効する」という古訓があるので，「これは，鍼のひびきが病所である子宮に届いているということです。これから，効果がどんどん出てきますよ」と説明した。

2診目のとき，前回の治療後の体調を聞くと，患者は「悪くありません。お腹はいい感じで，からだも元気になってきて，授業をしても疲れなくなりました」と答えた。2回目の治療では，陰交穴も関元穴も刮法の回数を増やして100回行うと，より強いひびきが同じように下方へ伝わった。また合谷・太衝穴に導気法を行う回数も増やして，100回行った。抜鍼後，患者は「からだはだいぶ軽くなりましたが，下腹部が重そうな感じです。これは大丈夫ですか？」と言った。筆者は，これは生理が来潮する前兆ではないかと考え，「家に帰ったら，寝る前に，熱い濡れタオルで下腹部を何回も温めてください。生理の来潮にはいいことです」と患者に勧めた。患者はこの話を聞くと，目を大きく見開いて，「生理が来るんですか？」と，興奮気味に話した。筆者は微笑しながら，「そうかもしれませんよ」と答えた。

翌日，患者から電話があった。「昨日，家に帰ってから，先生の話したとおりにやりました。夜中，お腹が痛くなったので，トイレへ行くと，真っ赤な血が大量に出たので驚きました。生理が来ました。うれしいです。長い間，

常用40穴

　生理の量が少なかったので，家には生理用品がありません。ですから，夫に頼んでコンビニへ買いに行ってもらいました。こんな量は初めてです」と話した。その後，毎月，生理が来潮する前の1週間に集中的に3回治療をした。3カ月の治療で，生理は毎月，平均的な月経量で来るようになった。

15 関元穴(かんげん)

穴名の由来

関元穴は臍の下3寸のところにある。臍の下3寸のところは丹田であり,「人生の関要,真元の存する所」といわれ,人体の元気の関である。古代から臍の下3寸のところは「臍下の腎気の動気」と関係しており,そこでは,水穀の精気・先天(腎)の精気・自然界から吸収した清気から,人間の元気(真気)をつくり,集め,コントロールしている。その真気(元気)の具体化が,男性は精を蔵し,女性は血を蔵することである。そのため,関元穴は下丹田穴,大中極穴,三結交穴,下肓穴,下紀穴などとも称される。

取穴

腹部正中線にあり,臍より下3寸,中極穴より上1寸のところにある。

局所解剖

筋肉:腹白線,腹横筋膜,腹膜外脂肪,腹膜。
神経:第12肋間神経の前皮枝・内側枝。
血管:浅腹壁動脈・静脈の枝。

要穴・交会

関元穴は小腸の募穴であり,足の三陰経と任脈の交会穴である。『類経図翼』には,関元穴は「任脈,足三陰,陽明の会」と記されている。関元穴は任脈,足の太陰脾経,足の少陰腎経,足の厥陰肝経と足の陽明胃経の交会穴との説もある。

作用

回陽救逆・益腎気・利下焦

関元穴は人間の真気・元気が発祥し,集まるところである。生命にとって特別に重要な場所であるからこそ,もし生命が危険になったり,真陽が虚弱したりすると,関元穴が最初に選ばれる重要穴になるのである。その場合には灸法がよく使われる。関元穴の作用と温灸の連用によって,回陽救逆・壮陽袪寒の効果が顕著に現れる。臨床においては中風脱証,虚脱,昏迷,ショックといった暴脱の危険な症候によく使われ

る。また，腎陽不足・命門火衰による久痢不止，五更泄瀉，六脈微細，四肢厥冷にもよく使われる。関元穴は臍下の腎間の動気の所在部位にあるので，腎気虚弱による生殖や泌尿器系の諸病にもよく用いられる。

主治

古典医籍には，中風脱証，四肢厥冷，身冷，六脈微細，下焦虚寒，少腹冷痛，泄瀉，五更泄瀉，遺尿，排尿無力，頻尿，遺精，陽萎，月経不調，水様帯下，不妊，胎漏下血，産後の悪露が尽きない，腰脊臍痛引陰，水腫，消渇などを主治するという記載がある。

現代では，ショックの早期，腎炎，尿道炎，膀胱炎，尿貯溜，乳糜尿，インポテンツ，射精不能，脱肛，子宮下垂，骨盤内炎症性疾患，機能性子宮出血，排卵不全，呃逆などに対する臨床報告がある。

鍼法・灸法

①直　刺：切皮後，捻転しながら1.5寸まで刺入する。局所に重脹感のあるひびきがある。

②下方に斜刺：切皮後，鍼を下向きに斜刺で1.7寸刺入する。外生殖器への酸重感のあるひびきがある。尿道炎，尿貯留，インポテンツなどに効く。

③左右に向けて斜刺：切皮後，鍼を左右の気穴に向け斜刺で1.3寸刺入する。酸脹感のあるひびきが左右に広がる。排卵不全，骨盤内炎症性疾患，射精不能などに効く。

④刮　法：直刺または斜刺して，得気したうえで，刮法を90回行う。鍼のひびきが病所へよく伝わる。治療効果を高めることができる。

⑤灸　法（生姜灸・附子餅灸）：1～2壮。灸による温熱感が関元穴より腹部深層にまで伝わる。より優れた回陽救逆の効果が期待できる。また，灸頭鍼を使うことにより，温陽祛寒止痛の効果もある。

注意事項

できれば，関元穴を刺鍼する前に，排尿しておいたほうがよい。また，灸法をするときは火傷に注意する。

配穴と治療

関元穴は，男性が精を蔵し，女性が血を蔵するうえで重要な場所である。臨床において関元穴は効きめが広く，使用率も高い。よく使う関元穴の配穴と臨床応用例を表❸にまとめた。

表❸ よく使う関元穴の配穴と臨床応用

主穴	手技	臨床応用	臨床応用
関元	腎兪・命門・太渓	補法	遺精・インポテンツ・男性不妊・早漏・射精不能など
	腎兪・帰来・三陰交・子宮・血海	補法・灸頭鍼	月経不調・月経痛・閉経・不妊・排卵不全など
	神闕・天枢・命門・然谷	灸法・灸頭鍼	五更泄瀉・久瀉が止まらない・四肢が温まらない・夜尿頻尿など
	中枢・陰陵泉・水道・陽陵泉	瀉法・導気法	前立腺肥大・尿貯留・排尿不暢・慢性膀胱炎など
	膻中・中脘・気海・気穴	灸法・補法	神疲乏力・脱肛・カゼを引きやすい・傷口が癒合しにくいなど
	神闕・気海・百会	灸法	中風脱証・元気虚脱・汗が止まらない・昏迷・低血圧など

症例 元気虚損・真火不足に関元穴の配穴で奏効

【患　者】男性，72歳，無職。

【初診日】2007年2月2日

【主　訴】胃がんの手術後，汗が止まらず，畏寒があり，カゼを引きやすい。

【現病歴】2007年1月上旬頃，九州の患者から相談の電話があった。患者は，2006年3月に胃がんと診断され，すぐに入院して手術を受けた。術後，検査結果・病状は安定しており，転移を認めなかったが，なかなか体力が回復せず，カゼを引きやすい・汗がよく出る・疲れやすい・外出したくなくなった。3カ月前にカゼを引いて，病院の薬を飲んでも，なかなか治りにくかった。自宅で毎日，足三里穴に市販のお灸をした。3カ月経っても，からだの様子は変わらない。たいへん困ったときに，筆者の著書を読んで，中医鍼灸に希望をかけて電話をかけてきた。筆者は相談の電話を受け，よく考えたうえで，「病状はだいたいわかりましたが，一度来院して，もっと詳しくからだを診てみましょう」と答えた。患者は「九州ですから，先生の治療院に行くのもたいへんです。よく考えてから決めます」と言ったが，半月後，患者は意を決して来院した。

【望　診】痩せ，顔色蒼白，鼻水が鼻尖についている，寒そうな様子。

【問　診】食欲は以前よりあがっており，味もわかるので，美味しく食べている。しかし，体力がまったくなく，疲れやすい。軟便で，1日3～4回。頻尿で1日に10回以上。夜間尿2～3回。元気がなく，夕方になると背中がゾクゾク寒くなるので，早く布団に入りたい。腰膝酸軟で力が出ない。

【脈　診】沈遅・尺部沈弱。

【舌　診】舌淡白・無華・苔薄膩滑。
【耳　診】心区・胃区・腎区が蒼白色。
【爪の甲診】小指の爪甲に褐色の線が多数ある。
【弁　証】元気虚脱，真火不足。
【治　則】大補元気，壮火昇陽。
【取　穴】関元，神闕，気海，命門，然谷，百会。
【解　説】上述の取穴の理由を述べる前に，まず患者自らが3カ月にわたって足三里穴に灸をしても効果がなかった理由を説明しよう。足三里穴は足の陽明胃経の合土穴であり，補気の名穴である。3カ月も足三里に灸を行えば補気作用によって患者の気虚は改善するはずである。しかし，予想したような効果は現れなかった。それはなぜだろうか。

　　　　　足三里穴の補気作用とは脾胃の中気を補うということである。したがって，単純な中気不足の場合に足三里穴に灸をすれば，抜群の補益中気の効果が現れる。しかし，本症例を見てみると，患者は疲れやすい・体力がまったくない・汗をかきやすく止まりにくい・カゼを引きやすくて治りにくいといった元気虚損の症状をもつと同時に，顔色蒼白・夜尿・夕方に背中がゾクゾクして寒い・早く布団に入りたいといった真火不足の病状ももっている。そのために単なる足三里穴の灸では力が足りなかったのだろう。本症例の場合，壮陽補火が治療のポイントである。

　　　　　次に，本症例の取穴理由について述べよう。関元穴は元気の関であり，真気が発祥し，集まるところである。神闕穴は先天の腎気とつながる人間の命蒂である。神闕穴の別名の1つに気合穴というのがある。それは，神闕穴が人間の元気が集合するところであることを意味している。さらに，気の海である気海穴を加えた3穴に一緒に灸法を行えば，温補元気することができる。

　　　　　命門穴は督脈の一穴である。命門については歴代医家のさまざまな説があるが，共通しているのは命門が人間の真火であり，全身のエネルギーの発祥地であることである。命門穴は温陽・壮火の強いパワーを有し，人体の五臓六腑に働き，気血の運行，精神・思惟活動の統括などに強い影響をもつ。経絡から考えると，督脈は諸陽の会であることから，命門穴は陽経の代表穴であるといえる。然谷穴は足の少陰腎経の滎（火）穴であり，温腎壮火の効果をもっている。命門穴と然谷穴に温灸をすれば，温腎壮火の効果をさらに高めることができる。

　　　　　最後に，頭頂部にある百会穴は全身の気血を上昇させ，集めるところである。百会穴に棒灸をすれば，全身の気血を温めて，陽気を穏やかに上昇させることができる。そのため，真火の上炎がいっそう活発になり，命門の火はその上昇の流れに乗って全身を温煦できるのである。したがって，

百会穴に棒灸を行うことにより，関元・神闕・気海穴による温補元気の作用と，命門・然谷穴の温灸による温陽・壮火の作用をいっそう強めることができる。百会穴は，「画龍点睛」のごとくすばらしい役割を果たす。

【手　技】関元・神闕・気海・命門穴は附子餅灸をする。然谷穴はカマヤミニ灸2壮，百会穴は棒灸20分，留置時間は1時間である。その間に遠赤外線照射を加える。

【結　果】施術後，患者の顔色は淡紅色になり，鼻水がなくなり，元気になった。患者は遠方の九州から来院し，当日帰る予定であったが，1回の治療を受けて効果を実感したので，もう少し東京に残って，治療を継続することにした。翌日に来院。患者は「昨夜はぐっすり眠れました。夜は小便をしませんでした。今朝目が覚めて，体力がだいぶ戻った感じがします。朝食も普段より多めに，美味しく食べられました。うれしかったのは，朝食のとき，熱いものを食べても汗をかかなかったことです。そのまま治療を続ければ，治るでしょうか」と述べた。筆者は患者の脈を診て，舌を見た後，「脈は昨日より力があります。舌も赤くなってきたので，正気が徐々に回復してきていますよ」と答えた。2回目の治療を開始した。お灸をしているうちに，特に関元穴に附子餅灸をするときに，「ジワー，ジワーという温熱感が次々と腹部深層へ行き，その熱感がさらに広がってくる。全身がポカポカして，気持ちいい」と言った。治療後，患者から「この1週間，東京に滞在するので，集中的に治療して欲しい」と相談があった。筆者は「毎日，同じツボにお灸をすると，経穴に疲れが出て，効果が逆に鈍くなる可能性があります。明日は1日治療を休んで，翌々日に治療しましょう」と説明した。翌々日の朝，患者が来院し，昨日の様子を報告した。「昨日は久しぶりに外出しました。最初は心配もありましたが，美術館へ行ったり町を散策したりして楽しかった。なかでもうれしかったのは，食事を美味しく食べられたことです。一晩熟睡できて，今朝も元気一杯です。便も1日1回あります。ほんとうに別人に変わったようです。今日1回治療をして，故郷に帰りたいと思うのですが，大丈夫ですか？」と言い，「帰ってから，自分でできるお灸があれば，教えて欲しい」と述べた。この患者はお灸に理解もあり，自分でも足三里に灸をしていた経験もあったので，筆者は「毎日，関元穴に棒灸をするのはいかがですか」と患者に勧め，関元穴の位置を教え，筆で関元穴の位置に印をつけた。結局，患者は当院で3回の治療を受けた後，九州に戻った。

　1カ月後，患者から電話があった。「うちは日本海に近く，ときどき雪が降って寒いのですが，この1カ月間，先生のおかげで，カゼを1回も引きませんでした。汗もほとんどかきません。毎日元気に暮らしています」と語った。

常用 40 穴

【感　想】本症例の治療を通して，関元穴は元気の関であり，「人生の関要，真元の存する所」であることを改めてかみしめた。また，『霊枢』官能篇には「鍼の為さざる所は，灸の宜しき所なり」と記されている。つまり，鍼で治療できない場合に灸で治療すれば，同じように優れた治療効果が期待できるという意味である。

16 中極穴 ちゅうきょく

穴名の由来

　人体を大きく上半身と下半身に分けると，中極穴はその上半身と下半身がつながる場所にある。それゆえに中極と言われる。また，中極穴は膀胱に隣接する膀胱の募穴である。『素問』霊蘭秘典論篇には「膀胱なる者は，州都の官，津液焉に蔵さる。気が化すれば則ち能く出づ」と記されている。つまり，膀胱は水液を貯蔵する器である。そのため，中極穴の別名を玉泉穴という。中極穴は元気にも関与するため，気原穴という別名もある。

取穴

　『鍼灸甲乙経』には，中極穴は「臍の下四寸に在る」と記されている。つまり，腹部正中線で，曲骨穴の上1寸のところにある。

局所解剖

筋肉：腹白線，腹横筋膜，腹膜外脂肪，腹膜。
神経：腸骨下腹神経の前皮枝，深層には腸骨下腹神経の枝がある。
血管：浅腹壁動脈・静脈の枝。

要穴・交会

　膀胱の募穴であり，任脈と足の三陰経の交会穴である。

作用

　理気・調経・利尿

　中極穴は膀胱に隣接する膀胱の募穴である。膀胱が気化不利になると，貯蔵している尿液をうまく排泄できない状態となり，排尿不暢，尿貯留，頻尿，遺尿といった症状が現れる。そのときに中極穴に導気法を行うと，膀胱の気化機能を促進し，よりよい理気排尿の効果が期待できる。また，肝・脾・腎の3臓の機能が失調すると，肝不蔵血・脾不統血・腎不蔵精といった病理状態を招く。女性の場合なら月経不調・月経痛・閉経などが容易に起こる。中極穴は子宮にも近いため，中極穴に刮法を行えば，より優れた理気調経止痛の効果が現れる。以上より，中極穴の主要な効きめは泌尿器

系の病と女性の生理異常にある。

主　治

　古典医籍には，婦人の下元虚冷，月経不調，経閉，赤白帯下，陰痒及痛，子宮脱垂，産後の悪露が尽きない，胞衣不下，不妊，遺精，腹脹，小便不利，尿貯留，残尿，水腫などを主治するという記載がある。

　現代では，尿道炎，膀胱炎，尿貯留，腎炎，月経痛，産後の子宮収縮痛などに対する臨床報告がある。

鍼法・灸法

①刺　法：切皮後，捻転しながら 1.3 寸まで刺入する。重脹感のあるひびきがある。
②下方に向けた斜刺：切皮後，下に向け斜刺で 1.5 寸刺入する。酸脹感のあるひびきが外生殖器へ伝わる。尿道炎，膀胱炎などに効く。
③左右に向けた斜刺：切皮後，左右の帰来穴に向け，斜刺で 1.5 寸刺入する。酸脹感のあるひびきが左右の腹部に伝わる。月経痛，月経不調，外陰部の瘙痒，黄体機能不全に効く。
④導気法：中極穴に直刺あるいは斜刺し，得気したうえで導気法を 60 回行う。鍼のひびきが病所に伝わりやすい。治療効果を高めることができる。
⑤刮　法：鍼治療の経験が浅い者や鍼のひびきに不安な者に使う手技である。刮法を行うことにより穏やかなソフトなひびきが病所に伝わる。
⑥灸　法：附子餅灸を行う。下元虚寒による尿貯留，排尿不利，男性無精子症，あるいは女性の子宮虚寒による不妊に効く。

注意事項

　中極穴を刺鍼する前に，排尿させておくことが必要である。尿貯留の場合には，斜刺あるいは浅鍼（0.5 寸ほど）が適切である。

配穴と治療

　中極穴は，臨床においてよく使われるツボであるが，特に泌尿器系・生殖器系の病に効く。次に臨床でよく使う中極穴の配穴と臨床応用例を表❸❼にまとめた。

表❸ よく使う中極穴の配穴と臨床応用

主穴	配穴	手技	臨床応用
中極	関元・三陰交・太衝・合谷	斜刺・刮法	月経痛・月経不調・黄体機能不全・更年期障害など
	気海・陰陵泉・復溜	導気法・補法	頻尿・夜尿・尿漏れ・尿失禁など
	神闕・命門・然谷・三陰交	灸頭鍼・灸法	遺精・インポテンツ・男性無精子症・女性宮寒不妊など
	陽陵泉・曲池・支溝・水分	瀉法	尿道炎・膀胱炎・前立腺炎など

症例　中極穴による非細菌性慢性前立腺炎の治療

【患　者】男性，35歳，会社員，体重53kg（3年前は61kg），身長168cm。

【初診日】2005年5月18日

【主　訴】非細菌性慢性前立腺炎を患って3年になる。

【現病歴】3年前から，下腹部・会陰部に鈍痛や不快感を覚えるようになったが，恥ずかしくて病院へ行かなかった。その後，頻尿・排尿不暢が起こったため，泌尿器科を受診し，非細菌性慢性前立腺炎と診断された。薬の治療を開始したものの，この3年間，症状は波があって安定しない。最近の2カ月，海外出張の回数が増え，体力をだいぶ消耗したため，毎日服薬しても，下腹部の恥骨付近や会陰部の鈍痛がひどく，ときには立つのも辛い状態であった。担当医に相談しても「今飲んでいる薬より効くものはありません」と言われるばかりだった。そこで，インターネットで調べ，当院に来院するに至った。

【望　診】痩型・顔色蒼白・苦痛顔貌。

【問　診】下腹部の恥骨付近あるいは会陰部に耐えがたい鈍痛があり，尿意頻数で1日に10回以上。ときに尿意をがまんできず，尿漏れが起こる。また，からだが疲れやすい，ときに耳鳴りあり，軟便2〜3回/日，腹脹・ガスが溜りやすい，食事の不摂生により下痢しやすい，腰がだるく重いなどの症状がみられる。

【脈　診】細数・特に尺部が沈弱。

【舌　診】舌淡・苔薄。

【爪の甲診】小指の爪甲に細い縦線がある。

【弁　証】腎脾両虚。

【治　則】益腎健脾，調尿，止痛。

【取　穴】中極，腎兪，脾兪，関元，水道，足三里，太渓。

【解　説】腎は水臓であり，尿液の生成・排泄は腎気と関係している。足の少陰腎経の流注は，湧泉穴より始まり，足の内果をめぐり，下腿内側に沿って上行し，鼠径部を通って恥骨付近から，任脈の傍ら0.5寸のところに沿って上行する。

患者の恥骨付近あるいは会陰部の耐えがたい鈍痛は少陰腎経の流注線上に現れた病的な反映である。発症の経緯からみれば，症状の増悪理由は頻繁な海外出張による元気の消耗である。元気を消耗することにより，脾気虚弱が引き起こされる。したがって，患者は腎気の症状をもつだけでなく，疲れやすい・腹脹・ガスが溜りやすい・下痢しやすいといった脾気虚による症状も同時にみられた。そのため，腎兪・脾兪穴を取って腎と脾の働きを整える。

関元穴は臍下の腎間の動気の所在であり，少陰腎経と交会する。太渓穴は少陰腎経の原穴であり，腎気が遊行出入する出入り口である。その２穴を補えば，補腎の効果があり，腎兪穴と組み合わせると，補腎の治療効果を高めることができる。足三里穴は胃経の合（土）穴であり，強い補気作用をもち，脾兪穴と組み合わせれば，健脾益気の効果が期待できる。水道穴は水の通路であり，導気法を行えば，利水・排尿の作用がある。「膀胱なる者は州都の官，津液焉に蔵さる。気が化すれば則ち能く出づ」とある膀胱の募穴・中極穴は重要な役割をもっている。導気法を行えば，尿液は順調に排泄する効果が期待できる。また中極穴は恥骨付近にあり，局所取穴により鈍痛・不快感の解除にも直接作用する。以上の諸経穴の協力により，益腎・健脾・調尿・止痛の効果が期待できるだろう。

【手　技】腎兪・脾兪穴は椎体に向け，やや斜刺で1.0寸刺入し，補法を行う。関元・足三里・太衝穴は直刺で0.3～1.0寸刺入し，補法を行う。中極・水道穴は恥骨に向け，やや斜刺で1.2寸刺入し，導気法を行う。週1回の治療を計画する。

【結　果】本症例の主穴は中極穴と水道穴である。中極・水道穴は切皮後，恥骨へ向け，捻転しながら1.2寸まで刺入し，得気したうえで，各経穴に導気法を1分間行う。ゆっくり，ゆっくりと入れたり，抜いたりしているうちに，中極穴から酸脹感のあるひびきが外生殖器・会陰部にまで伝わる。水道穴のひびきは外生殖器の亀頭にまで伝わることがあるため，患者は「これは何ですか？」と驚きの声をあげた。「気が病所に至る，気が至れば有効」と古訓が言っていると説明すると，患者は「これはいいですね」と満足げに言った。抜鍼後，患者は「恥骨辺りの鈍痛が軽くなった，これからもっと効いてくるかな」と治療効果に自信をもって帰宅した。

1週間後，患者が来院し，この1週間の病状を報告した。「この1週間，楽に暮らせました。恥骨辺りと会陰部の鈍痛・不快感はだいぶ減りました。排尿の回数は1日に5回まで減少し，排尿は一気に出るので，気持ちがいいです。ただ，疲れたときや，長時間立っていると，会陰部や恥骨辺りの脹重感のある不快感は残っています。たまに尿漏れもあるので，ぜひ治して欲しい」と言う。その後，12回の治療を経て，患者の排尿は正常となり，恥骨辺りと会陰部の違和感もきれいに消失した。病院での検診の結果，非細菌性前立腺炎は治ったことが認められた。

17 気穴(きけつ)

穴名の由来

気穴は関元穴の傍ら5分のところにある。臍下の腎間の動気は臍下に発生し集まる。また、その臍下の腎間の動気が足の少陰腎経の気穴から全身へ輸送されるという説もある。したがって、気穴は元気の始動するところである。また、気穴は子宮と卵巣との間にあるため、子戸・胞門穴という別名もある。

取穴

『鍼灸甲乙経』には、気穴は「四満の下一寸に在る」と記されている。『金蘭循経取穴図解』には、気穴は「関元と平らなり」と記されている。つまり、気穴は臍の下3寸の関元穴から左右各5分のところにある。

局所解剖

筋肉:腹直筋鞘前葉,腹直筋。
神経:第11・12肋間神経,肋間神経の前皮枝,腸骨下腹神経の前皮枝。
血管:腹壁下動脈・静脈の筋枝,浅腹壁動脈。

要穴・交会

衝脈と足の少陰腎経の交会穴である。

作用

理気・調経・温陽・止痢

気穴は衝脈と足の少陰腎経の交会穴である。衝脈は血の海であり、女性の生理と密接な関係をもっている。そのため、生理の来潮には「太衝脈が盛んになる」という条件が不可欠である。腎は先天の精を蔵する。先天の精の生長・成熟も生理の来潮を決定づける要因である。したがって、月経痛・生理不順・閉経・不妊の場合に、衝脈と足の少陰腎経の交会穴である気穴を使えば、理気調経の効果が期待できる。また、臍下の腎間の動気は、人間の真気・元陽の原動力である。気穴は臍下の腎間の動気と関係するため、気穴に温灸したり、灸頭鍼をすれば、より優れた温陽・止痢の効果も期待できる。

主治

古典医籍には，移動性腰脊痛，泄利が止まらない，腹痛，婦人の月経不調，痛経，帯下，赤白淋瀝，子宮虚寒，不妊などを主治するという記載がある。

現代では，急・慢性腸炎，尿道炎，膀胱炎，月経痛，月経不調，不妊などに対する臨床報告がある。

鍼法・灸法

①直　　刺：切皮後，捻転しながら1.5寸まで刺入。局所に重脹感のあるひびきがある。
②互　　刺：左右両側の気穴を切皮した後，関元穴に向け，それぞれ0.3寸刺入する。腹の奥へ伝わる脹重感のあるひびきがある。月経痛，月経不調，不妊，特に橋本病による月経不調，不妊に有効である。
③斜　　刺：左右両側の気穴を切皮した後，中極穴に向け0.8寸まで斜刺する。酸脹感のあるひびきが下腹部あるいは尿道へ伝わるのがわかる。急・慢性腸炎，尿道炎，膀胱炎に効く。
④灸頭鍼：温陽祛寒止痛を目的に灸頭鍼を加えることがある。
⑤刮　　法：60回行う。鍼のひびきが強化されるため加えること。

注意事項

気穴から中極穴に向け斜刺する前に排尿しておくことが必要である。

配穴と治療

気穴は関元穴に隣接して位置しているが，この2穴の作用と臨床応用には違いがある。そのおもな違いは，気穴は補気より理気・行気の作用が強いことである。したがって，気穴の理気・行気の作用により，止痛・止痢・調経の治療効果が期待できる。関元穴は理気・行気の作用より，大補元気の作用が顕著である。したがって，関元穴の大補元気の作用は古代から現在に至るまで臨床で活用されている。気穴と関元穴の相違点を明確に示したうえで，臨床でよく使う気穴の配穴と臨床応用例を表㊳にまとめたので参照してほしい。

表㊳　よく使う気穴の配穴と臨床応用

主穴	配穴	手技	臨床応用
気穴	天枢・神闕・上巨虚	灸頭鍼	下痢・痢疾・腹痛・腸鳴など
	気海・子宮・三陰交	導気法・灸頭鍼	月経不順・月経痛・閉経・不妊など
	水道・水分・陰陵泉	斜刺法・導気法	頻尿・排尿痛・排尿困難など

17. 気　穴

| 症例 | 気穴によって慢性尿道炎を治療 |

【患　者】女性，38歳，専業主婦。
【初診日】2008年8月2日
【主　訴】尿道炎，頻尿，排尿できない。
【現病歴】3年前に急性尿道炎と診断され，1週間，抗生物質を飲んで症状は改善した。その後，尿道炎が2回再発し，抗生物質で治った。半月前に，尿道炎のような症状が起こり，尿意は頻繁に起こるが，トイレに行っても尿は出にくく，時間がかかって少量の尿が出るようになった。排尿痛はない。尿検査に異常はなかったが尿道炎と診断された。抗生物質を飲み始め，1週間経っても症状に変化はなかった。非常に困って，友人の紹介で来院した。
【望　診】痩せ型，元気不足，艶がない。
【問　診】頻繁に尿意があるが，トイレへ行ってもすぐに出ない。出ても少量しか出ず，時間をかけてようやく普通に排尿できる。排尿痛はない。少腹部に隠痛があり温めると楽になる。疲れやすい。特に腰脊の酸痛がひどい。食欲普通，大便は毎日1回。
【脈　診】沈弱。
【舌　診】苔薄・舌淡。
【耳　診】腎区・尿道区に圧痛があり淡白色，三角区に屑が多い。
【弁　証】腎気不足，気化無力。
【治　則】補腎益気，利尿。
【取　穴】腎兪，京門，気穴，気海，陰陵泉，水泉，合谷。
【解　説】3年間，尿道炎発症をくり返す病歴をもつ患者で，半月前に再発した。しかし，今回の発症は急性膀胱炎と似ているが，異なっている点もある。似ているのは，少腹部の痛み・頻尿・排尿不利あるいは困難である。異なっているのは排尿痛がない・尿検査で白血球が見つからない点である。医師はくり返す尿道炎の病歴を配慮したうえで，発症時期が夏であったため，体内の水分消費があり，尿液が濃縮されたことにより尿道炎のような症状になったと思いながら，抗生物質を投用した。ところが，1週間飲んでも症状に変化はなかった。臨床症状を検討すると，症例の排尿異常は炎症による排尿痛・排尿困難ではなく，排尿の力が足りないために排尿不便になり，時間をかけてようやく普通に排尿できるものであり，排尿痛もないという特徴がある。

　そこで，まず尿道炎の虚実を検討する。一般に急性尿道炎は膀胱湿熱の実証であり，慢性尿道炎は腎（膀胱）気虚による気化不利であると考えられている。実証なら，中極・委中・曲池・陽陵泉穴などを優先的に選ぶが，その理由は中極穴は膀胱の募穴であり，委中穴は膀胱の下合穴であるため

であり，いずれも膀胱の実証に効く経穴だからである。それらのツボに清熱利湿の曲池・陽陵泉穴を加えると，治療効果は早く現れる。しかし，虚証であれば，中極・委中穴などを使っても効果が低い。腎気不足による気化無力の虚証に対しては腎兪・京門・気穴・気海・陰陵泉・水泉・合谷穴を選穴すると効果がある。腎兪穴と京門穴は腎の兪募配穴であり，腎気を整える効果がある。気穴は元気を輸送する経穴であり，気海穴は気の海であり，この2穴の補気は腎兪・京門穴に協力して腎気をいっそう強めるため，腎の気化作用が十分に発揮されるようになる。さらに，気の関である合谷穴を加え，気をコントロールする。合谷穴の理気・行気の力は腎の気化機能を推動し，尿を順調に排泄することにつながる。水泉穴は足の少陰腎経の郄穴である。腎は水臓であり，尿の生成と排泄は腎の重要な役割である。そのため，腎の郄穴である水泉穴を取る。それと同時に，利水排尿の名穴である陰陵泉穴を加えると，高い利水排尿の効果が期待できる。

【手　技】腎兪穴は椎体に向け斜刺で1.2寸刺入し，捻転補法。京門穴は沿皮刺で0.5寸刺入し，刮法を30回行う。気穴・気海穴は直刺で1.3寸刺入し，刮法を30回行った後，灸頭鍼。陰陵泉・水泉穴は直刺で0.3～1.0寸刺入し，灸頭鍼。合谷穴は直刺で0.5寸刺入し，導気法を行う。50分置鍼する。週に2回の治療を計画する。

【結　果】患者はこれまでに鍼灸治療を受けた経験がないため，1回目の治療を終えて帰る前に，筆者は「帰宅後，鍼灸治療後のからだの反応を観察して，次回来院したときに教えてください」と伝えた。初診時，特に鍼灸治療の経験が浅い患者に対しては，治療前の説明と治療後のアドバイスを周到に行う必要がある。治療後の身体反応をチェックすることは，治療効果の予後判断につながる。その反応にはおよそ以下の4種類がある。

　①治療後はからだが重だるいが，翌日はからだが軽くなり，元気が出る。②治療後に眠くなり，帰宅後，ふだんより早く寝る。③治療後はからだがポカポカして温かく軽くなり，翌日に症状の改善が現れる。④治療後に変化はなく，良いか悪いかわからない。以上の①と③は鍼灸治療が有効であったと判断できる。特に③は最もよい反応である。①も有効であるが，今後の治療で鍼灸の刺激量の調整が必要である。②は鍼灸治療の過剰反応だと思われる。原因は使う経穴の数が多すぎるか，置鍼の時間が長すぎると推測できる。④は身体反応が鈍いということである。その原因は，立てた証に対して不適切な経穴を取って治療したか，病気の重症度や，高齢で感覚が鈍い，といったことなどが推測できる。

　本症例の患者に，治療後の身体反応がどうであったかを尋ねると，「鍼灸治療後，からだの具合がとてもよい。軽くて，元気も出てきた。この1週間のお腹の痛みは消えた。排尿回数も減って，昨日は1日5回になり，た

いへん楽になった。そのまま治療すれば，あと2〜3回で治るかな」と答えた。治療後の身体反応は良好なようである。筆者は「1回目の治療で効果がすぐに現れてうれしいですが，腎気虚により疲れやすく，腰脊酸痛はまだ残っているので，最後までしっかり治療しましょう」とアドバイスした。患者はそれを理解し全面的に治療に協力して，その後，5回の治療で終了した。

【感　想】女性の解剖学的構造の特徴から考えると，尿道感染による尿道炎・膀胱炎の発症は，男性より女性のほうが多いといわれる。一般的には抗生物質の投薬が行われるが，臨床においては，尿道炎・膀胱炎の病歴をもつ女性は，過労や気温の低下などによって，尿道炎や膀胱炎のような症状を発症することが多い。尿検査の結果，炎症反応は認められず，治療は抗生物質の投与しかない。しかし，その場合は細菌が原因ではないため，抗生物質は効果がない。そのうえ，抗生物質による胃痛や，食欲がなくなるといった副作用がひどくなることもある。筆者は，このような患者を大勢治療してきたが，気穴は常用するツボである。気穴に刮法を行うと，酸・重・脹の感覚のひびきがよく出る。またそのひびきが尿道へ行くことも多い。そうした場合に，よりよい効果が早く現れる。筆者は，抗生物質が効かない慢性尿道炎や膀胱炎に，鍼灸治療を強く勧めたい。

18　曲池穴
きょくち

穴名の由来
　清代の『医経理解』穴名篇には「浅なる者は池，渚と為す」と記されている。肘を屈曲させると，肘部には浅い池のような陥凹ができ，これを曲池穴と称する。

取　穴
　『霊枢』本輸篇には，曲池穴は「肘外の輔骨の陥なる者の中に在り，臂を屈してこれを得る」と記され，宋代の『太平聖恵方』には，「肘を曲げ横紋頭の宛宛とした中の陥なる者」と記されている。つまり肘を屈曲させ，肘横紋の橈側端にある。『鍼灸大成』には，曲池穴は「肘を屈し横紋頭の陥なる中，手を以て胸を拱してこれを取る」とさらに患者の姿勢についても記載されている。

局所解剖
筋肉：長橈側手根伸筋，短橈側手根屈筋，腕橈骨筋。
神経：前腕背側皮神経，橈骨神経。
血管：橈側皮静脈，橈側反回動脈・静脈，橈側側副動脈・静脈。

要穴・交会
　手の陽明大腸経の合（土）穴である。

作　用
　清熱・降圧・祛風湿・調気血

主　治
　古典医籍には，肘関節痛，屈伸しにくい，半身不随，傷寒の余熱が退かない，目赤痛，歯痛，喉痺，瘰気，胸中煩満，皮膚乾燥，風癮疹，挙体痛痒，虫に噛まれたように痒い，皮膚痂疥などを主治するという記載がある。
　現代では，扁桃体炎，流行性感冒，肺炎，中風後遺症，橈骨神経痛，高血圧，蕁麻疹，老人性皮膚瘙痒症，テニス肘などに対する臨床報告がある。

18. 曲池穴

鍼法・灸法

①直　刺：切皮後，捻転しながら 1.2 寸まで刺入する。局所に酸重感がある。
②透　刺：切皮後，肘内側の小海穴に向け 1.5 寸まで透刺する。中風後遺症，神経痛などに効く。
③浅　刺：梅花鍼で軽く叩き，やや出血させる。高血圧，蕁麻疹，扁桃体炎，発熱に効く。

注意事項

　五行説において，土は火の子であり，火熱実証の場合にはその子を瀉する。したがって，手の陽明大腸経の合土穴である曲池穴を瀉すれば，優れた清熱瀉火の効果が期待できる。曲池穴は清熱瀉火の名穴であるため，多鍼少灸あるいは灸をしないのが適切だと思われる。しかし，これは絶対的な話ではない。現代では，灸法による熱証治療の臨床報告が増えている。たとえば，燈火灸によって急性扁桃体炎を治療した報告があり，棒灸で急性乳腺炎や急性結膜炎を治すという報告もある。熱証に対して適切な灸を選んで行えば，良い治療効果が現れる。

配穴と治療

　曲池穴はよく使う経穴であり，配穴によりさまざまな効きめが現れる。臨床でよく使う曲池穴の配穴と臨床応用例を表㊴にまとめた。

表㊴　よく使う曲池穴の配穴と臨床応用

主穴	配穴	手技	臨床応用
曲池	大椎・陶道・合谷・阿是穴	導気法	全身の関節・筋肉の痛み・腫れ・拘縮，特に上肢部など
	陽陵泉・太陽・印堂	瀉法・浅刺法	頭痛・眩暈・高血圧など
	太陽・支溝・液門・聴会	瀉法	耳鳴り・耳聾・耳痛・目赤・腫痛・視力低下など
	風池・大椎・合谷・外関	平補平瀉	カゼ・咽の痛み・発熱・歯痛・頭痛など

　曲池穴は強い清熱解熱の作用をもつが，中医学の清熱解熱は炎症による熱だけに効くのではなく，体内のバランスの崩れによって生じた火熱による各種症状にも効く。したがって，肝火上炎による耳聾・耳鳴り・耳痛・頭痛・目赤および高血圧の治療にも用いられる。次に，例をあげて紹介しよう。

症例　緑内障に対する曲池穴の降眼圧効果

【患　者】51 歳，男性，会社員。
【初診日】2006 年 1 月 31 日

常用 40 穴

【主　訴】緑内障になって2年。
【現病歴】2年前の健康診断時に，眼圧が左側25mmHg・右側19mmHgになり，緑内障と診断された。降眼圧の点眼薬を2カ月使用して，眼圧を再検査した結果，左右とも正常値になった。その後，仕事で出張があり多忙で，眼科治療は中止された。1カ月前，海外出張の後で頭痛が起こり，その後，物を見ると，二重に見える。夜に電球を見ると，電球の周囲に七色の虹がはっきりと見える。2年前の緑内障発症時の様子を思い出し，緑内障が再発したのではないかと心配して，翌日，病院へ行った。眼圧は左側28mmHg・右側25mmHg。視野検査の結果，左外側の欠損が判明した。早速，点眼薬と内服薬の治療を開始し，1週間後の再診で，眼圧左側28mmHg・右側27mmHgで，治療効果はみられず，薬の量を増加した。その後，2回眼圧を測った結果，下がらず，立て続けに上昇していることが判明した。現在，左側41mmHg・右側38mmHgになっている。眼科医は「そのまま眼圧が下がらなければ，視野はますます狭くなります。手術治療をしてはどうですか」と提案した。患者は手術に強く抵抗して，当院のホームページを見て来院し，早く眼圧を下げて欲しいと言った。
【望　診】両目に充血・水腫がある。
【問　診】頭痛，目の奥の痛みが1日中ある。物を見るとかすみ，左外側の物が見えない。夜には，時に電球の周囲に七色の虹が見える。目に異物感がある，口苦，口渇，怒りっぽい，心煩，不眠，盗汗，便乾結，尿赤，尿量少。
【脈　診】細渋数。
【舌　診】舌紅乾・裂紋・苔薄。
【耳　診】眼および肝区・胃区・心区が紅色で圧痛がある。
【西洋医学的診断】緑内障。
【中医弁証】標──肝・心・胃火旺，本──肝陰不足。
【治　則】「急すれば其の標を治す」という治療原則にもとづいて，清熱降圧を優先する。
【取　穴】曲池，陽陵泉，太陽。
【手　技】曲池・陽陵泉は直刺する。切皮後，捻転しながら1.0寸まで刺入する。得気したうえで，大きな幅で捻転瀉法を60回行う。局所に酸脹感がある。その後で「飛法」を6回行う。酸脹感は強くなり，ときに飛法により，ひびきは前腕あるいは上腕にまで飛ぶように広がる。飛法とは，催気手技の1つである。明代の劉瑾の『神応経』には，「右手の拇指と示指で鍼を持ち，示指で3回連ねて搓って却す，これを飛という」と記されている。操作は，大きな幅で3回捻転した後で，拇指と示指は同時に鍼を離す。この動作をくり返すが，これは鳥が羽を広げて飛ぶようなイメージである。太陽穴は梅花鍼でやや出血するまで軽く叩く。40分置鍼する。週に2回の治療を計画する。
【結　果】患者はこれまでに鍼灸治療を受けた体験がなかった。眼圧を下げないと手

術しなければならないと心配しているが，鍼灸が本当に効くのか疑問をもっている。複雑かつ不安な心境である。そのため，まず治療前に，筆者は治療の内容・鍼のひびきなどについて患者に説明した。治療開始後，やはり患者は極度に緊張し，不安になっていたので，何度も「深呼吸をしなさい」「リラックスしなさい」と言って，ようやく曲池・陽陵泉穴に刺入することができた。その頃から，ようやく患者も少し落ち着いてきた。導気法を行い，患者に「どうですか，ひびきはありますか？」と聞くと，患者は「気持ちいいです。ひびきは予想していたよりも優しいです」とすぐに答えた。その後，太陽穴にも治療を行い，無事に1回目の治療を終えた。

　翌々日，患者が来院し，「眼球の奥の痛みはだいぶ減った。目の異物感も減った。目は軽くなり楽になったような感じがある。眼圧は下がるかわからないけれど，感じはいいです」と報告があった。筆者が患者の両目を観察すると，確かに充血は軽くなり水腫も消えていた。脈は細でやや数であり，舌は紅潤になった。これは内火が退却したことを示しており，よい兆しである。治療を継続する。治療後，患者から「どうしても眼圧の様子が知りたいので，午後に眼科を受診したいのですが，まだ早いですか？」と聞かれた。筆者は「長年の臨床経験から，眼圧が下がっている可能性はありますが，あと2〜3回治療をすれば，きっと眼圧は下がっているでしょう」と答えた。患者はその話を聞いた後，「大丈夫，眼科へ行きます。私は先生の治療を信じています」と述べ，「眼圧検診の結果がどうであっても，必ず電話します」と言って眼科へ行った。夕方，患者から電話があり「鍼の効果はすごいですね。左右両目の眼圧は正常に戻っていました」と報告された。筆者は患者に向かって「眼圧は下がりましたが，眼圧を正常に安定させるにはこれからも治療が必要です」と説明すると，「そうです，眼科の先生もそう言ったから，来週から週2回，しっかりと先生の治療を受けます」と答えた。その後，患者は週2回の治療を守って通院を続けた。筆者は，清熱降圧の治療に，養陰活血の本治を加えて合計18回の治療を行った。その間，2回眼圧検査を受けたがすべて正常であった。

19 支溝穴(しこう)

穴名の由来

『医経理解』穴名解篇には，「狭なる者は溝，瀆」と記されている。これは，経穴の所在部位が狭い陥凹部にあれば，○○溝・○○瀆と命名されるという意味である。古代の文字では借音（文字の発音が似ていること）がよく使われた。「支」の発音は「肢」と似ているため，古代には四肢を四支とも言った。この場合の「支」は四肢の前腕であると考えられる。前腕の背側に，狭く陥凹した溝のように存在するので，その場所は「支溝」と命名された。また，支溝穴は強い清熱通腑・理気止痛の効果をもつため，飛虎穴という別名もある。

取穴

『霊枢』本輪篇には，支溝穴は「腕を上ること三寸，両骨の間，陥なる者の中なり」と記されている。つまり，支溝穴は前腕の背側，手関節の上3寸のところで，陽池穴と肘頭を結んだ線上にある。

局所解剖

筋肉：小指伸筋，長拇指伸筋，前腕骨間膜。
神経：後前腕皮神経，後骨間神経。
血管：橈側皮静脈，尺側皮静脈枝，後骨間動脈・静脈。

要穴

手の少陽三焦経の経（火）穴である。

作用

清熱・通腑・理気止痛

主治

古典医籍には，熱病で汗が出ない，脇肋急痛，肘臂痛，手指の麻木，目痛，咽腫，耳鳴り，耳聾，口噤失音，嘔吐，便秘，浮腫，閉経，産後血暈などを主治することが記載されている。

現代では，肋間神経痛，胸膜炎，帯状疱疹，急性胆嚢炎，産後少乳などに対する臨床報告がある。

鍼法・灸法
①直　刺：切皮後，0.8寸まで直刺する。局所に酸重感がある。
②刮　法：切皮後，0.8寸まで直刺し，その後，刮法を60回行う。酸脹感のあるひびきが前腕あるいは肘部へ伝わる。肋間神経痛，帯状疱疹などの痛みに効く。
③小幅な捻転：切皮後，手関節に向けやや斜刺で0.6寸刺入し，小さな幅で捻転を100回行う。より強い清熱作用が現れる。発熱，急性胆嚢炎などに効く。

注意事項
支溝穴は清熱瀉火の作用をもち，実熱証によく用いる。そのため，一般的に支溝穴は多鍼少灸のツボである。

配穴と治療
臨床においては，支溝穴は清熱瀉火・理気止痛の作用によってさまざまな疾患を治療できる。次によく使う支溝穴の配穴と臨床応用例を表⓵にまとめた。

表⓵　よく使う支溝穴の配穴と臨床応用

主治	配穴	手技	臨床応用
支溝	曲池・大椎・耳尖穴	瀉法	発熱・高熱・扁桃体炎・胸膜炎など
	期門・陽陵泉・合谷	瀉法・導気法	帯状疱疹の痛み・肋間神経痛・肝区の痛み・胆嚢炎など
	大横・大巨・上巨虚・合谷	導気法	便秘・腹脹・矢気・腸梗塞など
	太陽・曲池・光明	瀉法	目赤，目の腫痛・痒み，結膜炎・麦粒腫など

症例　帯状疱疹後の痛みに支溝穴の配穴で奏効

【患　者】36歳，男性，自由業。
【初診日】2000年10月6日
【主　訴】帯状疱疹，右側脇肋部の痛み。
【現病歴】2週間前に，右側脇肋部の皮膚に紅点が出現し，痛くなりそうな感じがあった。しだいに皮膚のあちこちに水疱が現れ，痛みがひどくなった。熱が出たため，皮膚科にて帯状疱疹と診断され，抗ウイルス薬と外用薬，鎮痛薬を処方された。1週間後，水疱はだいぶ消えたが，右側脇肋部の痛みは激しく耐えられない。夜には入眠困難となり，寝ても，時には痛みで目が覚める。

また、新しい水疱も少しずつ出てきている。1日も早く治りたく、当院で治療中の患者の勧めによって、皮膚科の治療と同時に鍼灸の治療を希望して来院した。

【望　診】右側の脇肋部、第5肋骨から第11肋骨までの広範囲の皮膚が損傷しており、白色と褐色になっている。また、あちこちに新しい水疱がある。

【問　診】右側の脇肋部に刺痛・締めつけられるような痛みがあり、局所を指で軽く触れるだけでも、激痛が起こる。衣類と摩擦するだけで激痛を感じる。夜には痛みで寝られない。眠くても時に痛みによって目が覚める。口苦・口乾・冷飲を好む・食欲旺盛・大便乾燥・3日に1回の排便・尿黄赤2〜3回/日。心煩・怒りっぽい。

【脈　診】弦数で有力。

【舌　診】舌紅絳。

【耳　診】耳殻は赤く、熱くなり、心区・肝区・胃区・胸区に圧痛が顕著。

【西洋医学的診断】帯状疱疹。

【中医弁証】肝胃火旺。

【治　則】清熱通腑、瀉火止痛。

【取　穴】支溝、期門、陽陵泉、中脘、足三里、上巨虚、合谷。

【解　説】肋脇部の経絡の分布を見ると、腋下には胆経があり、前脇部には肝経と胃経がある。ウイルスなどの邪気はからだを犯し、熱をつくる。その熱邪は、肝経・胆経・胃経に沿って脇肋部に発症し、帯状疱疹のような皮膚疾患が起こる。その熱邪が胃腸を犯すと、食欲旺盛・排便困難といった胃腸実熱の症状が起こる。その熱邪が肝胆を犯すと、口苦・口乾・怒りっぽいといった肝胆火旺の症状が起こる。

　　　　　支溝穴は手の少陽三焦経の経（火）穴であり、支溝穴を瀉すれば、上・中・下三焦の熱を瀉することができる。期門穴は足の厥陰肝経の募穴であり、陰維脈に通じている。胸脇部の痛みに効く。また、期門穴は病所の近隣にあり、局所取穴の意味合いもある。陽陵泉穴は肝胆実熱に効く名穴である。以上の3穴が協力すれば、優れた瀉火止痛の効果が期待できる。

　　　　　治療において1つ注意すべきことがある。熱邪をただ降ろしただけでは、熱邪はからだから消えない。もう一度再然する可能性が十分に残っているので、清熱瀉火と同時に、必ず熱邪を排除する出口を考えなければならない。

　　　　　支溝穴は三焦の火を瀉するだけでなく、通便の作用をもち、各種の便秘に効く。特に熱邪による便秘（熱秘）に優れた効果がある。それと同時に、胃の募穴である中脘穴、胃の下合穴である足三里穴、大腸の下合穴である上巨虚を配穴することで、胃腸の実熱を清瀉する効果が期待される。さらに、大腸経の原穴である「気の関」の合谷穴を加えることで、気の推動によって胃腸に積滞する熱邪の排泄を一気に加速させることができる。以上の経

穴がそれぞれ有する作用と，組み合わせによる協同作用によって帯状疱疹を早く治すことができる。

【手　技】支溝・陽陵泉・中脘・足三里・上巨虚・合谷穴は直刺で0.3〜1.2寸刺入し，得気したうえで各経穴に刮法を60回行う。期門穴は沿皮刺で0.5寸横刺し，刮法を30回行う。置鍼50分。週に1回の治療を計画する。

【結　果】刮法を行うと，酸脹感のあるひびきがズーン，ズーンと，1回ごとに広がった。特に支溝・期門・陽陵泉穴に行ったときに，脇肋部の痛みが軽減した。2日後，患者の紹介者が来院したおりに，本患者の前日の様子を報告した。「だいぶ良くなって，夜も熟睡でき，痛みも軽減したそうです。本人も忙しくしていて，今朝は海外出張で，アメリカへ行きました。帰国したら必ず治療院に来ますよ」と言った。1週間後，本人が来院し「鍼の治療を受けて，アメリカの出張から無事に帰国することができました。まだ多少の痛みは残っていますが耐えられます。水疱もきれいに消えました。便通も大丈夫です。出張中は，やや便秘ぎみでしたが，帰国後，食生活を正しくしてから便は毎日出ています。これからも鍼灸で治療して欲しい」と述べた。それ以降，5回の治療を行って，痛みはほとんど感じられなくなり，毎日楽しく暮らしている。

20 郄門穴
げきもん

穴名の由来

「郄」とは隙であり，物と物の間の空間のことである。『医経理解』穴名解篇には，「門，戸は，其の出る所を言う」と記されている。これは，門とは神気が遊行出入する出入り口であるという意味である。郄門穴は手の厥陰心包経の郄穴であるので，郄門穴と称される。

取穴

『鍼灸甲乙経』には，郄門穴は「腕を去ること五寸」と記されており，『金蘭循経取穴図解』には，郄門穴は「両筋の間」と記されている。つまり，郄門穴は上肢を伸展し，手関節の掌側横紋の中央（大陵穴）直上5寸にあり，橈側手根屈筋腱と長掌筋腱の間に取穴する。

局所解剖

筋肉：橈側手根屈筋腱と長掌筋腱の間。浅指屈筋，深指屈筋，前腕骨間膜。
神経：外側前腕皮神経，内側前腕皮神経，正中神経，前腕骨間掌側神経。
血管：正中皮静脈，前骨間動脈・静脈。

作用

調心・安神・清熱・止血

郄門穴は手の厥陰心包経の一穴である。心包は心の宮城であり，君（心）の作用を代行し，君（心）に代わって病邪を受ける。経絡学説では，手の厥陰心包経の絡脈は，内関（絡穴）より出て上行し，さらに経絡に沿って心包と連絡し，心系に散絡している。手の厥陰心包経の経筋は手の中指より始まり，手の太陰肺経の経筋と平行して，腋下より胸部に入っている。したがって，手の厥陰心包経の本幹および絡脈，経筋の流注からみると，すべて心とつながっている。そのため，心の病である動悸，心煩，不整脈および心神不安による驚恐不安，対人恐怖，ヒステリー（臓病）などに対して心包経の郄門穴が有効なのである。

経絡の気血の多少からいうと，厥陰経は多血少気の経絡である。陰経の郄穴は出血を主治する。特に多血の厥陰経の郄門（郄穴）は止血の効果が高く，吐血・喀血・衄

血・子宮の出血過多といった血証を治療することができる。また郄門穴は清熱瀉火の作用をもっているので，疔瘡，潰瘍，乳瘍にも使える。

主 治

古典医籍には，心痛，動悸，胸痛，喀血，吐血，血崩不止，衄血，癲狂，驚恐，人を畏怖する，疔瘡，癰腫，心煩，口乾，肘臂の痛みを主治するという記載がある。

現代では，心筋炎，リウマチ性心臓病，狭心症，不整脈，胸膜炎，乳腺炎などに対する臨床報告がある。

鍼法・灸法

① 直　刺：切皮後，捻転しながら，0.8寸まで刺入。重くだるいひびきがある。
② 刮　法：切皮後，肘に向けやや斜刺で1.0寸刺入し，得気したうえで刮法を100回行う。酸脹感のあるひびきがあり，肘に向かって上行することもあれば，胸部に至ることもある。狭心症，心筋炎，乳腺炎，リウマチ性心臓病の場合に使う。
③ 導気法：切皮後，捻転しながら1寸まで刺入。得気したうえで導気法を1分間行う。酸脹重の感覚が郄門穴より広がっていくことがある。不整脈，特に心拍過緩に有効である。
④ 埋鍼法：皮内鍼を郄門穴に埋める。毎日，朝晩に100回ずつ押す。心神不安，対人恐怖，ヒステリー，パニック症候群，不眠などに有効である。

注意事項

郄門穴の局所には神経・血管が多く分布している。特に正中神経が分布しているので，刺鍼に際しては十分に注意する必要がある。

配穴と治療

心包は心の外郭組織であり，心の病が起こった場合，心の代わりによく心包を治療するが，そんなときには心包経の郄門穴がよく使われる。

ところで少陰心経にも郄穴がある。陰郄穴である。心包経の郄門穴（郄穴）と心経の陰郄穴（郄穴）にはどんな違いがあるのだろうか。

古典医籍や現代の臨床報告を調べると，郄門穴と陰郄穴の臨床応用に相違点があるのがわかる。心包経の郄門穴の主な効きめは，心臓の実体組織に対する病である。たとえば狭心症・リウマチ性心臓病・心筋炎などである。一方の心経の陰郄穴の主な効きめは，心臓の実体組織の病よりも，中医学でいう「心は神明を主る」「汗は心の液と為す」などの理論から考える病状に対してである。たとえば，心神不安・不眠・浅眠・心煩・盗汗などによく効く。心包経の郄門穴を臨床で用いると中医学の「心は君主の官と為す」「心は邪を受けず」「心包が心に代わって邪を受く」といった理論を実感す

ることができるだろう。
　次に臨床でよく使う郄門穴の配穴と臨床応用例を表❹にまとめた。

表❹　よく使う郄門穴の配穴と臨床応用

主穴	配穴	手技	臨床応用
郄門	内関・心兪・厥陰兪	補法・灸法	心拍緩慢・不整脈・動悸・胸悶・少気不足など
	心兪・神門・印堂	皮内鍼で埋鍼・導気法	対人恐怖・心神不安・不眠・多夢・パニック症候群など
	三陰交・膈兪・血海・隠白	灸法・灸頭鍼	機能性子宮出血・崩漏・吐血・喀血など
	曲池・大椎・支溝・陽陵泉	瀉法・瀉血法	皮膚瘡瘍・紅腫熱痛・乳腺炎など

症例　パニック症候群に郄門穴の配穴で奏効

【患　者】男性，56歳，会社員。
【初診日】2008年3月26日
【主　訴】パニック症候群を患って1年。
【現病歴】10年前より途上国を支援する仕事のため，中東・アフリカ諸国の事務所を転々と移動している。これらの地域の治安は悪く，政情も不安定なため，いつも緊張した状態であった。1年前に所在国でクーデターが発生し，数日間連続して政府軍と反政府軍の銃撃戦があった。毎日が命がけで，クーデターが終結した後も，ドキドキとした不安があり，夜に眠れなくなった。外出する気持ちにもなれず仕事ができない状態に陥った。日本に戻って大学病院を受診したが，特に器質的な病変は認められず，パニック症候群と診断され投薬治療を始めた。その後，病状は少しずつ良くなってきたが，外出できない・不安・心配・動悸がなかなか消えず休職している。薬の治療では限界があると思うようになり，他の治療を探し，インターネットを調べ当院へ来院した。
【望　診】顔色が暗く，艶がない。
【問　診】普段は気分的に落ち着いているが，不愉快な話を聞いたり，大きな音を聞いたりすると，動悸・不安・めまい・からだが動揺して立っていられない。外出したり，人が多く集まる場所を嫌う。以前より寝つきは改善したが，途中，何度も目を覚ます。睡眠中，昔の恐怖の夢をくり返し見る。寒がりだが，衣服を増やすとすぐに汗をかき，汗をかくと止まりにくい。食欲はある。二便は正常。
【脈　診】沈弱・特に左寸部を取りにくい。

- 【舌　診】舌淡・舌胖大辺歯痕・苔薄白。
- 【耳　診】心区は淡白色，圧痛がある。
- 【弁　証】心陽不振，神不守舎。
- 【治　則】温通心陽，安神寧心。
- 【取　穴】郄門，厥陰兪，巨闕兪（奇穴。第4・5胸椎棘突起の間にある），印堂，内関。
- 【解　説】長期に及ぶ不安定な生活により，からだを激しく消耗した。特に精神的なショックを何度も受けたため，心気・心陽が虚弱になり，心神をコントロールできず，恐怖・不安・動悸・眩暈・震えといった症状が起こった。心の病であるが，「心は邪を受けず」の理論にもとづいて，心包が心に代わって邪を受けた。治療に際しても同じように考え，まず心包から治療する。郄門穴は心包経の郄穴であり，「心に代わって邪を受く」を治す要穴である。内関穴は心包経の絡穴であり，郄門穴と組み合わせれば，養心安神の効果が期待できる。

　厥陰は心包であり，巨闕兪穴は両厥陰兪穴の中央にあり，督脈の流注にあり，灸頭鍼すると心陽を奮い起させる。したがって，厥陰兪穴と巨闕兪穴を一緒に用いれば，心包を整えることができる。また，郄門・内関穴の4穴を一緒に用いれば，養心安神の力を増強させることができる。さらに灸頭鍼を加えると，温める力で温通心陽・安神寧心の効果をいっそう高めることができる。印堂穴は切皮後，面鍼（耳鍼治療のように顔面部に各臓腑器官を反映した部位を設定し治療すること）の心区穴に透刺し，刮法を行えば，鍼のひびきを顔面部あるいは頭の中へ伝えることができ，郄門穴の養心安神の作用を支えることができる。

　以上の諸穴は心の外郭組織である心包からの治療である。
- 【手　技】郄門・内関穴は直刺で0.5寸刺入し，導気法を60回行う。その後，灸頭鍼を行う。厥陰兪穴は椎体に向け，斜刺で0.7寸刺入し，捻転補法を行う。その後，灸頭鍼を行う。巨闕兪穴は，切皮後，下へ向け斜刺で0.6寸刺入し，灸頭鍼を行う。印堂穴は，切皮後，面鍼の心区（鼻根部）へ向け沿皮刺で0.5寸刺入し，刮法を50回行う。50分置鍼する，週に1回の治療を計画する。
- 【経　過】これまでの臨床経験から，長期間，治療を継続できる方は，男性より女性が圧倒的に多いようである。本症例もその通りであった。5回の治療後，患者から「先生，5回の治療で，夜は熟睡できました。昼もだいぶ落ち着いてきました。昔のような動悸・不安・恐怖はほとんどなくなりました。でもまだ完全には鍼に慣れていないので，少し休んでもよいでしょうか。あるいはもっと軽い治療はありませんか」と相談があった。筆者は，5回の治療における患者の様子をよく観察していた。患者は治療に協力する姿勢と不安を同時に持っていた。「まだ病気は不安定な状態で，すぐに治療を中止すれば，元に戻ってしまう可能性もあります。治療を継続する必要が

ありますが，郄門穴に皮内鍼を埋めて，毎日，自分で押しても同じ効果がありますよ」と勧めた。患者が納得したので，両方の郄門穴に皮内鍼を埋めた。1週間後，患者が来院し，「このツボは効くね。この1週間に悪い変動はなかったし，久しぶりにスーパーへ買い物に行きました。買い物が趣味で，楽しかった。毎日，入浴していて埋めた鍼が落ちてしまったので，もう1回埋めてもらえますか」と言った。郄門穴の場所を見ると，やや紅色になっていたので，筆者は「他の有効穴に埋めましょう」と答え，患者の内関穴に皮内鍼を埋めた。

　その後，3カ月間，郄門穴と内関穴に交互に皮内鍼を埋め，患者のパニック症候群の発作は完全に克服され，仕事に復帰した。

21 内関穴
ないかん

穴名の由来

「内」とは，内側のことであり，前腕であれば掌側である。「関」とは古代の城の出入り口にあった重要な場所のことである。内関穴は前腕の掌側にあり，厥陰心包経の絡穴である。心包は心の宮城であり，心を保護する重要な外郭組織である。そのため内関穴と称する。

取穴

『霊枢』経脈篇には，内関穴は「腕を去ること二寸，両筋の間に出る」と記されている。つまり，前腕掌側の手根関節横紋の中間点（大陵穴）より上2寸のところにあり，橈側の手根屈筋腱と長掌筋腱の間にある。

局所解剖

筋肉：橈側の手根屈筋腱と長掌筋腱の間，浅指屈筋，深指屈筋，前腕骨間膜。
神経：外側前腕皮神経，内側前腕皮神経，正中神経。
血管：正中皮静脈，前骨間動脈・静脈。

要穴・交会

厥陰心包経の絡穴であり，八脈交会穴の1つで，陰維脈と相通じている。

作用

寧心・安神・和胃・寛胸・降逆

心包は心の宮城であり，心を保護する外郭組織である。外邪は直接に心を犯すことができない。心包が心に代わって邪気と闘うからである。そのため，心の病が起これば，まず心包経の諸穴を取って治療する。内関穴は寧心・安神の作用をもち，動悸・不整脈・不眠・狭心症などに有効である。

また，内関穴の寛胸・和胃・降逆の作用を理解するには経絡説から考えるとよい。内関穴は心包経の絡穴であり，表裏関係にある三焦経と連絡している。三焦経は上焦・中焦・下焦の総称である。三焦経の経絡の流注は，薬指の関衝穴より始まり，上行している。肩部に至ると，足の少陽経と交会し，その後，欠盆に入って膻中（胸

常用40穴

に分布し，心包に散絡し，上・中・下の三焦に属する。したがって，三焦の気機が不暢となると，特に脾胃の気機の昇降失調が顕著となる。そのときには，悪心・嘔吐・ゲップ・しゃっくりといった胃気上逆の症状が現れる。内関穴は心包経の絡穴であり，一方で寧心・安神の作用によってストレスを解消でき，もう一方で，脾胃の気機を調和させ，悪心・嘔吐・ゲップといった胃気上逆の症状にも効く。

主 治

古典医籍には，胸悶，胸心痛，動悸，虚煩，健忘，痴，癲狂，よく驚恐する，心悲，脾胃不和，胃痛，悪心，嘔吐，腹満痞脹，腹痛，腸鳴，泄瀉，脱肛，肘の攣痛などを主治するという記載がある。

現代では，狭心症，心筋梗塞，無脈症，自律神経失調症，ヒステリー症，不眠，肋間神経痛，二日酔い，車酔い，つわり，正中神経損傷などに対する臨床報告がある。

鍼法・灸法

①直　刺：切皮後，捻転しながら直刺で0.5寸まで刺入する。局所に重いひびきがある。
②導気法：切皮後，捻転しながら直刺，あるいは肘に向け斜刺で0.8寸刺入する。得気したうえで，丁寧にゆっくりと鍼を入れたり抜いたりする。酸脹感のあるひびきが広がり，ひびきが，ときに肘あるいは肩部，さらに胸部に伝わることもある。狭心症，心筋梗塞，リウマチ性心臓病，肋間神経痛などに有効。
③刮　法：切皮後，捻転しながら，直刺，あるいは肘に向け斜刺で0.8寸刺入する。得気したうえで，刮法を60回行う。ズン，ズンとした酸脹感のあるひびきが広がり，ひびきが，ときに肘あるいは肩部，さらに胸部にも伝わることがある。心不全，無脈症に有効。
④埋鍼法：内関穴に皮内鍼を埋める。毎日2回，1回につき150回軽く押す。二日酔い，車酔い，船酔い，つわりなどに有効。

注意事項

内関穴は臨床においてよく使うツボである。ところが，内関穴を使いたがらない鍼灸師は少なくない。その理由は，筋腱あるいは正中神経に鍼を当ててしまって，電気が走るような激痛を生じさせることがあるからである。ここで，激痛を生じさせない内関穴の刺し方を紹介しよう。

内関穴の局所を観察すると，橈側の手根屈筋腱と長掌筋腱の間に浅静脈がある。その間隙は狭く，特に若くて痩せている女性は非常に狭い。鍼でこの三者（2本の筋腱と静脈）のいずれに当てても激痛が生じる。そこで和鍼の場合なら，まず鍼管を両筋腱の中央に置く。もし，内関穴の箇所に静脈が分布していれば，鍼管で血管を引き離してから置く。また，経穴の場所を確認し，直刺で切皮したと思っても，鍼管を抜く

と，鍼が斜めになっていることがある。その原因は，切皮前に鍼管を皮膚に密着させていないからである。

次に刺入のことであるが，内関穴の奥，およそ 0.3～0.4 寸のところに，正中神経が分布している。そのため，切皮後の刺入はゆっくりと捻転しながら行う。0.3 寸くらい刺入したところで，いったん鍼を止め，様子を観察する。ここで問題がなければ，正中神経に当てる可能性は低いので，さらにゆっくりと捻転しながら刺入していく。

最後に刺入の手技であるが，和鍼の場合，鍼柄が螺旋状になっていないため，刺入時には，捻転より直下への刺入がよく使われる。本書の前節で，腹部経穴に対して直下の刺入と捻転しながらの刺入について述べたが，内関穴への刺鍼でも，直下の刺入の場合は刺入速度が速いため，鍼が正中神経に当たることを避けられず，電気が走るような激痛を生じさせやすい。ゆっくりと捻鍼しながら刺入すれば，正中神経に鍼が到達する前に回避することができるだろう。

以上は，筆者が臨床経験から得た体得である。

配穴と治療

臨床において，内関穴の使い道は広い。心臓・神経・胃腸系の疾患に効くことも多い。臨床でよく使う内関穴の配穴と臨床応用例を表❷にまとめた。

表❷ よく使う内関穴の配穴と臨床応用

主穴	配穴	手技	臨床応用
内関	俠白・郄門・心兪・厥陰兪	灸頭鍼・導気法	狭心症・リウマチ性心臓病・動悸・不整脈・胸痛など
	中脘・梁丘・足三里	灸頭鍼・刮法	胃脘痛・ゲップ・呑酸・嘔吐・しゃっくりなど
	心兪・神門・印堂	平補平瀉法	不眠・多夢・煩躁不安・ヒステリー発作など
	三陰交・蠡溝・膈兪	導気法	月経痛・月経不調・更年期障害など
	足三里	埋鍼法	二日酔い・車酔い・船酔い・つわりなど

症例 心に起因する胃腸症状に対する内関穴の効果

【患　者】33 歳，女性，会社員。
【初診日】2007 年 5 月 17 日
【主　訴】胃脘痛，ゲップ，不眠。
【現病歴】2 カ月前，勤務先で配置換えがあり，新しい部門に配属された。仕事に慣れるまで時間がかかったうえ，新しい上司は厳しく何度も叱責するため，大きな悩みを抱えるようになった。2 週間前から，寝つきが悪くなり，寝不足のため昼間は集中力が低下し，仕事でミスをしないか心配になる。あ

る日，胃痛が起こり，食事も摂れないため，病院へ行った。検査の結果，特に異常は認められず，神経性胃炎と診断され，薬を処方された。その後，胃脘痛は多少減ったが，よくゲップが起こるようになった。また睡眠を上手く取れない。同僚が心配して当院で治療を受けることを勧め，来院した。

【望　診】疲れた顔色，艶がない。

【問　診】普段は胃脘痛を感じていないが，疲れたときや仕事上のトラブルが起こったときに，胃が急に痛くなり，ゲップも多く出る。仕事では接客を担当しているので，ゲップが気になるうえ，頻繁に休みを取る。そのため他人に迷惑をかけるので心配である。無理矢理に出勤しても，仕事のミスや止まらないゲップが心配である。寝つきはときどき悪く，一晩中眠れないこともある。食欲はある。尿は1日に6回。便は軟便と便秘が交互にある。ときに胸悶があり，ドキドキする。疲れやすい，からだが重くだるい，気分が落ち込みやすい。

【脈　診】沈細弱。

【舌　診】舌淡白・苔薄。

【耳　診】心区は淡紅色，胃区に圧痛がある，肩区に褐色斑がある。

【弁　証】心気不舒，胃気上逆。

【治　則】養心安神，和胃降逆。

【取　穴】内関，厥陰兪，上脘，中脘，建里，足三里。

【解　説】本症例の発症原因と経過を考えると，精神的なストレスに起因して胃腸症状が引き起こされたことは明白である。五行説では，心は火に属し，胃は土に属する。相生関係では，心火は胃土の母である。そのため，強いストレスが解消できない場合に，不眠や動悸といった心の病症が起こる。さらに「母病が子を犯す」より，同時に胃脘痛やゲップといった胃気上逆の症状も起こる。

　　　　　したがって，治療に際しては，胃の治療より心の病状を治すことが重要である。そこで厥陰経の内関穴が重要な役割を果たす。厥陰兪穴は心包に属し，心包の働きを反映する経穴であるので，内関穴と一緒に使うと，寧心・安神の効果が期待できる。上脘穴は和胃降逆の要穴であり，中脘穴は胃の募穴である。また中脘穴の下1寸にある建里穴は脾胃の働きを調整するので，和胃降逆作用にも協力できる。さらに補気和中の足三里穴を併用すれば，養心安神・和胃降逆の効果を発揮するだろう。

【手　技】内関・上脘・中脘・建里穴は，直刺で0.5～1.2寸刺入し，導気法を行う。厥陰兪穴は椎体に向けやや斜刺で0.5寸刺入し，刮法を行う。足三里穴は直刺で1.0寸刺入し，捻転補法を行う。週に1回の治療を計画する。

【治　療】本症例のポイントは，養心・安神の効果があれば，和胃降逆の効果もみられるということである。したがって，内関・厥陰兪穴への刺鍼を重点的に

工夫する。

　内関穴にゆっくりと1回，1回と導気法を行うと，患者は「鍼のひびきがある。そのひびきは想像していたものとは違って，気持ち良い」と言った。厥陰兪穴に刮法を行ったときも，鍼による酸重感のあるひびきが背中から胸部にまで伝わったという。抜鍼後，患者は「胸の重く圧迫するような感じがなくなった。からだも軽くなった」と言った。毎回の治療では導気法をていねいに行い，鍼のひびきを追究するうちに，患者の病情もしだいに良くなり，ついには睡眠導入剤を飲まなくても熟睡できるようになった。昼間も仕事中の集中力が高まった。接客する勇気も出てきて，仕事は順調にできるようになった。上司や同僚からも褒められ，毎日楽しく仕事を続けているうちに，胃脘痛やゲップなどの病状はいつしか消えてしまった。

22 外関穴(がいかん)

穴名の由来
「外」とは外側の意味であり，前腕であれば背側である。外関穴は少陽三焦経の経穴であり，陽維脈と通じる重要なツボである。本穴の位置からみると，内関穴と相互関係にある。そのため，外関穴と称する。

取穴
『霊枢』経脈篇には，外関穴は「腕を去ること二寸」と記され，『鍼灸大成』には，外関穴は「腕の後二寸，両骨の間，内関と相対する」と記されている。つまり，前腕の背側面で，手関節の背側横紋上の陽池穴より上2寸のところにあり，尺骨と橈骨の間にある。

局所解剖
筋肉：小指伸筋と総指伸筋，長拇指伸筋と示指伸筋。
神経：後前腕皮神経，後骨間神経。
血管：橈側皮静脈，尺側皮静脈，後骨間動脈・静脈。

要穴・交会
手の少陽三焦経の絡穴であり，八脈交会穴の一穴で，陽維脈と交会する。

作用
疏風・解表・清熱・止痛・開鬱・利脇

外関穴は陽維脈と交わっている。陽維脈は全身の陽をつなぐ働きがある。特に体表の衛陽に通じているため，風寒表証による悪寒・悪風・頭痛といった症状に効く。手の少陽三焦経の流注は目の外方・側頭部を通過するので，外関穴のもつ清熱止痛の作用によって，片頭痛，頭痛，目赤腫などに用いられる。また，外関穴は開鬱・利脇の作用をもっており，肝気鬱によって引き起こされる胸脇苦満，脇肋の痛み，イライラ，怒りっぽい，うつ状態などにも効く。

主　治

古典医籍には，悪風，悪寒，発熱，頸項強痛，手足麻木，脇肋疼痛，胸脇苦満，イライラ，腹痛，食欲不振，便秘，耳鳴り，耳痛，眼の充血，肝区の痛みなどを主治するという記載がある。

現代では，カゼ，肺炎，耳下腺炎，急性結膜炎，中耳炎，肋間神経痛，肝区の痛み，橈骨神経麻痺などに対する臨床報告がある。

鍼法・灸法

①直　刺：切皮後，捻転しながら直刺で0.5寸刺入する。局所に酸脹感がある。

②透　刺：切皮後，内関穴に向け，捻転しながら1.0寸透刺する。強い酸脹感のあるひびきが外関穴から前腕に伝わる。脇肋痛，胸脇苦満，肋間神経病，イライラなどに効く。

③刮　法：切皮後，肘に向け，捻転しながら，斜刺で0.7寸刺入する。得気したうえで，刮法を60回行う。脹重感のあるひびきが，肘部あるいは肩部へ伝わる。カゼ，肺炎，頸部強痛，寝違えなどに効く。

④導気法：切皮後，肘に向け，捻転しながら，斜刺で0.7寸刺入する。得気したうえで，導気法を100回行う。耳鳴り，耳づまり，耳病，目の充血・腫れなど五官の病に効く。

⑤灸　法：生姜灸を2～3壮行う。あるいは灸頭鍼を行う。陽維脈は網のように全身に分布しており，陽気とつながっている。体表では衛気・衛陽と密接な関係をもっており，外関穴に温灸をすれば，陽維脈を通じて温陽固表の作用が現れ，外感風寒による悪寒，頭痛，骨節酸痛，肩こりなどに有効である。

配穴と治療

臨床でよく使う外関穴の配穴と臨床応用例を表❸にまとめた。

表❸　よく使う外関穴の配穴と臨床応用

主穴	配穴	手技	臨床応用
外関	風池・大椎・風門	灸頭鍼	悪寒・畏寒・肩こり・鼻水・頭痛・骨節酸痛など
	合谷・足三里	補法・灸頭鍼	自汗・易汗・多汗など
	液門・耳門・陽輔	導気法	耳鳴り・耳づまり・耳痛・目の充血・眼精疲労など
	内関・期門・陽陵泉	刮法・導気法	胸脇苦満・脇肋の痛み・肋間神経痛・イライラなど

常用 40 穴

| 症 例 | 外関・足臨泣穴の配穴で耳づまり・耳痛を解消 |

【患　者】男性，38歳，会社員。
【初診日】2007年7月13日
【主　訴】耳づまり，耳痛が3カ月続く。
【現病歴】3カ月前にカゼを引き，くしゃみ・鼻水・咳・悪寒といった症状が現れた。市販のカゼ薬を飲んで，悪寒などの症状は軽くなったが，耳づまり・聴こえにくい・耳痛が残った。幼少時に中耳炎に罹ったことがあったため，早速，耳鼻咽喉科の診察を受けた。結果は中耳炎ではなかったが，担当医は，耳づまりの原因はおそらく水が溜まっているからではないかと説明した。2カ月分の薬を飲んだが，耳づまりは改善しなかったので，耳鼻咽喉科への通院を止め，近所の鍼灸院で治療を受けるようになった。治療は毎回，耳の前後に集中して行われ，たいへん辛かった。10回の治療を受けても，耳づまり・耳痛は一向に軽減せず，耳周囲のツボも痛くて耐えられなくなり，鍼灸院へも行かなくなった。耳づまりがひどいため，周囲の人とうまく会話ができず，悩んでいたところ，筆者の著書を読んで，治療の再開を決意し来院した。
【望　診】痩せ型，顔色はやや紅潮。
【問　診】耳づまり・耳痛は夜よりも昼がひどい。病院の聴力検査の結果，特に異常はないが，聴こえにくいため，周囲の人と会話するのが不自由で，人に会うのが嫌になってきた。耳後部の痛みは耳の奥にまで伝わるような感じである。また，眼外上角，面頬部の痛みも感じる。口苦，口乾がある。食欲は旺盛，便秘気味，尿は黄赤色，寝つきはよいが浅眠。
【脈　診】数細。
【舌　診】舌紅，苔黄。
【耳　診】耳殻は紅潮し熱感がある。
【弁　証】余熱が三焦を阻滞。
【治　則】清熱，疏経，通耳。
【取　穴】患者は耳周囲の経穴に恐怖心をもっていたため，耳周囲の経穴の使用は止める。外関・足臨泣・会宗・陽陵泉・曲池穴を取った。
【解　説】耳づまり・耳痛の起因はカゼである。市販のカゼ薬を服用した後，悪寒などのカゼ症状は軽減したが，耳づまり・耳痛が残った。これは，余熱末清・上擾耳竅によるものである。余熱が経絡に沿って耳を犯し，特に三焦経・胆経を犯した。この耳づまり・耳痛・耳聾を治す経穴は，まず八脈交会穴の外関穴と足臨泣穴の配穴である。外関穴は三焦経の絡穴であり，三焦経の流注は，その支脈が膻中穴より上行し，鎖骨窩より出て，後頭部を通って耳の後ろから耳中に入り，また耳を出て面頬を通って外眼角に至ってい

る。足臨泣穴は少陽胆経の輸（木）穴である。足の少陽胆経の流注は，その支脈が耳後より耳中に入りさらに耳を出て外眼角に至っている。外関穴と足臨泣穴の配穴は「開八法」ともいわれており，耳の病に効く。会宗穴は三焦経の郄穴であり，清熱・通耳の作用をもっている。陽陵泉穴は少陽胆経の合（土）穴であり，清肝瀉胆の力をもち，導熱下行の効果がある。さらに，清熱の名穴・曲池穴を加える。以上の配穴で，清熱・疏経・通耳の治療効果が期待できるだろう。

【手　技】外関・足臨泣穴は直刺で0.5寸刺入し，瀉法した後，刮法を50回行う。会宗・陽陵泉穴は直刺で0.8寸刺入し，瀉法した後，導気法を1分間行う。曲池穴は直刺で0.8寸刺入し，瀉法をする。

【治　療】本症例は8回の治療で，耳は通じ，耳痛は消え，周囲の人との会話ができるようになった。効果をあげた要穴は外関穴と足臨泣穴である。毎回，外関・足臨泣穴を瀉法した後，刮法をするときに，詰まった耳が徐々に軽くなり，通じるような感じがわかったという。そのため，耳の痛みも軽減したのである。さすがに，外関・足臨泣穴の「開八法」力だと実感した。

23 合谷穴
ごうこく

穴名の由来

「谷」とは肉の大会を指す。「合」とは会合するという意味である。本穴は手の拇指と示指が会合するところで，肉が盛り上がっているところである。そのため合谷穴と称する。

取穴

『霊枢』本輸篇には，合谷穴は「大指歧骨の間に在り」と記され，『鍼灸大成』には，合谷穴は「手の大指（拇指）と次指（示指）の歧骨の間の陥なる中」とさらに詳しく説明されている。また『千金翼方』には，合谷穴は「虎口の後の筱紋頭に在り，指を立ててこれを取る，宛宛の中」と記されており，歴代の鍼灸家は合谷穴の取り方についてさまざまな取穴法を紹介しているが，まとめると次の3種類がある。

①手背側の第1，2中手骨の間にあり，第2中手骨に寄った中間点にある。
②拇指と示指をそろえて，筋肉が一番高くなるところにある。
③拇指と示指を開き，もう片方の拇指の関節の横紋を虎口の上に置き，その拇指の先端が当たるところ。

大きく以上の3種類の取り方があるが，原則的には①が基準となる取穴法である。

局所解剖

筋肉：第1背側骨間筋，拇指内転筋。
神経：橈骨神経浅枝，尺骨神経深枝。
血管：第1背側中手動脈・静脈の分岐，手背静脈網。

要穴・交会

手の陽明大腸経の原穴である。

作用

理気止痛・開関通竅・和胃通腸・調経引産

合谷穴は最もよく使うツボの一つであり，各種の疼痛，五官疾患，胃腸消化器系の疾患，女性の月経・おりもの・出産に使われる。それゆえに，『鍼灸大成』では，合

谷穴は「虚実皆これを抜す」と高く評価されている。高い効果を示す核心は気である。つまり，合谷穴は強い調理気機の作用をもっており，「気の関」とも誉め讃えられている。気機とは，体内における気の上下・出入の流れのことである。もし気の流れが悪くなると，さまざまな病気が起こる。

　ここで，合谷穴の優れた調理気機の作用について解説しておこう。

①行気止痛：痛みの発生には「通じざれば則ち痛む」と「栄ざれば則ち痛む」の2つの要因がある。合谷穴は経気の停滞，詰まりによる実痛に対しても，経絡失養による虚痛に対しても効果がある。鍼麻酔の基本原理は，鍼の行気作用によって手術における激痛を抑えることである。鍼麻酔で用いられる経穴のなかでも，合谷穴は筆頭に挙げられ，かつよく効く。さらに導気法を行うと，理想的な鎮痛効果が現れやすい。

②利気通竅：合谷穴は手の陽明大腸経の一穴である。手の陽明大腸経の流注は示指の商陽穴より始まり，その本幹は鎖骨上窩より上行し，面頬部を通って下歯齦に入り，その後，返り出て口唇を挟み，足の陽明胃経の地倉穴と交会し，左右両脈は督脈の人中穴の部位に交叉し，左脈は右に向かい，右脈は左に向かい，それぞれ上に向かって，鼻孔の傍らに行き，足の陽明胃経とつながる。手の陽明大腸経の絡脈の流れは，腕の後ろ3寸のところにある偏歴穴より分かれ出て，上行し，下顎角の部位に至り，歯肉に行きわたる。その分支は耳の中に入り，宗脈（耳に集まる多くの経脈）に会合する。だから，手の陽明大腸経の流注は，顔面・耳・鼻・歯とつながっている。したがって，もし顔面・耳・鼻・歯・目の病が起こったとき，合谷穴を用いて刮法を行えば，際立った利気通竅の効果が現れる。

③理気和中：中焦とは，脾と胃が代表する部位である。脾気の上昇と胃気の下降は相対しながら，協力関係にある仕組みである。もし，その上昇と下降が失調すれば，脾胃不和の症状が起こったり，脾胃と関連する大腸・小腸の症状が現れたりする。したがって，脾胃の働きを調和することが大切である。合谷穴を用いて平補平瀉法を行えば，理気和中の効果が現れて，脘腹脹満，ゲップ，食欲不振，消化不良などに効く。

④導気調経引産：女性の月経痛，月経不調，無月経，難産などの治療は，古代より，まず合谷穴が選ばれ，有効なことが知られてきた。なぜなら，合谷穴は気の関であり，気の流れをコントロールできるからである。三陰交・血海・太衝穴といった月経を整える経穴に，合谷穴を加えると，気の温煦・気化作用によって活血調経の効果を高めることができる。また，石門・崑崙・肩井・三陰交穴といった難産に効く経穴に，合谷穴を加えると，気の推動作用によって引産・堕胎の効果を高められる。

⑤益気固脱：合谷穴は行気止痛・理気通竅・理気和中・導気調経引産の作用だけでなく，合谷穴に補法・温灸法を施せば，益気・収斂・固脱の効果も現れる。

古代から「多汗には宜しく合谷をして収むべし」という言葉がある。現在でも，陽虚自汗・多汗の場合に，合谷穴に捻転補法を行うことはよく用いられている。また，大出血に伴う四肢厥冷・中風脱証・霍乱吐瀉といった危篤の場合にも，合谷穴の益気固脱の救急が効く。

主 治

古典医籍には，頭痛，目痛，目翳，耳聾，耳鳴り，歯痛，顔面浮腫，視野欠損，鼻衄，喉痹，中風口噤，口眼歪斜，熱病で汗が出ない，多汗，無月経，月経痛，死胎を下ろす，堕胎，便秘，痢疾，中暑，風疹，狂易，失音，心痛，臂痛，指攣，痄腮，各種痛症などを主治するという記載がある。

現代では，三叉神経痛，顔面神経麻痺，顔面筋痙攣，咽炎，扁桃体炎，感冒，インフルエンザ，気管支炎，喘息，鼻炎，顎関節症，呑嚥不利，電光性眼炎，結膜炎，月経痛，無月経，滞産，産後の悪露がめぐらない，単純性甲状腺腫大，産後の乳汁分泌不足，急性膵炎，胃脘痛，嘔吐，下痢，小児消化不良，自律神経失調症，ヒステリー症，癲癇，老人性皮膚瘙痒症，関節炎，各種痛症などに対する臨床報告がある。

鍼法・灸法

① 直　刺：切皮後，捻転しながら0.5寸まで刺入する。局所に酸脹感のあるひびきがある。
② 斜　刺：切皮後，鍼は上向けにやや斜刺で0.7寸刺入する。局所に酸重感のあるひびきがある。
③ 透　刺：切皮後，労宮穴に向け透刺し，さらに後渓穴に向け透刺することもある。手掌全体に酸脹感がある。脳卒中後遺症，手指拘攣，麻痺に効く。
④ 導気法：切皮後，0.5寸まで刺入し，得気したうえで，導気法を60回行う。局所あるいは陽明大腸経に沿って肘へ行く酸重感のあるひびきがある。月経痛，歯痛，胃脘痛・咽の痛み，老人性皮膚瘙痒症，頑固な湿疹，蕁麻疹などに効く。
⑤ 刮　法：切皮後，0.5寸まで刺入し，得気したうえで，刮法を100回行う。ズン，ズンと広がるような酸脹感がある。自律神経失調症，ヒステリー症，顔面神経麻痺，顔面筋痙攣などに効く。
⑥ 捻転補法：切皮後，0.5寸まで刺入し，得気したうえで，捻転補法を100回行う。局所に酸重感のあるひびきがある。多汗，自汗，鼻衄，呑嚥不利，滞産，乳汁の分泌不足，中風脱症，流涎などに効く。

注意事項

刺鍼に際して内出血に注意が必要である。合谷穴の奥には多数の動脈・静脈が分布している。刺鍼時に，もし浅筋膜間の頭静脈の分枝を破いてしまうと，浅層の浅筋膜

に内出血が起こる。もし橈骨動脈の枝，あるいは拇指主要動脈の分枝を破いてしまうと，深層に大きな内出血が起こる。そのため，血管を刺さないよう工夫しなければならない。

　ここで，筆者の体得を紹介しておこう。まず，刺鍼する深さを把握することが大切である。患者の肥満度をチェックし，痩せ型なら0.3寸まで，肥満型なら0.5寸までは大丈夫である。次に単なる上下の提挿は止めたほうがよい。鍼の刺入によって経穴の表面から奥までの各層の組織に当たるからである。刺入の刺激は各組織に鍼が到来したときに発する信号である。その信号を受けた組織（血管・神経）は自主的に避難する能力をもっており，自ずと避けていく。したがって，ゆっくりと捻転すれば，鍼を血管や神経に直接当てないことが可能である。反対に，単なる上下の提挿によって，さっと刺入してしまうと，血管や神経が逃げる時間的余裕がなくなる。特に，合谷穴から透刺する場合，労宮穴でも，後渓穴でも内出血を起こす可能性は相当高い。万が一，内出血が起こった場合，よく冷却をさせるが，じつは時間によって対策法は異なる。冷却は，24時間以内なら適切である。これ以降は基本的に温める。

　次に，内出血に対する筆者の対策を紹介しよう。まず，内出血の箇所に，しっかりと綿球で1分以上押さえる必要がある。その後，内出血が止まっているかをチェックする。もし，まだ出血していれば，その内出血は大きな血管，あるいは動脈が破れた可能性が高いので，さらに時間をかけて押さえる必要がある。血が止まったら，血腫が見えるかをチェックする。もし血腫があれば，拇指でゆっくりと押しながら揉むと，血腫は徐々に消散する。

　冷却させることは適切であるが，24時間を過ぎても血腫あるいは皮膚の紫斑が残っていれば，そのまま冷却を続けると，固まった内出血の血塊の吸収に悪影響が及ぶので，冷却を止める。代わりに熱い蒸しタオルを局所に置く。これを1日に数回くり返せば，より早く血腫を除去できる。熱い蒸しタオルで温めているうちに，紫色の皮膚が黄色に変化することがある。これは，内出血中の赤血球が分解され鉄分が出ているのであって，血腫が早く治るサインである。

配穴と治療

　合谷穴は，さまざまな虚証・実証に使える。よく使う合谷穴の配穴と臨床応用例を表❹にまとめた。

常用40穴

表❹ よく使う合谷穴の配穴と臨床応用

主穴	配穴	手技	臨床応用
合谷	曲池・支溝・内庭・耳尖	瀉法・瀉血	風邪発熱・扁桃体炎・歯肉炎・頭痛など
	太陽・光明	瀉法・瀉血	結膜炎・眼瞼炎・麦粒腫など
	中脘・天枢・足三里・上巨虚	導気法	胃脘痛・腹痛・嘔吐・下痢・便秘など
	三陰交・太衝・血海・肩井	導気法・灸頭鍼	月経痛・月経不順・無月経・滞産・乳汁不足など
	大椎・太衝・阿是	灸頭鍼	関節炎・リウマチ症・筋肉酸痛など
	下関・頬車・攅竹・地倉	刮法・灸頭鍼	顔面歪斜・流涎・迎風流涙など

合谷穴は，40年の臨床実践で筆者が愛用する一穴である。合谷穴を使って治療した例を紹介したい。

症例① 合谷穴で速効した鼻出血の治療

これは，1971年11月頃のことである。筆者は勤務先の病院から農村に派遣された医療チームの一員であった。当時，貧しい農村へ行き，農民と同じ家に住み，同じ物を食べ，同じ農作業をする「三同生活」が行われていた。派遣された医療チームの全員は上海の都市出身者で，農業ができなかったため，村の老人や子供，からだが弱った者たちと一緒に棉を採る作業に従事した。農作業のなかで最も軽い仕事であったが，冷たい北風が吹きつけ，鳥肌が立つような寒さを感じた。

ある日，作業中に突然，40代の農婦が倒れた。見ると農婦は鼻から出血していた。ある人が，指で鼻孔を押さえたが，指と鼻孔の隙間から血が流れ出て止まらない。医療チームの隊長は，採った棉の中から真っ白な棉を選んで鼻孔の中に押し入れた。ところが，農婦は喘息の持病をもっており，両鼻孔に棉を詰めると，呼吸困難を引き起こしてしまった。口を大きく開けて，ゼイ，ゼイと苦しみ，慌てて鼻孔に詰めた棉を取り出して呼吸は楽になったが，鼻孔からの出血は止まらなかった。

そこで，筆者は隊長に「鍼で出血を止められるかもしれない」と提案してみた。内科医の隊長はその提案を聞いて，不審な眼差しで筆者の顔を見た。当時，筆者は20代で，病院の中医外来所属の新人に過ぎず臨床経験は浅かった。しかし，出血が止まらなければ命に関わる可能性もあった。ここから一番近い病院へ行くにしても1時間以上はかかる。集まった村人たちの「先生，助けて！ 助けて！」という声もしだいに大きくなり，ついに隊長は両手を筆者の肩に置いて，「やってみてください」と言った。

筆者は早速携帯用の鍼灸箱を開けて，施術の準備をした。そのとき『四総穴歌』の「面口は合谷が収む」という言葉を思い出し，合谷穴を使うことを決めた。合谷穴に

切皮し，ゆっくりと捻転しながら 0.5 寸まで刺入した。得気したうえで導気法を行うと，患者は「酸脹感のあるひびきが前腕にまで感じられる」と言った。60 回の導気法を行った後，次に刮法を 60 回行った。農婦は「ひびきがズーン，ズーンと上のほうへ行くよ」と言い，誰かが「見て，見て，彼女の鼻が動いているよ」と言った。農婦の鼻を観察すると，確かに農婦の鼻翼が上下に動いている。そして大きく開いて呼吸していた口はやや小さくなった。隊長はこれを見て「これは鼻の呼吸だよ」と話しながら，鼻孔に詰めていた綿を取り出すと，血は止まっていた。その後，1 分間経っても出血はなかった。隊長は微笑し，「よくやった。緊急のときにも鍼灸が効く」と筆者を褒めた。

【解　説】本症例に合谷穴を使って早期に治療効果が現れたポイントは次の 2 点である。

　①合谷穴と鼻のつながり。合谷穴は手の陽明大腸経の一穴であり，陽明大腸経の流注は示指の商陽穴から始まり，最後は鼻傍の迎香穴に至っている。つまり，合谷穴を刺激すれば，その治療信号は経絡の流注に沿って，鼻に至らせることができるのである。

　②「収」の理解。『四総穴歌』の「面口は合谷が収む」という言葉は，歴代鍼灸家の経験の結晶である。絶妙なのは「収」の一字である。これは，顔面・五官・口腔を含む病を治すことを総括した表現であるが，「収」には収納・収縮・収斂といった広い意味がある。これは，臨床においてさまざまに活用できる。たとえば，鼻や歯の出血の場合には，合谷穴の収縮・収斂作用によって止血効果が現れる。顔面神経麻痺による顔面表情筋の弛緩・無力・癱瘓の場合には，合谷穴の収縮作用によって顔面部の筋肉の力を増強させ正常に戻せる。小児の流涎，老人の迎風流涙の場合には，合谷穴の収納作用によって唾液や涙を止めることができるなどである。

症例② 合谷による人工流産の経験

　これは，1972 年 5 月頃のことである。当時は，中国で実施されていた一人っ子政策が厳しく実行されていた時期である。医療において，一人っ子政策を実行するのは産婦人科だけの任務ではなく，すべての医療人が取り組むことだと上司から命令された。筆者は，中医治療ではどうだろうかと，勤務先の病院の中医外来の 3 人の中医師で考えた。鍼灸の担当は，筆者一人だけである。その頃 20 代であった筆者は，真剣に検討を始めていた。

　ある日，婦人科の主任が，20 代後半の若い女性を連れてやって来た。この女性は 3 歳の子供を育てていた。半年前に 2 回目の妊娠が判明した直後，人工流産をさせられた。ところが，2 カ月前に 3 回目の妊娠が判明した。当時は，人工中絶は当たり前のこととして行われている。しかし，妊婦のからだを考えると，短期間のうちに続けて人工流産すれば，大出血，さらには命に関わる可能性が十分に考えられた。その頃，筆者は勤務年数がまだ短かったが，鍼灸治療でさまざまな病気を治した実績があった。

陣痛が止まった難産を，鍼灸治療によって陣痛を再開させ順調に分娩させたり，大勢の逆子を至陰一穴で治したりしていた。そのため，婦人科の医師は鍼灸治療に大きな信頼を寄せていた。そこで「人工流産の手術はせずに，鍼灸で流産させることができないか？」と，産婦人科の主任が相談にやって来たのである。筆者は学生時代の学習を思い出した。元代の著名な鍼灸家・寶漢卿の著作『通玄指要賦』に「文伯は陰交によって死胎を瀉すと，鍼に応じて殞ちた」という記載があり，次のように述べている。

　その昔，医学によく精通した宋国の太子がいた。ある日，徐文伯（南朝の鍼灸大家・徐熙の孫であり，鍼灸名家）と一緒に外遊をした。途中，1人の妊婦と遭遇し，太子は妊婦の子を「女の子だ」と言い，徐文伯は「一男，一女だ」と言った。暴躁で嬌横な性格の太子は腹を切って見たいと言った。除文伯は人を殺めるのはいけないと思い，「鍼によって堕胎させてはどうか」と促した。太子が許したので，徐文伯は足の三陰交穴を瀉し，手の合谷穴を補した。すると，胎児が次々と落ちてきて，果たして一男，一女であったことが判明し，徐文伯の言ったとおりであったという。

　古典の記載は現代でも通用するのか，筆者は思いをめぐらした。そして「はい，治療をしたい。これは鍼灸の新しい挑戦です」と，婦人科の主任に答えた。当時，筆者には鍼灸によって流産させる経験がまったくなかったので，どこから着手すればよいか，さまざまな本や雑誌を調べた。難産に対する古今の有効穴を集めると，『類経図翼』には「胎を取りたいと欲すれば，肩井，合谷，三陰交」と記され，『鍼灸大成』には「婦人の難産で，分娩できないものには，照海，三陰交，合谷，独陰」「婦人の難産で，子が母心を掬って下りないものには，照海，三陰交，巨闕，合谷，至陰」と記されていた。独陰穴は奇穴であり，足底で，第2中足骨の指節関節にある。さらに『鍼灸大成』には「胎衣不下には，中極，肩井」「横産し，手が先に出れば，右足小指の先に小麦大の灸を3壮すれば，たちどころに産する」と記されている。つまり，難産に対して，肩井・崑崙・三陰交・合谷・血海・太衝・照海・至陰穴などのツボがあげられている。さらに文献を仔細に調べると，特に肩井・至陰・三陰交・合谷穴の使用頻度が高かった。肩井穴は利気降下の作用をもち，至陰穴は転胎の力をもっているので，直接に胎児を動かすことができる。三陰交穴は活血調経の作用をもち，女性の月経・出産・帯下に効く。そこで，まずその3穴を用いることを決め，治療を開始した。

　肩井穴は切皮後，沿皮横刺で0.5寸刺入し，刮法を120回行った。1回，1回と刮法を行っているうちに，重く圧迫するようなひびきが肩上部から徐々に現れて，体中へ伝わるのがわかったという。三陰交穴は直刺で0.5寸刺入し，導気法を120回行った。局所に酸脹感があり，下腿全体にまでに伝わることがあった。至陰穴は直刺で0.2寸刺入し，刮法を120回行った。刮法を行うとき，足小指に脹重感があった。45分置鍼し，この間に15分おきに手技を行った。置鍼の間，妊婦は手技を行うときだけ不規則な腹痛を感じたが，抜鍼後は治療前と変化がなかった。その後の3回の治療結果も同じであった。

　この3穴では明らかに力不足であった。そのまま治療を継続すると，妊娠期間が長

引き，胎児の成長に伴って人工流産ができなくなってしまう。そこで4回目の治療から合谷穴を加えた。すると，不規則な腹痛が徐々に強くなったり，規則的になったりするのがわかったという。筆者は，これは治療が成功する前兆ではないかと考えた。

　翌日の治療予定時間は午後3時であったが，妊婦は朝から来診した。「昨夜からお腹がずっと痛い。これまでそんなことはなかった。流産できるかな」と，早くに来診した理由を述べた。妊婦の脈を取ると，滑脈が以前より速くなり，数滑脈に変化していることがわかった。これは，胎児が動いたためである。早速5回目の治療を開始した。今回は置鍼時間を延ばし，60分にして，さらに各穴への手技を行う間隔も短縮して，10分おきに行うことにした。各穴に導気法と刮法をくり返し行うと，妊婦の腹痛もさらに加速したのがわかった。60分後，筆者は「明日，また治療をがんばりましょう」と妊婦と約束した。しかし，その日の午後3時頃，婦人科主任がニコニコしながら，妊婦が安全に流産したと告げに来た。12時頃，昼食中に妊婦の腹痛が強まり，トイレへ急行すると出血したという。いったんベッドに戻って，10分後にもう一度強い腹痛が起こり，トイレへ行くと，今度は血中に肉組織のようなものがたくさん見つかった。婦人科医は「これは，胎児だ」と確認した。そのとき，妊婦は涙をボロボロと落とし，大きな声をあげて泣いた。

24 尺沢穴
しゃくたく

穴名の由来

　古代には，手関節から肘までを1尺とし，前腕部を「尺」と称した。「沢」とは沼沢のことであり，低い窪地を指している。本穴はその位置の特徴から，尺沢穴と命名された。

取穴

　唐代の『外台秘要方』には，尺沢穴は「臂屈横紋中の両筋骨罅の陥なる者の宛宛の中に在る」と記され，『医学入門』には，「肘横紋中の大筋外」と記されている。つまり，手掌を上にして，肘をやや屈曲させ，肘窩横紋上で上腕二頭筋腱の橈側陥凹部にある。また，『鍼灸大成』には「肘中，約（紋）の上，動脈に在る」とも記されており，尺沢穴のところには，動脈が存在していることを指摘している。

局所解剖

筋肉：上腕二頭筋腱，上腕筋，腕橈骨筋。
神経：外側前腕皮神経，橈側皮神経，深層には橈骨神経本幹がある。
血管：橈側反回動脈，橈側皮静脈。

要穴・交会

　手の太陰肺経の合（水）穴である。

作用

　宣肺利気・瀉火降逆
　本穴は理肺の要穴である。特に熱邪犯肺によって起こる実熱証によく用いられる。邪熱犯肺・肺気失宣による発熱，咳，黄色い粘稠鼻汁と痰が出る，胸痛，胸悶に効く。また，熱邪壅肺・肺失粛降による胸悶，喘息，排尿不利，尿貯留などにもよく使う。さらに，熱邪恋肺・肺津消耗による乾咳無痰，痰が少ない・鼻孔や咽の乾燥などにも有効である。
　その理由は五行説から考えるとわかる。五行の相生関係では，金は水を生じる母である。肺は金に属する。『難経』六十九難には「虚すれば則ちその母を補い，実すれ

ば則ちその子を瀉す」と指摘している。つまり，熱邪が肺を犯し，肺熱になった実熱証の場合には，六十九難のとおりに，その子を瀉すれば効くのである。手の太陰肺経の尺沢穴は合穴であり，水に属するため，合水穴の尺沢穴を瀉すれば，肺熱を治すことができる。そのため，『鍼灸大成』に尺沢穴は「肺が実すればこれを瀉す」と記されているのである。尺沢穴の宣肺利気・瀉火降逆の作用は臨床で実用されている。

主 治

古典医籍には，咳嗽，喘満，短気，気逆，喀血，善嘔，胸脇支満疼痛，心痛，心煩，胃痛，腹脹，絞腸痧痛，便秘，口乾，舌燥，喉痺，鼻衄，潮熱，消渇，瘧疾，腕を挙げられない，肘の攣痛などを主治するという記載がある。

現代では，感冒，扁桃体炎，咽炎，喉炎，気管支炎，喘息，肺炎，胸膜炎，肋間神経痛，麻疹，高血圧，丹毒などに対する臨床報告がある。

鍼法・灸法

①直　刺：切皮後，ゆっくりと捻転しながら，0.7寸まで刺入する。肘部に脹重感がある。
②刮　法：切皮後，ゆっくりと捻転しながら，0.8寸まで刺入し，得気したうえで刮法を60回行う。治療効果を高めるために用いる。酸脹感のあるひびきが，ときに上腕，あるいは肩部にまで伝わることがある。

注意事項

①血管を避け，深刺してはならない。尺沢穴の局所解剖からみると，尺沢穴の深層には橈骨動脈・静脈の枝，橈骨神経の本幹があるので，本穴を刺鍼する際には大きな血管や神経に当たる可能性がある。臨床において，尺沢穴に刺入するとき，突然激痛を生じさせることがよくある。これは血管に当たったサインである。また電気が走るような感じが起こり，手指が急に曲がるのは，橈骨神経に当たった可能性がある。そのため，尺沢穴に刺入する場合は，筆者はゆっくりと捻転しながら刺入することを勧めている。捻転せずに一気にサッサッと刺すことが，鍼が血管や神経に当たってしまう大きな原因だと思われる。
②灸には注意を要する。尺沢穴は上腕二頭筋橈側の陥凹部にある。その陥凹の下には血管や神経が分布している。灸を行って，万が一火傷をすると，その傷は深層に入りやすくなる。火傷は治りにくく，血管や神経に影響が及べば，さらに悪い症状が起こる可能性がある。直接灸は絶対に使えないと助言しておきたい。
③尺沢穴と沢前穴を交互に使用することをお勧めする。尺沢穴の下1寸のところに，尺沢穴の作用と似たツボがある。これはすでに紹介した沢前穴である。この2穴を交互に用いれば，治療効果は同じように得られ，患者の負担も多少軽くできるのでお勧めしたい。

常用 40 穴

配穴と治療

臨床では尺沢穴は肺の実熱証によく使う。それ以外に，手の太陰肺経の流注は中焦（脾胃）より始まっているので，嘔吐，下痢，消化不良を治療ができる。また，肺は水の上源である。そのため，肺気不利になると，通調水道・下輸膀胱の働きが失調し，尿失禁，遺尿が起こる。尺沢穴はこれらの治療も考えられる。よく使う尺沢穴の配穴と臨床応用例を表❹にまとめた。

表❹　よく使う尺沢穴の配穴と臨床応用

主穴	配穴	手技	臨床応用
尺沢	魚際・天突・膻中	刮法・灸頭鍼	咳・痰が多い・胸痛・胸悶・喘息・痰黄粘など
	風池・大椎・外関	導気法・灸頭鍼	悪寒・くしゃみ・鼻づまり・鼻水など
	曲池・合谷・内庭・耳尖	瀉法・瀉血法	咽の痛み・腫れ・口乾・発熱など

症例　尺沢穴の配穴によって咳・痰の解消

【患　者】63歳，男性，無職。
【初診日】2004年11月6日
【主　訴】咳，黄色い粘痰，胸痛。
【現病歴】1カ月前にカゼを引いた。薬を飲んでも熱が下がらないため入院した。病院の検査では大葉性肺炎と診断され，抗生物質の点滴を受けた。3日後，熱は下がったが，咳，黄色い粘稠の痰が多く咽に絡む，息が苦しい。2週間後，症状は緩和し熱も出ないため，退院して自宅療養となった。退院後，病院の薬もずっと飲んだが，咳・痰が多い症状に変化はみられない。筆者の著書を読んで，鍼灸治療を試したくて来院した。
【望　診】痩せ型，口唇の乾燥。
【問　診】咳は1日中あり，特に朝起きてからが多い。いったん咳き込むと止まりにくい。黄色い粘稠の痰が咽に絡んで喀出しにくい。口乾，口苦，咳が止まらないため，胸が痛く，咽も痛い。食欲は普通，便は乾結で毎日1回，出しにくい。尿黄色で1日に3回。熟睡できる。
【脈　診】細数無力。
【舌　診】舌紅，少津，苔黄色。
【耳　診】耳殻乾燥，肺区が紅色で圧痛がある。胃区・大腸区に圧痛がある。
【弁　証】熱邪恋肺。
【治　則】清熱瀉肺，化痰，止咳。
【取　穴】尺沢，魚際，曲池，膻中，天突，肺兪。
【解　説】大葉性肺炎の高熱によって，肺気を損傷し，肺の津液を煎熬した。抗生物

質の投与によって，高熱は下がったが，余熱が清せられておらず，肺に残留している。以上が本症例の基本的な病因と病理である。そのため，清肺瀉熱の尺沢・魚際・曲池穴を取る。尺沢穴は太陰肺経の合（水）穴であり，清肺瀉火の効果をもつ。魚際穴は同じ肺経に属し，榮（火）穴であり，これを瀉すれば，強い瀉肺・降気の効果が期待できる。その2穴を瀉したうえで，清熱瀉火の名穴である曲池穴を加えると，清熱瀉火止咳の力をさらに高めることができる。肺兪穴は肺の働きが反映する経穴であり，肺の働きを整える効果がある。気の会穴の膻中穴と，祛痰の天突穴は一緒に用いると，より優れた祛痰止咳の効果が現れる。これらの経穴の共同作用によって，清熱・瀉肺・化痰止咳の効果が期待できるだろう。

【手　技】尺沢・魚際・曲池穴は直刺で0.3～1.0寸刺入し瀉法を行う。膻中穴は切皮後，下に向け，沿皮横刺で0.5寸刺入し，刮法を行う。天突穴は切皮後，鍼を胸骨の後面に沿って0.8寸刺入し，刮法を行う。肺兪穴は椎体に向け，斜法で0.5寸刺入し，平補平瀉を行い，1時間置鍼する。週に1回の治療を計画する。

【治　療】尺沢穴に瀉法を行うと，酸脹感のあるひびきがときに上腕に沿って上がることがあった。魚際・曲池穴に瀉法を行うと，局所に酸脹重の感覚が起こった。膻中穴に刮法を行うと，胸全体にひびいた。天突穴に刮法を行ったときも，そのひびきが胸の中へ拡散するのが感じられた。肺兪穴のひびきは背部から前胸部へ伝わるのがわかった。以上のようなひびきがあったからこそ，抜鍼後に，患者は治療効果をすぐに実感した。患者は「胸が広がって軽くなった。咽に絡んでいる痰が出そう」と言いながら，1回咳をし，黄色い粘稠の痰が出てきた。患者は「あー，咽が楽になった」と言った。その後，7回の治療を行って，咳・痰は完全に消え，普通の生活に戻った。

25 列欠穴
れっけつ

穴名の由来

「列」は「裂」に通じ，分解する，別行するという意味がある。「缺（欠）」には器の裂け目の意味がある。『漢書』揚雄伝の応邵の注解に「列缺，天隙電照也」と記されている。つまり，列欠穴への刺鍼は雷が鳴る前の閃電（稲妻）のようだと理解されている。なぜそのような恐れを感じたのだろうか。それは，列欠穴の局所解剖組織を考えれば，理解できるはずである。列欠穴は橈骨茎状突起の上方で，手関節横紋上1.5寸のところにある。列欠穴の所在部位は橈骨上で，浅いのである。その浅いところに，外側前腕皮神経と橈側神経浅枝が分布しているため，刺鍼の際に，骨膜や神経に当たりやすいのである。骨膜や神経に当たると，稲妻のような感覚が起こるため，列欠穴と称するようになった。

取穴

『霊枢』経脈篇には，列欠穴は「腕を去ること一寸半，別れて腸明に走るなり」と記され，『鍼経指南』には「手腕後ろの高い骨縫の間」と記されている。つまり，前腕橈骨茎状突起上方で，手関節横紋より上1.5寸のところにある。『銅人腧穴鍼灸図経』には，列欠穴を取穴する簡便法が示されており，列欠は，「手を交叉させ，頭（食）指の末の筋骨罅の中」と記述されている。つまり，両手の虎口を交叉させ，示指の先端があたる橈骨茎状突起上にある。また，陽渓穴の位置を定めたうえで，陽渓穴の上1.5寸で，橈骨茎状突起の陥凹部に取穴する簡便法もある。

局所解剖

筋肉：長拇指屈筋，腕橈骨筋腱，方形回内筋。
神経：外側前腕皮神経，橈骨神経浅枝。
血管：橈側皮静脈，橈骨動脈・静脈の分枝。

要穴・交会

手の太陰肺経の絡穴で，八脈交会穴の一穴であり，任脈と通じる。

25. 列欠穴

作　用

宣肺平喘・利水調腸

　呼吸機能は，肺の宣発・粛降によって維持されている。もし，邪気がからだを犯せば，呼吸道に沿って肺に侵入しやすい。そのため，カゼ，鼻づまり，咳，痰が多いといった症状が現れる。さらに呼吸機能に影響すれば，喘息も起こる。また，肺は大腸と表裏関係にあるので，邪気が大腸に伝わり，腹痛，便秘，下痢などの症状が現れることがある。列欠穴は肺経の一穴であるが，列欠穴より1本の枝が出ており，手の陽明大腸経とつながっている。そのため，列欠穴に刺鍼すれば，開宣肺気・止咳平喘すると同時に，調理大腸の治療効果も現れるのである。

　肺は水の上源であり，肺は余分な水液を膀胱まで粛降させる作用をもつ。もし，膀胱気化不利による浮腫・排尿不利・尿貯留といった水液代謝障害が起これば，同様に，開宣肺気の列欠穴を使うと，よりよい宣肺利水の治療効果が現れる。『素問』湯液醪醴論篇には，水腫病の治療として「鬼門を開く，浄府を潔める，宛する陳莝（さ）を去る」という3大治療法が記載されており，現在の臨床でも広く応用されている。その内の鬼門とは毛孔のことであり，「鬼門を開く」とは開宣肺気による発汗法のことである。列欠穴は風池・外関穴と併用し，導気法を行えば，宣肺発汗・利水退腫の効果がある。また列欠穴は八脈交会穴の一つであり，任脈と通じているので，任脈病変の治療にも用いられる。さらに手の太陰肺経の経別の流注は欠盆より出て，喉嚨に沿って上行し，手の陽明大腸経と合流し，手の陽明大腸経とともに，顔面，歯，鼻へ行くので，列欠穴は頭，項，五官病症の治療に常用される経穴の一つでもある。『四総穴歌』の「頭項は列缺に尋ねる」のは，この作用によるものである。

　以上のように，列欠穴はさまざまな治療作用によって広く応用されている。

主　治

　古典医籍には，咳嗽多痰，咳唾膿血，気喘，胸背寒栗，息切れ，胸膈閉痛，心腹痛，腹脹，下痢，大便秘結，小児脱肛，痔瘻痛漏血，発熱，無汗，痰飲，水腫，消渇，小便熱痛，小便下血，小便不通，偏正頭痛，落枕，肘痛，掌中熱手腕無力，乳癰，腫痛，胎死不出，胞衣不下，善笑健忘，溺血，精出，陰茎痛，産後腰痛などを主治するという記載がある。

　現代では，血尿，タンパク尿，カゼ，鼻水，喉炎，神経性頭痛，三叉神経痛，嗄声，糖尿病，蕁麻疹，落枕，肩こり，橈骨茎突部狭窄性腱鞘炎，手関節周囲の軟部組織の損傷などに対する臨床報告がある。

鍼法・灸法

① 横　刺：切皮後，手首に向け横刺で0.3寸刺入する。局所に脹感がある。補肺・宣肺の作用をもつ。肺気虚による体虚風邪・小気不足・喘息・嗄声などに使える。また切皮後，肘に向け横刺で0.5寸刺入する。局所に脹重感があ

る。粛肺・調腸・利水の作用をもつ。邪気犯肺による急性気管支炎・咳・痰が多い・胸悶・胸痛・浮腫・排尿不利，および寒邪が経脈に凝滞したことによる落沈・肩こり・肩背痛に効く。

②刮　法：刺鍼後，ひびきを強化させるために使う。

注意事項

列欠穴は橈骨の真上にあるので，灸には注意が必要である。特に直接灸をして，いったん火傷を起こすと，なかなか治りにくい。

配穴と治療

臨床において，列欠穴は肺・大腸の疾患によく用いられる。よく使う列欠穴の配穴と臨床応用例を表❹にまとめた。

表❹　よく使う列欠穴の配穴と臨床応用

主穴	取穴	手技	臨床応用
列欠	風池・風門・合谷	灸頭鍼	風邪・悪寒・咳・白色痰涎など
	頭維・外関・条口	導気法・灸頭鍼	落沈・肩こり・偏頭痛など
	肺兪・身柱・膻中・天突	平補平瀉法・灸法	咳・胸悶・多痰・喘息・呼吸困難など
	肺兪・気戸・中極・陰陵泉	導気法	排尿不利・血尿・尿貯留など
	中脘・天枢・足三里・上巨虚	刮法	腹痛・腹脹・便秘・下痢・矢気など

症例　列欠穴による寝違えの治療

【患　者】31歳，男性。

【初診日】2008年3月月12日

【現病歴】3日前の朝，起床時に左側の首の動きが不便になっていることがわかった。痛みに耐えられないため，近所の整形外科を受診し，寝違えと診断され，湿布による治療を始めた。翌日も痛みは改善せず，鍼灸治療を受けることにした。鍼は手に刺されて，強烈なひびきがあったという。鍼灸師は「寝違えには落枕という名称もあり，この落枕穴が寝違えに特効するツボだ」と言った。患者はその言葉を信じて，強烈な痛みにもがまんしたが，理想的な治療効果は現れず，首の痛みと動きの不便さに変化はなく，すでに3日経っている。友人の紹介で当院へ来院した。

【望　診】首は拘急している様子である。

【問　診】首の痛みは1日中あり，姿勢を維持したままだと痛みは感じない。首を少

しでも動かすと，激痛を感じる。その痛みは側頭部から首を通って，肩上部にまで放散する。首の動きの不便さは最初は左側だけであったが，現在は左右両方とも向くことができない。首の前屈・背屈はできる。夜に痛んで熟睡できない。首は冷たく，温めると楽になる。食欲はある。軟便で1日に2～3回，尿は1日に4回。

【脈　診】浮有力，特に右寸部。

【舌　診】苔白，舌淡。

【耳　診】肺区が蒼白色，頸椎・肩区に圧痛がある。

【弁　証】風寒入絡。

【治　則】祛風散寒，温経止痛。

【治　療】患者は当院へ来る前に，別の鍼灸院で2回，落枕穴を刺して強烈なひびきがあったため，鍼灸治療に対して恐怖感をもっていた。患者は「手のツボは痛いから，別なツボがありませんか？」と尋ねてきた。そこで，落枕穴以外に有効なツボがないか検討した。そのとき，『四総穴歌』の「頭項は列欠に尋ねる」という言葉を思い出した。患者に，列欠穴の位置・作用・ひびきなどを説明すると，患者は落枕穴を刺さないことがわかり，ほっとして落ちついた。治療を開始する。列欠穴は切皮後，肘に向け沿皮横刺で0.6寸刺入し，電気が起こるような感じがないことを確認したうえで，刮法を行った。1回，1回と刮法を行うことによって，酸脹感のあるひびきが次々と肘へ伝わった。患者は「このようなひびきなら大丈夫です」と言い，合計100回の刮法を行った。筆者は「少し首を動かしてみるとどうですか？」と患者に言った。患者がゆっくりと首を動かしてみると痛くないと言う。患者は勇気を出して，首を一気に大きく動かして，「できた，できた」と，喜びの声を上げた。

　　　　筆者は患者に向かって，寝違えの原因は風寒邪気であり，首が冷たい，苔は白色といった寒象が現れているので，大椎穴を加えて灸頭鍼を行うことを提案した。患者は治療に協力的になり，その日は，大椎穴に2壮の灸頭鍼をして治療を終えた。「首の痛みは軽減し，動きも良くなったので，明日もう1回治療しましょう」と，筆者は患者と約束した。

　　　　翌日の夕方，患者が来院し，「昨夜は熟睡できました。今朝は首が普通に戻った。痛みもないので，今日の治療はしなくてもいいですか？」と聞いてきた。筆者は患者を診察し痛みも圧痛も消え，首は自由に動かせるので，「鍼灸治療を終了しましょう」と答えた。

【感　想】寝違えはよく見られる病気の一つで，鍼灸治療が有効なことはよく知られている。しかし，本症例の寝違えは，落枕に有効な落枕穴を使っても効果がなかった。その理由について考えてみたい。

　　　　寝違えの臨床症状は痛みと首の運動障害である。筆者の臨床経験からい

えば，痛みについては，痛みの有無を確認するだけでなく，痛みが起こる部位，特に経絡とつながる部位に注目しなければならない。膀胱経に沿って起こる痛みは，後頭部から後頸部の膀胱経に沿って，肩背部まで放散する。胆経に沿って起こる痛みは，風池穴の辺りから側頸部に沿って，肩上部へ放散する。さらに胸鎖乳突筋から，側頸部のやや前方に沿って，欠盆まで放散することもある。首の運動障害には，首の前屈・後屈・左右の側弯，さらに左右への回転などの運動障害がある。また，寝違えを起こす原因には，風寒邪気・外傷・過労（首の使いすぎ）などが考えられる。

　本症例の場合，原因は風寒邪気である。運動障害は左右への回転と側弯ができないことで，首の前屈・後屈の障害はない。痛みは側頭部から首を通って肩上部まで放散するという特徴がある。以上より，筆者の長年の臨床経験から，首の運動障害の状況からツボを選ぶべきであると考えた。首の左右の運動障害の場合は列欠穴が有効であり，首の前後の運動障害の場合は落枕穴の効果が高い。この経験にもとづいて，本症例に列欠穴を取り，刮法を行うと治療効果が現れた。さらに，原因となった風寒を解消する目的で，大椎穴に2壮の灸頭鍼をして，散寒温経止痛の効果を高めることができた。臨床において，急性腰痛には腰腿点を，寝違えには落枕穴を取ることが多いが，必ず効くとは言えない。やはり弁証論治の視点から対応すれば確実な治療効果を得られるだろう。

26 血海穴
けっかい

穴名の由来

　脾は胃と表裏関係にあり，中焦に属する。脾は胃の消化によってできた栄養物を上昇させ，血をつくっている。そのため，脾は生血の源といわれる。本穴は血と関係のある疾病を治すことから，血海と命名された。

取　穴

　『鍼灸甲乙経』には，血海穴について「膝髕上の内廉の白肉際の二寸半に在る」と記され，『千金翼方』には「二寸に在る」と記されている。つまり，血海穴は膝を屈曲させ，膝蓋骨内上角より上二寸のところに取る。明代の医家・呉昆は，血海穴の簡便な取穴法を提起し，「患者の手を膝蓋骨の上に按じ，拇指を内に，他の4指を外に向け，拇指の先端が穴である」と記している。つまり，坐位で膝を屈曲させて取る。術者は患者に向かい合い，手掌を患者の膝蓋骨の上に置き，手掌の中心を膝蓋骨の一番高いところに当て，拇指を内側に向け，その先端が当たるところに取る。簡便法なのであくまでも参考にとどめていただきたい。

局所解剖

筋肉：内側広筋。
神経：大腿神経の前皮枝と筋枝。
血管：大腿動脈・静脈の筋枝。

作　用

　活血調経・清血止痒

　清代の医家・程扶生の『医経理解』には，「海は，回帰，集まるところをいう」と記されている。つまり，脾胃でつくられる血が，太陰脾経の血海穴のところに集まるという意味である。「女子は血を以て本と為す」という言葉があり，女性は，月経・妊娠・出産・授乳などで血と密接に関係している。血海穴は全身の血が戻り，集まるところである。したがって，血海穴は優れた活血調経の作用をもち，三陰交・膈兪穴などと一緒に用いれば，よりよい治療効果が現れる。また，風熱邪気が血に入って内風を生じた場合，皮膚瘙痒・発疹などが起こるが，そんな場合に血海穴を曲池・合谷

穴と一緒に使えば，清理血熱・疏風止痒の効果が現れる。

主　治

　古典医籍には，漏下悪血，月経不調，暴崩，無月経，陰部瘙痒症，産後の悪露が止まらない，両腿内側に瘡を生じる，痒痛，あるいは紅腫，膿がある，気逆，五淋のなどを主治するという記載がある。

　現代では，皮膚湿疹，蕁麻疹，老人性皮膚瘙痒症，アトピー性皮膚炎，貧血，機能性子宮出血，月経不調，月経痛などに対する臨床報告がある。

鍼法・灸法

①直　　刺：切皮後，ゆっくりと捻転しながら0.8〜1.0寸刺入する。局所に脹感がある。
②刮　　法：直刺した後，得気したうえで刮法を60回行う。酸脹感はズーン，ズーンと次々に広がる。蕁麻疹，老人性皮膚瘙痒症，アトピー性皮膚炎などに効く。
③導気法：直刺し，得気したうえで導気法を60回行う。酸脹感のあるひびきが局所から上へ向かうことが多い。月経痛，月経不調，外陰部の痒み・痛みに有効。
④灸　　法：附子餅灸1〜2壮。子宮筋腫による出血量が多く，めまい，立ちくらみ，手指のしびれ，指甲が蒼白といった貧血病症に使う。隠白穴と併用すれば，治療効果を高めることができる。

注意事項

　臨床において，血海穴を抜鍼した後，外観上は局所になにも問題がなくても，翌日に血海穴が腫れ痛みを感じるということをしばしば聞く。それはなぜだろうか。血海穴の解剖組織を見ると，厚い大腿内側広筋の下に，大腿動脈・静脈の筋枝と大伏在静脈が分布しているのがわかる。

　深い箇所の血管は肉眼で判断できないので，出血は避けられないという声があるが，出血を回避する方法と注意点について，次に紹介しておきたい。まずは，ゆっくりと捻転しながら刺入することである。大腿内側広筋の厚さは，患者の肥満度によって異なるが，0.5寸以上刺入する場合は注意しなければならない。ゆっくりと様子を観察しながら鍼を進め，特に激痛がなければ，1.0寸まで刺入が可能である。軽い酸脹感を得たうえで導気法か刮法を行う。そのようにすれば，出血せず，安全・安心である。

　刺入時にソフトなひびきを感じていて，突然，激しい痛みが起これば，これは鍼尖が血管に当たったサインであるので，すぐに刺入するのを止め抜鍼しなければならない。抜鍼後，鍼孔を1分くらいかけて押せば安心である。もし，翌日に血海穴の箇所に小さな紫色の斑点ができ，痛みがあれば，熱い濡れタオルで温めるとよい。

配穴と治療

血海穴は婦人科の治療を得意とするが，それ以外にも，皮膚疾患，消化器系・泌尿器系の疾患にも効く。よく使う血海穴の配穴と臨床応用例を表㊼にまとめた。

表㊼　よく使う血海穴の配穴と臨床応用

主穴	配穴	手技	臨床応用
血海	三陰交・太衝・地機	導気法	月経不調・月経痛・崩漏・帯下・陰部瘙痒症など
	曲池・大椎・合谷・陰陵泉	平補平瀉・刮法	皮膚湿疹・蕁麻疹・アトピー性皮膚炎・老人性皮膚瘙痒症など
	隠白・膈兪・足三里	灸法・補法	眩暈・立ちくらみ・低血圧・貧血・脱毛など

症例　血海穴の配穴で長年続いためまい・立ちくらみが解消

【患　者】43歳，女性，主婦，身長162cm，体重45kg。

【初診日】2000年6月21日

【主　訴】めまい，立ちくらみが半年続く。

【現病歴】学生時代から胃腸が弱く，ときどき食事中に胃痛が起こって，食べられないことがある。結婚前に，十二指腸潰瘍と診断され，通院治療を受けた。38歳で結婚後，家庭内のストレスが多く，胃痛がひどくなり，胃薬を飲んでも効かない。41歳のときに胃の3分の2と十二指腸を切除する手術を受けた。その後，ダンピング症候が起こって，食事がうまく摂れず，めまい，立ちくらみ，体重減少（6kg減），低血圧，貧血のような症状が長期間，断続的に続いた。1年に及ぶ治療と養生によって，ダンピング症候による症状はだいぶ消えたが，めまい・立ちくらみが残っている。友人の紹介で鍼灸治療を試みるため来院した。

【望　診】瘦せ型，顔色蒼白，艶がない。

【問　診】めまい・立ちくらみは1日中ある。特に疲れたときに感じやすい。からだも目も疲れやすい。目の奥が痛み，乾燥感がある。手指のしびれがある。食欲はあるが食べるとすぐに満腹に感じる。排便は毎日1回で，少量である。排尿は1日に4回。月経は毎月来潮し，経量が少なく，経色は淡紅色である。月経痛はない。ものを忘れやすい，集中力が低下，髪が薄い。

【脈　診】細軟。

【舌　診】舌淡白，無華，苔薄。

【爪の甲診】十指の爪甲は淡白色で，艶がない。

【眼　診】眼瞼の皮膚が緩み無力であり，眼瞼粘膜は蒼白色である。

【弁　証】血虚証。

【治　則】補血，養血，充脳。
【取　穴】血海，膈兪，三陰交，太衝，足三里。
【解　説】胃は脾と表裏関係にあり，血を生じる源である。患者は学生時代から胃腸が弱く，血をつくりにくく，血虚の体質をもっていた。41歳頃に胃の3分の2と十二指腸を切除したため，胃腸の働きが相当障害され，生血機能がいっそう悪化し，めまい・立ちくらみなどの症状がなかなか改善されない状態に陥った。肝は血を蔵することから，肝血不足になると，目を潤養できず，目の奥の痛みや目の乾燥が起こる。「脳は元神の府と為す」ことから，血虚のために頭脳を充養できず，めまい・立ちくらみ・もの忘れ・集中力低下などの症状が起こった。髪の毛は血の余りである。血虚によって髪の毛を潤養できないと，脱毛，髪の毛は薄く細くなりやすい。

　これらの症状を治すために，まず血海・膈兪穴を考えた。血海穴は太陰脾経の一穴であり，血の海である。膈兪穴は八会穴の血会穴である。この2穴は治血の要穴であり，補法を行えば，補血・養血できる。肝は血を蔵する臓であり，厥陰肝経は多血少気の経絡である。太衝穴は厥陰肝経の原穴であり，肝血を集める経穴である。足の厥陰肝経の流注は，足拇指の大敦穴から始まり，流注の最後には目から出て脳に入り，頭頂部の百会穴とつながる。そのため，太衝穴に補法を行えば，肝血は厥陰肝経の流注に沿って上行し，目を潤し，目の疲れ・痛みを改善する。さらに，頭脳に入ると，頭脳が充養され，もの忘れ・集中力低下にも効く。また，太陰脾経の三陰交穴は婦人の養血調経の要穴であり，肝・脾・腎3つの陰経の交会穴である。三陰交穴に導気法を行えば，養血調経の作用によって，患者の月経量は増える可能性がある。さらに，補血・養血と同時に生血も考える。脾胃は中焦に属し，血気を化生する源である。陽明胃経は多気多血の経絡であり，足三里穴は陽明胃経の合土穴であり，強い補気生血の作用をもっている。そのため足三里穴に補法を行えば，生血機能が増強され，上述の血海・膈兪・三陰交・太衝穴の補血・養血作用を強化させることができる。

【手　技】血海・太衝穴は直刺で0.3～1.0寸刺入し，捻転補法を行う。膈兪穴は椎体に向け斜刺で0.6寸刺入し，捻転補法を行う。三陰交穴は直刺で0.5寸刺入し，導気法を50回行う。足三里穴は直刺で1.2寸刺入し，捻転補法を行った後，灸頭鍼を施す。1時間置鍼。週に1回の治療を計画する。
【治　療】2回目の治療日，患者から「先生，私のめまいに鍼灸治療は効きますか？」と質問された。筆者は，患者の脈と舌を観察し，前回と比べて変化はみられなかった。誰もが鍼灸治療に速効を望むが，慢性化した病気の場合は速効しないことも多い。鍼灸治療の基本的なメカニズムが鍼灸の調整作用によって，からだのアンバランス状態を整え，病気を治すことにあるからである。そのために多少時間がかかる。そこで筆者は「2，3回治療すれば，

治療効果が出るはずです」と自信をもって答えた．患者は，その話を聞いて半信半疑の表情を浮かべながら治療を受けた．今回の治療では，血海・膈兪穴に重点的に捻転補法を行う時間を2分まで増やした．

　3回目の治療日，患者は微笑んで「効きました．前回の治療後，帰る途中に駅で切符を購入するとき，お金を落としたので，腰をかがめて拾ったのですが，そのとき立ちくらみは起こりませんでした．それにこの1週間，めまいのことを忘れてしまったような感じです．本当に先生が言ったとおりで，鍼灸治療は時間をかけて調整するんですね」と報告し，「今は，鍼灸治療を試したいという気持ちです．治療を続ければ，めまいや立ちくらみの持病が必ず治ると信じます」と言って，当院で治療を受ける決意を伝えた．その後，8回の治療で，半年続いためまい・立ちくらみはきれいに治り，毎日安心して暮らすことができるようになった．

27 足三里穴
あしさんり

穴名の由来

『素問』鍼解篇には「所謂る三里なる者は，膝を下ること三寸なり」と指摘されている。「里」とは邑，居住，集会，通達の意味である。手の三里と区別するために，「足」の字を付け，足三里穴と命名された。

取穴

『霊枢』本輸篇には，足三里穴は「膝下三寸，骭骨の外」と記され，『金蘭循経取穴図解』には「骭骨の外側，約一横指の所にある」と補記されている。「骭骨」とは脛骨のことである。つまり，膝を直角に曲げさせ，外膝眼より下3寸，脛骨隆起下より外方一横指のところにある。これが公認されている取穴法であるが，明代の医家・呉昆の『鍼方六集』には，足三里穴の簡便な取穴法が紹介されており，「虎口を膝端に当て，中指の先が穴である」と記されている。つまり，術者の手掌を患者の膝蓋骨に置き，拇指を内膝眼に付け，示指を脛骨隆起に付け，中指の指端が至るところが足三里穴である。

局所解剖

筋肉：前脛骨筋，下腿骨間膜，後脛骨筋。
神経：外側腓腹神経，伏在神経の皮枝，深層には総腓骨神経がある。
血管：前脛骨動脈・静脈の枝。

要穴・交会

陽明胃経の合（土）穴であり，胃の下合穴であり，重要な補気穴である。

作用

扶正培本・調和脾胃・理腸消滞・清熱化湿・降逆利気

①古くから，「もし，安らかでありたければ，三里を常に乾かさず」という説がある。これは，常に足三里穴に灸すれば，保健作用があることを指している。現代の多数の鍼灸研究の結果，足三里穴は人体の免疫機能を高め，病に対する抵抗力を増強させることができることがわかった。カゼを引きやすい虚弱者の足三里穴に常に灸を

すれば，カゼを引きにくく，血中の抗体も増加した。したがって，足三里穴は，扶正培本の優れた経穴であるといえる。

②胃は脾と表裏関係にあり，胃と脾が協力することによって，食べた物をうまく消化吸収できる。足三里穴は陽明胃経の合（土）穴であり，刺鍼の補瀉手技によって補虚と瀉実の両面で効果が現れる。胃脾虚弱の場合，消痩，消化不良，食後に脘腹脹満，食欲不振，下痢しやすいといった虚証に対して，足三里穴を補法あるいは灸法を行えば，補益中気の効果が現れる。湿熱邪気が胃を犯したり，胃気が積滞した場合の胃脘痛，ゲップ，呑酸，便秘，下痢といった実証に対して，下合穴の足三里穴を瀉すれば，和胃理腸・導滞の効果が現れる。この両面の効果があるからこそ，足三里穴は消化器系のどんな病でも治療できるのである。

③『霊枢』根結篇には，痿証の治療原則として「痿疾なる者はこれを陽明に取る」と記されている。つまり，痿証の治療には陽明経が重要であることが強調されている。その理由について，少なくとも次の3点を挙げることができる。(1)『素問』痿論篇には「陽明なる者は，五臓六腑の海」と記されており，陽明の脾胃がからだの気血・津液を生じる源である。(2) 陽明は「宗筋を潤するを主り，宗筋は骨を束ねて機関を利するを主る」である。つまり，脾胃の働きが正常な場合に気血が生じ，その気血が筋肉を潤し営養し，さらに骨関節をうまく動きやすくする。(3) 全身の陰陽十二経の経筋は陽明に会合している。そのため，陽明経は多気多血の経絡であり，痿証の治療に有効である。

古代の医家・高世拭は「陽明なる者は胃なり。水穀を受盛し，ゆえに五臓六腑の海と為し，皮，肉，筋，脈，骨はみな水穀の精に資す。ゆえに陽明は宗筋を潤すを主り，……痿となれば則ち機関不利となり，筋骨和せず，みな陽明より濡潤する能わず。それゆえ，独り陽明を取りて治療するなり」と述べている。臨床においては，痿証，特に下肢の痿弱無力・歩行障害の治療で足三里穴が最初に選択される。

足三里穴の有効性には次の2つがある。(1) 足三里穴は強い補気作用をもち，脾胃の働きを促進させる。脾胃が十分に働けば，気血をたくさんつくることができる。(2) 足三里穴は下肢痿弱の局所治療穴である。現代の経穴研究では，足三里穴の局所解剖組織には，外側腓腹皮神経，伏在神経の皮枝，深層には深腓骨神経が分布していることがわかっている。腓骨神経麻痺による下垂足に対し，足三里穴を鍼刺すれば，麻痺による下垂足を徐々に回復させることができる。また，小児麻痺（ポリオ）後遺症の下肢筋肉痿弱無力・歩行障害に対して，足三里穴の治療によって筋力テスト値が高まり，下肢筋肉の周囲径も太くなったという臨床報告がある。そのため，足三里穴は下肢の疾患治療の重要な経穴なのである。さらに，足三里穴に導気法を行い瀉法すれば，清熱化湿・降逆利気の効果も現れる。

主　治

古典医籍には，胃中寒，心腹脹痛，腸痛，嘔吐，ゲップ，便秘，腹瀉，霍乱，膈咽

不通，飲食不下，癱瘓，発熱，膝脛疼痛，脚気，脚腫，腰痛，頭重額痛，煩悶身熱，心悸，遺尿，小便不利，四肢腫痛，胸脇支満，五労，七傷，目不能遠視（近視）などを主治するという記載がある。

　現代には，急・慢性胃炎，胃潰瘍，急・慢性腸炎，赤痢，急性膵炎，虫垂炎，逆流性食道炎，胃幽門痙攣，腸閉塞，小児消化不良，肝炎，貧血，高血圧，アレルギー性疾病，喘息，蕁麻疹，高脂血症，自律神経失調症，不眠，うつ病，白血球減少症，下肢麻痺，癱瘓などに対する臨床報告がある。

鍼法・灸法

①直　刺：切皮後，ゆっくりと捻転しながら 1.2 寸まで刺入する。局所に酸脹感がある。

②補　法：切皮後，下に向け斜刺で 1.0 寸まで刺入し，得気したうえで小さな幅で捻転する。酸脹感のあるひびきが徐々に広がる。脾胃虚弱・中気不足による食欲不振，消化不良，食後排便，軟便，下痢しやすいといった症状に効く。

③瀉　法：切皮後，上に向け斜刺で 1.0 寸まで刺入する。得気したうえで，大きな幅で捻転・提挿する。強い脹重感が足首にまで伝わることがある。胃火旺盛による，口臭，胃痛，呑酸，便秘といった症状に効く。

④導気法：切皮後，1.0 寸まで刺入する。得気したうえで導気法を 60 回行う。酸脹感のあるひびきが徐々に足首にまで伝わることがある。脾胃不和による，食欲不振，胃脘脹痞，ゲップ，腹脹，矢気などに効く。

⑤刮　法：切皮後，1.0 寸まで刺入する。刮法を 60～100 回行う。酸脹感のあるひびきが，下肢全体に伝わることがある。下肢麻痺・萎弱・無力，あるいは痛む，屈伸不利に効く。

⑥灸　法：生姜灸あるいはニンニク灸を 1～3 壮。脾胃気虚あるいは元気虚弱による慢性下痢，疲れやすい，カゼを引きやすい，病後・産後の体力回復に有効。

配穴と治療

　臨床では，足三里穴は使用率が最も高い経穴である。脾胃の消化器系疾患だけでなく，婦人科・心血管系・運動器系の疾患にも広く応用される。よく使う足三里穴の配穴と臨床応用例を表❸にまとめた。

表❹ よく使う足三里穴の配穴と臨床応用

主穴	配穴	手技	臨床応用
足三里	脾兪・胃兪・中脘・公孫・三陰交	補法・灸頭鍼	食欲不振・腹脹・食後排便・下痢しやすいなど
	中脘・大横・支溝・陽陵泉	瀉法	胃脘痛・口臭・口苦・呑酸・便秘など
	胃兪・中脘・天枢・豊隆	導気法・平補平瀉	脘腹痞脹・ゲップ・矢気など
	合谷・大椎・血海・阿是穴	刮法・灸頭鍼	下肢酸痛・無力・しびれ・麻痺・筋力低下・萎縮など
	関元・神闕	生姜灸・ニンニク灸	慢性下痢・疲れやすい・カゼを引きやすい・病後や産後の体弱など
	三陰交・中極・子宮	導気法・灸頭鍼	月経痛・月経不調・帯下など

　足三里穴は脾胃の疾患を治す要穴であり，古代から「肚腹は三里に留む」という言葉がある．臨床においては足三里穴が脾胃疾患の虚証でも実証でも効く．例を挙げて紹介しよう．

症例　足三里穴の配穴による下痢の治療

【患　者】男性，32歳，自営業．
【初診日】2006年4月16日
【主　訴】1日3～4回の下痢が1年以上続いている．
【現病歴】自営業のため，食生活の習慣が悪くなり，3食を守れず，食べられるときに満腹にして，時間がなければ1日1食しか食べないこともある．そのため，胃腸が徐々に弱くなるのが自分でもわかった．2004年末頃から仕事が忙しくなり，日常生活はさらに乱れ，知らないうちに便が軟らかくなり下痢になった．その後，何回か病院の治療を受けたが，下痢の回数はときどき減ることもあったが，便の様子は変わらず下痢のままであり，たまに未消化物が混ざることもあった．薬を飲んでも飲まなくても，下痢は治らないため悩んだ末に，友人の紹介で来院した．
【望　診】痩せ型，顔色は萎黄色で艶がない．
【問　診】下痢は平均で1日3～4回あるが，多い日は6回以上のときもある．便の様子は水様あるいは粥状で，ときに未消化物が混じっていることがある．特別な悪臭はない．排便前に腹痛はほとんどないが，腹脹・腸鳴があり，排便後に，腹部の腸鳴や不快感が消える．食欲はある，疲れやすい．立ちくらみ，腰がだるくて重い．昼間尿は1日に4～5回，熟睡できる．
【脈　診】沈，弱．

【舌　診】苔白，舌淡。
【耳　診】胃区・脾区・腸区に圧痛がある。
【弁　証】脾気虚。
【治　則】健脾，益気，止痢。
【取　穴】足三里，脾兪，章門，天枢，陰陵泉，公孫。
【解　説】下痢の発症原因は食生活の乱れによる飲食失調である。そのために脾気を損傷し，脾昇の働きをできず，下痢が起こった。下痢の特徴は下痢の前に腹痛が起こらないことで，腹脹・腸鳴があり，排便後，その腹脹・腸鳴や不快感は消える。また便の様子は悪臭がない，水様・粥状の便である。以上の特徴から考えると，湿・熱・寒などの邪気による下痢は排除できる。脾の働きは胃の消化した後の栄養物を上昇・転送することである。脾気虚によって上昇できなければ，胃気の下降とともに下行し，下痢が起こる。また，栄養物を転送できなければ，胃の未消化物と混ざって，清濁が混合した粥状の便になる。したがって，本症例の下痢は脾気虚によるものである。

そこで，まず補脾・益気・和腸の足三里穴を取って，脾の兪募配穴による脾兪穴と章門穴を加え，健脾益気の効果を強める。さらに，太陰脾経の絡穴の公孫穴を加え，脾と胃の連絡による脾・胃の協力も期待できる。陰陵泉穴は太陰脾経の合（水）穴であり，健脾利水止瀉の作用をもつ。天枢穴は大腸の募穴であり，整腸止痢の作用をもつ。

【手　技】足三里穴は直刺で1.2寸刺入し，捻転補法を行う。脾兪穴は椎体に向け斜刺で0.8寸刺入し，捻転補法を行う。章門穴は沿皮横刺で0.5寸刺入し，刮法を行う。公孫穴は直刺で0.3寸刺入し，刮法を行う。天枢・陰陵泉穴は直刺で1.0寸刺入し，導気法を行った後，灸頭鍼を施す。50分置鍼。週に1回の治療を計画する。

【治　療】動物実験では，ウサギの「足三里」を刺して，ウサギの大腸の蠕動を調整することができるという報告がある。下痢・腸鳴は腸の蠕動が速いことを示している。そのため，本症例の治療では，足三里穴によって腸鳴と下痢を治すことができる。足三里穴は，切皮後，捻転しながら，ゆっくりと1.2寸まで刺入し，その後，小さな幅で捻転補法を行った。そのとき，グルグルとした腸鳴音は減り，患者は「張っているお腹が緩まって気持ちいいね」と言った。腸鳴・腹脹が軽くなれば，下痢の回数と便の様子も少しずつ変化するはずである。

5回の治療後，下痢の回数は減り，ときに細い軟便が出ることもあった。合計12回の治療で，下痢は完全に消え，普通便を1日に1〜2回するようになった。やはり，下痢の起因は食生活の乱れであるので，筆者は「日常生活は大事ですから，1日しっかり3食にすれば，下痢の再発はないですよ」とアドバイスした。

「もし安らかになりたければ，三里は常に乾かさない」という言葉は，古代の人が

健康のために足三里穴に化膿灸をしたことと関係がある。足三里穴の補益元気・延年益寿の作用は昔から大切にされてきた。からだの健康は，自身の免疫力と密接に関係している。その健康と免疫力は足三里穴の研究から証明されたことも多い。以下に足三里穴の研究について簡単にまとめておく。

非特異的体液性免疫において，健康者の足三里穴に電鍼をした後で，総補体量は増加し，C_4量の増加は特に顕著であった（黄坤厚ほか：電針穴位対正常人机体免疫功能的影響．世界針灸学会連合会成立暨第一届世界針灸学術大会論文摘要選編，1987）。特異的体液性免疫において，足三里穴を刺鍼した後，血中の抗体を顕著に増加できる（楊貴貞ほか：針刺家兎及人体足三里，机体産生抗体之観察．吉林医科大学学報，1962）。たとえば，気管支喘息の患者に足三里穴に刺鍼した後で，灸頭鍼を行えば，血清のIgG量は著しく増すことがわかった（ЗамотаевИ.Пほか，裴森岳訳：感染性変態反応による気管支喘息の針治療．国外医学中医中薬分冊，1979）。毎日，ウサギの「足三里」を刺鍼すれば，血中抗体の存在時間が延長したことがわかった（Chu Y.M，王友京訳：刺針によるウサギの免疫反応の観察．中医薬研究参考，1975）。非特異的細胞性免疫において，コンゴーレッドの除去率によってマクロファージの呑食機能を示す動物実験の報告が多い。ウサギの「足三里」に電鍼をすれば，コンゴーレッドの除去率が顕著に増え，マクロファージの呑食能力を示す結果を示した（毛良ほか：針灸によるウサギの網状内皮系の食作用の観察．上海中医学院科学研究論文集第三期，1960）。

特異的細胞性免疫において，ある実験では，72例の健康者の足三里穴に20分置鍼し，その後の血中のT細胞値を刺鍼前と比べた結果，59人で増加し，12人で下がり，無変化は1人であった。T細胞の増加率は81.9％であった。足三里穴の刺鍼によってT細胞数を増やすだけでなく，T細胞の活性も高めることもできる（李芝秀ほか：針刺与微波針刺対人体T細胞影響的初歩観察．貴州医薬，1983）（侯升魁ほか：針刺与冷凍針刺対人体T細胞的影響観察．中国針灸，1981）（王旦森ほか：温針対人体T細胞的影響．四川中医，1987）。ウサギの「足三里」を刺鍼し，30分置鍼後，血液を調べると，偽足状突起のリンパ細胞が増え，リンパ細胞転化率も高まった（趙錦章ほか：電針刺激対家兎細胞免疫反応影响的実験研究．遼寧中医雑誌，1980）。以上より，足三里穴の補気益寿の効果はからだの免疫機能を高めて，実現していることがわかる。

最後に足三里穴への鍼灸の保健治療法について紹介しておきたい。

①棒　　灸：足三里穴あるいは神闕穴に30分棒灸を行う。1日1回。慢性下痢，カゼを引きやすい，術後・産後の虚弱者に適用する。
②皮内鍼：足三里穴あるいは内関穴に埋める。毎日軽く100回押す。自律神経失調症，不眠，うつ状態，胃腸が弱い，便秘と下痢が交互に起こる者に適する。
③カマヤミニ灸：足三里穴から胃経に沿って下巨虚穴まで，2cmおきに1壮灸をする。腹脹，腸鳴，矢気，胃腸機能の乱れに適する。
④指　　圧：足三里・上巨虚・豊隆穴を100回ずつ押す。その後，足三里穴から解渓穴まで胃経に沿って手根で叩打し，それを10回往復する。毎日，朝晩2回行う。元気をつくり，病気予防，健身ができる。

28 陽陵泉穴
ようりょうせん

穴名の由来

「陽」は下腿の外側を，「陵」は高いところを，「泉」は陥凹部を指している。本穴は下腿部外側の腓骨頭の前下方陥凹部にあることから，陽陵泉穴と命名された。

取　穴

『霊枢』本輸篇には，陽陵泉穴は「膝の外の陥なる者の中に在る」と記され，『千金翼方』には「膝下外，尖骨前の陥なる者の中に在る」と記されている。つまり，下腿外側で，腓骨頭の前下方陥凹部に取る。

局所解剖

筋肉：長腓骨筋，長指伸筋。
神経：外側腓腹皮神経，深層には総腓骨神経がある。
血管：前腓骨反回動脈・静脈。外側下膝動脈・静脈の分枝。

要穴・交会

足の少陽胆経の合（土）穴であり，八会穴の筋会穴であり，胆の下合穴である。

作　用

疏泄肝胆・清熱利湿・舒筋，降圧

肝は疏泄を主り，胆と表裏関係にある。また経絡の流注からみれば，肝経・胆経ともに脇肋部を通っている。したがって，肝と胆は生理的にも病理的にも密接なつながりをもっている。肝の疏泄機能は3つに分けられるが，その1つが肝の疏泄によって胆汁の生成・分泌が促進されることである。そのため，肝胆の疏泄失調が起これば，胆汁の分泌障害が起こり，肝胆湿熱証になりやすいのである。陽陵泉穴は胆の下合穴であり，疏肝利胆の作用をもち，胆汁の分泌・排泄を促進させることができる。臨床では，急性肝炎，急性胆嚢炎，胆石症，胆道蛔虫症，肋間神経痛に対して陽陵泉穴がよく効く。また，陽陵泉穴は八会穴の筋会穴であることから，筋腱の捻挫，あるいは軟弱無力，痙攣などにも効く。肝陽上亢による血圧上昇・頭痛・めまいなどが起こった場合に，陽陵泉穴は有効である。近年の研究では陽陵泉穴に高血圧の降圧効果があ

28. 陽陵泉穴

ることが明らかになっている。

主治

古典医籍には，胆病，口苦，よくため息をつく，肋下脹痛，吐逆，頭痛，眩暈，筋軟，筋痙攣，頭面腫，半身不随，膝腫麻木，膝が伸びて曲げられないなどを主治するという記載がある。

現代では，胆嚢炎，胆石症，胆道蛔虫症，肝炎，高血圧，便秘，肋間神経痛，耳聾・耳鳴り，肩周炎，膝関節痛，踝関節捻挫，下肢癱瘓，寝違え，内反足などに対する臨床報告がある。

鍼法・灸法

①直　刺：切皮後，捻転しながら，直刺で1.2寸まで刺入する。局所に酸脹感がある。
②導気法：切皮後，直刺で1.2寸刺入し，得気したうえで導気法を90回行う。酸脹感のあるひびきが広がって，ときに膝関節を越えて上行する。胆嚢炎，胆石症，肋間神経痛などに有効。
③刮　法：切皮後，直刺で1.2寸刺入し，得気したうえで刮法を90回行う。酸脹感のあるひびきが下方へ伝わる。耳鳴り，耳聾，寝違えに用いる。
④瀉　法：切皮後，直刺で1.2寸刺入し，得気したうえで，大きな幅で捻転瀉法を1分間行う。強い酸重感のあるひびきが足首あるいは足背へ伝わる。高血圧，肩周炎などに用いる。

注意事項

陽陵泉穴を大きな幅で捻転瀉法したとき，すぐに降圧効果が現れる。そのため，貧血や老人・虚弱者には陽陵泉穴の瀉法は慎重に用いる。

配穴と治療

陽陵泉穴は胆嚢収縮機能を促進する作用をもつため，胆嚢の病によく用いられる。臨床でよく使う陽陵泉穴の配穴と臨床応用例を表㊾にまとめた。

表㊾　よく使う陽陵泉穴の配穴と臨床応用

主穴	配穴	手技	臨床応用
陽陵泉	太陽・曲池	瀉法	頭痛・めまい・高血圧など
	支溝・期門・日月	平補平瀉・導気法	胆嚢炎・胆石症・肝炎・肋間神経痛など
	聴会・外関・陽輔	刮法	耳鳴り・耳聾・めまい・耳づまりなど
	血海・足三里・阿是穴	灸頭鍼	軟部組織捻挫，筋腱痙攣・弛緩・軟弱無力など

1960年頃より，中国では，胆道疾病に対する鍼灸の研究論文が数多く発表されたが（張発初ほか：100例健康者の刺針前後の胆嚢のX線撮影の観察．福建省針灸研究論文集，1964）（張時宜ほか：電針不同腧穴対胆汁泌出量影響的観察．中国針灸，1983），陽陵泉穴は胆嚢収縮，胆汁の排出量および総胆管の括約筋の調整機能に重要な役割を果たすことがわかった。筆者は，これらの論文を勉強した後で，自らの臨床に用いてよい効果を上げたので，次にその成功例を紹介しよう。

症例　陽陵泉穴による胆嚢炎の治療経験

【患　　者】28歳，女性，教員。1973年の秋頃，慢性胆嚢炎急性発作の入院患者。

【現病歴】1年前に胆嚢炎と診断され，薬物治療を継続中である。1週間前に同級生の結婚披露宴に参加し，油物を普段より多めに食べた。その晩から右上腹部に痛みが起こり，薬を飲んで痛みは多少軽減した。試験の出題のため，寝不足があり，ついに腹痛が強くなり，発熱・嘔吐が起こったため，昨日深夜，緊急入院となった。当時は文化大革命の最中であり，天津南開医院では外科手術の患者には手術をせずに，代わりに中医薬や鍼灸で治療する論文を発表していた。その影響で，勤務先の外科医が筆者のところへ相談にやって来て，「急性虫垂炎，胆嚢炎の患者に対して，鍼灸治療で手術を回避することができるのか？　夜に入院となった急性胆嚢炎の患者に鍼灸治療はできるのか？」と尋ねた。当時，筆者は20代の若い鍼灸師で臨床経験も乏しかった。しかし「外科医の協力があればやります」と答えた。2人で病室に入ると，患者の苦痛顔貌が見え「痛い，痛い」と呻いていた。

【問　　診】右上腹を中心とする腹痛がひどい。ときに悪心・嘔吐する。吐いたのは苦い胆汁のようなものだけである。背中，特に右肩上部に掣痛がある。食欲はない。尿は1日に3回で黄色。便は3日出ていない。

【脈　　診】弦緊。

【舌　　診】舌紅絳。

【経絡診】肩井・胆兪・肝兪・陽陵泉の圧痛が顕著。

【腹　　診】腹部が硬くなり，拒按。

【西洋医学的診断】急性胆嚢炎。

【中医弁証】胆火旺盛，胆道不通。

【治　　則】利胆，瀉火，通腑。

【取　　穴】「急すれば則ちその標を治す」の治則を優先に考え，解痙鎮痛に効く経穴を取る。胆嚢病であるため，肝・胆経の経穴をまず視野に入れる。陽陵泉・合谷・胆兪・日月を取る。

【手　　技】陽陵泉穴は直刺で1.2寸刺入し，得気したうえで，導気法を2分間行う。その後に，平補平瀉する。合谷穴は直刺で0.3寸刺入し，導気法を1分間行う。胆兪穴は椎体に向け，斜刺で1.0寸刺入し刮法を120回行う。日月

穴は切皮後，沿皮横刺で0.3寸刺入し，刮法を100回行う。1時間の置鍼を予定する。

【治　療】この患者は若い女性で，鍼灸治療の経験もなかった。外科医が鍼灸治療を患者に提案したところ，患者は手術を心配していたので，「よかった，手術しなくても治るなら鍼灸治療をして欲しい」と言った。ところが，患者が若い筆者を見たとたん，不信な表情を浮かべて，小さな声で大丈夫かと外科医に尋ねた。外科医は患者の不安を察して，「大丈夫です。この鍼灸師は若いけれど，経験があり，治療実績もあります。先週，難産の患者に鍼灸治療をして帝王切開の手術を回避し無事に男の子が産まれましたよ」と説明し，それを聞いた患者から不安の表情はなくなった。治療前に，筆者は治療で用いる経穴の場所，鍼のひびき，さらに治療後に期待できる効果などについて患者に詳細に解説した。日月穴の場所を紹介したとき，患者は難色を浮かべた。

　鍼灸治療を開始する。陽陵泉穴を切皮後，ゆっくりと捻鍼しながら刺入すると，患者は「痛い，痛い」と大きな声を出した。筆者がどちらが痛いのか聞くと，患者は「お腹も，鍼を刺したところも，両方とも痛い」と答えた。初めて鍼治療を経験する患者は鍼の恐怖心が強いものである。そこでもう一度，「先ほど話した説明をもう一度思い出してみてください。鍼のひびきは重くだるく，脹っているような感じです。お腹の痛みと同じですか？」と患者に尋ねると，「ちょっと違う感じです」と答えた。筆者は「そうですね，鍼のひびきは痛みと似ているものですが，違います。鍼のひびきがあれば，鍼の効果が出やすいのです」と，もう一度説明した。患者は説明を聞いて多少安心したようなので，治療を再開した。導気法を行う。1回，1回と行う間に，患者の緊張した顔から，口角の抽動が徐々に減り，その後，消失した。すると患者の表情は明るく穏やかになり，「お腹の痛みが少し軽減した。ムカムカと上がることもなくなった」と微笑を浮かべて答えた。その後，合谷・胆兪穴の刺鍼も，患者は静かに受けた。ただ，日月穴の刺鍼は患者が難色を示したため刺さなかった。無事に1回目の治療を終えた。患者は抗生物質を含む1,200ccの生理食塩水の点滴も継続した。

　翌日，外科医から電話があり，「昨夜から患者の体温が下がった。腹痛もだいぶ減った。これから病室の巡回会診があるので，一緒に来てください」と言う。筆者が外科医と一緒に病室に入ると，患者は隣のベッドの患者と談笑中で，われわれを見て，慌てて自分のベッドに戻った。外科医が「大丈夫ですか？」と聞くと，患者は大きな声で「大丈夫です」と答え，「朝食も少し食べました。お腹は痛くありません」と話した。腹診をすると，腹部全体が柔軟で，右上腹部の胆嚢区域に軽い圧痛が残っているだけであった。体温も正常に戻った。外科医は「今日，明日，様子を見て，なにもなければ，翌々日には退院しましょう」と指示を出した。

29 豊隆穴
ほうりゅう

穴名の由来

「豊」は大きい，「隆」は盛んという意味である。本穴の筋肉が豊満に盛り上がっている様子を示している。『黄帝内経太素』には「足の陽明は穀気が隆盛で，ここに至って豊満となり大絡に溢れ出す。そのため豊隆という」と記されており，豊隆穴の筋肉が豊満で，盛り上がっているのは，足の陽明経が水穀精気が充実する多気多血の経絡であるからだといっている。また，豊隆穴は大きな役割をもつ経穴だとも強調されている。さらに古代には豊隆の発音は雷撃する音と似ていて，雷神ともいう説がある。

取穴

『霊枢』経脈篇には，豊隆穴は「踝を去ること八寸」と記され，『鍼灸甲乙経』には「外踝の上八寸，下廉胻外廉の陥なる者の中に在る」とも記され，『金蘭循経取穴図解』には「外踝を前に向け，旁の解渓の上を去ること八寸」と記されている。つまり，膝を屈曲させ，外膝眼と外踝の先端を結んだ線の中間点で，脛骨前縁より2横指のところにある。

局所解剖

筋肉：長拇指伸筋，長指伸筋，下腿骨間膜，後脛骨筋，短腓骨筋。
神経：外側腓腹皮神経，総腓骨神経の枝。
血管：前脛骨動脈・静脈の分枝。

要穴・交会

足の陽明胃経の絡穴である。

作用

和胃・化痰・清神・降圧

胃と脾は中焦にあり，脾の上昇と胃の下降の協調によって，消化吸収機能全体が正常に働いている。もし胃の消化機能が減弱すれば，食べた水穀はうまく腐熟・消化されず，内湿を生じる。その内湿を適切に排除できなければ，痰濁になりやすい。豊隆穴は陽明胃経の絡穴である。絡穴とは胃経と表裏関係にある脾経につながる特定の経

穴である。

　胃経の絡穴・豊隆穴から1本の絡脈を出て，脾経とつながっている。その絆によって，胃と脾の協力関係はさらに密接なものになっており，消化吸収機能全体を強化することができる。そのため，豊隆穴は優れた和胃気・化痰湿の効果が期待できるのである。足の陽明胃経の経別流注は，足の陽明経本幹から別出し，大腿を通って腹腔に入り，胃に属し，脾に散布する。さらに上行し，心と連結している。そのため，脾胃不和になると，生じた痰湿がその陽明経の経別に沿って，直接心に影響するのである。臨床においては，痰迷心竅・神不守舎によるうつ病，精神統合失調症，アルツハイマー症，痴呆症の治療に際して，ただの養心安神だけの治療なら，高い治療効果をあげることは困難である。ここで，和胃・化痰・清神の豊隆穴を加えれば，ときに病状に劇的な改善が見られる。近年では，豊隆穴の降圧効果も明らかになっている。特に，肥満者・高脂血症などの生活習慣病と関係している高血圧に満足な効果があがっている。

主治

　古典医籍には，刀で切られたように腹が痛む，刺したような胸痛，嘔吐，便秘，眩暈，心煩，高所に登って歌をうたう，衣服を脱いで走り出す，鬼を見て笑う，面浮腫，身重，四肢腫大，実証ならば癲狂，虚証ならば足弛緩，脛枯（下腿萎縮），風痰頭痛などを主治するという記載がある。

　現代では，消化不良，胃脘脹痛，気管支炎，肺気腫，高血圧，高脂血症，ヒステリー，不眠，ダイエットなどに対する臨床報告がある。

鍼法・灸法

① 直　刺：切皮後，捻転しながら1.5寸まで刺入する。局所に脹重感がある。
② 刮　法：切皮後，直刺で1.5寸まで刺入し，得気したうえで，刮法を90回行う。脹重感のあるひびきが胃経に沿って下へ伝わる。高血圧，高脂血症などに用いる。
③ 導気法：切皮後，直刺で1.5寸まで刺入し，得気したうえで，導気法を90回行う。酸重感のあるひびきが局所から周囲へ広がる。時に胃経に沿って上行することがある。消化不良，胃脘脹痛，不眠，ヒステリー，肥満に効く。
④ 平補平瀉法と震法：切皮後，直刺で1.5寸まで刺入し，得気したうえで，捻転補法を30回行い，その後，捻転瀉法を30回行う。さらに1分間の震法を行う。震法は得気を強化させる催気手技の一つである。その操作は小さな幅で捻転提挿しながら，軽く揺動させることであり，鍼体を震顫のように，震動させることである。気管支炎，肺気腫，気管支拡張症，喘息などに用いる。
⑤ 灸　法：生姜灸あるいは灸頭鍼。痰湿の体質をもつ者，胸悶，多痰，軟便，めまい，口膩，口淡，苔厚膩に効く。

配穴と治療

豊隆穴は優れた和胃気・化痰湿・清神志の治療効果をもっており，現代社会で問題となる生活習慣病，痴呆症，パーキンソン病などの治療に大きな期待がかけられている。臨床でよく使う豊隆穴の配穴と臨床応用例を表❺にまとめた。

表❺　よく使う豊隆穴の配穴と臨床応用

主穴	配穴	手技	臨床応用
豊隆	胃兪・中脘・公孫	平補平瀉・導気法	胃脘脹満・消化不良・腸鳴・軟便など
	中脘・水分・陰陵泉	灸法・灸頭鍼	多痰・胸悶・食欲不振・軟便・口膩・口淡・脈滑苔膩など
	身柱・膻中・中脘・天突	平補平瀉・震法	喘息・咳・多痰・気管支炎・気管支拡張症・肺気腫など
	心兪・内関・印堂・足三里	導気法・刮法	不眠・ヒステリー症・健忘・集中力低下・うつ病など
	脾兪・三陰交・印堂・足三里	導気法・灸頭鍼	高血圧・高脂血症・めまい・疲れやすいなど

症例　豊隆穴の配穴によるうつ症状の治療

【患　者】男性，62歳，無職。
【初診日】2006年3月15日
【主　訴】うつ病20年，無表情，口数が少ない，頭重。
【現病歴】20年前，職場の人間関係のトラブルが原因で，不眠が起こり，薬を飲んでも効かなかった。心療内科で治療を始め，抗うつ薬と入眠薬を投与された。20年の治療経過では，病状は一進一退で，仕事の復帰ができず，親戚の会社の手伝いをするが，その後，上手にできないため，これまで仕事は長期に継続できず，休みがちである。
【望　診】肥満体格，目は無力，顔色は眺白。
【問　診】1日中，頭が重くすっきりしない。思考力はまったくない。物を忘れやすい，めまい，からだが重くだるい，どこへも行きたくない，からだの動きや手足の動作は遅い，反応は鈍い，黙りこくって口数が少ない，家族との会話はほとんどない。人と会うことが嫌い，いつも自分の部屋に閉じこもる。食欲はない。尿は1日に5回。軟便で1日に1〜2回。薬を飲んで入眠できる。昼に眠気がある。
【脈　診】沈滑。
【舌　診】苔白膩滑，舌淡，胖大。
【耳　診】心区が淡白色，胃区・脾区・皮質下区に圧痛がある。
【爪の甲診】十指の爪甲は淡白色で，扇型である。

29. 豊隆穴

【西洋医学的診断】うつ病（重度）。
【中医弁証】痰湿上蒙清竅。
【治　則】和胃，化痰，開竅，清神。
【取　穴】豊隆，公孫，中脘，足三里，百会，印堂。
【解　説】胃は倉稟の官であり，水穀の海であり，物を腐熟・消化する働きをもつ。脾と胃は表裏関係にある。症例はストレスなどの原因により，肝の疏泄失調と心神の失養が起こり，さらに職場の人間関係のトラブルから不眠が長期にわたって治らなかった。同時に脾胃の働きを損傷し，痰湿を生じた。痰湿は陰邪であり，清陽を阻害し損傷する。痰湿が経絡に沿って上行すると，頭脳にも影響する。脳は元神の府である。痰湿が頭脳を犯し，元神を蒙避し，清竅閉塞になったのが本例発症の基本病理である。そのため，和胃・化痰・開竅・清神の治療が必要である。

　豊隆穴は陽明胃経の絡穴であり，痰治療の名穴である。ゆえに「痰が多ければ宜しく豊隆に求む」という言葉がある。ここで，化痰と祛痰について触れておきたい。まず，痰についての中医学の考えを説明しよう。痰には「有形の痰」と「無形の痰」の2つがある。カゼを引いて肺の宣発ができず，咳・喀痰したときの痰は「有形の痰」であり，宣肺・開竅・止咳によって直接痰を除去する治法で治す。経穴では，天突・気戸・膻中穴などを用いる。もう一方，脾胃の消化吸収機能が減弱すると，内湿がつくられる。その内湿は痰をつくる原材料となる。痰湿は陰邪であり，人間の清陽を邪魔しやすい。脳は元神の府であり，清陽が集まるところである。いったん，痰湿が経絡に沿って頭脳を犯すと，頭脳の清陽が不振になったり，元神が不明になったりする。その場合の痰は「無形の痰」であり，健中化痰・開竅清神といった間接的な化痰治療で治す。経穴では，豊隆・足三里・陰陵泉穴などを用いる。

　陽明胃経の絡穴・豊隆穴と，太陰脾経の絡穴・公孫穴を併用すれば，脾と胃の表裏関係はいっそう緊密になり，運化昇清作用によって，痰湿をつくらず，できた痰を溶かすこともできる。これは間接的な除痰の治療である。さらに，胃の募穴の中脘穴と，胃経の合（土）穴の足三里穴を加えれば，脾胃の運化機能をいっそう高めることができて，化痰の力がさらに強まるだろう。印堂穴は奇穴であり，印堂穴から顔面部の心区に透刺すれば，安神・開竅の効果が現れる。百会穴は頭頂部にあり，全身の気血を上昇させて集まるところである。強い昇清降濁の効果が期待できる。

【手　技】豊隆・公孫穴は直刺で0.5～1.0寸刺入し，導気法を100回行う。中脘・足三里穴は平補平瀉する。百会・印堂穴は沿皮刺で0.3寸刺入し，百会穴には棒灸を20分行う。

【治　療】1回目の鍼灸治療の後，黙りこくって口数の少ない患者が口を開いて，よ

く喋り始めた。「お灸はいいね，からだがポカポカする。頭は軽くなり，楽になったよ」と，良い気分になったと話した。患者の様子を観察すると，眈白な顔色はやや淡紅色になり，生気のない目はコロコロとめぐり，周囲の物を見ているのがわかった。顔色と目神の変化は体内，特に頭脳の痰湿が徐々に消散する前兆であり，治療を継続すれば，必ずよい治療効果が現れると，筆者は自身の臨床経験から判断した。筆者が「そうですね，非常に良い徴候です。これから頑張って治療すれば，うつ病は解除できますよ」と患者に説明すると，患者は興奮し「本当ですか，本当ですか？！ 私は治療に全面的に協力します。先生に治療して欲しい」と言った。

　その後，豊隆・公孫穴への導気法を200回まで増やした。導気法を行ったときの鍼のひびきが特徴的で，酸脹重感のあるひびきが豊隆穴より上行し，膝を通って，さらに上行した。同時に胃の蠕動による音がはっきりと聞こえた。4回目の治療で，食欲が普通に戻り，3食しっかり食べられるようになった。8回目の治療後，同伴する家族から「うちの主人は変わった。言葉数が増え，家族との会話も多くなった。そのまま治療すれば，近いうちに仕事に復帰できるかな」と相談された。筆者が患者の体調をもう一度チェックすると，苔白薄・舌淡紅色・胖大はなくなった。脈は緩でやや滑。問診をすると，頭重感はだいぶ軽減し，集中力が以前より増し，夜には熟睡できるなどの改善がみられたので，筆者は「最後まで頑張れば，早く復帰できる」と，自信をもって答えた。その後，10回の治療で終了した。患者は元気が出てきて，毎朝ラジオ体操をし，真面目に出勤することができるようになった。

　1カ月後のある日の夜，筆者が帰宅途中，偶然に患者の家族に出会った。家族は「先生のおかげで，うちの主人は毎日出勤している。以前は仕事中のミスが多かったけれど，最近は順調にできるから，この前も社長さんから褒められました」と満足げに話した。

【感　想】うつ病の病理は，肝が疏泄機能を失調して気鬱になり，さらに心肝火盛になることである。本症例は，この内火が外泄できず，内火と痰湿が清竅に上蒙したことによるうつであった。したがって，うつ病の治療においては，たんに肝気鬱滞だけを取り払うのでは不十分なことがある。必ず原因と病理を究明しなければならない。本症例の場合は，和胃・化痰のポイントを捉えて，治療効果を早くあげることができた。

30 上巨虚穴
じょう こ きょ

穴名の由来

「巨虚」とは脛骨と腓骨の間にある大きな間隙を指す。『素問』鍼解篇には、「巨虚なる者は，足骭を蹺ぐれば独り陥する者なり」と記されている。さらに，下巨虚と相対しているため，「上」の字が付いている。また巨虚上廉穴，足之上廉穴の別名もある。

取 穴

『霊枢』本輸篇には、上巨虚穴は「復た三里を下ること三寸」と記されている。つまり，下腿の前外側，足三里穴より直下3寸のところで，脛骨前縁より1横指のところにある。

局所解剖

筋肉：前脛骨筋，下腿骨間膜，後脛骨筋。
神経：外側腓腹神経，脛骨神経，伏在神経の皮枝，深腓骨神経。
血管：前脛骨動脈・静脈，後脛骨動脈・静脈。

要穴・交会

大腸の下合穴である。

作 用

通腸化滞・清熱止痢・理気止痛

『霊枢』邪気蔵府病形篇には「榮，輸は外経を治し，合は内府を治す」と記されている。「内府」とは胃・大腸・小腸・胆・膀胱・三焦の六腑を指す。「合」はその六腑を専門に治す下合穴のことである。上巨虚穴は大腸に会合する下合穴である。そのため，上巨虚穴は大腸の症状に効く。特に大腸湿熱による急性腸炎，赤痢，虫垂炎，あるいは宿便が大腸に詰まり梗塞する便秘，腸イレウスなどに顕著な効果が期待できる。さらに，上巨虚穴の実験研究では，上巨虚穴には大腸の蠕動に強い影響を与えることが明らかになっている。これは，水気嚢の方法でウサギの直腸の蠕動波を記録した実験研究である（上海中医学院生理教室ほか：異なる刺針手技による直腸機能の変動．上海中医学院科学研究論文集，1960）。まず空腹時のウサギの直腸の蠕動波は低下・安定し，蠕

動波は小さく，頻度は緩慢であったが，「上巨虚」に刺鍼し，提挿すれば直腸の蠕動波は増大し，頻度も速まった。一方，ウサギに食事を与えた4時間後には直腸の蠕動波が増大し，頻度も速まったが，「上巨虚」に刺鍼し，提挿すれば，直腸の蠕動波は顕著に低下し，頻度も緩慢になったという。また，他の実験研究では，刺鍼の補瀉手技によってウサギの直腸の蠕動に変化が観察されたという。ウサギの直腸が安定状態になったところで「上巨虚」に「三進一退」の補法をすれば，直腸の蠕動の波幅は増大し，頻度も速まり，興奮状態となっているのがわかったが，「一進三退」の瀉法をすれば，直腸の蠕動の波幅は小さくなり，頻度は緩慢になり，抑制された。これらの実験報告は，上巨虚穴が大腸の下合穴であり，大腸の疾病に効くことを証明したものといえるだろう。

主 治

古典医籍には，下痢，大腸癰，腸中が切れるように痛む，臍周囲の腹痛，食不化，気が胸に上衝する，偏風，手足不仁，膝腫，脚気などを主治するという記載がある。

現代では，急・慢性腸炎，赤痢，虫垂炎，突発性潰瘍性大腸炎，下肢癱瘓などに対する臨床報告がある。

鍼法・灸法

① 直　刺：切皮後，捻転しながら，直刺で1.2寸まで刺入する。局所に酸脹感がある。
② 導気法：切皮後，直刺で1.2寸まで刺入し，導気法を90回行う。酸脹重感のあるひびきが広がる。ときに胃経に沿って上行することがある。突発性潰瘍性大腸炎，胃腸機能の乱れ，便秘と下痢が交互に起こる，腹脹，腸鳴，矢気などに用いる。
③ 瀉法と飛法：切皮後，直刺で1.5寸刺入し，得気したうえで，大きな幅で捻転瀉法を30回行う。より強い酸脹感が足背部へ伝わる。その後，飛法を6回行う。鍼のひびきは，飛法を行うごとに遠方へ飛んで行く感じがある。急性胃炎，急性腸炎，赤痢，虫垂炎などに用いられる。飛法は鍼のひびきを増加させる催気手技の一つである。明代の劉瑾の『神応経』には，飛法は「右手の拇指と示指で鍼を持ち，示指で3回連ねて搓って却す。これを飛という」と記されている。その操作は，大きな幅で3回連続して捻転した後，すぐに手指を鍼から離すと，鳥が空へ飛翔するような動作となり，これをくり返せば，鍼のひびきを増大させることができる。
④ 刮法と震法：切皮後，直刺で1.5寸刺入し，得気したうえで，刮法を60回行い，その後，震法を1分間行う。ソフトな酸重感が足背へ伝わることがある。下肢麻痺，しびれ，冷えに効く。

30．上巨虚穴

配穴と治療

上巨虚穴は大腸の下合穴であり，大腸病を専門に治療する経穴である．大腸の実証だけでなく，虚証にも有効である．よく使う上巨虚穴の配穴と臨床応用例を表❺❶にまとめた．

表❺❶　よく使う上巨虚穴の配穴と臨床応用

主穴	配穴	手技	臨床応用
上巨虚	支溝・大腸兪・曲池・蘭尾	瀉法・飛法	急性腸炎・虫垂炎・赤痢・腹痛など
	天枢・陰交・足三里・合谷	導気法・平補平瀉	慢性大腸炎・便秘と下痢が交互に起こる・腸鳴・腹脹・矢気など
	足三里・八風・懸鍾	刮法・震法・灸頭鍼	下肢の麻痺・しびれ・冷えなど

これは，筆者が来日する前の話である．その当時，毎年，夏になると急性腸炎に罹った患者が増加していた．そこで，その頃勤務していた病院の内科医の協力を得て，急性腸炎の臨床研究を行ったことがある．その研究方法と結果を示すと次のとおりである．

(1) 対象：内科の診察により，急性腸炎と診断された100名の入院患者．生理食塩水・ブドウ糖点滴を受ける．同時に100名の入院患者を無作為にA，B各50名ずつの2組に分けた．

(2) 方法：A組は通常の抗生物質を投与．B組は抗生物質を投与せず上巨虚・天枢穴を取り，捻転瀉法を行った（1日に1回の施術）．観察期間は1週間．

(3) 観察項目：
①発熱が正常に戻るまでに要した日数（発熱ないと略す）
②腹痛が消えるまでに要した日数（腹痛消去と略す）
③下痢が止まるまでに要した日数（止痢と略す）
④大便検査が陰性になるまでに要した日数（検便陰性と略す）

(4) 結果：表❺❷参照

(5) 分析：

表に示したとおりA，B両組とも治療結果はすべて有効であったが，B組の鍼灸治療のほうがA組の抗生物質治療より多くの利点があるのがわかる．

まず，腹痛消去においてB組の1・2日の合計数が38名で全体の76％であったが，一方のA組は5名にすぎず，鍼灸の止痛効果は顕著であった．止痢においても，B組の1・2日の合計数は20名で全体の40％を占めたが，A組は3名しか現れなかった．検便陰性においても，B組は2日目から3名の患者で陰性となっており，3日目からは28名となり，3日間の陰性人数は31名に達し，全体の62％を占めた．一方のA組は1・2日の合計の陰性人数は0名で，3日目で18名となった．この3日間の陰

表❺ A組とB組の治療後変化の比較

所要日数	観察項目							
	発熱ない		腹痛消去		止痢		検便陰性	
	A組	B組	A組	B組	A組	B組	A組	B組
1日				10名				
2日	7名	13名	5名	28名	3名	20名		3名
3日	19名	19名	18名	9名	21名	24名	18名	28名
4日	12名	18名	10名	2名	15名	5名	23名	7名
5日	7名		9名	1名	7名	1名	5名	9名
6日	5名		8名		4名		4名	3名
7日								

性人数は18名で全体の36％であった。発熱が正常に戻る日数でも，B組は4日以内に全員が正常に戻ったが，A組は38名（76％）しか戻らなかった。以上の結果から，鍼灸治療の優位性ははっきりしており，臨床において急性腸炎に鍼灸治療を勧めてよいといえるだろう。

(6) 感想：

　急性腸炎は夏季に多発する疾患の一つであり，発熱・腹痛・腸鳴・下痢といった特徴をもつ。適切な治療を受けなかったり，高齢者・虚弱者・子供などが罹患すると脱水症状が起こりやすいので注意が必要である。この臨床実験では通常の補液治療（生理食塩水・ブドウ糖の補充）を行ったうえで実施されている。

　実験中，鍼灸治療において次のような感慨を覚えた。それは鍼のひびきである。急性腸炎の場合，腸内の細菌によって毒素とガスがつくられ，腸の蠕動が異常に活発となり，腸管の痙攣が起こり，腹痛と腸鳴が多く起こる。これに対し鍼には解痙止痛の効果がある。上巨虚穴を刺し，大きな幅で捻転瀉法を1分間した後，飛法を6回行うと，腹部の腸鳴・腹痛は一時強まった。腹壁は硬くなったようになり，その後，腸鳴が減り，腹痛が緩み，腹部も柔軟になった。最初は，腹部に絞扼のような激痛があり，グルグルと止まらない腸鳴があったが，上巨虚による酸脹感が徐々に上にあがってくるのがわかり，その後，腹部の絞めつけられていた結節が解かれた途端，腹部が軽くなった。患者はその後も下痢の回数が減ったという。これは「気が病所に至る」「気が至れば効あり」の言葉を再現したものといえるだろう。

31 三陰交穴
さんいんこう

穴名の由来

足の太陰経，少陰経と厥陰経の3本の陰経がここで交会していることから，三陰交穴と命名された。

取 穴

『鍼灸甲乙経』には三陰交穴は「内踝の上三寸，骨の下の陥なる者の中に在る」と記されている。明代の『医学入門』には「骨の後で筋の前」にあると，さらに詳細に記されている。つまり，下腿内側部で，脛骨内踝の先端から直上すること3寸，脛骨後縁と腓腹筋の陥凹したところにある。

局所解剖

筋肉：長指屈筋，後脛骨筋，長拇指屈筋。
神経：伏在神経の内側下腿皮枝，脛骨神経。
血管：脛骨動脈・静脈。

要穴・交会

足の太陰経，足の少陰経と足の厥陰経の交会する経穴である。

作 用

養血調経・健脾化湿

足の三陰経は肝・脾・腎の3臓に所属している。肝は疏泄を主り，血を蔵し，脾は運化を主り，血を生み，腎は精を蔵し，精血同源である。「女子は血を以て本と為す」といわれ，女性の生理・妊娠・出産はすべて血に関与している。したがって，肝・脾・腎のいずれかの臓に異変があれば，生理機能の異常が起こりやすい。肝脾が蔵統失司になれば，崩漏，不正出血が起こる。血精が不足すれば，月経量減少，あるいは若年性の無月経になりやすい。

こうした場合に，養血調経の三陰交穴を取れば，治療効果がはっきりと現れる。そのため，三陰交穴は婦人科疾患を治す名穴といえる。また，三陰交穴は太陰脾経の一穴であり，健脾化湿の作用も注目される。その化湿作用は次の両面からみられる。一

つは，脾虚による内湿の場合に，下痢，浮腫，頻尿，排尿不暢などが起こり，三陰交穴の健脾化湿・利尿の作用により，尿量を増加させ，内湿を体外へ排出する。もう一つは，脾は筋肉と四肢を主っているため，湿邪が経絡に沿って四肢・筋肉を犯すと，からだが重だるく，四肢浮腫が起こる。その場合に，三陰交穴に導気法，あるいは温灸をすれば，疏経通絡・祛風利湿の効果が期待できる。

主治

古典医籍には，脾胃虚弱，食欲不振，腸鳴溏泄，四肢が挙がらない，脾病身重，月経不調，崩漏，帯下，無月経，不妊，難産，胎衣不下，産後の悪露が尽きない，産後血暈，遺精，陰茎切痛，小便不利，遺尿，白濁，疝痛，足痿，足下熱，脚気，手足逆冷，膝内痛，歩行不便，癲疾などを主治するという記載がある。

現代では，機能性子宮出血，睾丸炎，帯下，急・慢性腎炎，淋病，腸ヘルニア症，陽萎，遺精，遺尿，滞産，急・慢性腸炎，消化不良，高血圧，湿疹，皮膚瘙痒症，糖尿病，不眠，自律神経失調症，血栓性閉塞性脈管炎などに対する臨床報告がある。

鍼法・灸法

①直　刺：切皮後，捻転しながら0.5寸まで刺入する。局所に脹重感のあるひびきがある。よく使う鍼法である。
②刮　法：切皮後，直刺で0.5寸刺入し，得気したうえで，刮法を50〜100回行う。脹重感のあるひびきが上・下2方向に向かって伝わることがある。陰嚢の腫痛，睾丸炎，排尿困難，排尿痛などの急・慢性腎炎，また激しい下痢の急性腸炎に効く。
③導気法：切皮後，直刺で0.5寸刺入し，得気したうえで導気法を60〜100回行う。湿疹，皮膚瘙痒，消化不良，月経不調，月経痛に効く。
④灸法あるいは灸頭鍼：脈管炎，自律神経失調などに適用する。
⑤埋鍼法：三陰交穴に皮内鍼を埋め1週間，毎日100回以上押す。不眠，慢性湿疹などに適する。

注意事項

古代から，三陰交穴は妊婦への使用が禁止されている。しかし臨床の現場からみれば，妊娠10カ月の間すべてが禁鍼とはいえない。筆者は，逆子の治療で三陰交穴を使って早産させた例はない。大切なことは，妊娠期間と妊婦のからだをしっかりと把握することである。そうすれば，三陰交穴を安全かつ有効に使うことができる。以下に，筆者が体得した三陰交穴の使用時期と臨床応用について紹介しよう。

多数の動物実験の報告より，三陰交穴に刺鍼して，妊娠しているウサギの子宮収縮を増加させたという結果がある（姜松林ほか：三陰交穴位特異性的研究．中医薬学報，1980）（西安医学院第二附属医院婦産科教室：電針による無痛分娩．全国中医経絡針灸学術座談会資料選編．

人民衛生出版社，1959）。筆者はその研究結果をよく考えて三陰交穴を使っている。妊娠初期（妊娠3カ月以内）には，三陰交穴は子宮の収縮を増加させるので，着床したばかりの胎児に対しては不利な刺激である。もし，その時期に三陰交穴を使うと，流産させる可能性があるので，三陰交穴の使用は禁じる。妊娠3カ月前後には，つわりがよく起こるので，鍼灸治療を希望する者がいるが，そのときも三陰交穴の使用は禁じる。

　妊娠7カ月以降は，逆子の妊婦がいる。鍼灸の逆子治療は非常に有効であり，なかでも至陰穴は名穴として知られている。臨床研究の結果からも，至陰穴は胎児の動きに直接影響する経穴の一つである（灸法矯正胎位合作組：至陰穴の灸法による逆子の治療．全国針灸針麻学術討論会論文摘要，1979）（江西省艾灸至陰穴矯正胎位合作組：艾灸逆子の原理の研究．第二届全国針灸針麻学術討論会論文摘要，1984）。しかしもし，子宮内の羊水過少，あるいは胎児の発育が過大の場合には至陰穴でいくらか刺激を与えても，逆子を正常位置に戻すことは困難である。三陰交穴は胎児に直接影響せず，子宮に影響を与えている。したがって，三陰交穴の子宮調整と至陰穴の転胎作用を一緒にして用いれば，逆子をうまく正常位置に戻すことができるだろう。これが，逆子の治療において筆者が三陰交穴を使用する理由である。

　妊娠後期，胎児は出産準備のため，徐々に骨盤のなかに沈み込んでいく。そのため，妊娠後期には下腿部の浮腫，頻尿，便秘などが起こりやすい。三陰交穴は健脾化湿・利尿の効果をもっており，そのときに使えば，妊婦の頻尿・下腿の浮腫にも効く。妊娠後期は，胎児が骨盤のなかに入り込むため，産道周囲の組織が緩まる。また数千グラムになる胎児の体重の重圧によって不安定になっていることもある。したがって，三陰交穴を使うときは，できれば棒灸か皮内鍼を埋める。つまりソフトな刺激が安全だと思う。

　以上は，健康な妊婦に対する治療である。流産歴をもつ妊婦や，多種の重篤な疾患をもつ妊婦に対しては別に論じなければならない。

配穴と治療

　臨床における経穴の使用率からみれば，三陰交穴はトップクラスに入るツボである。さまざまな病気に用いられているが，よく使う三陰交穴の配穴と臨床応用例を表❸にまとめた。

表❸ よく使う三陰交穴の配穴と臨床応用

主穴	配穴	手技	臨床応用
三陰交	腎兪・陰交・関元・子宮	導気法	月経不調・月経痛・無月経・赤白帯下・崩漏・不妊・難産・悪露が尽きないなど
	胃兪・中脘・天枢・足三里	刮法・灸頭鍼	胃脘脹痛・消化不良・下痢・食欲不振・嘔吐・黄疸など
	腎兪・石門・中極・陰陵泉	刮法・灸頭鍼	遺尿・排尿不暢・浮腫・白濁・五淋など
	関元・命門・足三里・陰交	捻転補法・導気法	遺精・陽萎・陰茎痛・早漏など
	血海・曲池・合谷・足三里	導気法・皮内鍼	皮膚瘙痒・湿疹・アトピー性皮膚炎・蕁麻疹など

症例　三陰交穴の配穴で半年以上続いた水様性のおりものを解消

【患　者】女性，35歳，主婦。

【初診日】2006年2月17日

【主　訴】水様のおりものが多い，からだがだるく元気がない。

【現病歴】31歳で長男を，33歳で次男を出産。1人で2人の子供を育ててきた。多忙な家事と長期の寝不足のため，自分でも体力が顕著に低下したのがわかる。カゼを引きやすい。頭がフラフラし，集中力も低下した。病院の検査では異常は認められないが，疲労と言われた。1年前に膣炎に罹った。婦人科で3カ月通院治療を受け，ようやく治ったが，水様のおりものが多いため，毎日生理用品を使わなければならない。多量な水様のおりものはからだが弱わったためではないかと言われた。薬も出されず，自宅で静養するよう指示される。そのため，毎日不安を抱え，ついにインターネットで調べ，体調を整えるため当院に来院した。

【望　診】顔色㿠白，艶がない，痩せ。

【問　診】水様のおりものは毎日ある。生理用品を使わなければならない。めまい，疲れやすい，からだがだるい，元気がない，手足が冷たい，無力，食欲不振，食べると腹が脹満になる。軟便3～4回/日，食後に排便が多い，尿は4回/日，夜間尿はない。睡眠は4～5時間で昼も眠い。

【脈　診】沈細弱。

【舌　診】苔薄白，舌淡，無華。

【耳　診】心区・脾区・胃区が蒼白色。

【弁　証】脾気虚，水湿不化。

【治　則】健脾益気，化湿利水。

【取　穴】脾兪，章門，三陰交，足三里，陰陵泉，関元。

31. 三陰交穴

【解　説】1人で2人の子供を育て，多忙な家事，さらに長期の寝不足によってからだの元気を大量に消耗した。脾は気血を生じる源である。元気の消耗により，まず脾の働きに影響した。そのため，食欲不振，腹脹，食後排便，軟便で1日に3～4回といった脾気虚の症状が起こった。脾気虚を治さないと，元気を生じさせることができない。そのような悪循環のなかで次々と連鎖反応が起こる。気虚のため，疲れやすい，からだがだるい，元気が出ない，四肢無力，冷たくなるといった症状が現れた。また，脾気虚により内湿を生じ，内湿が下焦・子宮に侵入し，おりものが増えた。湿邪は陰邪であり，長期に子宮に滞ると，水湿内汎になり，水様のおりものが増加し止まらないという悪循環に陥る。以上が本症例の基本病理である。

　脾兪穴と章門穴は兪募配穴であり，脾気を調整し，胃気を補う足三里穴と元気の関の関元穴を加え，健脾益気の作用を強化させる。太陰脾経の三陰交穴は，子宮を整える名穴であり，同時に健脾化湿の作用をもつ。特に子宮内の水湿による水様のおりもの・赤白帯下に対して効果がある。また利水化湿の陰陵泉穴の協力を得て，三陰交穴の健脾化湿・止帯の効果はよりいっそう高まる。

【手　技】脾兪穴は椎体に向け斜刺で1.0寸刺入し，捻転補法。章門穴は切皮後，沿皮横刺で0.5寸刺入し，刮法を60回行う。三陰交・足三里・関元穴は直刺で0.5～1.2寸刺入し，得気したうえで捻転補法を行い，その後で灸頭鍼を行う。陰陵泉穴は直刺で0.8寸刺入し，導気法60回行う。

【治　療】8回の鍼灸治療により，患者の体質は著しく改善したようにみえた。食欲が増し，食後の腹部脹満や排便もなく，毎日1～2回の普通便がある。疲れは抜け，知らないうちにめまいも消えた。おりものの量は徐々に減ったが，水様の性質は変わらない。水は寒性であり陰邪である。筆者は「寒ゆる者はこれを熱する」の治療原則を思い出し，温灸で強化することにした。女性の月経・帯下に密接に関係する三陰交穴と関元穴を取り，ニンニク灸を行う。化湿利水の治療法として，芳香化湿・利水滲湿・温化水湿・祛風勝湿・清熱祛湿などの治法が挙げられる。ニンニクは辛温の性質をもち，強い芳香・滲透の力を有する。温灸をすれば，三陰交・関元穴の治療作用は，ニンニクの芳香化湿の力と滲透力に乗ってさらによい効果を発揮する。

　9回目の治療では，三陰交・関元穴の刺鍼を止め，代わりにニンニク灸を行う。ニンニクの芳香・滲透の力と艾の温灸により，病状に改善がみられた。サラサラとした水様性のおりものは，粘稠で，濃くなり，量も減った。そのまま3回治療した後，微量のおりものがあったが，生理用品を使うほどではなかった。合計16回の治療で，半年以上続いた水様性のおりものはきれいに治った。現在は，毎日，元気に子育てをしながら心配なく暮らしている。

32 陰陵泉穴
いんりょうせん

穴名の由来

清代の『医経理解』穴名篇には、「丘、陵は、骨肉の高いところを言う」と記されている。膝の内側を「陰」といい、脛骨の内側顆の高い突起は「陵」のようであり、顆の下の陥凹は「泉」のようであることから、陰陵泉と命名された。

取穴

『霊枢』本輸篇には、陰陵泉穴は「輔骨の下、陥なる者の中なり」とあり、『鍼灸甲乙経』には「膝の下の内側に在る」と説明されている。つまり、陰陵泉穴は、膝の内側にあり、脛骨内側顆の下縁で、脛骨粗面下縁と並ぶところにある。陽陵泉穴と相対している。陰之陵泉穴という別名もある。

局所解剖

筋肉：半腱様筋腱、腓腹筋内側頭。
神経：伏在神経の内側下腿皮枝、深層には脛骨神経がある。
血管：大伏在静脈、下行膝動脈、膝窩動脈・静脈。

要穴・交会

足の太陰脾経の合（水）穴である。

作用

健脾・化湿・利水

脾は中焦に属し、運化を主る。脾の運化機能が失調すると内湿を生じやすく、腹脹、下痢、食欲不振、排尿不暢、頻尿などの症状が現れる。また、「脾は四肢肌肉を主る」「脾は中央にあり、四方を灌漑する」ことから、内湿が経絡に沿って四肢に流入すると、身体困重、四肢浮腫、関節肌肉の痛みなどが起こる。その場合、健脾・化湿・利水の陰陵泉穴を使えば有効である。

主治

古典医籍には、腹脹、腹中寒、食欲不振、下痢、腸中が切れるように痛む、脇下脹

満，水脹腹堅，喘逆して横になれない，小便不利，尿失禁，陰痛，遺精，脚気，水腫，腰が痛んで俯仰できないなどを主治するという記載がある。

現代では，尿貯留，腎炎，腸炎，黄疸，腹水などに対する臨床報告がある。

鍼法・灸法

①直　刺：切皮後，捻転しながら1.0寸まで刺入する。局所に酸脹感のあるひびきがある。

②灸　法：切皮後，直刺で1.0寸まで刺入し，灸頭鍼を行う。あるいはカマヤミニ灸1壮。局所に温熱感がある。尿貯留，排尿不暢などに使う。

③導気法：切皮後，1.0寸まで刺入し，得気したうえで導気法を100回行う。酸脹感のあるひびきがときに膝を越えて上行することがある。腹痛，腹脹，下痢などに有効である。

④埋鍼法：陰陵泉穴に皮内鍼を埋め，毎日200回以上押す。局所に酸脹感がある。慢性下痢，消化不良あるいは慢性腎炎による浮腫，タンパク尿にも使える。

注意事項

灸をするときは火傷に注意する。

配穴と治療

陰陵泉穴は強い化湿・利水の効果があり，水湿内停あるいは水液代謝障害による病によく効く。よく使う陰陵泉穴の配穴と臨床応用例を表❺にまとめた。

表❺　よく使う陰陵泉穴の配穴と臨床応用

主穴	配穴	手技	臨床応用
陰陵泉	中極・水道・三陰交・太白	直刺・灸頭鍼	尿貯留・排尿不利・夜間尿・頻尿など
	天枢・石門・気海・三陰交	直刺・導気法	軟便・下痢・消化不良・腹脹など
	関元・三陰交・足三里・腎兪	灸頭鍼・灸法	浮腫・タンパク尿など

腹部の手術後に，尿貯留，腸内のガス溜りや，硬膜外麻酔による頭痛などが起こることがある。鍼灸治療はこれらの問題を解消する力をもつ。次に鍼灸治療によって尿貯留を改善した例を紹介しよう。

これは，1979年11月頃のことである。ある日，外科医から相談があった。2日前に胃潰瘍穿孔による腹膜炎を起こし，救急手術をした患者である。手術は順調に終えたが，術後，排尿困難，尿貯留になった。昨日，導尿管を挿入し排尿できたが，尿貯

留が心配なため導尿管を留置されている。ところが，81歳と高齢の患者は留置する導尿管を嫌がり，夜間に自分で抜いてしまった。今朝，看護師が病室内を巡回していて導尿管が抜けていることに気がついた。もう一度，導尿管を挿入しようとしたが，患者は強く抵抗した。担当医はこの報告を受け，病室へ駆けつけたが，結局，患者は担当医の度重なる説得にも応じず，そのまま様子を観察することになった。しかし，昼頃から膀胱に尿が溜まるのがわかり，午後3時には，尿貯留がひどくなった。患者は導尿管の使用に同意したが，尿道口を見ると，真っ赤に腫れて，黄色っぽい滲出液もあった。触れると，患者は「痛い，痛い」と大きな声で叫んだ。尿道口が感染したようであった。結局，外科医は「鍼灸治療を頼む」と言って筆者の外来室にやって来た。筆者は午後4時に病室へ行くと約束した。

症例　尿貯留に対する陰陵泉の効果

【患　者】男性，81歳。

【望　診】憔悴した顔貌，艶がない。

【聞　診】低い声で「痛い，痛い」とうめくような声が聞こえる。

【問　診】昨夜，自分で導尿管を抜いた後，尿が出なかった。臍より下腹部が膨脹し，苦しく，触れられないほどの痛みがある。尿が出ないので眠れない。イライラし，軽い頭痛がある。食欲はない，疲れ，少気不足。

【腹　診】下腹部が盛り上がる。腹部には皮下静脈が浮き出ている。拒按。

【脈　診】弦，久按無力。

【舌　診】舌紅少津，苔根部黄膩。

【耳　診】腎区・膀胱区・尿道区に顕著な圧痛がある。

【爪の甲診】小指の爪甲に紅線がある。

【弁　証】膀胱湿滞化熱。

【治　則】化湿，清熱，利尿。

【取　穴】陰陵泉，太白，足三里。

【解　説】「急すれば則ちその標を治す」の原則にもとづいて考えれば，利尿が優先の課題である。排尿は，日常的な生理活動の一つであるが，高齢になると排尿の力が弱くなりスムーズに排尿できないことがある。本症例も，81歳と高齢で，もともと排尿が上手くいかない年齢であり，さらに胃潰瘍穿孔による腹膜炎の緊急手術を受け，体力を一気に消耗し，重度の気虚に陥り，排尿できずに尿貯留になったものである。したがって，本症例の尿貯留を治すポイントは気虚を治し，排尿の力を増加させることである。

　　　　まず利尿の経穴であるが，腹部の中極穴は膀胱の募穴であり，利尿の力をもつが，現在，膀胱の尿は触れられないほど一杯に溜まっており，ここに刺鍼するのは無理である。また，腹部の気海・関元・水道穴などの有効穴もあるが，中極穴と同じ理由で使えない。下肢なら，委中穴は膀胱の下

合穴であり，委陽穴は三焦の下合穴である。これらは利尿の作用があるが，膀胱湿熱の実証の場合で，急性膀胱炎や急性尿道炎などに使うと効果があるツボであり，本症例では不適である。残るツボには，太陰脾経の陰陵泉穴と三陰交穴があり，2穴とも利尿の作用をもつ。三陰交穴は女性の月経・帯下・妊娠・出産に効くのが特徴であり，利尿の効果は2番目である。一方の陰陵泉穴は太陰脾経の合（水）穴であり，健脾・化湿・利水の作用がある。そこで筆者は，陰陵泉穴とともに，患者の食欲がない，疲れ，少気不足といった脾気虚による症状を考え，太陰脾経の兪（土）穴の太白穴と，陽明胃経の合（土）穴の足三里穴を加え，健脾・益気・利尿の作用を高めることにした。

【手　技】陰陵泉穴は直刺で0.8寸刺入し，導気法を100回行う。太白穴はカマヤミニ灸で多壮灸し，熱感がわかれば止める。足三里穴は直刺で1.0寸刺入し，捻転補法を2分間行う。

【治　療】治療前に，使用する経穴，鍼・灸のひびきなどを患者に詳細に説明した。患者は説明を聞いて「導尿管」を使わないなら何でも協力すると答えた。治療を開始する。足三里穴に補法を行い，太白穴にはカマヤミニ灸を1壮，1壮と続けても熱感がわからないと答えるばかりで，合計8壮の灸をした後，ようやく「足が温かい，気持ちが良い」と答えた。陰陵泉穴に，ゆっくりと入れたり抜いたりする導気法を行っていると，患者は「張っているお腹が突然緩んできて，軽くなった」と言った。ソフトな導気法を継続する。すると突然，一人の看護師が「おじいちゃんのパンツが濡れたよ」と言い，慌てて尿瓶を用意した。看護師が「おじいちゃん，尿が出ましたよ」と言うと，患者は「あ，そう，お腹が緩んで，その力が下へ行ったのはわかったけれども，あとはわからない」と不思議そうな顔で話した。その後，1日1回の鍼灸治療を行い，毎日排尿できたので，1週間後に無事に退院した。

33 太渓穴
たいけい

穴名の由来

古代から大と小や，多と少といった概念があったが，自然界では大よりさらに大きなものがある。たとえば，太陽，太極などである。この「太」は盛大の意味である。つまり，腎水は少陰腎経に沿って流れているが，腎水はまず湧泉穴から湧き出て，然谷穴を通過し，本穴に集まって，大きな渓流となる。ここを手で触れると大きく脈が拍動するのがわかる。そのため，太渓穴と命名された。呂細穴という別名もある。

取 穴

『霊枢』本輸篇には太渓穴は「内踝の後，跟骨の上，陥なる者の中なり」と記され，『医学入門』には「内踝の後五分」と記され，『金蘭循経取穴図解』には「果骨の尖と平ら」と記されている。つまり，足の内果とアキレス腱の間で，内果の先端と同じ高さのところにあり，後脛骨動脈の後方の陥凹である。

局所解剖

筋肉：アキレス腱・後脛骨筋腱・長指屈筋腱。
神経：伏在神経・脛骨神経。
血管：後脛骨動脈・静脈。

要穴・交会

足の少陰腎経の原穴，兪（土）穴である。

作 用

補腎納気・滋陰降火

腎は先天の本であり，精を蔵し，生育を主っている。太渓穴は，少陰腎経の原穴である。原穴は，少陰腎気が「遊行出入」する出入り口であり，太渓穴に補法を行えば，填精益腎の作用によって腎虚による男性のインポテンツ，早漏，無精子，不育，あるいは女性の黄体機能不全，若年性の無月経および排卵できないことによる不妊を治療できる。腎陰は五臓の陰の代表であり，腎陰虚なら五臓の陰虚を引き起こす。五行理論から考えると，「子病が母に及ぶ」ことから，特に肝陰虚を引き起こしやすい。

肝腎陰虚があれば，「陰が陽を制せず」という陰虚による肝陽上亢の病状が起こり，頭痛，めまい，耳鳴り，難聴，血圧上昇などが現れる。太渓穴に陰経刺法を行えば，滋陰潜陽をはかることができ，これらの症状を治療できる。

　足の少陰腎経の流注は足底の湧泉穴より始まり，上行する。その本幹の流れは，最後に喉嚨に沿って舌根を挟んでいる。足の少陰腎経の経別の流れも舌根とつながっている。したがって，腎陰虚の場合，腎水がうまく上承できなかったり，虚火が経絡に沿って上炎したりすれば，咽喉の乾き・痛み，嗄声，歯が浮き動揺し痛むといった症状が起こる。これらに太渓穴を取って，先ほどと同じように陰経刺法を行えば，太渓穴の滋陰降火の作用によって，より優れた治療効果が発揮される。

　肺は呼吸を主り，腎は納気を主る。腎気虚による腎不納気となった場合，肺の呼吸は乱れ，咳・喘息・息が足りないといった症状が起こるが，太渓穴の補腎納気の作用により，これらの病症を治すことができる。

　また，心腎相関の説から考えると，腎は精を蔵し，水に属する。心は神を蔵し，火に属する。正常であれば，腎水が心に上済し，心火がこれ以上燃えることがない。しかし，腎陰虚となると，腎水が心まで上承できず，心火がいっそう強く燃え，神明を傷害する。神志が失調すると，不眠，多夢，浅眠，口苦，さらに煩躁，妄動，暴言などの症状が起こる。その場合にも太渓穴を取り，心腎不交による神志病を治療することができる。

　以上のように，太渓穴の補腎納気・滋陰降火の作用によって，さまざまな病気を治すことが可能である。

主　治

　古典医籍には，黙黙嗜臥，少腹熱，心痛，喘息，手足の寒が関節に至る，胸脇支満，嗌中腫痛，消渇，霍乱，足熱，歯痛，耳鳴り，月経不調，遺尿，帯下，大腿内側にベタベタと汗をかき痒い，足跟痛，足底痛，咽乾腫痛などを主治するという記載がある。

　現代では，慢性咽喉炎，眩暈，足跟痛，歯痛，不眠，自律神経失調症，尿道炎，中心性網膜炎，緑内障，黄斑変性症などに対する臨床報告がある。

鍼法・灸法

①直　刺：切皮後，捻転しながら0.3～0.5寸まで刺入する。局所に酸脹感がある。
②陰経刺法：両側の太渓穴に直刺で0.5寸刺入し，得気したうえで，両手で鍼を持ち，小さな幅で同時に捻転する。1分間に260回。酸脹感のあるひびきが，膝へ向いたり，大腿に沿って上行したりすることがある。腎陰虚による咽乾，舌燥，歯痛，不眠，黄斑変性症などに使える。
③捻転補法：切皮後，直刺で0.5寸刺入し，捻転補法を2分間行う。局所に酸重感のあるひびきがある。腎気虚による喘息，咳，慢性腰痛，慢性下痢などに

使える。
④平補平瀉法：切皮後，直刺で 0.5 寸刺入し，平補平瀉を 10 回行う。局所に酸脹重感がある。陰虚火旺による頭痛，眩暈，耳鳴り，難聴，高血圧などに効く。

注意事項

　足の少陰腎経の太渓穴は補腎の要穴であり，その効きめからいえば，補陽より補陰のほうが強いため，多鍼少灸が適している。

配穴と治療

　太渓穴は補腎の重要穴であり，臨床においては，配穴によってさまざまな効きめが現れる。たとえば，補火壮陽の経穴と一緒に使えば，命門火衰による病症に効き，養陰滋水の経穴と一緒に使えば，真陰虚弱による病症に効く。よく使う太渓穴の配穴と臨床応用例を表❺❺にまとめた。

表❺❺　よく使う太渓穴の配穴と臨床応用

主穴	配穴	手技	臨床応用
太渓	印堂・肝兪・腎兪	平補平瀉	眩暈・頭痛・耳鳴り・耳聾・高血圧など
	志室・照海・復溜・合谷	陰経刺法	咽乾・舌燥・歯が浮き動揺し痛む・目赤など
	心兪・厥陰兪・神門・内関	平補平瀉法	不眠・多夢・浅眠・怒りっぽい・煩躁不安など
	肺兪・膻中・気海・定喘	捻転補法	咳嗽・喘息・息切れ・胸悶など
	腎兪・命門・然谷・関元	捻転補法・灸頭鍼	頻尿・尿漏・尿失禁・残尿感・遺精・早漏など

症例　太渓穴による上歯痛の治療

【患　者】53 歳，男性，会社役員。
【初診日】2007 年 12 月 25 日
【主　訴】右側上歯が痛み，食事が摂れない。
【現病歴】年末の多忙ななかで，歯痛が起こった。最初は市販の鎮痛薬を飲んで，痛みはすぐに止まった。1 週間前に右上歯の痛みが再燃し，鎮痛薬を 2 日飲んでも，まったく効果がなかったため，歯科を受診した。特に異常は見つからず，歯科医は「僕は鍼灸もできる。歯の痛みは 1 回の鍼で治ることが多いので，やってみますか？」と言った。患者は納得し治療を受けた。両側の合谷穴を刺鍼し，パルスで通電し，15 分後に抜鍼した。歯科医は「痛みは減りましたか？」と患者に聞いたが，「効きそうだな，でも噛むと，まだ痛いで

す」と答えた。「明日，もう1回鍼をしてみましょう」と指示され，そのまま4回の治療を続けたが，右側上歯の痛みは刺鍼時にだけ軽減するが，抜鍼後，20分くらい経つと，痛みは以前と同じように戻ってしまう。話したり，噛んだりしたときに痛みがひどくなるので，話したくなく，食べられない。そのため，この1週間で体重は3kg減った。結局，歯科医の鍼が効かないことがはっきりしたので，治療を中止し，友人の勧めで当院に来院した。

【望　診】苦痛顔貌。
【問　診】右側上歯の痛みが1日中ある。昼より夜がひどい。歯は浮いて抜けるように揺れそう。食欲はあるが，噛むと痛みが増悪するので食べられない。咽乾，舌燥，特に夜がひどい，潤すだけで飲みたくない。尿赤で1日3回。便は乾結で出にくい。
【脈　診】細弦。
【舌　診】舌痩，乾燥，裂紋，舌絳，苔少。
【耳　診】耳輪が焦暗紅色，心区が紅色，肝区・腎区・口区・歯区に圧痛がある。
【弁　証】腎陰虚，虚火上擾。
【治　則】滋腎，降火，止痛。
【取　穴】太渓，太陽。
【解　説】歯痛はよく見られる症状の一つである。歯痛を起こす原因として，虫歯，歯周病，歯齦炎および顔面神経痛などがあげられる。鍼灸治療の場合，『四総穴歌』の「面口は合谷が収む」といわれることから，合谷穴がよく使われる。しかし，合谷穴を使っても，効いたり効かなかったりするのが臨床の現実である。なぜ歯痛の名穴・合谷穴を使っても効かないことがあるのだろうか。

　まず，経絡の流注から考えると，手の陽明大腸経は下歯に入り，足の陽明胃経は上歯とつながっている。足の少陰腎経の流注は喉嚨に沿って口に入り，舌根部を挟んでいる。また，腎は骨を主り，歯は骨の余りである。以上のことから腎が歯と密接な関係をもっていることがわかる。

　これら歯と経絡の流注および臓腑との関係を理解したうえで，歯痛の場合の証を考えてみよう。胃腸実熱あるいは胃火上炎の場合，歯痛は激しく，夜より昼がひどくなる。局所に熱感があり腫れ，冷却すると一時的に快感が現れる。それと同時に，口苦，口乾，便秘，尿赤，脈洪数，舌紅といった随伴所見もみられる。これら実熱証に対して，合谷穴を瀉すれば，瀉火鎮痛の効果が現れる。ところが，本症例には，歯痛は1日持続し，昼より夜がひどくなる。歯は浮いて抜けるように揺れそう，という特徴がある。随伴症状をみると，局所では発熱・腫れはなく，咽乾，舌燥，脈細弦，舌痩，乾燥，裂紋，舌絳，苔少などで，これらから腎陰虚弱・虚火上炎であることがわかる。そのため，歯科医の4回の合谷穴のパルス治療は効かなかっ

たのである。

本症例は，腎陰虚・虚火上炎による歯痛なので，滋腎陰・降虚火の太渓・太陽穴を取る。太陽穴は上歯の近隣にあり，局所取穴の意味合いも含んでいる。

【手　技】太渓穴は直刺で0.3寸刺入し，得気したうえで，3分間の陰経刺法を行う。太陽穴は切皮後，上歯に向け沿皮横刺で0.5寸刺入し，刮法を120回行う。50分置鍼し，その間15分間おきに各穴に手技を行う。

【治　療】患者は鍼治療の失敗を体験したが，友人の勧めによって当院へ来院した。患者は心の底では鍼治療に対して不信と不安を持っていた。そこで筆者は，患者に丁寧に説明を行った。患者は筆者の説明を聞いた後，「合谷を刺さないというので，安心した」と言った。治療を開始すると，太渓穴の陰経刺法によるひびきと効きめによって，患者は徐々に安静になった。太陽穴に刮法を行うと，1回，1回と刮法を行うたびに脹重感のあるひびきが徐々に広がって，特に右側の太陽穴のひびきが，顎関節，上歯，さらに右側顔面部にも感じられるという。1回の治療後，上歯痛による緊張・こわばった表情は緩み，明るい表情が現れ，口を開けたり，閉じたり，噛んだりしてみて，「えー，痛くない。全然違う」と，満足げに答えた。筆者は，「次回も治療が必要です。いったん歯痛が消えても，しばらくからだを整えて，元気をつけることも必要です」と説明した。患者は「これから，週に1回，先生の治療を受けたい」と答えた。

【感　想】本症例が有効であったのは，腎陰虚火旺の治療ポイントをつかんだことである。筆者の学生時代の勉強を思い出した。若い頃は，歯痛の有効穴は合谷穴しか考えられなかった。ある日，先生の授業で腎陰虚による歯痛もあるという話を聞いたが理解できなかった。帰宅した後，父親（中医師）に話すと，『鍼灸大成』を開いて，「牙歯の痛みは呂細が治に堪える」という言葉を解説してくれた。呂細は太渓穴の別名である。本症例の治療を通じて中医学の弁証論治の深みを改めて思い知らされた。

34 復溜穴
ふくりゅう

穴名の由来
「復」は伏を指し，「溜」は流通を指している。足の少陰経の経気は湧泉穴より起こり，足内果を浅くめぐって，足跟の後ろを通って上行する。経気は復溜穴から深く潜って上行するため，復溜穴と命名された。伏留穴，伏白穴，外命穴，昌陽穴という別名もある。

取穴
『霊枢』本神篇には，復溜穴は「内踝を上ること二寸，動きて休まず」と記され，『神応経』には「太渓と相直する」と記され，『鍼灸集成』には「交信の後五分に在り，交信と平排する」と記されている。つまり，下腿内側にあり，太渓穴より直上2寸のところであり，アキレス腱の前方で交信穴と並んでいる。

局所解剖
筋肉：アキレス腱前方，長拇指屈筋。
神経：伏在神経，脛骨神経。
血管：後脛骨動脈・静脈。

要穴・交会
足の少陰経腎経の経（金）穴である

作用
益腎・利水・止汗

五行の相性・母子関係から考えると，金は水の母であり，復溜穴は少陰腎経の経（金）穴であり，腎経の母穴である。したがって，腎虚の場合，特に腎陰虚による舌乾，口燥，咽喉の乾燥・痛み，のぼせなどに，経（金）穴の復溜穴を取って，補陰の有効手技である陰経刺法を行えば，補腎養陰の効果が期待できる。復溜穴は，経（金）穴であり，金は肺に属する。肺は皮毛を主り，肺の宣発により，津液を全身の皮毛に転輸し，毛孔の開闔をコントロールしている。そのため復溜穴は，発汗過多，無汗，自汗，盗汗，水腫などを治療できる。

主治

古典医籍には，汗が止まらない，盗汗，自汗，嗌乾，目眩，耳鳴，耳聾，失音，舌が巻いて喋れない，水腫，腸鳴，腹痛，腹脹，下痢，四肢腫，腰脊痛，浮腫，滞産，痿証などを主治するという記載がある。

現代では，慢性咽炎，腎炎，尿道炎，機能性子宮出血，ぎっくり腰，足跟痛，脳震盪後遺症，下肢麻痺などに対する臨床報告がある。

鍼法・灸法

①直　刺：切皮後，捻転しながら0.5寸まで刺入する。局所に酸脹感がある。
②陰経刺法：両側の復溜穴に直刺で0.5寸刺入し，得気したうえで，両手で同時に持鍼し，小さな幅で，持続捻転を2分間行う。1分間に260回以上行う。酸脹感のあるひびきが上行し，ときに膝を越えて伝わることがある。口乾，舌燥，咽喉の乾燥・痛み，のぼせ，歯痛などに効く。
③捻転補法：切皮後，直刺で0.5寸刺入し，捻転補法を60回行う。局所に酸重脹感がある。慢性腰痛，脳震盪後の後遺症などに有効。
④埋鍼法：皮内鍼を埋める。毎日朝晩に500回ずつ押す。局所に脹感がある。自汗，多汗，盗汗，耳鳴りなどに有効。

注意事項

復溜穴は経（金）穴であるので，多鍼少灸である。

配穴と治療

よく使う復溜穴の配穴と臨床応用例を表❺❻にまとめた。

表❺❻　よく使う復溜穴の配穴と臨床応用

主穴	配穴	手技	臨床応用
復溜	大椎・合谷・外関	捻転補法・皮内鍼	無汗・自汗・易汗・耳鳴りなど
	太渓・照海・三陰交	陰経刺法	口乾・舌燥・唇裂・咽乾・咽痛・歯痛など
	腎兪・太渓・懸鍾・崑崙	捻転補法・灸頭鍼	慢性腰痛・脳震盪後遺症など

症例　復溜穴の配穴による口・舌・目の乾燥の治療

【患　者】女性，44歳，主婦。
【初診日】2010年4月12日
【主　訴】口乾，舌燥，目の乾燥が1年続く。
【現病歴】1年前に，尊敬する父が突然倒れ，急性心不全により死亡し，大きなショッ

クを受けて，涙がポロポロ落ちて止まらなくなった。周囲の者もその様子を見て，たいへん心配したが，本人はその感情をなかなかコントロールできなかった。1カ月後，感情は少しずつ落ち着いてきたが，その後，知らないうちに，目の乾燥・刺痛・異物感が現れ，眼科の診察を受けた。特に異常は見つからず，目薬の使用を開始した。その後，いつからか覚えていないが，口や舌の乾燥感も起こるようになった。病院で診察を受けたが異常はなく，ビタミン剤だけが出された。長い間，目薬とビタミン剤を真面目に使用しても，病状は一切変わらないため，不安になった。そんなとき，友人が図書館から筆者の著書を借りてきて，それを読んで来院した。

【望　診】顔色潮紅，痩せ。

【問　診】口・舌・目の乾燥や痛みが1日中あり，特に夜にひどくなる。嗄声になることもあり，話しにくい。水は飲みたいが，一口飲んで潤ったら，それで十分である。ときに，ほてりや盗汗がある。夜は熟睡できず，夢をよく見る。大便乾結。尿量は少なく，1日に2回。毎月生理は来ているが，経量は少なく，黒紅色，出血日数は1～2日。

【脈　診】細渋。

【舌　診】舌痩，絳色，乾燥，裂紋，苔少。

【耳　診】耳輪が乾燥し，焦黒色。心区・腎区・口区・眼区に圧痛がある。

【爪の甲診】両拇指の爪甲に黒線がある。

【弁　証】陰虚火旺。

【治　則】滋腎陰，降虚火。

【取　穴】復溜，太渓，照海，三陰交。

【解　説】患者は大きなショックを受け，感情のコントロールができず，終日慟哭し，涙が止まらなかったため，陰液を大量に消耗して，陰虚状態に陥った。「久病は腎に及ぶ」ことより，陰虚が極まって腎陰虚になった。足の少陰腎経の流注は足小指の下から始まり，湧泉穴を通って上行し，体幹部の正中線（任脈）の外方5分に沿って上行し，咽喉部を通って舌根を挟んでいる。そのため，陰虚によって口・舌・咽喉などが乾燥した場合に，少陰腎経の経穴を取れば効果がある。特に足の経穴は，「上の病は下に取る」の意味合いも含まれている。

　　　　復溜穴は少陰腎経の経（金）穴であり，五行相生説によれば，金は水の母である。したがって，母穴の復溜穴を補すれば，腎陰を補う効果がある。太渓穴は少陰腎経の原穴，兪（土）穴であり，補腎の要穴である。照海穴は少陰腎経の一穴であり，陰蹻脈と交会する。『難経』二十八難には「陰蹻脈なる者は，また跟中に起こり，内踝を循って上行し，咽喉に至り，衝脈と交わり貫く」と記されている。照海穴は陰蹻脈の最初の経穴であり，腎陰虚による口・咽喉・目の症状によく効く。さらに，太陰脾経の三陰交穴

は肝経・脾経・腎経の3本の陰経の交会穴である。肝は血を蔵し，脾は血を生み，血を統べり，腎は精髄を主っている。血・精・髄は陰の成分であり，三陰交穴を補すれば，陰液を増加させる効果が期待できる。補陰の力を増加させるため，上述の経穴に補陰のための特別な手技である陰経刺法を行えば，補陰の効果をさらに増強させることができるだろう。

【手　技】復溜・太渓・三陰交穴は直刺で0.3〜0.5寸刺入し，得気したうえで，陰経刺法を2分間行う。照海穴は切皮後，足底に向け，斜刺で0.3寸刺入し，刮法を100回行う。50分置鍼し，その間に10分おきに1回，陰経刺法を行う。週に1回の治療を計画する。

【治　療】この患者は非常に過敏になっていたので，治療前に周到な説明を行う必要がある。上述の経穴に刺鍼し，その後，復溜穴に陰経刺法を行うと，患者は突然，「先生，ひびきが上の方へ行った」と話した。筆者がどこに伝わっているか尋ねると，「膝，膝。今は腿です」と言う。筆者は「安心してください。これは効いている証拠です」と説明した。太渓・三陰交穴に陰経刺法を行った際も同じひびきがあった。照海穴に刮法を行うと，酸麻感が，次々と上がってくるという。治療後，患者に口・舌・目の様子を尋ねると，患者は「悪くない。涎は以前より増えました。口と舌は少し楽になった」と述べた。その後，8回治療を行い，口乾，舌の乾燥・痛みはだいぶ減った。話す声も大きくなり，夜も熟睡できるようになった。治療を継続し，合計19回の治療によって，口や舌の乾燥は完全になくなり，目も楽になった。さらにそれだけでなく，「生理の量が増え，鮮紅色になった。しっかり3〜4日生理があるのでうれしいわ」と，予想外の報告があった。

【感　想】耳鼻咽喉科で治療が限界になった口乾，舌燥，目の乾燥が，鍼灸治療によって有効であった症例である。本症例を通して，筆者は『鍼灸聚英』の『百症賦』に載る復溜穴を絶賛した「復溜は舌乾，口燥の悲を祛る」という詩を思い出し，本穴の養陰潤燥の応用価値を再認識させられた。

35 承山穴
しょうざん

穴名の由来

「承」は引き受けることを指し，「山」は腓腹筋の隆起したところを指している。本穴は腓腹筋の下端の陥凹部にある。そのため承山穴と命名された。また腓腹筋の形態から，肉柱穴，魚腹穴，腸山穴という別名もある。

取　穴

『鍼灸甲乙経』には，承山穴は「兌腨腸の下，分肉の間の陥なる者の中に在る」と記され，宋代の『扁鵲心書』には「腿肚の下に在り，脚指を挺してこれを取る」と記され，元代の『扁鵲神応鍼灸玉龍経』には「僕参の上八寸，腿肚の下，分肉の間に在る」と記されている。つまり，下腿後面で，腓腹筋の筋腹下の正中にあり，委中穴より下８寸のところで，下腿を伸展させると，腓腹筋に「人」という文字様の陥凹ができるので，その先端の下を取穴する。

局所解剖

筋肉：腓腹筋，ヒラメ筋。
神経：脛骨神経，内側腓腹神経。
血管：後脛骨動脈・静脈，小伏在静脈。

作　用

理腸提肛・舒筋健腰

足の太陽膀胱経の流注は睛明穴より始まり，最後は足小指の至陰穴に至っており，全身の頭，項，背，腰，膝，踵などの部位を通っている。「経絡の過ぎるところは病の治するところ」という考えからみれば，全身の各部位の痛みやしびれを治療できる。特に腰より下の酸痛感のある麻痺に対する治療効果が高い。これらの疾患に有効な経穴には，委中・承山・崑崙穴などがあるが，承山穴はより優れた舒筋健腰の効果が期待できる。太陽膀胱経の経別の流注は，膝窩より出て，上行し肛門に入っている。したがって，臨床において各種の痔疾，脱肛などに対して承山穴に導気法を行えば，鍼のひびきはしばしば膀胱経に沿って上行し，肛門へ行く。承山穴は理腸提肛の作用によって痔を治す要穴である。

主治

古典医籍には，転筋目眩，腰脊痛，下肢酸重，足跟痛，脚気，痔，泄瀉，痢疾，便秘，脱肛，便血，膝が腫れ長く立っていられないなどを主治するという記載がある。

現代では，腰腿痛，坐骨神経痛，下腿のつり，下肢萎軟無力，痔などに対する臨床報告がある。

鍼法・灸法

①直　刺：切皮後，捻転しながら1.0寸まで刺入する。局所に酸脹重感がある。

②刮　法：切皮後，直刺で1.0寸刺入し，得気したうえで，刮法を100回行う。酸脹感が下腿全体にまで広がる。下腿のつり，下肢の萎軟無力，坐骨神経痛などに有効。

③導気法：切皮後，直刺で1.0寸刺入し，得気したうえで，導気法を100回行う。脹重感のあるひびきが局所から膀胱経に沿って上行することが多い，脱肛，痔，血便などに使う。

④刺絡抜罐法：梅花鍼で皮膚が潮紅するまで承山穴を軽く叩き，その後，吸い玉を施す。嘔吐，下痢，赤白痢，腹痛などに効く。

注意事項

直刺で1.0寸以上刺入すると，深層の脛骨神経に当たる可能性があるので，注意が必要である。ただ，小児麻痺の後遺症や，外傷性の下腿部筋肉癱瘓・麻痺の場合に使ってもよい。

配穴と治療

よく使う承山穴の配穴と臨床応用例を表❺にまとめた。

表❺　よく使う承山穴の配穴と臨床応用

主穴	配穴	手技	臨床応用
承山	二白・長強	導気法	痔・脱肛・血便・肛門痛など
	環跳・居髎・委中・崑崙	刮法	坐骨神経痛・下腿のつり・小児麻痺後遺症など
	上巨虚・曲池・合谷	刺絡・抜罐法・瀉法	嘔吐・下痢・発熱・腹痛など

症例　承山穴と百会による肛門痛の治療経験

【患　者】男性，45歳，会社員。
【初診日】2008年2月12日
【主　訴】肛門痛が3カ月治らない。

【現病歴】20代のころ何回も血便があり，病院で診察を受けた。特に異常は認められなかったが，硬便のため，肛門に傷をつくった外痔と診断され，外用薬を使って，肛門の痛みと出血はなくなった。その後，食事に注意し，野菜を多めにとって，毎日普通の便があった。35歳で転職し営業を担当するようになり，外食の機会が増え，飲酒の回数も増えた。そのため便秘がひどくなり，血便が出るようになった。病院を受診し，「かなりひどい痔がある」と言われて，薬をもらった。仕事が忙しく，海外出張も多いため，さらに痔はひどくなった。3カ月前に，ひどい血便と肛門痛のため手術を受けた。術後，出血はなくなった。肛門痛と肛門違和感があり，鎮痛剤を飲んでも効かなかった。肛門科の治療は限界になり，他の治療を求めて，インターネットを調べて当院へ来院した。

【問　診】肛門痛と重く下垂する不快感が1日中ある。特に疲れたり，長時間立っていたり，歩行時に強く感じる。食欲は普通。尿は1日に4回で，夜間尿はない。めまい，耳鳴りもない。睡眠7時間で，熟睡できる。

【脈　診】やや弦，細。

【舌　診】苔薄，舌根薄膩。

【耳　診】胃区・腸区・肛門区に圧痛がある。

【爪の甲診】両側小指の爪甲に褐色点がある。

【弁　証】経気阻滞。

【治　則】理気，舒経，止痛。

【取　穴】承山，百会。

【解　説】承山穴は足の太陽膀胱経の一穴である。太陽膀胱経の経別の流注は膝窩より出て上行している。そのうちの1本は，骶骨下5寸のところから直接肛門に入っている。そのため，内痔・外痔など肛門の病に膀胱経の経穴が効くのである。

　　　　　なかでも，承山穴の治療効果が古くから認められている。たとえば『馬丹陽天星十二穴雑病歌』の6番目には「承山は魚腹と名づく，腨腸の分肉の間，よく腰疼痛，痔疾，大便難を治す」と記されている。百会穴は，督脈の一穴である。『素問』骨空論篇には，「督脈なる者は，少腹に起きて以て骨中央に下る。……其の絡は陰器を循り，篡間に合し，篡後を繞い，別れて臀を繞う」と記され，督脈の経気は少腹内から起こり，下行して骨盆に入り，会陰，肛門を通って，臀部より上行すると説明されている。また『難経』二十八難には「督脈なる者は，下極の兪に起こり，脊裏に並びて上がり風府に至り，入りて脳に属す」と記されている。ここで言う「下極の兪」とは長強穴のことである。つまり，督脈の流注は，長強穴から始まって，脊柱に沿って上行して頭部にまで至っている。「経絡の過ぎるところは病の治するところ」「下の病は上を治す」の治療原則から，頭頂部

の百会穴は肛門の病を治すことができる。現代の経穴研究では，百会穴に温灸を行うと，肛門部の皮膚温が上昇することが報告されている。以上より，本症例の治療では承山穴と百会穴を取穴することに決めた。

【手　技】承山穴は直刺で 0.8 寸刺入し，得気したうえで，導気法を 60 回行った後，刮法を 60 回行う。百会穴は棒灸を 20 分施す。50 分置鍼し，その間に 15 分おきに，導気法と刮法を行う。週に 2 回の治療を計画する。

【治　療】治療中，導気法と刮法をくり返し行うと，患者は「酸脹感のあるひびきが上がってきて，肛門が動くように感じる」と話した。また棒灸を行ったときも，「からだがジワー，ジワーとして，ポカポカするように感じる」とも言った。治療後，患者は「気持ちいい。肛門も少し楽になった」と述べた。

　2 回目の治療の前に，患者は「前回の治療の当日は効いたように感じたけれど，翌朝，目が覚めると，肛門痛は以前と同じように感じた。鍼で僕の病気が治りますか？」と不安そうに話した。筆者は患者の脈を取り，前回の弦脈が消失していることがわかったので，「今日は，鍼の手技の回数を増やして 100 回行います。棒灸の時間も延長して，30 分にしましょう」と答えた。今回の治療では，鍼による肛門の躍動感と棒灸による温熱感はさらに強くなった。

　3 回目の治療の日，患者は笑顔で「2 回目の治療は効いたよ。肛門の痛みと重く下垂する感じはだいぶ減りました」と興奮しながら話した。筆者は「そうですね，頑張ってください」と自信をもって答えた。それ以降，5 回の治療によって，患者は完全に肛門痛，重く下垂する不快感から解放され，毎日安心して暮らすことができた。

36 懸鍾穴
けんしょう

穴名の由来

「懸」とは「つり上げる」という意味である。本穴は足の外果の上3寸のところにある。古代には子供がここに鐘（鍾）の形に似た鈴をぶら下げていたことから，懸鐘（鍾）と命名された。解剖組織からみると，本穴の所在部位は腓骨の下4分の1と上4分の3の間にあり，長腓骨筋の分布はちょうどここで終わっている。外観上，骨がここで絶断される形になるため，絶骨という別名もある。

取穴

『鍼灸甲乙経』には，懸鍾穴は「足外踝の上三寸の動なる者の脈の中に在り，これを按じると陽明の脈が絶え，すなわち之を取る」と記され，『鍼灸大成』には「尖骨を尋摸する」と記されており，さらに『金藍循経取穴図』には「絶骨尖を細かく須て揣摸し，前に如くこと三分あるいは一寸の高さのところが陽輔，絶骨尖の間の筋骨の縫中が懸鐘（鍾），三陰交と対である」と詳細に記されている。つまり，下腿外側で，足の外果の最高点より上3寸のところにあり，腓骨後縁に取穴する。

局所解剖

筋肉：長指伸筋，短腓骨筋，下腿骨間膜。
神経：外側腓腹神経，深腓骨神経。
血管：前脛骨動脈・静脈。

要穴・交会

八会穴の髄会穴である。

作用

益髄健脳・泄胆火・舒筋脈

脳は元神之府であり，髄海である。高熱，房事不節，過労，ストレスなどがあると精髄を消耗しやすい。精髄不足になれば，脳を充養できず，思考・判断・反応などに障害が起こり，集中力・判断力の低下，健忘，不眠，知能の低下などがみられる。その場合に，髄会穴の懸鍾穴（絶骨）に補法を行うと，よりよい益髄・健脳・聡明の効

常用40穴

果が期待できる。

　足の少陽経別の流注の最後は咽を挟んでいる。足の少陽経筋の流注の最後は上に向かって鼻に結んでいる。慢性副鼻腔炎は，古代には「鼻淵」「脳漏」と呼ばれていた。その病理は，熱邪が足の少陽胆経に沿って犯すことである。懸鍾穴は泄胆火の作用をもち，瀉法を行うと，鼻づまり，鼻汁，嗅覚低下といった症状を治すことができる。また，足の少陽胆経の流注部位に起こる欠盆部の痛み，胸脇痛，腰仙部痛も治療できる。

主　治

　古典医籍には，心腹脹痛，胃中有熱，腋下腫，食欲不振，熱病で汗がでない，鼻衄，鼻淵，脚気，中風，風労重痛，頸項強痛，喉痺，下痢などを主治するという記載がある。

　現代では，落枕，偏頭痛，内反足，健忘，自律神経失調症，不眠などに対する臨床報告がある。

鍼法・灸法

① 直　刺：切皮後，捻転しながら0.5寸まで刺入する。局所に脹重感がある。
② 軽瀉法：切皮後，直刺で0.5寸刺入し，得気したうえで軽瀉法を2分間行う。局所に重脹感がある。鼻づまり，鼻汁，前額部の重痛，鼻衄などに有効。
③ 刮　法：切皮後，直刺で0.5寸刺入し，得気したうえで刮法を100回行う。局所に酸脹感がある。ときに上下に向けて伝わる。欠盆部の痛み，胸脇痛などに有効。
④ 導気法：切皮後，直刺で0.5寸刺入し，得気したうえで，導気法を60回行う。ソフトな酸脹感がある。不眠，健忘，集中力低下などに効く。またアルツハイマー病や痴呆症の予防作用もある。

注意事項

　懸鍾穴は髄会穴であり，髄は陰に属するので，一般的には多鍼少灸である。

配穴と治療

　臨床でよく使う懸鍾穴の配穴と臨床応用例を表❺❽にまとめた。

表❸　よく使う懸鍾穴の配穴と臨床応用

主穴	取穴	手技	臨床応用
懸鍾	瞳子髎・外関・中渚	瀉法・刮法	偏頭痛・めまい・頭は重くすっきりしないなど
	百会・印堂・心兪・内関	導気法	健忘・不眠・動悸・判断力の低下・脳鳴など
	列欠	刮法・灸法	落枕など

症例　懸鍾穴の配穴で偏頭痛を解消

【患　者】女性，39歳，会社員。

【初診日】2007年5月15日

【主　訴】左偏頭痛が1年続く。

【現病歴】入社後，残業が多いためか，左側の偏頭痛が時々起こり，市販の鎮痛薬を飲むと，痛みは消える。35歳の転職後，職場の人間関係がうまくいかず，熟睡できない。その翌日に左側の偏頭痛がよく起こる。病院の検査では特別な異常は認めない。その後，鍼灸・整体・指圧・漢方薬の治療を何回も受けたが，偏頭痛は変わらない。現在，偏頭痛はほぼ毎日起こるため，市販の鎮痛薬が手放せない。

【問　診】左頭部にズキン，ズキンとした脹痛が常時ある。忙しいとき，不愉快なとき，疲れたときにひどくなる。そのときには，めまい，悪心，左側の目の痛みも随伴する。イライラする，緊張しやすい，手掌に汗をかきやすい，食欲は普通，便は毎日1回，尿は1日に4回。普段は熟睡できるが，ストレスが溜まると寝つきが悪い，睡眠は浅く，その翌日には左側偏頭痛もひどくなることが多い。毎月の生理は偏頭痛の発生とは無関係である。

【脈　診】細，弦。

【舌　診】舌辺紅色，少津，苔薄黄。

【耳　診】心区・肝区・皮質下区の圧痛が顕著。

【弁　証】肝胆経気阻滞。

【治　則】疏経，導滞，止痛。

【取　穴】風池，肩井，瞳子髎，外関，懸鍾。

【解　説】職場のストレスが偏頭痛を起こす主要な原因である。ストレス，寝不足などにより，肝気の疏泄ができず，患者はイライラする，緊張しやすい，寝つきが悪い，浅眠といった症状が起こった。経絡の流注からみると，側頭部に流れている主要な経絡は足の少陽胆経である。肝と胆は表裏関係にあるため，疏泄できない肝気は胆経の流注に乗って上逆し，側頭部の経気阻滞が起こって偏頭痛が発生する。これが本症例の基本的な病因と病理である。

これに対し，まず足の少陽胆経の風池・肩井・瞳子髎・懸鍾穴を取る。風池穴は清頭目・止疼痛の効果がある。肩井穴は平肝・降逆の効果がある。瞳子髎穴は側頭部にあり，局所取穴の意味を有し，止痛の効果がある。懸鍾穴は下腿にあり，「上の病は下に取る」の意味から，側頭部に阻滞する肝胆の気を誘導し，下行させる効果が期待できる。

　側頭部に流れている経絡は足の少陽胆経だけでなく，手の少陽三焦経の流注も手の薬指の関衝穴から始まり，上肢の背側に沿って上行している。そのうち，胸中の一枝は欠盆から出て後頸部を通って，耳の後ろと連絡し，さらに耳の上方に至る。その後，側頭部を通って下行し，手の太陽小腸経の顴髎穴と交会する。また，耳の後の一枝は耳の後ろから耳の中に入り，耳の前の耳門穴より出て足の少陽胆経の上関穴の前を通って，側頭部の絲竹空穴と交会している。そのために，少陽三焦経の経穴は偏頭痛にも効く。そのなかでは外関穴が有用である。

　以上の経穴により，疏経・導滞・止痛の治療効果を期待できるだろう。

【手　技】風池穴は鼻に向け斜刺で1.0寸刺入し，得気したうえで導気法を行う。肩井穴は切皮後，沿皮横刺で0.5寸刺入し，刮法を90回行う。瞳子髎穴は切皮後，後方に向け沿皮横刺で0.5寸刺入し，刮法を90回行う。外関・懸鍾穴は直刺で0.5寸刺入し，導気法を90回行う。50分置鍼。週に1回の治療を計画する。

【治　療】風池穴に導気法を行うと，酸脹感のあるひびきが後頭部に沿って上行し，徐々に耳の上に至り，さらに側頭部にも感じられた。瞳子髎穴では脹重感のあるひびきが側頭部全体にまで感じられた。風池・瞳子髎穴のひびきは側頭部に広がっているため，患者は「頭がズキ，ズキと脹っています。大丈夫ですか」と不安そうに話した。そのとき，肩井穴に刮法を行うと，肩上部からの重圧感がからだの下部へ行くように感じるという。さらに懸鍾穴と外関穴に導気法を行った。特に懸鍾穴に導気法を1回，1回とゆっくり，ゆっくりと入れたり抜いたりしていると，患者は「緊張している側頭部が緩んで軽くなった。頭の気が下へ行くようにスッキリと感じます。鍼がそこまで効くとは，不思議ですね」と半信半疑に言ったので，筆者は「今晩，普段よりも早く寝てください。それが鍼の効果を高めます」と伝えた。

　翌日の夜，患者から電話があった。「今日は，1日中，偏頭痛が起こりませんでした。鍼がここまで速効するとは，本当に信じられません。私の偏頭痛も治るかな」と言う。筆者はこの報告を聞いて，「鍼灸治療はまだ始まったばかりです。これからしっかりと鍼灸治療を受ければ，安心です。次回も治療に来てください」と伝えた。その後，合計11回の治療を経て，偏頭痛は完全に消えた。鎮痛薬も必要なくなり，毎日元気に暮らしている。

37 照海穴
しょうかい

穴名の由来

「照」とは光明のことであり，「海」は百川が帰属するところであり，足底を指す。左右の足底を合わせると，大きな陥凹を形成し，海のように見えるという説があり，そのため照海穴と命名された。また，陰蹻脈の流注は照海穴と交会し，最初の交会穴であるため，陰蹻穴という別名もある。

取　穴

『鍼灸甲乙経』には，照海穴は「足内踝の下一寸に在る」と記され，『神応経』には「前後に筋があり，上に踝骨があり，下に軟骨があり，その穴は中に居す」と詳細に記され，さらに『鍼灸甲乙経』には「両足を相い合わせ，その穴は自ら見える。鍼が入った後は，移動を忌むべし」と取穴法についても記されている。つまり，足の内側で，内果先端の下方の陥凹部にある。

局所解剖

筋肉：後脛骨筋健，長指屈筋腱。
神経：伏在神経，腓骨神経，深部には脛骨神経。
血管：後脛骨動脈・静脈。

要穴・交会

陰蹻脈が始まるところであり，陰蹻脈と交会する経穴であり，八脈交会穴の１つである。

作　用

養陰・安神・利咽

足の少陰腎経の流注は湧泉穴から始まり，上行し，喉嚨をめぐって，舌本を挟んでいる。その経別の流注は，舌根部に連絡している。腎陰虚火旺の場合，虚火は経絡に沿って，喉嚨・舌にまで上炎するので，口乾，舌燥，咽痛，咽の腫れを生じさせる。その場合，照海穴に捻転補法を行えば，養陰・利咽の効果が現れる。また，足の少陰腎経の流注は上がって肺に入っている。本穴は列欠穴とともに八脈交会穴の一つであ

り，咽喉・胸腹・呼吸器系の病にも有効である。

　さらに照海穴は腎経に属し，陰蹻脈の始まるところである。そのため，陰蹻脈は陽蹻脈と共同して，人体の肢体活動と睡眠および目の開閉をコントロールする。『霊枢』寒熱病篇には「陽気盛んなれば則ち瞋目し，陰気盛んなれば則ち瞑目する」と記されている。つまり，衛気は陰陽両蹻脈の流注に乗って全身に散布されており，もし衛気が陽に入って陽蹻脈気が旺盛になれば，目が開いてしまって眠れなくなり，もし衛気が陰に入って陰蹻脈気が旺盛になれば，目が閉じてしまって眠くなるという。『難経』二十九難には「陰蹻の病為るは，陽緩にして陰急なり。陽蹻の病為るは，陰緩にして陽急なり」と記されている。つまり，陰蹻脈の始まる照海穴は，夜間に癲癇が好発する病状や，下肢が萎軟無力で内反するという「陰急陽緩」の病気を治療することができるのである。

主　治

　古典医籍には，咽乾，喉中閉塞，口乾，舌燥，目痛，梅核気，少腹痛，小便淋瀝，閉経，陰挺，陰中腫痒，難産，胎衣不下，夜間に癲癇発作が起こるなどを主治するという記載がある。

　現代では，高血圧，不眠，慢性咽炎，梅核気，足跟痛，腎炎などに対する臨床報告がある。

鍼法・灸法

①斜　刺：切皮後，鍼を下方へ向け0.3寸刺入する。局所に酸脹感がある。
②震　法：切皮後，鍼を下方へ向け0.3寸刺入し，得気したうえで小さな幅で，1分間，提挿・捻転あるいは軽く動揺させる。局所の酸脹感が徐々に広がって行くことがある。慢性咽炎，梅核気，口乾などに効く。
③埋鍼法：皮内鍼を埋め，毎日朝・晩に100回ずつ押す。高血圧，不眠などに効く。

注意事項

　本穴は多鍼少灸であり，火傷しやすい。注意を要する。

配穴と治療

　照海穴は陰蹻脈と交会するため，腎の病だけでなく，目・舌・肢体・睡眠などの障害に対しても応用できる。よく使う照海穴の配穴と臨床応用例を表❺❾にまとめた。

表❺❾　よく使う照海穴の配穴と臨床応用

主穴	配穴	手技	臨床応用
照海	復溜・廉泉・承漿	陰経刺法・平補平瀉	口乾・舌燥，咽喉の乾燥・腫れ・痛みなど
	陶道・豊隆・内関	導気法	癲癇の夜間発作・足の内反軟弱など
	肝兪・志室・光明・絲竹空	捻転補法・刮法	目のかすみ・視力低下・目眩・眼精疲労など

　照海穴は少陰腎経の一穴であると同時に，陰蹻脈と交会する経穴でもある。そのため，照海穴は腎の病でも，陰蹻脈の異常による病状でも治すことができる。『難経』二十九難の「陰蹻の病為るは，陽緩にして陰急なり。陽蹻の病為るは，陰緩にして陽急なり」という記載は，肢体の拘急や弛緩を指しており，癲癇の発作によくみられる。陰陽からみると，癲は陰に属し，狂は陽に属する。癲の発作では，四肢の拘急・痙攣が起こり，口から飛沫を出して「メー，メー」と，羊の鳴き声のような声を出すため，「羊癲風」という俗称もある。そうした癲癇発作に対して，筆者は，照海穴を利用して効果を得た経験があるので，次に紹介しよう。

症例　照海穴による癲癇発作の治療経験

　これは，1980年の春頃のことである。勤務先の病院の職員が自分の娘を連れて相談にやって来た。父親が言うには，娘は中学2年生で，最初は，夜遅くまで勉強していて体調が悪くなり，めまい，頭痛が起こったという。横になると症状は緩和した。両親は単に娘が勉強し過ぎたためと思って，無視していた。1カ月後，様子がおかしくなりだし，昼にも発作が起こるようになり，発作回数も増えた。ある日，発作が起こり，手足の痙攣も起こった。顔を見ると，真っ白になり，口から涎を流していた。驚いて救急車を呼び入院させることになった。さまざまな検査を受け，脳電図では癲癇波が発見され，抗てんかん薬の服用を始めた。半年間，薬を飲んで，症状はだいぶ抑えられ，発作の頻度も減少した。ただ，最近，夜に小さな発作が起こるので，担当医に相談すると，子供に対してはこれ以上の薬は出さないと言われた。西洋医学の治療は限界で，鍼灸治療ができるかという相談であった。

【問　診】発作が起こらなければ，普通に暮らすことができる。疲れ，寝不足，緊張したときに発作が起こりやすい。発作が起こる直前に，めまい，頭痛を感じる。発作後は，からだが疲れ，休みたい。発作のことはまったく覚えていない。普段から，体力が足りない，元気がない，疲れやすい，咽が乾燥している，ほてり，寝汗がある。

【脈　診】細，沈，無力。

【舌　診】舌痩，乴燥，苔少。

【弁　証】腎陰虚，陰蹻失調。

【治　則】補腎，調陰。

【取穴と治療】患者は鍼を恐がり，強く抵抗して，大きな声で泣いた。現状では普通の刺鍼治療を行うのは無理であった。そこで筆者は，少数穴で，また毫鍼ではなく，皮内鍼・円皮鍼・王不留行子で治療することを考えた。考慮した結果，照海穴に皮内鍼で埋鍼治療を行うことにした。患者とその親に皮内鍼を見せながら治療について説明すると，小さな鍼を1カ所に刺すだけなので，子供は治療に納得した。筆者は「照海穴に皮内鍼を埋め，毎日朝晩に100回ずつ押しなさい。特に発作の予感があったら，しっかりと押すように」と伝えた。

　2日後，職員が筆者の外来室にやって来て，「先生，昨日はまだ軽い発作がありました。どうすればよいでしょうか」と言う。筆者は「本当は普通の鍼灸治療を行えば，効果も現れるはずですが，子供ではなかなか協力できないので無理ですね。照海穴は有効穴ですから，もう少し様子を見てみましょう」と説明した。

　1週間後，職員が患者を連れて来て「この前に話した後は，1回も発作が起こりませんでした。顔を見ても元気そうになりました。ありがとうございます。照海穴は効いているね」とうれしそうに言った。報告を聞いた筆者は「照海穴を少し休ませて，3日後にもう1回埋鍼しましょう」と説明した。患者の親は「この3日間，何もしなくて大丈夫なのですか」と不安そうに言った。そこで筆者は「大丈夫ですよ」と自信をもって答えた。3日後，職員と患者がやって来て，「先生の言うとおり，この3日は無事でした」と報告した。その後，10日に一度，照海穴に埋鍼治療を行い，途中，3日間治療を休みながら，4カ月継続して治療を行っていると，いつの間にか癲癇発作は消えてしまった。

38 太衝穴
たいしょう

穴名の由来

「太」は「大」よりさらに大きいという概念であり，経穴のなかでは，三陰経のすべての原穴には「太」の字が付いている。原穴は経気が「遊行出入」するところであり，該当する臓腑機能を反映し，治療に用いてもよく効く経穴である。「太」の字が付く経穴はその重要性を示している。「衝」は要衝を指している。肝は血を蔵し，厥陰肝経は多血少気の経絡である。したがって，太衝とはこの部位の血気が旺盛であることを示している。特に血と密接な関係をもつため，太衝穴は「血の関」ともいわれる。

取穴

『霊枢』本輸篇には，太衝穴は「行間の上二寸，陥なる者の中なり」と記され，『鍼灸甲乙経』には「足の大指（拇指）本節の後二寸に在る，あるいは一寸五分と曰う。陥なる者の中なり」と記されている。つまり，足背部で，第1,2中足骨底間結合部の前の陥凹，長拇指伸筋腱の外縁に取穴する。

局所解剖

筋肉：長拇指伸筋腱と長指伸筋健の間，短拇指伸筋腱の外側，第1背側骨間筋。
神経：内側足背皮神経，深腓骨神経。
血管：足背静脈網，第1背側指動脈・静脈。

要穴・交会

足の厥陰肝経の原穴であり，兪（土）穴である。

作用

平肝熄風・養血調経・柔肝明目

肝は疏泄・蔵血を主っている。足の厥陰肝経の流注は足の拇指の大敦穴から始まり，上行している。その流注は目系につながり，脳を通って頭頂部の百会穴に達している。肝は剛臓であり，躁動しやすい性格をもっている。そのため，もし肝陽上亢，あるいは肝火上炎があれば，肝風を煽動して，肝風が厥陰肝経に沿って上逆する。そのときには，激しい眩暈，頭痛，口眼歪斜，肢体の震えといった肝風内動の症状が現

れる。その場合，厥陰肝経の原穴である太衝穴が重要な経穴となり，平補平瀉をすれば，平肝熄風の効果が期待できる。

また，肝血不充の場合には，目竅を潤養できず，目のかすみ・疲れ，乱視，二重に見えるといった目の病が起こりやすい。そんな場合にも太衝穴が有効である。また，肝が血を蔵さず，疏泄を失権し，衝任失調になれば，生理不順，月経痛，無月経といった婦人科病症が現れる。太衝穴に補法を行うと，養血調経の効果が現れる。

肝は「体は陰にして用は陽」という説がある。これは，肝は血を蔵することから本体は陰に属しているが，肝は疏泄を主っていることから肝の作用は陽に属していることを言ったものである。肝は剛臓であり，易動・喜躁という特徴をもつ。陰陽説では，陰と陽の相互制約によって，陰陽の平衡が維持されていると考えている。そのため，肝血が柔和となることで，肝の易動・喜躁がコントロールされ，疏泄が正常に行われるのである。その理論から考えると，肝の疏泄が失調して，イライラ，怒りっぽい，煩躁不安，脇肋脹痛などが現れたときには，怒りや煩躁を鎮圧する瀉法よりも，養血の治法で，肝を柔和させるのが最も効果的である。その場合にまず選ばれる経穴が，多血少気の厥陰肝経の原穴である太衝穴である。臨床においては，太衝穴の養血柔肝の効果が優れる。

主　治

古典医籍には，目眩，目昏，目赤痛，迎風流涙，頭痛，喉痛，咽喉気梗，脇肋痛，疝痛，陰部痛，陰縮，排尿不暢，遺尿，癲癇，肋下支満，少腹満，大便難，黄疸，腰痛，脚気，産後に汗が出て止まらない，崩漏，無月経などを主治するという記載がある。

現代では，高血圧，自律神経失調症，肝炎，機能性子宮出血，月経不調，滞産，肋間神経痛，乳腺炎，近視，視力低下，緑内障，結膜炎，顔面筋痙攣，手指の震え，ヒステリーなどに対する臨床報告がある。

鍼法・灸法

①直　刺：切皮後，捻転しながら 0.3 寸まで刺入する。局所に酸脹感がある。
②刮　法：切皮後，直刺で 0.3 寸まで刺入し，得気したうえで，刮法を 100 回行う。局所の酸脹重感が次々と広がっていくことがある。高血圧，肝機能障害，不眠などに用いる。
③陰経刺法：切皮後，直刺で 0.3 寸刺入する。両手で鍼を持ち，陰経刺法を 3 分行う。局所の脹重感が広がって，ときに足背を通って下腿，あるいは大腿へひびくこともある。緑内障，視力低下，眼精疲労，あるいは眼底の疾病にも使える。
④導気法：切皮後，直刺で 0.3 寸刺入し，得気したうえで導気法を 100 回行う。局所に脹重感がある。肋間神経痛，月経痛，月経不調などに使える。

⑤埋鍼法：皮内鍼を太衝穴に埋める。毎日，朝晩に 100 回ずつ軽く押す。顔面麻痺，痙攣，手指の震えに効く。

注意事項

厥陰経は多血の経絡であり，原穴の太衝穴は肝血の反応点でもあるので，一般には多鍼少灸である。

配穴と治療

太衝穴は肝の病，あるいは肝胆とつながる病気を治す要穴であり，数多くの全身の病気に効く経穴である。よく使う太衝穴の配穴と臨床応用例を表❻にまとめた。

表❻ よく使う太衝穴の配穴と臨床応用

主穴	配穴	手技	臨床応用
太衝	肝兪・風池・太渓・養老	陰経刺法・導気法	緑内障・近眼・眼精疲労・老眼・乱視など
	肝兪・太陽・陽陵泉・頭維	平補平瀉法・刮法	高血圧・頭痛・めまい・肝機能障害など
	内関・支溝・中脘・外関	導気法	肋間神経痛・脇肋苦満・脘腹脹満・ゲップなど
	印堂・厥陰兪・神門・内関	平補平瀉	不眠・不安・イライラ・煩躁など
	陽陵泉・合谷・八邪・頬車	埋鍼法・刮法	顔面麻痺・顔面痙攣・手指の震えなど

症例　太衝穴の配穴による眼疾患の治療

【患　者】女性，48 歳，会社員。

【初診日】2009 年 3 月 17 日

【主　訴】視力低下，目の奥の痛み，髪が薄くなり抜けやすい。

【現病歴】高校 2 年生頃から近眼がひどくなり，大学入試のため目を使い過ぎたので，視力はさらに低下した。会社に入社後，経理を担当するようになり，目の疲れは日常的なことになった。2 年前，次男を出産したとき，難産で，大量に出血し，2,000cc を輸血した。退院後，子供は順調に育ったが，本人のからだが弱くなった。視力もさらに悪化し，常に目の奥に隠痛がある。補中益気湯・四君子湯などの漢方薬を半年以上飲んだ。病状の改善はみえるが，いったん漢方薬を飲まなければ，症状がまた原状に戻ってしまう。漢方薬の服用を止め，鍼灸治療を試したくて，友人の紹介で来院した。

【望　診】痩せている，髪の毛は薄く焦黄色になっている，顔色晄白，無華。

【問　　診】視力の低下・かすみがある，特に疲れたときや目を長時間使ったときに，夜に症状がひどくなる。目の奥には隠痛があり，目の周囲をマッサージすると，目が少し楽になる。軽い眩暈がある。少食で，便は1日に1回，尿は1日3回。疲れやすい。夜は次男の世話のため熟睡できず，昼に眠気がある。

【脈　　診】細，軟。

【舌　　診】舌淡，無華，舌辺に浅い歯痕，苔薄。

【耳　　診】耳殻は柔軟，蒼白色で，心区・肝区・脾区に圧痛がある。

【月経・生育史】月経は毎月来潮し，日数は2～3日，経色淡紅，量は少ない。長男4歳，次男1歳半。

【弁　　証】肝血不足，血不養目。

【治　　則】補肝，養血，明目。

【取　　穴】肝兪，膈兪，太衝，瞳子髎。

【解　　説】肝は目に開竅する。厥陰肝経の流注は足の拇指の大敦穴から始まり，下肢の内側に沿って上行し，大腿内側を通って陰毛中に入り，外生殖器をめぐって一周する。その後，鼠径部から腹部に深く入り，上行し，肝に属し胆に絡する。その後，気管の後ろに沿って上行し，喉頭，鼻咽部を通って，目系につながっている。したがって，目に病があれば，厥陰肝経の経穴を取れば有効である。特に，厥陰肝経の原穴，兪（土）穴の太衝穴の治療効果が優れている。また，肝は血を蔵している。肝兪穴は肝の背兪穴であり，肝臓の重要反応点である。膈兪穴は八会穴の血会穴であり，その2穴を補すれば，肝血を養うことができる。さらに肝と胆の表裏関係を考えると，胆経の瞳子髎穴は，目外角の外方5分の至近にあり，明目の作用をもち，臨床においては，角膜炎，視網膜炎，視神経萎縮症などに効く。そのため，上述の4穴が協力することによって，補肝・養血・明目の効果が現れる。

【手　　技】肝兪・膈兪穴は切皮後，椎体に向け斜刺で0.8寸刺入し，捻転補法。瞳子髎穴は切皮後，後ろに向け，沿皮横刺で0.5寸刺入し，刮法を100回行う。太衝穴は切皮後，捻転しながら0.3寸まで刺入し，導気法を60回行う。

【治　　療】肝兪・膈兪穴に捻転補法を行うと，背中に広がる酸脹感があった。瞳子髎穴に刮法を行うと，脹重感のあるひびきが目の奥にまで伝わった。患者は「目が軽くなった」と言った。太衝穴に導気法を行うと，ソフトなひびきが足背部を通って，下腿の内側に沿って上行した。1回目の治療が終わったとき，患者から「鍼灸治療を何回したら効果が出ますか」と聞かれた。筆者は「慢性ですから，時間をかければ効果が出ますよ」と自信をもって答えた。

　　　　　　4回の治療により，治療効果が現れた。まず，目のかすみと目の奥の隠痛はほとんどなくなった。食欲が回復し，美味しく食べられるようになった。13回の治療後，患者は「経理の仕事で，毎日たくさんの数字を見てい

るので、以前はすぐに目が疲れ、目の奥に痛みが起こって、ときには涙を流したりしていましたが、現在は、1日中気にせず仕事ができます。目が疲れることもあまりありません。鍼灸治療を受けてから、眼科の診察は受けていませんが、一度、眼科で視力検査を受けてみようかと思っています」と話した。次回の治療日、患者が笑顔で来院した。「鍼灸のおかげで、視力は以前より上がりました。左眼は0.1から0.5まで上がり、右眼は0.3から1.0まで上がりました。物を見ると、以前よりはっきり見えます。それからもう1つうれしいことがありました。それは今月の生理の色が鮮紅色で、量はだいぶ増えて、若い頃の生理みたいになったことです」と興奮を交えて話した。その後、患者は「鍼灸の効果はありましたが、もし治療を止めたら、漢方と同じように元に戻ってしまいますか？」と不安そうに尋ねてきた。筆者は「今は目の効果が現れていますが、肝血虚の体質改善はこれからです。これからも治療を継続すれば、完全に治すことができるでしょう」と説明した。

その後、鍼灸治療は目の治療から肝腎陰虚の治療に移行し、上述の経穴を取ったうえで、さらに、太渓・復溜・光明・養老・三陰交穴などを加えて治療した。

39 崑崙穴
こんろん

穴名の由来
「崑崙」とは中国西北地域にある有名な高山である。足の外果は高く盛り上がっており，本穴はその外果の後方にあることから，崑崙穴と命名された。

取　穴
『霊枢』本輸篇には，崑崙穴は「外踝の後，跟骨の上に在り」と記され，『鍼灸大成』には「足外踝の後五分」と記されている。つまり，足の外果の後方で，外果の尖端とアキレス腱を結んだ中間点の陥凹部にある。

局所解剖
筋肉：アキレス腱，長腓骨筋，短腓骨筋。
神経：腓腹神経，浅腓骨神経。
血管：腓骨動脈・静脈。

要穴・交会
足の太陽膀胱経の経（火）穴である。

作　用
理胞・泄熱・舒筋・止痛
　足の太陽膀胱経の腰部から足までの流注は，解剖上の腰脊髄神経から下肢の坐骨神経の分布と非常に似ている。古典医籍にある，目が取れるよう，項が抜けるように痛む，背脊が反対方向に折れるように痛む，腰が折れるよう，臀部が屈曲できない，膝窩が硬結したよう，腓腹筋が裂けるよう，すべての足指が痛む，足小指廃用といった太陽膀胱経の経証の記述も，腰椎椎間板突出や腰部脊柱管狭窄症などによる臨床症状と似ている。したがって，膀胱経の経穴を取れば，坐骨神経痛の痛みを緩解させたり，症状を改善させるうえで有効である。なかでも，崑崙穴は重要な一穴であり，導気法を行えば，膀胱経の経気の流れを良くし，刮法を行えば，経気の誘導によって激痛を取ることができる。
　崑崙穴は太陽膀胱経の経（火）穴であり，膀胱湿熱による排尿不暢，排尿痛などが

起こった場合に，崑崙穴を瀉すれば，泄熱利尿の効果が現れる。

また，腎と膀胱は表裏の関係にあり，腎は生育を主るため，婦人滞産，胎衣不下，死胎の場合に崑崙穴が効果をあげることが，『鍼灸集成』に多数記録されている。近年の経穴研究では，崑崙穴は子宮を整える作用をもつことが明らかになっており，婦人科疾患の有望な治療穴になるとみられている。

主　治

古典医籍には，頭痛，目眩，項背強痛，肩背拘急，腰尻痛，足腨腫痛，転筋，足底痛，行動不便，脚気，癲癇，難産，胎衣不下，死胎，腹痛，下痢，浮腫，驚風，小児陰腫などを主治するといった記載がある。

現代では，ぎっくり腰，坐骨神経痛，下肢癱瘓，滞産，胎盤滞留，逆子，単純性甲状腺腫大，足首捻挫，アキレス腱損傷などに対する臨床報告がある。

鍼法・灸法

①直　刺：切皮後，捻転しながら0.3寸まで刺入する。局所に酸重感がある。
②導気法：切皮後，直刺で0.5寸刺入し，得気したうえで，導気法を100回行う。酸脹感のあるひびきが膀胱経に沿って上行することがある。ぎっくり腰，滞産などに使う。
③刮　法：切皮後，直刺で0.5寸刺入し，得気したうえで，刮法を100回行う。酸重脹感のあるひびきが下腿全体に広がる。坐骨神経痛，下肢癱瘓，アキレス腱損傷などに有効である。
④埋鍼法：皮内鍼を崑崙穴に埋める。毎日，朝晩に100回ずつ押す。単純性甲状腺腫大，甲状腺機能低下症などに効く。

注意事項

文献には崑崙穴で逆子を治療できることが記されているが，崑崙穴は子宮収縮に影響するため，逆子に使用する際には注意を要する。

配穴と治療

よく使う崑崙穴の配穴と臨床応用例を表❻にまとめた。

常用 40 穴

表❻ よく使う崑崙穴の配穴と臨床応用

主穴	配穴	手技	臨床応用
崑崙	環跳・陽陵泉・委中	刮法・灸頭鍼	坐骨神経痛・下肢筋肉萎縮・無力など
	三陰交・合谷	導気法	滞産・胎衣不下など
	関元・臂臑	灸法・埋鍼法	甲状腺機能低下・単純性甲状腺腫大など
	中極・水道・曲池・合谷	瀉法	排尿困難・排尿痛・淋瀝不尽など

　太陽膀胱経の崑崙穴は，環跳・殷門・委中・承山穴などと併用して，坐骨神経痛を治療できることがよく知られている。ここでは，筆者が滞産の妊婦に崑崙穴を用いて順調に分娩された例を紹介しよう。
　1979 年の冬，病院の婦人科医から筆者に滞産治療の相談があった。

症例　崑崙穴による滞産治療

【患　者】女性，42 歳，妊娠 10 カ月。
【現病歴】昨日，朝 4 時頃に腹痛が起こり，1 時間後に腹痛は強くなり破水した。すぐに病院へ搬送され，緊急入院となった。分娩室に入って，出産の準備をしたが，その後，断続的に軽い腹痛が起こっただけであったため，陣痛をうながす促進剤の点滴を開始した。午後 5 時頃，点滴が終わり，腹痛が以前より増加したが，不規則なため，完全には出産段階に達していないと思われた。婦人科医は帝王切開をしようとしたが，妊婦と家族は猛反対した。妊婦が重度の喘息，高血圧症をもっていたためである。婦人科医は以前に難産の妊婦が鍼灸で順調に分娩できたことを思い出し，筆者の外来に相談にやって来た。筆者と婦人科医が一緒に病室に入ると，妊婦は苦痛の表情を浮かべて横になっていた。「どうですか？」筆者は問診を開始した。
【問　診】断続的に腹痛がある。ときどきひどくなることがあるが，規則的ではない。ときに尿意があるが，トイレへ行っても出ない。からだの疲れ，心煩，不安があり，昨夜はほとんど眠れなかった。
【脈　診】滑，数，やや弦。
【舌　診】舌紅，苔薄，少津。
【耳　診】腎区・三角窩・子宮区に圧痛があり，三角窩は紅色で熱感がある。
【人中診】人中溝は逆さまを向いた梨状で，下 3 分の 1 に圧痛がある。
【弁　証】熱阻経気，産門不開。
【治　則】泄熱，通経，引産。
【取　穴】崑崙，三陰交，太衝。
【解　説】一般に，高齢女性の初産と，若年齢の女性の妊娠・出産とは異なる。40 歳以上の女性は，子宮の収縮力，産道の柔軟性が若い女性よりも弱っている。

本症例の患者は高齢で，重度の喘息，高血圧をもっているが，妊娠して10カ月が経っており，普通なら胎児は分娩されはずである。しかし，不規則な腹痛があり，破水しても分娩できず，さらに陣痛促進剤の点滴を受けても，分娩ができないでいる。これは，妊婦の体内に熱が生じ，経気の流れが障害され，産門がうまく開放できないために難産になったのである。そのため，本症例では引産・催産の有力穴である崑崙穴を取った。

崑崙穴は太陽膀胱経の経（火）穴であり，理胞・泄熱・引産の作用をもつ。古くから，難産，胎衣不下，死胎をおろす治療に応用されてきた。三陰交穴は女性の月経・妊娠・出産・授乳に密接に関わる経穴である。出産に際して，三陰交穴に導気法を行えば，子宮の収縮を整える効果がある。太衝穴は厥陰肝経の原穴，兪（土）穴であり，厥陰経は多血な経絡であり，女性の月経・妊娠・出産にもよく効く。また，太衝穴は優れた降圧作用をもっており，患者の血圧の上昇を安定させる効果が期待できる。この3つの経穴は，すべて足にあり，「上の病は下に取る」の意味をもち，3穴の協力によって，胎児を誘導して下行させ，子宮内からうまく分娩させることができる。

【手　技】崑崙・三陰交・太衝穴は直刺で0.3寸刺入し，各穴に導気法を90回行う。1時間置鍼し，その間10分おきに3穴に導気法を行う。

【治　療】婦人科医が患者に，鍼灸治療によって催産することを説明したとき，患者は難色を示した。以前に，腰痛の際に鍼灸治療を受け，あまりの痛さで治療を中断した経験があったからである。しかし，催産剤の治療に効果がみられないため，患者はたいへん悩んだ末，鍼灸の催産治療を受ける決意をした。患者は「先生，軽く，軽くしてください。鍼が恐いよ」と言った。筆者は妊婦の状態を理解し，「軽く刺すので安心してください。大事なことは一刻も早く子供を産むことです」と患者を励ました。

治療を開始する。崑崙穴に導気法を行うと，酸重感のあるひびきが徐々に下腿部の後側に沿って上がるのがわかった。三陰交穴は酸重感のあるひびきが下腿内側に沿って，膝まで上がった。太衝穴は酸重感のあるひびきが足背部に感じられた。10分おきに1回，導気法を行う。2回目の導気法を行ったとき，腹痛が徐々に強まってきた。さらに3回目の導気法を行うと，腹痛は規則的になり，強い陣痛が起こったので，そのまま分娩室へ移動させ，導気法を継続した。鍼灸治療を終え，30分もすると，婦人科医は「産門が広いた，赤ちゃんの頭が見えた」と大きな声をあげた。赤ん坊の産声が響き元気な男の子が生まれた。鍼灸はこれほどまでに偉大な力を持っているのかと再確認した。

40 湧泉穴

穴名の由来

「湧」は水が噴き出すさまを指し，「泉」は地下より噴き出る水を指している。本穴は足底に位置する少陰腎経の井穴であり，脈気が地下水のように，足底から噴き出ることから，湧泉穴と命名された。また，足底から噴き出る水の勢いを表現して，地衝穴という別名もある。

取穴

『霊枢』本輸篇には，湧泉穴は「足心なり」と記され，『鍼灸甲乙経』には「足指を屈捲した宛宛の中」と記されている。元代の『扁鵲神応鍼灸玉龍経』には「足底にあり，足を屈曲させできた三本溝にある。あるいは足第二指と足踵を結んだ線の中央にある」と具体的な取穴法が記されている。つまり，湧泉穴は，足底部にあり，足指を屈曲させて，足底の前部にできる陥凹にある。第2，3指横紋頭と踵を結ぶ線の前方より3分の1，後方より3分の2のところにある。

局所解剖

筋肉：足底腱膜，短指屈筋腱，第2虫様筋，深層には骨間筋がある。
神経：内側足底神経の枝。
血管：足底動脈弓の枝。

要穴・交会

足の少陰腎経の井（木）穴である。

作用

引火帰原・開竅復蘇

腎は水に属し，腎水は足底より噴き出して，少陰腎経に沿って喉嚨をめぐり，舌本を挟んで潤している。もし，腎水虚弱あるいは母子相生関係によって，肝腎陰虚が起これば，虚火がつくられる。その虚火が，腎経あるいは肝経の流注に沿って上行すると，口乾，舌燥，咽喉腫痛，乾燥，頭痛，目赤，めまい，高血圧などが起こる。その場合，湧泉穴を梅花鍼で軽く叩き，やや出血させれば，引火帰原の効果が期待できる。

また，腎水が心に上済することによって心は神明を統合することができる。もし腎陰虚になると，腎水は心に上済できず，心火偏亢になりやすく，不眠，心煩，多夢などの症状が起こる。この場合，湧泉穴を梅花鍼で軽く叩き瀉血すれば，心火を降ろす効果が現れる。

さらに，心火熾盛になると，神不守舎となり，躁狂，暴動になって，統合失調症の乱暴・暴言・躁動が起こる。この場合，湧泉穴を瀉すれば，泄熱・寧心・開竅の効果が期待できる。

主　治

古典医籍には，顔が炭のように黒い，喘逆，喉痺，咽乾，舌腫，舌急不言，陰虚歯痛，目が見えない，よく恐れる，捕えられるような恐怖感，心煩，腹脹，肋下支満，陰跳痛，腰脊が解かれるよう，肩背項痛，頭痛，めまい，昏厥，狂癲，気上走，風疹，膝が痛くて屈伸できないなどを主治するという記載がある。

現代では，高血圧，ショック，統合失調症，癲癇，痛風，喀血，流行性耳下腺炎などに対する臨床報告がある。

鍼法・灸法

①直　刺：切皮後，0.3寸刺入する。局所に脹痛感がある。
②刮　法：切皮後，0.3寸刺入し，刮法を200回行う。局所に脹痛感が広がることがある。ショック，統合失調症，癲癇発作などに効く。
③叩刺法：梅花鍼で本穴を軽く叩き，やや出血させると，咽喉の乾燥・痛み，口乾舌燥，頭痛，めまいなどに効く。ときには治療効果を高めるために，本穴を梅花鍼で叩いた後に，吸玉を施すこともある。
④埋鍼法：皮内鍼を湧泉穴に埋め，その上に防水テープを貼る。高血圧，痛風などに使える。
⑤指　圧：毎日朝晩に，指で湧泉穴を押すか，手の小指球筋で100回擦る。健身保健，カゼの予防を期待できる。

注意事項

湧泉穴への直接灸は不適である。

配穴と治療

よく使われる湧泉穴の配穴と臨床応用例を表❷にまとめた。

常用40穴

表❷　よく使われる湧泉穴の配穴と臨床応用

主穴	配穴	手技	臨床応用
湧泉	復溜・照海・金津玉液	陰経刺法・点刺法	咽乾・舌燥・喉痛・歯痛など
	百会・印堂・中渚・外関	平補平瀉法・叩刺法	頭痛・めまい・頭脹・目眩など
	四神総穴・水溝・内関	瀉法・刮法	統合失調症・躁うつ病・癲癇など
	交信・足三里	埋鍼法	高血圧・痛風・高脂血症など

　足の少陰腎経の湧泉穴は足底にあり，その特殊な位置から臨床においてはさまざまな治療に用いられる。とりわけ「上の病は下に取る」の原則にもとづいて応用されることが多い。次に，筆者が湧泉穴を使って治療した例を紹介しよう。

　症例　湧泉穴の配穴で1年続いた頭痛が解消

【患　者】男性，61歳，会社役員。
【初診日】2009年1月23日
【主　訴】頭痛，ときには頭頂部が破裂するような激痛が1年続く。
【現病歴】20年以上の頭痛歴がある。1年前，年末年始が多忙で睡眠時間を取れず，頭痛がひどくなり，ときには悪心が起こった。脳内腫瘍ではないかと心配して，脳神経内科を受診し，MRI検査・頸動脈造影検査を受けたが，いずれも異常は認められなかった。安心したが，ひどい頭痛は変わらなかった。1年間通院しながら服薬しても，病状に変化がないため，悩んだ末にインターネットを調べて来院した。
【望　診】痩せ型。
【問　診】軽い頭痛が1日中ある。疲れたとき，思考し過ぎたとき，あるいは気圧の変動が大きなときに頭痛がひどくなる。普段は後頭部がよく痛むが，ひどい場合は後頭部だけでなく，痛みで目を開けられないほどの破裂するような激痛が頭頂部に起こり，悪心も伴う。夜や静かなところでは，低音の耳鳴りを感じる。食欲はあり，頻尿で1日13回。便は1日に1～2日。睡眠は6時間，浅眠で夢をよく見る。腰が常に重く，だるくて，疲れやすい。
【脈　診】沈，弱。左尺部が取りにくい。
【舌　診】舌淡，舌瘦，苔少。
【耳　診】耳輪が焦黒で乾燥している。腎区・皮質下区・枕区に圧痛がある。
【爪の甲診】両手小指の爪甲に褐色線がある。
【弁　証】腎精不足。
【治　則】補腎，填精，充脳，止痛。

40. 湧泉穴

【取　穴】志室，懸鍾，風府，湧泉。

【解　説】腎は精を蔵し，骨を主り髄を生み，精髄は脳に充養されている。そのため「脳は髄海と為す」「脳は元神の府と為す」といわれる。腎虚になると，精髄を生むことができず，脳を充養できなくなる。本症例は頭痛の持病をもち，頭を使い過ぎると，頭痛がひどくなりやすい。頭痛部位は，普段は後頭部だけだが，頭頂部に破裂するような痛みが起こることがある。頭痛部位が変化することは，経絡の流注からみればよくわかる。少陰腎経の経筋の流注は，足小指の下から始まり，足の踵に結んで，大腿の内側に沿って上行し，脊柱を挟んで上行し，後頭部を通って後頭部と結び，そこで足の太陽膀胱経の経筋と会合している。したがって，患者の普段の頭痛は，太陽膀胱経が流注する後頭部の痛みだけである。腎と膀胱は相互に表裏関係にある。膀胱経の流注は目の内眼角から始まり，前額部を通って，頭頂部，通天穴，百会穴と交会する。その後，頭頂部から脳に入った後，脳から出て，後頭部を通って，肩背部の第1線と第2線に沿って下行する。そのため，患者の頭痛はひどいときには，頭痛部位が変わり，頭頂部にまで延伸するのである。

　また，低音の耳鳴り，腰が常に重だるく疲れやすい，1日13回の頻尿などは，腎虚による症状である。そのため，補腎・填精・充脳の治療が必要となる。腎は精を蔵するが，蔵精するところが精宮である。志室穴の別名は精宮ともいい，志室穴を補すれば，腎精を補うことができる。懸鍾穴（絶骨）は八会穴の髄会穴であり，懸鍾穴を補すれば，精髄を補うことができる。

　『医経理解』穴名解には，「市，府が聚まる所と言う」と記されている。風府穴は外風・内風が集まるところであるため，祛風の名穴である。また『難経』二十八難には「督脈なる者は，下極の兪に起こり，脊裏に並び上がりて，風府に至り，入りて脳に属す」と記されているとおり，督脈の流注は人間の脊髄が分布し流れるところであり，髄液は脊柱に沿って上行し，風府穴から脳に入って，脳を充養するのである。そのため，風府穴を補すれば，脳を充養することができる。

　湧泉穴は腎水が地下水のように湧き上がるところである。湧泉穴に温灸をすれば，経絡の流注に沿って上行し，頭を温煦させることができる。さらに「上の病は下に取る」の意味合いもあるため，頭頂部の治療においては，古代から湧泉穴が使われてきた。たとえば，明代の鍼灸名家・高武の『鍼灸聚英』肘後歌には「頭頂痛で眼が開かなければ，湧泉に鍼をすれば安泰である」と絶賛する記載もある。

【手　技】志室穴は切皮後，椎体に向け，斜刺で0.6寸刺入し，捻転補法をする。懸鍾穴は切皮後，捻転しながら0.5寸まで刺入し，捻転補法をする。風府穴は切皮後，下方に向け，やや斜刺で0.5寸刺入し，導気法を行う。湧泉穴は生姜灸で2壮。50分置鍼する。週に1回の治療を計画する。

【治　療】志室・懸鍾穴に捻転補法を行ったとき，脹重感のあるひびきがあった。風府穴に導気法を行ったとき，患者は「鍼のひびきが頭の奥に伝わった。頭痛が少し軽くなったような感じがする」と言った。湧泉穴には厚さ2.5cmにスライスした生姜を敷き，その上で直径2cm，高さ3cmの艾炷を燃やす。1壮すると，足の裏にやや温熱感が起こり，2壮すると，はっきりと熱感が足底から下腿を通って，上にあがってくるのがわかった。患者は「頭痛はさらに軽くなった。目も自由に開けられる。うれしい」と満足げに話した。その後，頭頂部に激痛があったが，当院で1～2回の治療を受けると，すぐに治った。1年後，街で偶然に患者に会い，「先生のおかげて，1年間続いた頭痛は完全に治りました。ありがとうございました」と感謝された。

主な参考文献

1．晋・皇甫謐：鍼灸甲乙経．
2．唐・王燾：外台秘要方．
3．唐・王冰：重廣補注黄帝内経素問．
4．宋・王惟一：銅人腧穴鍼灸図経．
5．宋・王執中：鍼灸資生経．
6．元・竇漢卿：鍼経指南．
7．元・滑寿：十四経発揮．
8．明・劉瑾：神応経．
9．明・王機：鍼灸問対．
10．明・高武：鍼灸聚英．
11．明・徐鳳：鍼灸大全．
12．明・揚継洲：鍼灸大成．
13．清・廖潤鴻：鍼灸集成．
14．高等医薬院校教材・腧穴学．
15．天津中医学院・学校法人後藤学園：針灸学［経穴篇］．東洋学術出版社，1997
16．王富春：新穴奇穴図譜．科学技術文献出版社，1999
17．高華齢：針灸穴位層次解剖図譜．外文出版社，1999
18．厳振国：全身経穴応用解剖図譜．上海中医薬大学出版社，1997

索　引

あ

足竅陰……………… 76, 165
足三里…… 5, 7, 22, 43, 148,
　　153, 160, 163, 175, 188,
　　190, 227, 231, 235, 242,
　　247, 252, 258, 270, 280,
　　306, 308, 321, 331, 335
足臨泣………… 73, 150, 285
頭竅陰………………… 75
頭臨泣………………… 72
頭は諸陽の会となす… 184
アルツハイマー型認知症
　………………………… 133
安穴…………………… 104
安神………………… 66, 185,
　　210, 216, 272, 277, 353
安神止汗……………… 64
安神入眠……………… 68
安神寧心……………… 275
安心神………………… 63
按法…………………… 130

い

胃陰不足……………… 122
以陰抑陽……………… 144
胃火上炎……………… 43
胃火熾盛……………… 222
胃が和せざれば，則ち臥し
　て安からず………… 227
胃脘痛……………… 7, 279
胃脘部の脹満痛……… 148
胃気虚弱……………… 7
胃気上逆… 43, 216, 278, 280
囲刺（法）………… 56, 74
痿疾なる者はこれを陽明に
　取る………………… 309
胃倉…………………… 7

委中………………… 148, 175
胃腸気滞………… 241, 242
胃腸湿熱……………… 235
胃腸実熱………… 12, 171
胃腸積滞……………… 149
移熱大腸……………… 166
胃は通（降）を以て順となす
　……………………… 149, 171
胃兪…………………… 7
委陽………………… 148, 175
胃絡瘀血……………… 43
陰維脈………………… 45
引火帰原………… 35, 366
陰が陽を制せず……… 337
陰急陽緩……………… 354
陰蹻失調……………… 355
陰虚火旺……… 33, 34, 343
陰虚陽亢化風………… 185
陰経刺法…… 22, 35, 39, 88,
　　141, 170, 337, 340, 344
陰郄…………………… 64
陰血虚少……………… 246
陰交……… 22, 40, 236, 244
咽喉炎………………… 87
陰谷………………… 95, 175
引産…………………… 364
飲食自ら倍すれば，腸胃乃
　ち傷る…………… 171, 242
陰中隠陽……………… 27
隠痛…………………… 97
印堂… 133, 195, 210, 275, 321
陰嚢水腫……………… 111
隠白……………… 113, 163, 165
陰部の痛み…………… 85
インポテンツ………… 98
陰脈の海……………… 144
陰陵泉…… 7, 45, 100, 175,
　　231, 262, 312, 331, 332

う

上の病は下に取る… 25, 35,
　　113, 134, 343, 352, 365,
　　368, 369
うつ症状……………… 320

え

榮穴…………………… 137
衛分症………………… 24
榮，輸は外経を治し
　………………………… 147, 174
──合は内府を治す
　………………………… 242, 323
癭瘤…………………… 123
会陰…………………… 165
益腎……………… 87, 341
益腎気………………… 249
益腎健脾……………… 257
益腎納気……………… 239
益髄健脳……………… 349
会宗…………………… 285
益気……… 4, 60, 188, 312
益気固元……………… 237
益気固脱……………… 287
益気止血……………… 78
益気生血……………… 107
益気摂血……………… 115
遠位選穴………… 133, 135
塩灸…………………… 79
嚥下困難……………… 122
宛する陳莖を去る…… 299
遠道刺………………… 25
延年益寿……………… 313
円皮鍼………………… 105

373

索　引

お

瘀点……………………… 6
瘀斑……………………… 6
温灸法……………… 5, 22, 26
温経散寒……………………… 22
温経止痛……………………… 301
温腎益気……………………… 28
温腎壮火……………………… 38
温中祛寒……………………… 106
温中止瀉……………………… 78
温中収斂……………………… 232
温通心陽……………………… 275
温通督陽……………………… 201
温通法……………………… 24
温肺止咳……………………… 239
温脾化湿……………………… 231
温補腎脾……………………… 129
温補命門……………………… 22
温陽……………………… 259
温陽化湿……………………… 96
温陽祛寒解表……………………… 182
温溜……………………… 141

か

解鬱……………………… 22
開鬱……………………… 282
外関……… 46, 90, 150, 168, 183, 208, 282, 352
開関通竅……………………… 286
外丘……………………… 7
開竅…… 66, 68, 213, 321
開竅醒神……………………… 151
開竅復蘇……………………… 366
解渓……………………… 169
解痙……………………… 69
解痙止痛……………………… 326
開闔補瀉法……………………… 27
咳嗽……………… 120, 207
解表……………… 51, 192, 282
回陽救逆………… 78, 232, 249
潰瘍性大腸炎……………………… 90
化瘀消積……………………… 57
膈機不暢……………………… 103

隔物灸……………………… 26
膈兪……………… 22, 102, 106, 151, 306, 360
化湿……………… 224, 332, 334
化湿調経……………………… 80
化湿利水……………… 45, 330
下歯痛……………………… 166
化積滞……………………… 63
下腿部の湿疹……………………… 100
化痰……………… 19, 296, 318, 321
化痰止咳……………………… 18
化痰消瘦……………………… 122
活血止痛……………………… 22
活血調経……………………… 303
刮法……………… 49, 59, 117, 155, 160, 164, 167, 173, 181, 247, 271, 281, 285, 291, 301, 340, 348, 352, 360
下乳……………………… 203
髪の毛は血の余り…… 306
肝胃火旺……………………… 270
肝陰不足……………… 173, 266
乾咳……………………… 140
肝気鬱結…… 6, 58, 91, 103
肝気旺盛……………………… 126
肝気厥逆……………………… 185
緩急……………… 83, 228
緩急健腰……………………… 84
眼球突出……………………… 29
寛胸……………………… 277
寛胸順気……………………… 206
寛胸利膈……………… 102, 103
肝区の痛み……………………… 58
肝血瘀阻……………………… 6
肝血虚……………………… 54
肝血不足……………………… 360
関元……………… 7, 174, 175, 190, 231, 246, 249, 258, 331
完骨……………………… 200
肝失疏泄……………… 112, 173
寒邪はこれを熱す…… 241
寒邪恋肺……………………… 239
関衝……………………… 165
肝・心・胃火旺……………… 266
肝腎陰虚……………… 337, 361, 366

緩すれば則ちその本を治す ……………………… 130
間接灸……………………… 26
関節症……………………… 69
肝胆気滞……………………… 76
肝胆経気阻滞……………………… 351
肝胆湿熱…… 6, 7, 54, 98, 99
肝胆実熱……………………… 31
寒痺症……………………… 24
顔面神経麻痺……………………… 161
顔面部の奇痒……………………… 35
顔面部の腫れ……………………… 35
肝兪……………… 6, 7, 22, 360
肝陽上亢……………………… 54
肝を以て先と為す…… 41

き

気会……………… 49, 151
気海……………… 39, 49, 190, 237, 252, 262
気街……………………… 123
気が至らなければ効果はない……………………… 17
気が至れば効あり… 45, 87
気海兪……………………… 39
気が速く至れば速効する ……………………… 17, 87
気が病所に至る…… 17, 155
気化不利……………………… 261
気化無力……………… 261, 262
気虚……………………… 188
奇経治療……………… 149, 157, 158
奇経八脈……………………… 47
気穴……………… 7, 128, 240, 259
気血両虚……………… 73, 107, 185
気戸……………………… 120
気舎……………………… 122
気衝……………………… 123
気滞血瘀……………………… 55
ぎっくり腰……………………… 10
機能性子宮出血…… 78, 114
気の関……………………… 52
気不摂血……………………… 79
期門……………… 6, 22, 57,

374

165, 173, 174, 175, 270
鬼門を開く……………… 299
丘墟…… 139, 168, 173, 174
丘疹……………………… 6
急すれば則ちその標を治す
　……… 19, 130, 150, 334
急性腸炎………… 80, 325
急性の胃脘痛発作…… 140
灸頭鍼………………… 182
鳩尾………………… 90, 143
久病は腎に及ぶ……… 343
奇痒…………………… 35
侠渓………………… 169
胸痛………………… 140
胸悶………………… 140
脇肋部の痛み………… 172
虚火上炎……………… 88
虚火上擾……………… 339
虚が補を受けつけない　62
祛寒………………… 38
祛寒通絡……………… 55
祛寒利湿……………… 201
虚寒証……………… 129
局所選穴……………… 133
曲泉………… 97, 169, 175
極泉………………… 165
曲沢…………… 69, 175
曲池…………… 69, 169,
　171, 235, 264, 285, 297
魚際………………… 297
祛湿熱……………… 97
虚すれば則ちその母を補い，
　実すれば則ちその子を瀉
　す……………… 168, 294
虚痛………………… 287
祛風………… 50, 51, 72, 192
祛風解表……………… 198
祛風散寒………… 208, 301
祛風湿………… 69, 264
筋会穴………… 44, 152
齦交………………… 165

く

偶刺…………… 25, 156

空痛………………… 97
車酔い……………… 46
九六補瀉法…………… 27

け

経気阻滞…… 11, 146, 150,
　154, 347
経気不暢……………… 16
経穴………………… 137
　——の切診…………… 6
　——の望診…………… 6
迎香………………… 165, 183
京骨………… 139, 168, 174
京門…… 7, 59, 174, 175, 262
迎随補瀉法………… 15, 27
頸椎ヘルニア症によるしび
　れ………………… 154
迎風流涙症…………… 72
経脈失養……………… 154
経絡の過ぎるところは，病
　の治するところ…… 345
下脘………………… 47
下気海……………… 49
郄穴………… 6, 64, 139
郄門………… 6, 140, 272
下巨虚………… 148, 175
厥陰兪………… 275, 280
血会穴……………… 151
血海…… 22, 108, 236, 247, 303
血虚証……………… 306
血虚内風……………… 235
月経過少…………… 246
月経痛………… 85, 129
結節………………… 6
血熱内風……………… 109
血の関……………… 52
血不養目……………… 360
血分症……………… 24
下痢………… 5, 235, 311
原気………………… 9
元気虚弱……………… 310
元気虚脱…………… 252
元気不固…………… 190
原穴…… 6, 9, 137, 165, 172

健耳………………… 28
懸鍾（絶骨）… 151, 349, 369
肩井………… 203, 292, 352
健頭脳……………… 198
健脳………………… 201
健脳安神……………… 195
健脾………… 41, 101, 113,
　224, 312, 332
健脾益気……… 48, 83, 91,
　114, 231, 330
健脾化湿………… 230, 327
健脾化痰……………… 19
健脾行気……………… 94
健脾生血……………… 5
健脾導滞……………… 57
健脾和胃……………… 227
原募配穴法…………… 172
健腰………………… 60, 73
原絡配穴法…………… 165
建里………………… 280

こ

降圧………… 264, 314, 318
降胃気……………… 106
降火………………… 339
行間………………… 169
口乾………………… 342
行気………………… 40
行気活血……………… 55
行気祛湿……………… 101
行気催経……………… 16
行気止痛……………… 287
降気………………… 48
降逆………… 69, 122, 203, 277
降逆止嘔……………… 48
降逆利気……………… 308
降虚火………… 88, 343
後渓………… 150, 151, 169
合穴………………… 137, 174
項叢刺……………… 200
合谷…… 7, 16, 22, 53, 54,
　106, 139, 161, 167, 168,
　171, 174, 183, 236, 242,
　247, 262, 270, 286, 316

375

索　引

孔最　……………　6, 141
公孫　……　7, 45, 89, 90, 150,
　　　160, 168, 227, 312, 321
合は内腑を治す…　147, 174
光明　………………　90, 168
肛門痛　………………　346
五官を清利する………　51
呼吸困難　……………　239
呼吸補瀉法　……………　27
五行の相生　……………　168
巨闕　…………　6, 174, 175
巨闕兪　………………　275
固元　…………………　188
巨刺　…………………　161
五邪刺　………………　24
孤疝偏墜　……………　85
五体刺　………………　24
骨会穴　………………　152
五倍子粉　……………　233
五輪穴　…………　137, 168
五輪説　………………　222
崑崙　…………………　362

さ

臍下の腎間の動気………　9,
　　　39, 137
催気法　………………　26
催産　……………　203, 365
斉刺　……………………　56
栄ざれば則ち痛む……　287
逆子　………　17, 117, 187, 329
索状　……………………　6
坐骨神経痛　……………　364
左右配穴法　……………　161
三陰交　……　7, 41, 236, 247,
　　　292, 306, 327, 344, 365
散肝気　………………　124
三気海　……………　49, 73, 107
産後の腰痛　……………　73
三焦　…………………　284
産門不開　……………　364
三陽五会穴　……………　184

し

至陰　……………　115, 164,
　　　165, 169, 188, 292, 329
滋陰降火　………　35, 170, 336
滋陰潜陽　………………　337
止咳　……　120, 141, 206, 296
止汗　………………　68, 341
二間　……………………　169
四関穴　………………　52, 56
歯間の腫れ　……………　171
止血　……………　113, 272
支溝　……………　7, 12, 268
耳孔中灸法　……………　29
耳孔中穴　………………　26
志室　……　7, 22, 38, 195, 369
四肢の抽搐　……………　70
四神総穴　………………　195
支正　……………………　90
滋腎　……………………　339
滋腎陰　…………………　88, 343
滋腎養陰　………………　38
指鍼治療　………………　104
支正　……………………　168
止泄　……………………　244
止喘　……………………　71
下の病は上に取る……　25,
　　　113, 134, 146
下合穴　……　43, 147, 160, 174
絲竹空　…………………　165
止痛　……　58, 76, 150, 210,
　　　220, 224, 257, 282, 339,
　　　347, 351, 362, 368
歯痛　……………………　25, 171
耳痛　……………………　284
日月　……　7, 173, 174, 175, 316
湿疹　……………………　162
実すれば則ちその子を瀉す
　　　…………………　69, 294
湿滞肝経　………………　112
実痛　……………………　287
膝なるものは，筋の会　152
実熱証　…………………　36
湿犯中焦　………………　163
止疼痛　…………………　151

刺に五節あり…………　24
刺の要は，気が至りて効あ
　　　り　……………………　176
子病が母に及ぶ………　336
子母配穴法　……………　168
瀉火　……………　4, 36, 126, 316
瀉火降逆　………………　294
瀉火止痛　………………　270
尺沢　……　6, 169, 175, 240, 294
瀉血（法）　……………　5, 24
しゃっくり……　14, 102, 215
邪熱犯肺　………………　294
柔肝　……………………　173
柔肝明目　………………　357
十五絡穴　……………　142, 165
十二原穴　……………　137, 139, 165
十二節刺　………………　25
充脳　……………………　306, 368
十六郄穴　………………　139
首尾配穴法　……………　161
潤咽　……………………　122
潤燥　……………………　141
順胎産　…………………　116
止痒　……………………　36
至陽　……………………　22, 201
滋陰　……………………　41
小海　……………………　169
少海　……………………　175
照海　……………　22, 150,
　　　158, 170, 343, 353
上脘　……………　47, 106, 280
上気海　…………………　49
商丘　……………………　169
承泣　……………………　163, 165
生姜灸　…………………　369
上下配穴法　……………　157
昇降失司　………………　160
昇降失調　………………　278
上巨虚　……　5, 148, 160,
　　　175, 235, 242, 270, 323
承山　……………………　345
焼山火　…………………　27
上歯痛　…………………　338
消腫　……　36, 41, 71, 83, 220
少商　……………………　165

少衝 …………… 165, 169, 170	心気不足 ……………… 6	下） …………… 95, 330
承漿 ……………… 22, 165	腎気虚 … 7, 9, 45, 60, 95, 261	頭項は列欠に尋ねる … 299, 301
昇清止瀉 ……………… 190	───による腰痛 …… 61	
上仙 …………………… 16	腎気不足 …………… 49, 261	頭痛 ……………… 182, 368
少沢 ………………… 165	神闕 …… 78, 232, 240, 252	頭脳空虚 …………… 195
消脹 ……………… 85, 228	心血瘀阻 ……………… 7	
小腸兪 ………………… 7	人工流産 …………… 291	**せ**
昇提陽気 …………… 185	心腎陰虚 …………… 169	
上天柱 ……………… 50, 200	心腎不交 …………… 63, 337	清肝火 ………………… 97
小児驚風 …………… 211	心神不安 ……………… 7	精宮 ………… 38, 195, 369
小腹 ………………… 97	腎精不足 …………… 9, 368	清竅閉塞 …………… 321
消浮腫 ……………… 213	震顫法 ………………… 81	井穴 ………………… 137
浄府を潔める ……… 299	身柱 ………………… 240	生血 ………………… 22
章門 ………… 7, 57, 151, 174, 175, 312, 331	人中（水溝）… 10, 11, 35, 213	生津 ………………… 142
	心肺気虚 ……………… 49	静穴 ………………… 104
商用 ………………… 165	心は邪を受けず ……… 70	清血止痒 …………… 303
昇陽 ………………… 213	腎脾両虚 …………… 257	清神 ………… 111, 318, 321
衝陽 ………… 139, 168, 174	神不守舎 …… 275, 319, 367	清心火 ………… 63, 64, 68
昇陽益気 …………… 179	腎不納気 ………… 239, 337	清心瀉肝 ……………… 68
助運 ………………… 41	震法 ……………… 81, 180	清心寧神 …………… 144
舒筋 ……………… 314, 362	心包が心に代わって邪を受ける ………………… 70	精髄不足 …………… 195
舒筋健腰 …………… 345		清濁不分 …………… 230
舒筋脈 ……………… 349	蕁麻疹 ……………… 235	清頭目 ………… 50, 73, 192
舒宗筋 ……………… 124	申脈 ………………… 150	清熱 ………… 4, 36, 46, 51, 220, 264, 268, 272, 282, 284, 334
舒経 ………………… 347	神門 ………… 23, 63, 139, 168, 169, 170, 174, 227	
食積胃腑 ……………… 43		清熱化湿 ……… 43, 81, 308
除湿気 ………………… 95	心兪 …………………… 6	清熱降圧 …………… 266
徐疾補瀉法 …………… 27	腎兪 ………… 7, 38, 258, 262	清熱瀉火 …… 5, 12, 171, 179, 265
女子は血を以て本と為す ………………… 41, 113	腎陽虚 ……………… 7, 22, 28	
	心陽不振 …………… 275	清熱瀉胆 …………… 31
舒張進鍼法 …………… 233		清熱瀉肺 …………… 296
止痢 ……………… 259, 312	**す**	清熱舒筋 …………… 151
視力低下 …………… 359		清熱止痢 …………… 323
耳聾 ………………… 26	髄海空虚 …………… 185	清熱宣肺 …………… 217
腎陰虚 …… 7, 9, 88, 339, 355	水溝（人中）… 10, 11, 35, 213	清熱通腑 …………… 270
真陰虚弱 …………… 338	水湿下注 …………… 101	清熱利湿 …… 98, 262, 314
心因性失語症 ………… 68	水湿停滞 ………… 93, 100	清熱利尿 …………… 175
心火熾盛 …………… 367	水湿内滞 ………… 93, 95	清熱涼血 …………… 109
心火偏旺 ……………… 63	水湿内停 …………… 7, 333	醒脳開竅 …………… 185
心火偏亢 …………… 367	水湿不化 …………… 330	清肺 ………………… 141
真火不足 …………… 252	随症選穴 ………… 134, 136	睛明 ……………… 164, 165
心肝火旺 ……………… 68	水泉 ………… 7, 87, 262	精明の府 …………… 184
心肝火盛 …………… 322	水道 ………… 7, 85, 258	清利湿熱 ……………… 44
心気虚 ……………… 152	水分 ………… 7, 82, 228, 235	咳 ………………… 18, 166
心気不舒 …………… 280	水様性のおりもの（水様帯	

377

索　引

石門……………… 174, 175
絶骨（懸鍾）… 151, 349, 369
舌燥……………………… 342
泄胆火…………………… 349
泄熱…… 69, 76, 362, 364
泄熱利尿………………… 363
閃罐法…………………… 236
潜虚陽…………………… 64
前後配穴法……………… 156
線状……………………… 6
喘息……………………… 19
宣肺………… 19, 71, 120
宣肺開竅…… 158, 161, 208
宣肺止咳………… 121, 207
宣肺平喘………………… 299
宣肺理気………………… 18
宣肺利気………………… 294
宣肺利気止咳…………… 208

そ

臓会穴…………………… 151
壮火昇陽………………… 252
相関穴…………………… 37
宗筋……………………… 124
燥邪犯肺………………… 158
壮陽……………………… 4
壮陽健脳………………… 201
壮陽通陽………………… 22
疏肝行気………………… 112
疏肝解鬱………………… 91
疏肝治疝………………… 111
疏肝理気…… 22, 57, 58, 103
疏肝利胆…………… 57, 76
束骨……………………… 169
足跟痛…………………… 9
疏経…… 45, 150, 284, 351
疏経通気止痛…………… 11
疏泄肝胆…………… 44, 314
疏泄太過………………… 126
阻滞……………………… 284
疏調大腸………………… 80
疏通……………………… 148
疏導……………………… 148
疏熱邪…………………… 69

疏風………… 46, 235, 282
疏風散寒………………… 208

た

太淵………… 23, 139, 152, 153, 168, 169, 174
大横…………… 7, 12, 81
太渓……… 7, 9, 21, 24, 139, 158, 168, 174, 195, 258, 336, 343
滞産……………………… 364
大杼……………………… 152
太衝………… 6, 22, 23, 54, 139, 168, 173, 174, 195, 247, 306, 357, 365
大鍾………………… 90, 168
帯状疱疹後の痛み…… 269
大腸湿熱………… 7, 81, 323
大腸燥熱津枯…………… 7
大腸兪…………………… 7
大椎…… 4, 22, 179, 201, 208, 301
大都……………………… 169
大敦………………… 111, 165
体は陰にして用は陽… 358
太白……… 7, 22, 23, 139, 168, 174, 231, 335
太淵……………………… 6
大包…… 7, 90, 92, 163, 165
大補元気…… 5, 43, 49, 190, 252
太陽………… 220, 266, 340
太陽は一身の表を主る　164
大陵… 7, 139, 168, 169, 174
沢前……………………… 71
立ちくらみ……………… 305
脱肛……………………… 189
胆火旺盛………………… 316
痰が多ければ宜しく豊隆に求む……………………… 321
単刺閃罐………………… 205
痰湿上蒙清竅…………… 321
痰湿阻滞………………… 6
痰湿阻肺………………… 19

痰阻気道………………… 18
痰濁……………………… 318
膻中…… 6, 48, 151, 174, 175, 297
丹田……………………… 39
胆道蛔虫症……………… 31
胆道不通………………… 316
胆囊炎…………………… 316
胆囊点穴………………… 7
痰迷心竅………………… 319
胆兪…………………… 7, 316

ち

中魁……………………… 123
中脘………… 7, 47, 49, 106, 151, 174, 175, 190, 224, 270, 280, 321
中気海…………………… 49
中気下陥………………… 190
中極…… 7, 16, 174, 175, 255
中渚……………………… 169
中衝………………… 165, 169
中焦実熱………………… 222
中都………………… 6, 22
中府…… 6, 160, 165, 174, 175
調陰……………………… 356
調気血…………………… 264
調気法……………… 24, 26
聴宮……………………… 165
長強………… 90, 144, 165
調経…… 73, 85, 87, 129, 244, 246, 255, 259
調経引産………………… 286
調経止痛………………… 129
調経清血………………… 108
調経和血………………… 124
調衝脈…………………… 89
調心……………………… 272
調中気…………………… 63
調尿……………………… 257
腸風下血………………… 92
調理大腸………………… 81
調理脾胃………………… 43
調和脾胃………… 226, 308

378

つ

- 直接灸 …… 26
- 鎮咳 …… 71
- 鎮逆安神 …… 185
- 鎮驚 …… 69
- 鎮静 …… 210, 216

つ

- 通腸化滞 …… 323
- 痛引陰中 …… 85
- 通竅 …… 19, 76, 210, 217
- 通経 …… 364
- 通経止痛 …… 146, 154
- 通耳 …… 284
- 通じざれば則ち痛む …… 287
- 通七竅 …… 192
- 通腸化滞 …… 5
- 通督脈 …… 151
- 通腑 …… 48, 268, 316
- 通腑導便 …… 12
- 通便 …… 31, 81
- 通里 …… 7, 66, 90, 168
- 通利肺気 …… 19

て

- 提肛 …… 190
- 提肛止瀉 …… 190
- 定喘 …… 17, 19, 206
- 提挿補瀉法 …… 27
- 手三里 …… 42
- 癲癇発作 …… 355
- 点刺 …… 222
- 天人一致観 …… 21
- 天枢 …… 7, 80, 174, 175, 312
- 塡精 …… 368
- 塡精益髄 …… 195
- 天井 …… 169
- 転胎 …… 188
- 天池 …… 165
- 天突 …… 17, 19, 297

と

- 燈火灸 …… 265
- 盗汗 …… 65, 68
- 導気調経引産 …… 287
- 導気法 …… 13, 26, 29, 31, 44, 56, 59, 62, 87, 99, 127, 155, 160, 167, 183, 195, 222, 231, 242, 258, 281, 291, 306, 321, 335, 348, 352, 360, 365, 369
- 統血 …… 114
- 統合失調症 …… 143
- 透刺（法） …… 47, 68
- 瞳子髎 …… 165, 352, 360
- 導滞 …… 149, 242, 351
- 透天涼 …… 27
- 同名経配穴法 …… 170
- 透刺 …… 45
- 得気 …… 15, 17, 25
- 肚腹は三里に留む …… 311
- 弩法 …… 131

な

- 内関 …… 6, 14, 45, 90, 150, 168, 227, 275, 277
- 内肩井 …… 155
- 内庭 …… 25, 171

に

- 尿貯留 …… 334
- ニンニク灸 …… 331

ね

- 寧心 …… 66, 69, 277
- 寧心安神 …… 45
- 寝違え …… 150, 300
- 熱邪恋肺 …… 296
- 熱証可灸論 …… 22
- 熱阻経気 …… 364
- 熱秘 …… 270
- 然谷 …… 7, 22, 240, 252

の

- 捻転補瀉法 …… 27

の

- 脳海空虚 …… 195
- 脳震盪後遺症 …… 194
- 脳は元神の府と為す …… 195, 306, 369
- 脳は髄海と為す …… 185, 369
- 咽の痛み …… 157
- 咽の乾燥 …… 157

は

- 梅花鍼 …… 25, 266
- 肺気虚 …… 6
- 肺気失宣 …… 18
- 肺気不宣 …… 208
- 肺気壅塞 …… 6
- 肺失宣粛 …… 121
- 肺腎気虚 …… 19
- 背脊の凝り …… 83
- 背脊のこわばり …… 83
- 排尿痛 …… 174
- 肺熱傷津 …… 141
- 肺熱未清 …… 166
- 肺熱壅盛 …… 217
- 肺兪 …… 6, 240, 297
- 背兪穴 …… 6
- 麦粒腫 …… 221
- 箱灸 …… 40, 240
- バセドウ病 …… 29
- 八会穴 …… 6, 151
- 八邪 …… 56
- 八風穴 …… 56
- 八脈交会穴 …… 15, 45, 46, 149
- 鼻づまり …… 182, 216
- パニック症候群 …… 274
- 鍼のひびき …… 50, 119, 144, 176
- 鍼麻酔 …… 53

379

索　引

ひ

脾胃気虚················ 49, 310
脾胃不和·················· 226
脾気虚······· 7, 45, 83, 91, 312, 330
脾気下陥···················· 7
脾虚湿滞·················· 230
脾虚失統·················· 114
鼻腔不通·················· 217
尾骨の激痛················ 145
非細菌性慢性前立腺炎 257
鼻出血···················· 290
人の記性は脳に在る··· 195
皮内鍼··· 64, 65, 88, 276, 356
脾の大絡············· 92, 142
脾肺気虚··················· 93
脾は四肢肌肉を主る··· 101, 332
脾は中央にあり，四方を灌漑する··············· 332
脾不統血·················· 115
飛法················ 266, 324
百会······· 7, 184, 201, 252, 321, 347
百労····················· 155
脾兪··· 7, 231, 258, 312, 331
飛揚················· 90, 168
脾陽虚··················· 100
標本根結理論············· 134
標本同治················· 155
表裏配穴法··············· 159
貧血····················· 106
頻尿····················· 174

ふ

風寒証············· 120, 182
風寒襲肺··················· 6
風寒束肺················· 208
風寒入絡············ 55, 301
風寒表証················· 51
風池····· 51, 183, 192, 200, 352
風府······ 50, 195, 198, 369
腑会穴··················· 151

腑気不暢················· 226
腑気不通················· 160
復蘇····················· 213
腹脹··············· 159, 241
腹痛··············· 95, 235
復溜······ 7, 22, 169, 170, 247, 341
附子餅灸················· 253
扶正五要穴··············· 73
扶正培本················· 308
敷貼発泡法··············· 26
不眠症··················· 226
分清別濁················· 230

へ

平肝熄風··········· 185, 357
平気····················· 203
平喘····················· 206
弁証選穴················· 134
偏頭痛··················· 351
扁桃体穴················· 158
便秘·············· 5, 12, 159
弁病選穴················· 153
偏歴················ 90, 168

ほ

棒灸······ 190, 193, 253, 321
胞宮血滞················· 16
胞宮失養················· 246
膀胱湿滞化熱············· 334
膀胱湿熱········· 7, 261, 362
膀胱実熱················· 175
膀胱兪····················· 7
胞中瘕··················· 85
豊隆····· 7, 90, 142, 168, 227, 318
補益元気················· 313
補火壮陽················· 338
補肝····················· 360
補気·············· 39, 129
補気温陽··················· 5
補気養血················· 73
補虚瀉実················· 26

補血··············· 107, 306
募穴················ 6, 172
募合配穴法··············· 174
歩行不便················· 200
補瀉手技················· 26
補腎··········· 60, 356, 368
補腎益気········ 38, 96, 261
補腎健腰················· 73
補腎納気················· 336
補中益気················· 190
補肺納腎··················· 19

ま

埋鍼····················· 103
慢性咽炎··················· 87
慢性咽喉頭炎··············· 33
慢性驚風················· 133
慢性下痢················· 189
慢性腎炎による腰痛··· 60
慢性尿道炎··············· 261

み

水を以て火を制する··· 171
耳づまり················· 284
耳鳴り···················· 26
脈会穴··················· 152
脈拍の増加··············· 152

む

無形の痰················· 321
無月経···················· 16

め

明目······ 51, 72, 87, 220, 360
命門·········· 7, 22, 38, 252
命門火衰············ 22, 338
命門の火················· 38
目の奥の痛み············· 359
目の乾燥················· 342
めまい··················· 305
面口は合谷が収む······ 171,

290, 339
面鍼・・・・・・・・・・・・・・・・・ 275

も

毛刺・・・・・・・・・・・・・・・・・・ 25

ゆ

有形の痰・・・・・・・・・・・・・ 321
湧泉・・・・・・ 7, 22, 165, 169, 170, 366
輸穴・・・・・・・・・・・・・・・・・ 137
輸刺・・・・・・・・・・・・・・・・・・ 24
兪府・・・・・・・・・・・・・・・・・ 165
兪募配穴（法）・・・・・・・ 25, 156

よ

養胃滋陰・・・・・・・・・・・・・ 122
陽維脈・・・・・・・・・・・・・・・・ 47
養陰 142, 173, 244, 246, 353
養陰活血・・・・・・・・・・・・・ 267
養陰滋水・・・・・・・・・・・・・ 338
陽火独亢・・・・・・・・・・・・・ 144
養気・・・・・・・・・・・・・・・・・・ 39
陽強症・・・・・・・・・・・・・・・ 125
陽虚内寒・・・・・・・・・・ 97, 201
要穴・・・・・・・・・・・・・・ 6, 134
養血・・・・・・ 22, 235, 306, 360
養血柔肝・・・・・・・・・・ 126, 358
養血調経・・・・・・・・・・ 327, 357
養血和絡・・・・・・・・・・・・・ 154
揚刺・・・・・・・・・・・・・・・・・・ 56
養心安神・・・・・・・・・・・・・ 280
養心益気・・・・・・・・・・・・・ 152
陽池・・・・・ 139, 168, 174, 231
陽中隠陰・・・・・・・・・・・・・・ 27
陽中の陽・・・・・・・・・・・・・ 145
腰背痛・・・・・・・・・・・・・・・ 163
陽輔・・・・・・・・・・・・・・・・・ 169
腰陽関・・・・・・・・・・・・・・・・ 22
陽陵泉・・・・・・・・・ 6, 7, 22, 44, 148, 151, 175, 266, 270, 285, 314

余熱・・・・・・・・・・・・・・・・・ 284

ら

絡穴・・・・・・・・ 6, 89, 142, 165
落屑・・・・・・・・・・・・・・・・・・ 6
落枕・・・・・・・・・・・・・・ 116, 301

り

利咽・・・・・・・・・・ 87, 142, 353
利咽降逆・・・・・・・・・・・・・ 122
リウマチ症・・・・・・・・・・ 54, 69
利下焦・・・・・・・・・・・・・・・ 249
利関節・・・・・・・・・・・・・・・・ 69
理気・・・・・・・・・ 40, 120, 149, 150, 255, 259, 347
理気安神・・・・・・・・・・・・・ 226
理気止痛・・・・・・・ 54, 237, 268, 286, 323
理気消滞・・・・・・・・・・・・・・ 80
理気和中・・・・・・・・・・・・・ 287
利気止瀉・・・・・・・・・・・・・ 129
利気止痛・・・・・・・・・・・・・・ 45
利気通竅・・・・・・・・・・・・・ 287
理虚・・・・・・・・・・・・・・・・・ 244
理下焦・・・・・・・・・・・・・・・・ 95
理血・・・・・・・・・・・・・・・・・ 111
利脇・・・・・・・・・・・・・・ 76, 282
利胸脇・・・・・・・・・・・・・・・・ 73
利喉舌・・・・・・・・・・・・・ 50, 198
利五官・・・・・・・・・・・・・・・ 192
利湿・・・・・・・・・・・・・・・・・・ 41
利湿消腫・・・・・・・・・・・・・・ 41
利水・・・・・・・・・・ 60, 83, 85, 96, 112, 228, 332, 341
利水止瀉・・・・・・・・・・・・・・ 83
利水消腫・・・・・・・・・・・・・・ 94
利水調腸・・・・・・・・・・・・・ 299
利胆・・・・・・・・・・・・・・・・・ 316
理腸・・・・・・・・・・・・・ 235, 242
理腸止瀉・・・・・・・・・・・・・・ 81
理腸消滞・・・・・・・・・・・・・ 308
理腸提肛・・・・・・・・・・・・・ 345
利頭項・・・・・・・・・・・・・・・ 116

利尿・・・・・・ 244, 255, 261, 334
理脾和胃・・・・・・・・・・・・・・ 5
理胞・・・・・・・・・・・・・・・・・ 362
竜虎交戦手技・・・・・・・・・・ 70
梁丘・・・・・・・・・・・・・・ 7, 140
利腰脊・・・・・・・・・・・・・・・ 213
梁門・・・・・・・・・・・・ 7, 62, 156
緑内障・・・・・・・・・・・・・・・ 265
利肋・・・・・・・・・・・・・・・・・・ 46

る

瘰癧・・・・・・・・・・・・・・・・・ 123
流注経絡・・・・・・・・・・・・・ 163

れ

蠡溝・・・・・・・・・・ 6, 22, 90, 168
厲兌・・・・・・・・・・ 163, 165, 169
列欠・・・・・・・ 6, 90, 150, 158, 160, 167, 168, 208, 240, 298

ろ

老人性皮膚瘙痒症・・・・・・ 108
六腑下合穴・・・・・・・・・・・ 148
肋間神経痛・・・・・・・・・・ 44, 76

わ

和胃・・・・・・ 48, 149, 224, 235, 242, 277, 318, 321
和胃益気・・・・・・・・・・・・・ 227
和胃寛胸・・・・・・・・・・・・・・ 45
和胃降逆・・・・・・ 106, 216, 280
和胃止逆・・・・・・・・・・・・・ 106
和胃通腸・・・・・・・・・・・・・ 286
和胃利腸・・・・・・・・・・・・・・ 42
和営祛風・・・・・・・・・・・・・ 109
和営解表・・・・・・・・・・・・・ 121
和血・・・・・・・・・・・・・・・・・ 246
和腸胃・・・・・・・・・・・・・・・・ 63
和脾胃・・・・・・・・・・・・・・・・ 89
腕骨・・・・・・・・・ 139, 168, 174

あとがき

　経穴の学習は一人前の鍼灸師になるためには必須の課目である。しかし現実には，鍼灸師の資格を得ても，経穴にはどんな効きめがあるのか？　いつ，どんな場面で使うのか？　どの経穴と組み合わせれば相乗効果が得られるのか？　といったことがわからず，悩んでいる鍼灸師が少なくないだろう。そのため，局所取穴の治療しか行わない者も多いかも知れない。

　筆者らは毎月1回，中医鍼灸の講習会を主催しているが，全国から大勢の医師や鍼灸師が学習しに来てくれている。そんなとき，彼らから「呉先生の経穴の使い方をまとめた本を作って欲しい」と，求められることが多かった。その声に応えるため，データを整理し，経験症例を集積して，本書の草稿を完成させた。その後，東洋学術出版社の井ノ上匠社長のご指導とご支援をいただいて，このたび本書が出版されることになった。改めて東洋学術出版社の山本勝司会長，井ノ上匠社長，さらに出版社の編集部の皆さまに心より御礼申し上げたい。また，鍼灸師の小沼静香さん，片寄結子さんの協力にも合わせて御礼申し上げたい。

　本書は大きく2部構成になっている。

　第1部では，経穴の基本的知識を紹介した。まず経穴のもつ共通性と個性を概説したうえで，各経穴の特徴に応じた活用法について，具体的な症例を提示して中医基礎理論にもとづいて解説を加えた。特に経穴の位置が近かったり，経穴の作用や適応症が似ている「相関経穴」の区別とその使い方に頁を割いた。臨床において「相関経穴」の使い分けに迷うことが多いと思われるからである。またそれぞれの経穴を活かすコツについても随所にちりばめた。最後に臨床効果を左右する選穴と配穴について具体例を示しながら解説した。第1部では，筆者らの経験にもとづき経穴の表面から裏面まであらゆる角度からその実体に迫った。基本的知識の紹介とはいえ，従来の教科書の枠を超え臨床実践を前提に記載したので，鍼灸教育の場でも臨床の場でも大いに役立つ内容と自負している。

　第2部では，臨床でよく使う40の経穴・奇穴を取り上げ，それぞれのツボについて[穴名の由来][解剖位置][取穴法][作用][主治][刺法][注意事項][臨床配穴][症例]を記した。[穴名の由来]は，経穴のイメージを理解するうえで役立つだろう。[取穴法]は正式な方法を重点的に説明したが，同時に簡便な取穴法も紹介しておいたので参考にしてほしい。[作用]の解説を通じて，その経穴が効く理由を全面的に理解できるはずである。[主治]では諸経穴が効く古今の病症をあげており，その経穴がどの範囲まで治療できるかをイメージするうえで役立つだろう。[刺法]では多彩な鍼法・灸法・補瀉法などについて応用しやすいようできるだけ具体的に記した。[注意事項]

あとがき

は鍼灸事故を避けるためのほか，最適な刺法・灸法についても紹介している。[臨床配穴]では代表的な配穴によって効果のある病症を表にしてお示しした。さらに[症例]では，筆者らの30年余りの臨床経験のなかから，自ら治療した印象深い症例を数多く収録した。ここでは，中医学的な病態の理解と，取穴の理由に重点をおいて詳しく解説した。

　本書は中医理論と鍼灸の臨床とを融合したものであり，中医学を学んだ鍼灸師が，日常の臨床においてどの経穴を取って治療すればよいかを考えるうえで，参考になるはずである。鍼灸学校の在校生にとっては，経穴の知識を深く学ぶことができるうえ，鍼灸の世界に入門するうえで最適の一冊になると思う。

　本書の出版によって，経穴に対する関心が高まり，中医鍼灸の魅力がさらに広がっていくことを心より祈っている。

2014年春
呉澤森
孫　迎

【著者略歴】

呉　澤森
（ご・たくしん）

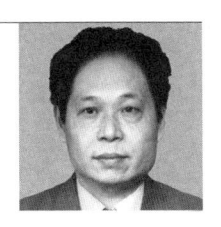

1946年中国上海市生まれ。中医師。
1983年，上海中医学院（現・上海中医薬大学）大学院修士課程修了後，WHO上海国際鍼灸養成センター臨床指導教官。上海市鍼灸経絡研究所主治医師（のち教授）。1988年1月，社団法人北里研究所東洋医学総合研究所研究員として来日。1993年3月，日本はり・きゅう師資格取得。同年，東京恵比寿に呉迎上海第一治療院設立。2008年，上海中医薬大学針灸学院と提携，日本中医臨床実力養成学院設立。神奈川衛生学園専門学校，日本医学柔整鍼灸専門学校などで非常勤講師を務める。
著書に『鍼灸の世界』（集英社），『「証」の診方・治し方』（東洋学術出版社・共著）がある。

孫　迎
（そん・いん）

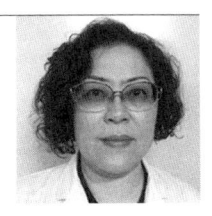

中国上海市生まれ。1985年上海中医薬大学針灸推拿学部医学学士課程卒業。のちに，上海市針灸経絡研究所主治医師。1987年糖尿病について，優秀な研究成果で中国衛生部の三等賞を受賞。また甲状腺機能亢進症・脊髄の外傷・がんなどの針灸治療および女性圧力性尿失禁の尿流動力学研究について，多数の臨床研究論文を中国の鍼灸専門雑誌『中国針灸』に発表した。
1992年来日。早稲田大学大学院臨床心理学研修。2004年4月，日本の鍼灸師資格取得。上海中医薬大学針灸学院と提携する日本中医臨床実力養成学院理事長。呉迎上海第一治療院副院長。

経穴の臨床実践　40穴の徹底活用術

2014年5月15日	第1版第1刷発行

著　者	呉澤森・孫　迎
発　行	井ノ上　匠
発行所	東洋学術出版社

　　　　　本　　社　〒272-0822　千葉県市川市宮久保 3-1-5
　　　　　編 集 部　〒272-0021　千葉県市川市八幡 2-11-5-403
　　　　　　　　　　電話 047(335) 6780　FAX 047(300) 0565
　　　　　　　　　　e-mail　henshu@chuui.co.jp
　　　　　販 売 部　〒272-0823　千葉県市川市東菅野 1-19-7-102
　　　　　　　　　　電話 047(321) 4428　FAX 047(321) 4429
　　　　　　　　　　e-mail　hanbai@chuui.co.jp
　　　　　ホームページ　http://www.chuui.co.jp/

カバー・表紙デザイン──山口　方舟
印刷・製本──株式会社　上野印刷所

◎定価はカバー，帯に表示してあります　◎落丁，乱丁本はお取り替えいたします

©2014 Printed in Japan　　　　ISBN 978-4-904224-29-8　C3047

[針灸学] シリーズ4部作

シリーズ1　針灸学［基礎篇］（第三版）
天津中医薬大学＋学校法人後藤学園編
兵頭明監訳　学校法人後藤学園中医学研究所訳
B5判並製　368頁　図表160点　　　　　本体 5,600円＋税
日中の共有財産である伝統医学を，現代日本の針灸臨床に活用するために整理しなおし，平易に解説した好評の教科書。国際時代にふさわしい日中共同執筆。［臨床篇］［経穴篇］［手技篇］と4部作。
＊第二版に文章表現上の修正，補足を大幅に加えた。

シリーズ2　針灸学［臨床篇］
天津中医薬大学＋学校法人後藤学園編
兵頭明監訳　学校法人後藤学園中医学研究所訳
B5判並製　548頁　　　　　　　　　　　本体 7,000円＋税
日常よく見られる92症候の治療方法を「病因病機－証分類－治療」の構成で詳しく解説。各症候に対する古今の有効処方を紹介。針灸学［基礎篇］の姉妹篇。

シリーズ3　針灸学［経穴篇］
天津中医薬大学＋学校法人後藤学園編
兵頭明監訳　学校法人後藤学園中医学研究所訳
B5判並製　508頁　　　　　　　　　　　本体 6,000円＋税
全409穴に出典・由来・要穴・定位・取穴法・主治・作用機序・刺法・灸法・配穴例・局部解剖を解説。ツボの作用機序が特徴。理論と臨床とツボの有機的関連からツボの運用範囲を拡大する。豊富な図版全183点，日中経穴部位対照表。

シリーズ4　針灸学［手技篇］
鄭魁山（甘粛中医学院教授）著
兵頭明監訳　学校法人後藤学園中医学研究所訳
B5判並製　180頁　図版257点　　　　　本体 4,200円＋税
著者は，中国の最も代表的な針灸名医。中国の代表的手技のほか，家伝の秘法も紹介。針灸手技全般の知識を，豊富な写真（203枚）と刺入後の皮膚内をイラスト化してていねいに解説。
＊旧版『写真でみる針灸補瀉手技』の書名を改め，『針灸学』シリーズ4部作に編入しました。内容は旧版と変わりません。ご注意ください。

〈李世珍先生の本〉

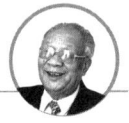

臨床経穴学
李世珍著　兵頭明訳　B5判並製　824頁　　本体 9,600円＋税
李家4代100年の家伝の集大成。針灸の弁証論治という一大体系を形成した画期的な書である。臨床的にも目を見張る効果を生み出す点で，日本針灸界にも大きな衝撃を与えている。

中医鍼灸臨床発揮
李世珍・李伝岐・李宛亮著　兵頭明訳　B5判並製　762頁　本体 7,600円＋税
厳密な弁証のうえで，3～4穴の少数穴へ4分から10分という長い時間をかけた手技を行う。中医病名ごとにいかに弁証をし，選穴すべきかを綿密に説く。『臨床経穴学』の姉妹篇。

ムック　李世珍の針──弁証の針，効かせる技
B5判並製　206頁　附録CD-ROM　　　　　本体 2,800円＋税
「李世珍の針」の一大総合特集。痛みが少なく，心地よい針は，日本の臨床現場で不可欠な要素。附録CD-ROMで手技を修得できる。追試報告や座談会からこの針法の臨床的効果と威力を学べる。

問診のすすめ
―中医診断力を高める

金子朝彦・邱紅梅著　Ａ５判並製　２色刷　200頁　本体2,800円＋税

中医学の基礎理論をマスターしたのに，問診を行うと「患者の言葉が証に結びつかない」と悩む方は多いのではないでしょうか。患者の表現方法は三者三様，発せられる言葉だけを頼りにすると正しい証は得られません。表情・挙動も観察しながら，どんな質問を投げかければよいのか，そのコツを教えます。問診に悩む臨床家の問診レベルを高め，弁証力向上へと導く１冊。

絵で見る経筋治療

薛立功監修　劉春山・趙瑞国・高慶霞編著　猪俣稔成翻訳
Ｂ５判並製　２色刷　192頁　　　　　　　　　　　本体3,600円＋税

難治の痛みやしびれを改善する295の治療点を網羅。伝統的な経筋学の知識と，現代解剖学を融合して，経筋病の治療点を完全図解。

［詳解］針灸要穴辞典

趙吉平・王燕平編著　柴﨑瑛子訳　Ｂ５判並製　400頁　本体6,000円＋税

要穴とは，十二経脈や奇経八脈に属する特有の作用をもつツボのことである。要穴の理解を深め，臨機応変に用いることは，臨床効果をあげるうえで欠かせない。要穴のすべてを網羅した決定版。

朱氏頭皮針・改訂版

朱明清・蕭慕如・彭芝芸著　高橋正夫・『朱氏頭皮針』翻訳グループ訳
Ａ５判並製　336頁　　　　　　　　　　　　　　　本体4,200円＋税

神奇の針，再び！　初版から23年を経て，待望の改訂。進化した朱氏頭皮針の全貌が明らかに。刺針場所を選定しやすく，手技も操作しやすくなった。治療効果を高める導引も具体的に詳述。

運動器疾患の針灸治療

西田皓一著　Ｂ５判並製　144頁　　　　　　　　　本体2,600円＋税

針灸のもつ効果の高さに驚き，自ら針を持ち，臨床経験を積み重ねてきた医師・西田皓一氏が，すべての「医師」と「鍼灸師」に向け，針灸によって運動器疾患を治療する価値を示す。各疾患にたいする治療方法は具体的でわかりやすい。

針灸経穴辞典

山西医学院李丁・天津中医薬大学編
浅川要・塩原智恵子・木田洋・横山瑞生訳
Ａ５判上製　函入　524頁　図206点　　　　　　　本体6,700円＋税

経穴361穴，経外奇穴61穴に〔穴名の由来〕〔出典〕〔別名〕〔位置〕〔解剖〕〔作用〕〔主治〕〔操作〕〔針感〕〔配穴〕〔備考〕を示し，ツボに関する必要知識を網羅。重版を重ねる好評の経穴辞典。

針灸二穴の効能［増訂版］

呂景山著　渡邊賢一訳　Ａ５判並製　352頁　　　　本体4,000円＋税

二穴の配合は，針灸処方の原点である。二穴を組み合わせることによって，相乗効果で効力を高めたり，新たな効能を生み出して，単穴とは異なる独特の治療効果を得られる。223対の腧穴の組み合わせを収録。

［図でわかる］中医針灸治療のプロセス

朱江・劉雲提・宋琦編　篠原昭二監訳　和辻直・斉藤宗則訳
Ｂ５判並製　160頁　　　　　　　　　　　　　　　本体2,800円＋税

複雑な弁証論治の過程を図表化する。一目で中医学の基本的な考え方が理解できる。中医学の思考方法を学びたい入門者にとって絶好の書。

［チャート付］実践針灸の入門ガイド

朱江主編　野口創訳　Ａ５判並製　216頁　　　　　本体2,600円＋税

具体例を挙げ，その病因病機を１枚の図として表現することで，中医弁証の思考方法が一目で理解できる。

針灸一穴療法

趙振景・西田皓一著　Ａ５判並製　312頁　　　　本体 3,800 円＋税

１つの疾患に１つの治療穴を対応させた実践治療マニュアル。趙振景氏がまとめた一針一穴の内容を，それに共鳴した西田皓一先生が追試。西田先生の経験をふんだんに盛り込み，日本での臨床的価値をさらに高めている。

DVD ツボを活かす針
（基礎から学べる李世珍の手技）

出演：関口善太・白川徳仁・白川織江　構成・監修：関口善太
映像ディレクター：井出隆一　　　　　　　　　　本体 8,000 円＋税

「李世珍の鍼」習得のための講義と実技。待望の DVD 化！　弁証取穴に用いるツボを 17 穴に絞って紹介。この 17 穴が気血津液の虚実にどのように対応しているのかを覚えれば，あとは弁証に応じてツボを組み合わせて治療できる。

針灸三通法

賀普仁著　名越礼子訳　日本語版監修：賀偉
Ａ５判並製　352頁　　　　　　　　　　　　　本体 4,000 円＋税

毫針による微通法，火針による温通法，三稜針による強通法。名老中医の賀普仁氏がまとめ上げた３つの通法の特徴はもちろん，施術方法もていねい，かつ具体的に紹介。

［症例から学ぶ］中医針灸治療

邵湘寧主編　名越礼子訳　Ａ５判並製　320頁　　本体 3,800 円＋税

入門者のための症例集。症例学習は，臨床における弁証能力を培う有力な手段である。中医弁証の思考過程をていねいに説明する。

【図解】経筋学
―基礎と臨床―

西田皓一著　Ｂ５判並製　２色刷　504頁　　　　本体 6,800 円＋税

経筋療法を学体系化し，徹底した追試によってその効果を確認。日常診療でよく遭遇する疾患から難病まで幅広くカバーし，豊富な図版によって解説。具体性に富む内容で，臨床ですぐに使える刺針技術が満載。

難経解説

南京中医薬大学編　戸川芳郎（東大教授）監訳
浅川要・井垣清明・石田秀実・勝田正泰・砂岡和子・兵頭明訳
Ａ５判並製　448頁　　　　　　　　　　　　　本体 4,600 円＋税

中国で最もポピュラーな難経解説書。［原文・和訓・語釈・現代語訳・解説・各難のポイント］の構成。入門書として最適。

現代語訳 奇経八脈考

李時珍著　王羅珍・李鼎校注　勝田正泰訳・和訓
Ａ５判並製　332頁　　　　　　　　　　　　　本体 5,000 円＋税

李時珍によって確立された奇経学説の原典。［原文・和訓・校注・現代語訳・解説］。「奇経療法」の理論的根拠をやさしく解説。「痛み」治療をはじめ日本の針灸臨床に新天地を開く書。

現代語訳 宋本傷寒論

劉渡舟・姜元安・生島忍編著　Ａ５判並製　834頁　本体 8,600 円＋税

原文と和訓の上下２段組。北京図書館所蔵の宋本傷寒論の全条文に［原文・和訓・注釈・現代語訳・解説］を付した総合的な傷寒論解説。著者は，日本の傷寒論研究に絶大な影響を与えた『中国傷寒論解説』（小社刊）著者。

医古文の基礎

劉振民・周篤文・銭超塵・周貽謀・盛亦如・段逸山・趙輝賢編著
荒川緑・宮川浩也編訳　Ｂ５判並製　340頁　　　本体 4,200 円＋税

中国伝統医学の学習には，古典を読むことが必須。本書は，工具書，句読，語法，文，訓詁学，古韻，目録学，版本と校勘，漢字まで，古典を読むために必要な基礎知識を網羅。

中医基本用語辞典

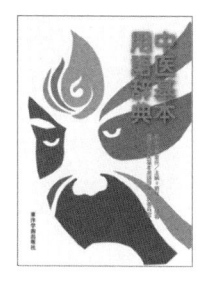

監修／高金亮　主編／劉桂平・孟静岩　翻訳／中医基本用語辞典翻訳委員会
Ａ５判　ビニールクロス装・函入　872頁　　　　本体8,000円＋税

中医学の基本用語約3,500語を，収載。引きやすく，読みやすく，中医学の基礎がしっかり身に付いて，学習にも臨床にも役立つ１冊。
- 中医学の専門用語を，平易な説明文で解説。中医学の基礎がしっかり身に付く。
- 用語を探しやすい五十音順の配列を基本にしながら，親見出し語の下に子見出し語・孫見出し語を配列してあるので，関連用語も参照しやすい。
- 中医病名の後ろには，代表的な弁証分型が子見出し語として併記されており，用語の解説に加えて弁証に応じた治法・方剤名・配穴など，治療の際の参考になる情報もすぐに得られる。
- 類義語集・年表・経絡図・中薬一覧表・方剤一覧表など，付録も充実。

中医鍼灸、そこが知りたい

金子朝彦著　四六判並製　288頁　　　　本体2,600円＋税

中医鍼灸に入門し，教科書をマスターしたけれど，どうも臨床効果に実感がもてない。本書は，そんな鍼灸師のナビゲーターになる。

やさしい中医学入門

関口善太著　Ａ５判並製　204頁　　　　本体2,600円＋税

入門時に誰もが戸惑う中医学の特異な発想法を，爽やかで楽しいイラストと豊富な図表で親切に解説する。３日間で読める中医学の入門書。本書に続いて『中医学の基礎』に入るのが中医学初級コース。

中医診断学ノート

内山恵子著　Ｂ５判並製　184頁　　　　本体3,200円＋税

チャート式図形化で，視覚的に中医学を理解させる画期的なノート。中医学全体の流れを俯瞰的に理解できるレイアウト。平易な文章で要領よく解説。増刷を重ねる好評の書。

［CD-ROMでマスターする］舌診の基礎

高橋楊子著　CD-ROM付き　Ｂ５判並製カラー刷　88頁　本体6,000円＋税

CD-ROMを使った新しい舌診ガイド。舌診の基礎と臨床応用法を詳説。CD-ROMとの併用で，舌診を独習できる。繰り返し学習することで，舌診の基礎を習得。著者は中国の代表的な診断学研究室の出身で，確かな内容。

脈診 ―基礎知識と実践ガイド

何金森監修　山田勝則著　Ａ５判並製　296頁　　　　本体3,200円＋税

中医学の伝統的な理論にのっとった脈診ガイド。脈理を理解することで，脈象の膨大な内容を暗記する必要がなくなり，脈象の基準をはっきりさせることで，脈象判断が確かなものになる。豊富な図解で，複雑な脈診が学びやすく，記憶しやすい。

［詳解］中医基礎理論

劉燕池・宋天彬・張瑞馥・董連栄著　浅川要監訳
Ｂ５判並製　368頁　　　　本体4,500円＋税

Ｑ＆Ａ方式で質問に答える奥行きのある中医学基礎理論の解説書。設問は212項目。中医学基礎理論をもう一歩深めたい人のための充実した解説書。中国では大学院クラスの学生が学習する中級用テキスト。症例に対する弁証論治は初級から中級へ進む人の必読内容。

中医病因病機学

宋鷺冰著　柴﨑瑛子訳　Ａ５判並製　608頁　　　　本体5,600円＋税

病因病機は中医学の核心中の核心。患者の証候を分析し，病因と病態メカニズムを明らかにすることによって，治療方針を立てるのが中医学の最大の特徴。その病因病機を専門に解説した名著の１冊。

中国伝統医学の最大の聖典―二大古籍に和訓と現代語訳

今,甦る―東洋医学の「知」の源泉

●わかりやすいポピュラーなテキスト●東洋医学臨床家必読の書●[原文・注釈・和訓・現代語訳・解説・要点]の構成●A5判上製／函入／縦書。原文(大文字)と和訓は上下2段組。

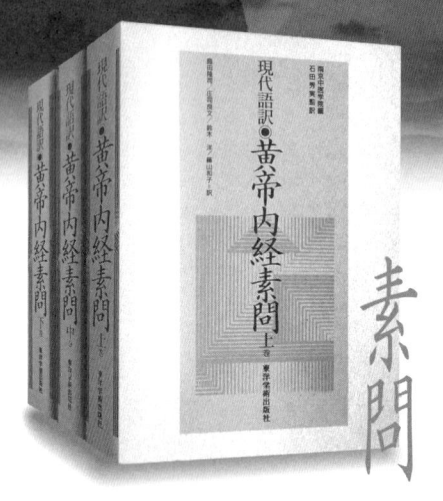

現代語訳●黄帝内経素問[上・中・下巻]

監訳／石田秀実(九州国際大学教授)

[上巻]512頁／定価：本体 10,680円+税
[中巻]458頁／定価：本体 9,500円+税
[下巻]634頁／定価：本体 12,000円+税
【全巻揃】定価：本体32,180円+税

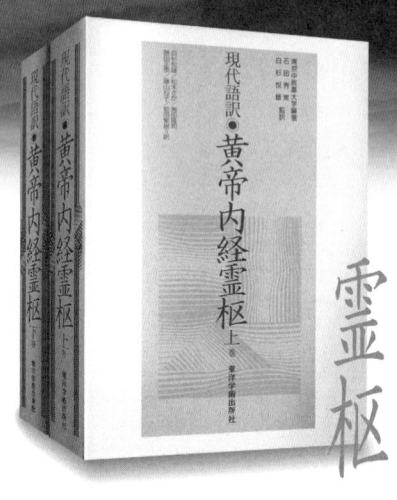

現代語訳●黄帝内経霊枢[上・下巻]

監訳／石田秀実(九州国際大学教授)・
白杉悦雄(東北芸術工科大学助教授)

[上巻]568頁／定価：本体 11,000円+税
[下巻]552頁／定価：本体 11,000円+税
【全巻揃】定価：本体22,000円+税

充実の中医学関連書籍、好評発売中！〈お求めはフリーダイヤルFAXかEメールでどうぞ〉

医古文の基礎
編著：劉振民・周篤文・銭超塵・周貽謀・盛赤如・段逸山・趙輝賢／編訳：荒川緑・宮川浩也
B5判／並製／本文340頁
定価：本体4,200円+税

中国鍼灸各家学説
主編：魏稼／監訳：佐藤実
翻訳：浅川要・加藤恒夫・佐藤実・林敏／A5判／並製／326頁
定価：本体3,400円+税

中国医学の歴史
傅維康著／川井正久編訳
A5判／上製／752頁
定価：本体6,300円+税

中国伝統流派の系譜
黄煌著／柴崎瑛子訳
A5判／並製／344頁
定価：本体3,600円+税

東洋学術出版社

販売部：〒272-0823 千葉県市川市東菅野1-19-7-102 電話047-321-4428
フリーダイヤルFAX 0120-727-060　E-mail:hanbai@chuui.co.jp
ホームページ http://www.chuui.co.jp

「証」の診方・治し方
――実例によるトレーニングと解説――

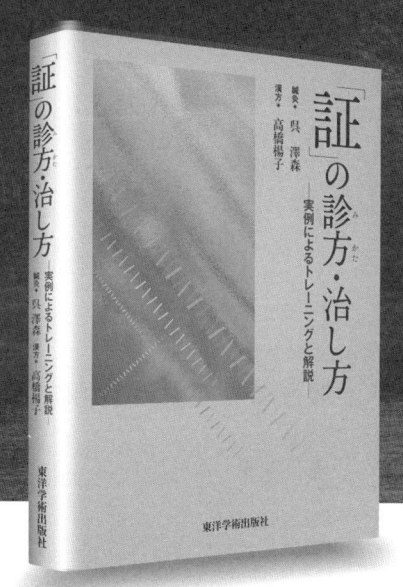

この症例はどのように分析・治療すればよいのか

呈示された症例をまず自力で解き，その後に解説を読むことで「証」を導く力を鍛える

臨床でよくみられる30の実症例

鍼灸●呉 澤森／漢方●高橋楊子

B5判・並製／328頁／定価：本体**3,800**円＋税

本書は，厳選した30の症例を取り上げ，まず患者情報を呈示したうえで，その治療についての解説を鍼灸・湯液2つの面から行ったものである。解説を読む前にまず自分で証を導き処方や配穴を考えることで，弁証論治のトレーニングができる。

取り上げた症例は実際の臨床例で，内科だけでなく整形外科・耳鼻科疾患など多岐にわたる。長年，中医教育に力を注いできた経験豊富な著者らによる丁寧かつ実践的な解説で，初学者から中級者のトレーニング用として，また症例集としてすべてのレベルの人におすすめできる。

中医学を学ぶための雑誌『**中医臨床**』(季刊)　ますます面白く，実用的な内容になっています。

東洋学術出版社

販売部：〒272-0823 千葉県市川市東菅野1-19-7-102 電話047-321-4428
フリーダイヤルFAX 0120-727-060　E-mail:hanbai@chuui.co.jp
ホームページ http://www.chuui.co.jp

中医学の魅力に触れ，実践する

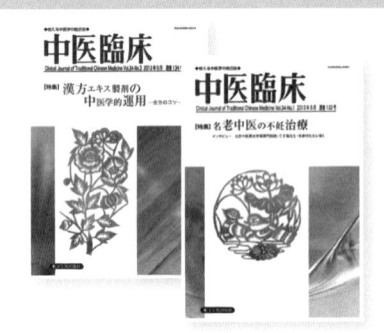

[季刊] 中医臨床

●――中国の中医に学ぶ
現代中医学を形づくった老中医の経験を土台にして，中医学はいまも進化をつづけています。本場中国の経験豊富な中医師の臨床や研究から，最新の中国中医事情に至るまで，編集部独自の視点で情報をピックアップして紹介します。翻訳文献・インタビュー・取材記事・解説記事・ニュース……など，多彩な内容です。

●――古典の世界へ誘う
『内経』以来2千年にわたって連綿と続いてきた古典医学を高度に概括したものが現代中医学です。古典のなかには，再編成する過程でこぼれ落ちた智慧がたくさん残されています。しかし古典の世界は果てしなく広く，つかみどころがありません。そこで本誌では古典の世界へ誘う記事を随時企画しています。

●――湯液とエキス製剤を両輪に
中医弁証の力を余すところなく発揮するには，湯液治療を身につけることが欠かせません。病因病機を審らかにして治法を導き，ポイントを押さえて処方を自由に構成します。一方エキス剤であっても限定付ながら，弁証能力を向上させることで臨機応変な運用が可能になります。各種入門講座や臨床報告の記事などから弁証論治を実践するコツを学べます。

●――薬と針灸の基礎理論は共通
中医学は薬も針も共通の生理観・病理観にもとづいている点が特徴です。針灸の記事だからといって医師や薬剤師の方にとって無関係なのではなく，逆に薬の記事のなかに鍼灸師に役立つ情報が詰まっています。好評の長期連載「弁証論治トレーニング」では，共通の症例を針と薬の双方からコメンテーターが易しく解説しています。

- ●定　　価　本体1,571円＋税（送料別210円）
- ●年間予約　本体1,571円＋税　4冊（送料共）
- ●3年予約　本体1,429円＋税　12冊（送料共）

フリーダイヤルFAX
0120-727-060

東洋学術出版社

〒272-0823 千葉県市川市東菅野1-19-7-102
電話：（047）321-4428
E-mail：hanbai@chuui.co.jp
URL：http://www.chuui.co.jp